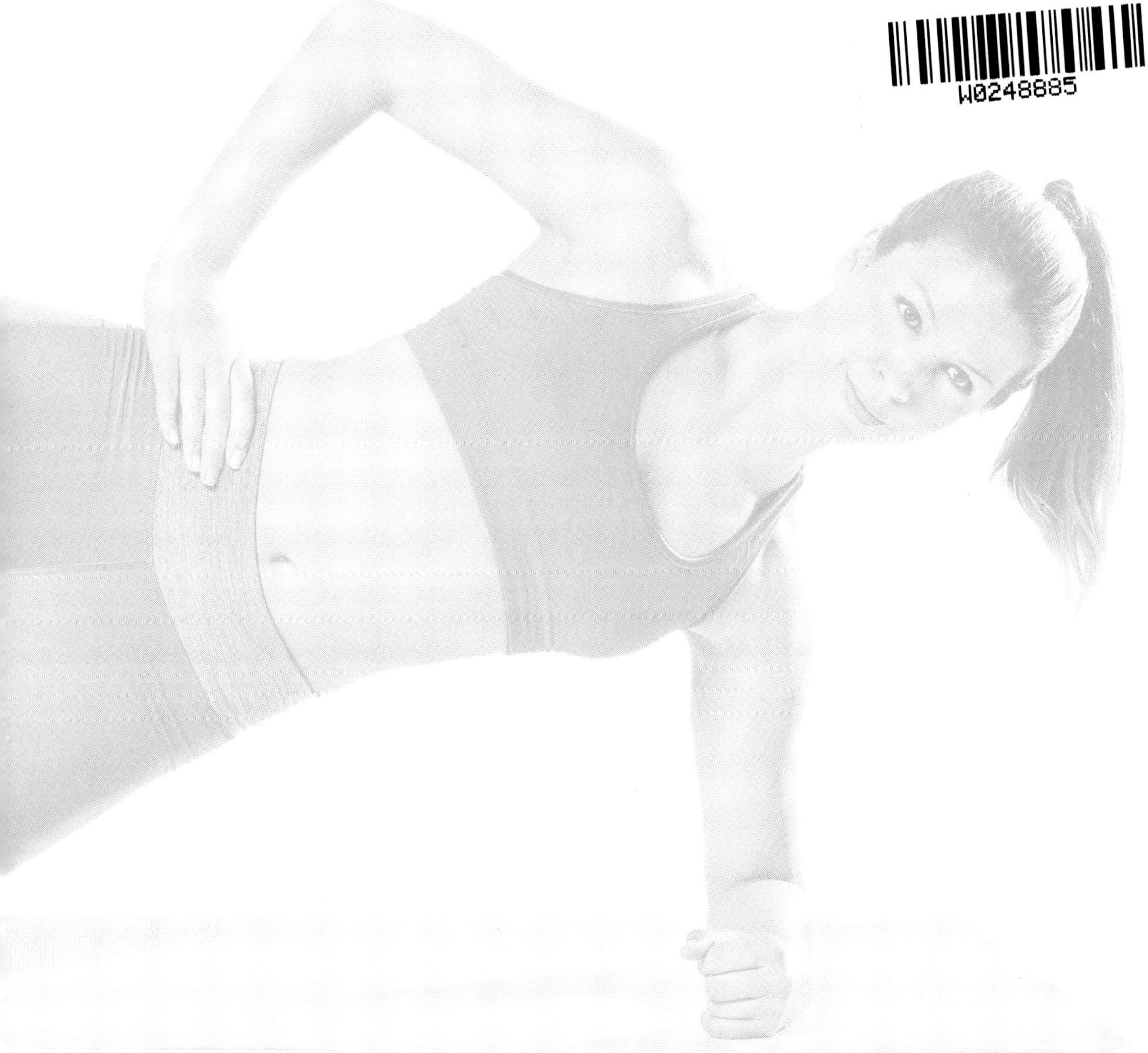

DAS Women's Health WORKOUT OHNE GERÄTE

Martina Steinbach

südwest

Ein herzliches Dankeschön für die fachliche Unterstützung geht an Florentine Pick (Florentine@pt-training.de) und Arlow Pieniak (www.workittraining.de). Außerdem bedanke ich mich bei Lena Neuner für ihren Einsatz beim Korrekturlesen – und beim großartigen Fotoshooting-Team für die vier erfolgreichen Tage.
Der allergrößte Dank richtet sich an meinen Typ von nebenan – danke für alles, Andy!

ISBN 978-3-517-08992-8

2. Auflage 2014

Redaktionsleitung: Silke Kirsch; Projektleitung: Stefanie Heim
Producing: Bernhard Heun, Clemens Sorgenfrey
Lektorat und Register: Clemens Sorgenfrey
Layout und Satz: Bernhard Heun
Bildredaktion: Tanja Zielezniak
Fotos: Südwest Verlag / Christina Körte; Model: Christina Luisa
Styling: Carolin Petersen; Haare / Make-up: Berit Stüven
Illustrationen: Veronika Moga
Buchdesign: Elizabeth Neal mit George Karabotsos
Umschlaggestaltung: zeichenpool, München, unter Verwendung eines Fotos von Südwest Verlag/Christina Körte
Reproduktion: Artilitho snc, Lavis (Trento)
Druck & Verarbeitung: Těšínská tiskárna a.s., Český Těšín
Printed in the Czech Republic

FSC www.fsc.org MIX Papier aus verantwortungsvollen Quellen FSC® C005833

Verlagsgruppe Random House FSC® N001967
Das für dieses Buch verwendete FSC®-zertifizierte Papier *Profisilk* wurde produziert von Sappi Stockstadt.

Inhalt

Einleitung:

Lust auf ein straffes, schlankes und fittes Leben? Dann sind Sie hier genau richtig! Sie fühlen sich vielleicht gerade nicht so wohl in ihm, würden gern ein, zwei seiner Partien verändern – und genau dabei wird er Sie enorm unterstützen: Ihr Körper!

Einleitung

Nichts auf der Welt lässt sich so schnell und flexibel in einen effektiven Trainingspartner verwandeln wie das eigene Gewicht. Darum finden Sie in diesem Buch nur Übungen ohne Geräte. Egal ob Sie beruflich unterwegs oder privat im Urlaub oder beim Uronkel sind – die Workouts der folgenden Seiten können Sie einfach überall ausführen. Und das jederzeit. Wenn Ihr Kind endlich schläft, zum Beispiel. Oder in der Mittagspause. Oder dann, wenn das Fitnessstudio längst geschlossen oder noch gar nicht geöffnet hat. Oder wenn Sie gar kein Mitglied sind – falls doch, lassen sich die Übungen übrigens auch dort umsetzen. Viel Spaß dabei!

Apropos Spaß: Nicht immer ist der mit Sport gleichzusetzen. Bestimmt haben auch Sie schon mal die eine oder andere Einheit ausfallen lassen. *Weil das Wetter nicht gut genug war.* Umfragen zufolge sind Sie damit nicht allein. 60 Prozent aller Frauen machen Regen und Kälte dafür verantwortlich, wenn sie weniger trainieren. *Oder weil Sie Geräte nicht mögen.* Weder die kleinen, die blöd in der Wohnung rumstehen, Platz wegnehmen und einstauben, noch die großen, die erst auf komplizierte Weise eingestellt werden müssen und auf denen man sich nie sicher sein kann, ob die Bewegung jetzt wirklich richtig ausgeführt wird. Vielleicht auch, *weil Sie einfach keine Zeit dazu haben.* Es gibt ja immer so viele andere Sachen zu tun …

Das Aus für Ausreden

Die drei gerade genannten Gründe zählen Frauen am häufigsten auf, wenn es darum geht, nicht beziehungsweise nicht regelmäßig zu trainieren. Schade, denn das effektivste Workout ist das, welches Sie kontinuierlich ausführen. Schluss damit! Denn das Top-Ausreden-Trio lässt sich mit einer einzigen Sache direkt aus dem Weg räumen: diesem Buch. Auf den nächsten Seiten finden Sie über 260 Übungen und mehr als 40 Workouts, die Ihnen den Weg zum Traumkörper frei machen. Das Prinzip dahinter nennt sich **Eigengewichtstraining**. Wer Ihnen weismachen will, dass diese Form nicht anstrengend genug sei, um Kraft aufzubauen, der sollte Folgendes wissen: Bei einem Liegestütz sind 60 Prozent, bei einem Klimmzug sogar 100 Prozent des eigenen Körpergewichts beteiligt. Jetzt mal ehrlich, würden Sie sich sonst zutrauen, mit einer 36 beziehungsweise 60 Kilo schweren Hantel zu hantieren? Und nur keine Sorge, als Ergebnis sind keine Bodybuilder-Ausmaße zu erwarten. Vielmehr geht es um lange, straffe Muskeln, die Sie gut aussehen lassen.

Ein weiterer enormer Vorteil des Eigengewichtstrainings ist, dass in den meisten Fällen mehrere Muskeln gleichzeitig arbeiten. Schließlich muss Ihr Körper während der Belastung ausbalanciert werden, eine Aufgabe, die sonst die Gerätestationen übernehmen. Also sind Sie effizienter unterwegs, können in kürzerer Zeit von größeren Erfolgen profitieren. Zudem bekommen Sie durch solche Balanceakte ein besseres Gespür für Ihren Körper und auch Ihre Haltung wird automatisch aufrechter. Was auch daran liegt, dass Ihre Muskeln zum Teamwork animiert werden. Diese brauchen nämlich regelmäßig auffrischende Schulungen, sonst vergessen sie, dass miteinander alles leichter geht. Andernfalls entstehen muskuläre Dysbalancen. Was das bedeutet? Ein Muskel ist dann stärker als derjenige, der ihm gegenüberliegt. Die fiesen Folgen: Unbeweglichkeit, Verspannungen und eine schlechte Körperhaltung. Darum sollten Sie für eine feste Mitte nicht nur den Bauch, sondern auch den Rücken trainieren. Oder für schöne Arme den Bizeps und den Trizeps.

Aber das Workout ohne Geräte kann mehr, als nur für Ausgeglichenheit unter Ihren Muskeln sorgen. Es verbessert obendrein Ihre Ausdauer – zum Beispiel wenn sich einzelne Übungen wie ein Strecksprung mit einem Liegestütz zu einem Burpee (siehe Seite 214) vereinen. Ja, Sie haben richtig gelesen: Auch ein eher kraftorientiertes Training kann das Herz-Kreislauf-System ordentlich auf Touren bringen und so den Kalorienverbrauch in schwindelerregende Höhen treiben. Das Geld, das Sie sonst in eine Studiomitgliedschaft oder teure Geräte investiert hätten, können Sie viel besser in neue Outfits stecken – schließlich tragen Sie ja bald eine kleinere Kleidergröße.

Genau richtig für Sie

Allen Sport-Einsteigerinnen sei an dieser Stelle gesagt: Erscheint Ihnen eine im Bild dargestellte Übung zu schwer, lassen Sie sich auf keinen Fall vom ersten Eindruck abschrecken. Für jede Bewegung finden Sie eine Einsteigervariante („Zum Kennenlernen“), die Ihnen den Anfang leicht macht. Natürlich gibt es aber auch für alle Fortgeschrittenen unter Ihnen eine Profi-Option („Zur Steigerung“), bei der der Ablauf anstrengender gestaltet ist, als im Foto zu sehen. Sie können aber auch einfach regelmäßig zwischen den drei Leveln wechseln, um keine Langeweile aufkommen zu lassen. Neben den Ausführungsvarianten erfahren Sie bei jeder Übung, auf welchen Muskel der jeweils größte Reiz ausgeübt wird. Das können durchaus auch mehrere sein. Einige Bewegungen punkten mit einem Zusatzeffekt wie dem Balance- oder Sprungkrafttraining. Auch dazu gibt es jeweils einen entsprechenden Hinweis.

Wesentliche Grundsätze der Trainingslehre finden Sie in Kapitel 1 (ab Seite 14). Sie müssen hier sicherlich keinen sportlichen Hochschulabschluss bewältigen. Die sechs Basislektionen eines gesunden und effektiven Workouts zu kennen, wird Ihnen jedoch dabei helfen, Ihre persönlichen Ziele auf direktem Weg zu erreichen. Dabei ist die Ernährung nicht ganz unbeteiligt. Im Gegenteil: Wer nicht auf vernünftige Weise ausreichend Energie aufnimmt, trainiert nur mit halber Kraft. Kein Wunder, wenn dann auch das Resultat halbiert wird. Leider ist das ein ganz und gar unnötiger Umweg, den gerade viele Frauen gehen. Um Sie davor zu bewahren, finden Sie ab Seite 282 wertvolle Tipps rund um den gesunden Genuss.

TEST: Welche Partie gehört noch nicht zu Ihren Lieblingszonen?

Die Übungen dieses Buchs sind in acht Kapitel aufgeteilt. Sechs davon sind einer Körperpartie zugeordnet, eines widmet sich den Übungen, die alle Muskeln auf einmal fordern. Das letzte Kapitel gibt Ihrem Workout den passenden Rahmen. Denn Warm-up und Cool-down sind für ein sinnvolles und gesundes Training unerlässlich. Mit einem Aufwärmprogramm bereiten Sie Ihre Muskeln, Sehnen und Gelenke auf die kommende Belastung vor. Unter anderem erhöht sich dadurch die Flüssigkeit in den Gelenkknorpeln um bis zu zehn Prozent, was diese widerstandsfähiger macht. Das Cool-down leitet hingegen die Regenerationsphase ein. Schon zu

Sie sind dann mal kurz schlank

Haben Sie heute nur wenig Zeit für ein Workout? Wunderbar! Eine Studie der Universität Kopenhagen zeigte: 30 Minuten Training pro Tag bringen mehr als eine einstündige Einheit – zumindest wenn Sie abnehmen möchten. Der Grund: Am nächsten Tag sind Körper und Geist wieder fit für weitere Action und das verbessert die wöchentliche Bilanz in Bezug auf die verbrauchten Kalorien deutlich – im Gegensatz zu den Sportlerinnen, die am Folgetag zu erschöpft sind für ein weiteres Training. Achten Sie bei der Workout-Auswahl jedoch auf Abwechslung und gönnen Sie den einzelnen Muskelpartien mindestens 24 Stunden Ruhe.

diesem Zeitpunkt werden Stoffwechselvorgänge gestartet, welche die beanspruchten Muskeln für die nächste Belastung wieder fit machen.

Um vor Ihrem Trainingsbeginn herauszufinden, welche Schwerpunkte Sie bei Ihrem Workout setzen sollten, stellen Sie sich doch einmal in enger Kleidung, noch besser in Unterwäsche, vor einen Spiegel. Begutachten Sie alle im „Spiegel-Check" (siehe die Grafik auf Seite 11) genannten Partien kritisch und vergeben Sie Punkte. Ein Punkt bedeutet: „Diese Partie gefällt mir sehr, sehr gut", fünf Punkte weisen darauf hin, dass Sie recht unzufrieden sind. Übrigens zeugt eine schlechte Haltung von einer zu schwachen Rumpfmuskulatur. Bewerten Sie also bei diesem Punkt, wie glücklich Sie mit Ihrem Auftritt sind.

Notieren Sie sich Ihr Ergebnis und überprüfen Sie es alle vier bis sechs Wochen. Sie werden sehen, wie schnell sich erste Fortschritte einstellen. Ihre Waage können Sie ab sofort in den Keller oder gleich in den Abfall-Container verbannen. Ob Sie schlanker und fester geworden sind, merken Sie an Ihrer Kleidung und an Ihrem Körpergefühl. Dazu brauchen Sie kein Gerät, das Ihnen die Laune verdirbt, nur weil sich vielleicht gerade hormonell bedingt Wasser eingelagert hat. Sicher haben Sie auch schon einmal gehört, dass Muskelgewebe schwerer ist als Fett. Das stimmt! Die Waage zeigt also eine größere Zahl an als zuvor, obwohl Sie abgenommen haben. Diesen Frustfaktor dürfen Sie sich getrost sparen. Freuen Sie sich stattdessen einfach über Ihren Erfolg und vertrauen Sie auf sich selbst.

Und hier noch ein Tipp: Sind Sie sehr unzufrieden mit einer bestimmten Körperpartie, wählen Sie eine Übung aus dem entsprechenden Kapitel aus und bauen Sie diese immer mal wieder in Ihren Tagesablauf ein. Kleine Zeitfenster ergeben sich oft spontan, lassen Sie diese nicht ungenutzt verstreichen.

Gute Gründe gibt es genug!

Sie sind immer noch nicht so weit, dass Sie direkt loslegen wollen? Die folgenden zehn Bewegungspluspunkte werden Sie jetzt restlos überzeugen und dann gibt es sicher kein Halten mehr. Neben einer tollen Figur haben regelmäßig ausgeführte Workouts nämlich unzählige weitere positive Effekte auf Ihr Wohlbefinden.

Regelmäßiges Training zahlt sich aus …

- **… weil es ein Jungbrunnen ist:** Manchmal ist es wichtig, ganz genau hinzuhören. Und dabei sind sportliche Frauen klar im Vorteil! Denn einer US-Studie zufolge hören sie um sechs Prozent besser als Couch-Potatos. Zudem zeigte eine Langzeituntersuchung der University of Wisconsin: Wer nie in seinem Leben Sport getrieben hat, erhöht sein Risiko, an Altersblindheit zu erkranken, und zwar um ganze 70 Prozent im Vergleich zu den Menschen, die lebenslänglich dreimal die Woche aktiv waren.
- **… weil es Nervosität verringert:** Das Herz schlägt bis zum Hals, mehr als ein Stottern bringen Sie kaum noch raus – wie soll denn bloß gleich der Vortrag glimpflich über die Bühne gehen? Ganz einfach, indem Sie das „Keine Angst vor Prüfungen"-Workout auf Seite 274 ausführen! Eine im Wissenschaftsmagazin *Medicine & Science in Sports &*

Raus mit Ihnen!
Alles geht drunter und drüber, Sie wissen nicht mehr, wo Ihnen der Kopf steht – dann verlegen Sie Ihr Workout ohne Geräte am besten nach draußen! Mehrere in dem amerikanischen Magazin *Environmental Science & Technology* veröffentlichte Studien zeigten, dass Stress und Anspannung im Freien schneller verfliegen als drinnen. Suchen Sie sich eine Ecke im Park, im Wald oder auf einer Wiese – die Natur beruhigt Sie zusätzlich.

Exercise veröffentlichte Studie konnte nachweisen, dass die Aufregung nachlässt, wenn Sie 30 Minuten vor einer entscheidenden Situation Sport treiben.

- **... weil es zu mehr Disziplin verhilft:** Vor lauter Wald sehen Sie die Bäume kaum noch, obwohl Sie sich eigentlich auf Ihre Hausarbeit konzentrieren müssen, tun Sie 1000 andere Dinge. Das Einzige, was jetzt noch besser ist als die zu erledigende Aufgabe selbst, ist ein Workout. 20 Minuten reichen. Eine Untersuchung im *British Journal of Sports Medicine* hat ergeben, dass ein kurzes, moderates Training Blut und Sauerstoff zu den Hirnregionen bringt, die für den inneren Fokus und die notwendige Zurückhaltung wichtig sind.
- **... weil es zu weniger Schmerzen führt:** Bewegung senkt nicht nur die Häufigkeit und Intensität von Kopfschmerzen – sie verringert auch das Schmerzempfinden deutlich. Amerikanische Wissenschaftler fanden heraus, dass Frauen, die regelmäßig Sport treiben, gleich starke Schmerzen geringer einstufen als Vergleichspersonen mit niedrigerem Aktivitätslevel.
- **... weil es vorm Burn-out schützt:** Nicht gut drauf oder schon auf dem Weg zur echten Krankheit? Lassen Sie es nicht so weit kommen und planen Sie täglich 30 Minuten Bewegung in Ihren Tag ein. Denn eine schwedische Studie zeigte, dass diese Zeitspanne dabei hilft, nicht so leicht in die Burn-out-Falle zu tappen.
- **... weil es das Herz gesund hält:** Egal ob Sie dreimal oder siebenmal pro Woche aktiv werden, versuchen Sie auf insgesamt 150 Minuten zu kommen. Eine Studie der Queen's University in Ontario (Kanada) bewies, dass ein solcher Trainingsumfang davor schützt, am metabolischen Syndrom zu erkranken. Das leider immer häufiger auftretende Zusammenspiel aus Übergewicht, hohem Blutdruck, hohen Cholesterinwerten und Diabetes gilt als hauptsächlicher Risikofaktor für Arterienverkalkungen und dadurch verursachte Herzerkrankungen.
- **... weil es nie zu spät ist, um damit anzufangen:** Jede Muskelfaser Ihres Körpers ist höchstens 15 Jahre alt. Danach erneuert sie sich wieder. Niemand ist also zu alt für einen sportlichen Neustart. Und schon gar nicht Sie!
- **... weil es Ihr Liebesleben verbessert:** Mehrere Studien zeigten, dass regelmäßige Workouts das sexuelle Verlangen steigern. Nicht ganz unschuldig ist dabei sicherlich das verbesserte Körpergefühl, das sich nach der Bewegung quasi automatisch einstellt. Dazu noch ein Hinweis, der wichtig für Ihre nahe Zukunftsplanung sein könnte: Sportliche Frauen werden laut einer amerikanischen Untersuchung der Harvard School of Public Health schneller schwanger als ihre faulen Freundinnen.
- **... weil es Ihr Alter verschleiert:** Auch wenn Sie einen roten Kopf für unattraktiv halten, am Ende ist dieser es doch! Denn die Röte beweist, dass die Durchblutung auf Hochtouren läuft, was die Haut nicht so schnell altern lässt. Zudem wird die Produktion der Hautbausteine Elastin, Kollagen und Lipide angeregt, was den Jungbrunneneffekt unterstützt.
- **... weil es Sie besser schlafen lässt:** Eine Studie der amerikanischen Bellarmine University zeigte: Wer regelmäßig trainiert, verbessert seinen Schlaf um rund 65 Prozent.

Häufige Fragen – und die klärenden Antworten

Bevor Sie sich ins Training stürzen, fällt Ihnen vielleicht noch die eine oder andere Frage ein. Die vier am häufigsten gestellten Fragen und die Antworten darauf finden Sie hier. Ihr Anliegen ist nicht dabei? Spätestens auf Seite 299 dieses Buches hat es sich bestimmt von selbst erledigt!

Wie viel Platz brauche ich für das Workout ohne Geräte?

Nur wenig! Mehr als vier Quadratmeter sind für die meisten Übungen nicht notwendig. Sie benötigen also keinen speziellen Fitnessraum, ein Tisch und die Stühle sind ja ganz schnell verrückt. Sollte es bei der ein oder anderen dynamischen Übung wirklich einmal eng werden, trainieren Sie bei entsprechendem Wetter im Park oder auf einer Wiese. So profitieren Sie von der zusätzlichen Sauerstoffzufuhr und fühlen sich vielleicht noch frischer, als wenn Sie zu Hause aktiv geworden wären.

Muss ich mir Hilfsmittel zulegen?

Wie der Buchtitel schon verrät, benötigen Sie kein zusätzliches Equipment. Es hindert Sie also nichts daran, direkt durchzustarten! Wer es jedoch etwas bequemer mag, legt sich eine Yogamatte (um 20 Euro im Sporthandel) zu. Die ist schnell zusammengerollt und nimmt kaum Platz weg. Aber auch ein weicher Teppich (am besten breiten Sie für die Bodenübungen ein großes Handtuch aus, Sie werden sicherlich schwitzen) bietet eine gute Grundlage. Eine Stoppuhr hilft, die Zeit im Auge zu behalten, es genügt aber auch der Timer am Handy.

Und wie sieht es mit spezieller Trainingskleidung aus?

Die brauchen Sie auch nicht. Fürs Training eignet sich jedes Outfit, indem Sie sich frei bewegen können. Nervig sind nur die Shirts, die ständig nach oben rutschen, oder die Hosen, deren Bund sich nicht richtig fixieren lässt. Beides lenkt Sie nur unnötig ab. Tragen Sie Turnschuhe, die Ihnen festen Halt bieten. Führen Sie eines der ruhigeren Workouts aus, können Sie auch barfuß aktiv werden – das trainiert zusätzlich Ihre Fußmuskeln. Bitte verzichten Sie auf Socken, in denen Sie wegrutschen – Ihre Fußgelenke werden es Ihnen danken.

Ich bin schwanger – darf ich dennoch trainieren?

Sofern Sie sich noch in den ersten drei Schwangerschaftsmonaten befinden, sollten Sie Ihre guten Trainingsvorsätze noch einige Zeit nach hinten stellen. Liegen diese zwölf Wochen jedoch bereits hinter Ihnen und es geht Ihnen rundum gut, spricht nichts gegen regelmäßige Bewegung. Gerade wenn Sie bereits vorher sportlich aktiv waren, dürfen Sie gerne in gemäßigtem Tempo und ohne eine extrem harte Übungsauswahl weitermachen. So geht Ihre Kondition nicht verloren. Und nur keine Sorge: Die schaukelnden Momente stören Ihr Kind nicht. Im Gegenteil, sie wirken beruhigend. Zudem kommt durch körperliche Aktivität mehr Sauerstoff in den Körper, was natürlich auch dem Baby guttut. Seien Sie lediglich mit den Stretching-Übungen etwas vorsichtiger, da die Schwangerschaftshormone Bänder und Gelenke weicher machen. Absolut verboten sind Bauchübungen! Generell gilt: Klären Sie vorab mit Ihrem Frauenarzt ab, ob irgendetwas gegen das Workout zu zweit spricht.

Teamwork killt …

… mehr Kalorien, als das Training alleine. Zu diesem Ergebnis kam eine Untersuchung der amerikanischen Kansas State University. Nehmen Sie aber nicht jeden! Suchen Sie sich lieber einen Partner, den Sie für besser als sich selbst halten. Dann strengen Sie sich automatisch (noch) mehr an, alles richtig zu machen, was (noch) mehr Energie verbraucht.

Spiegel-Check

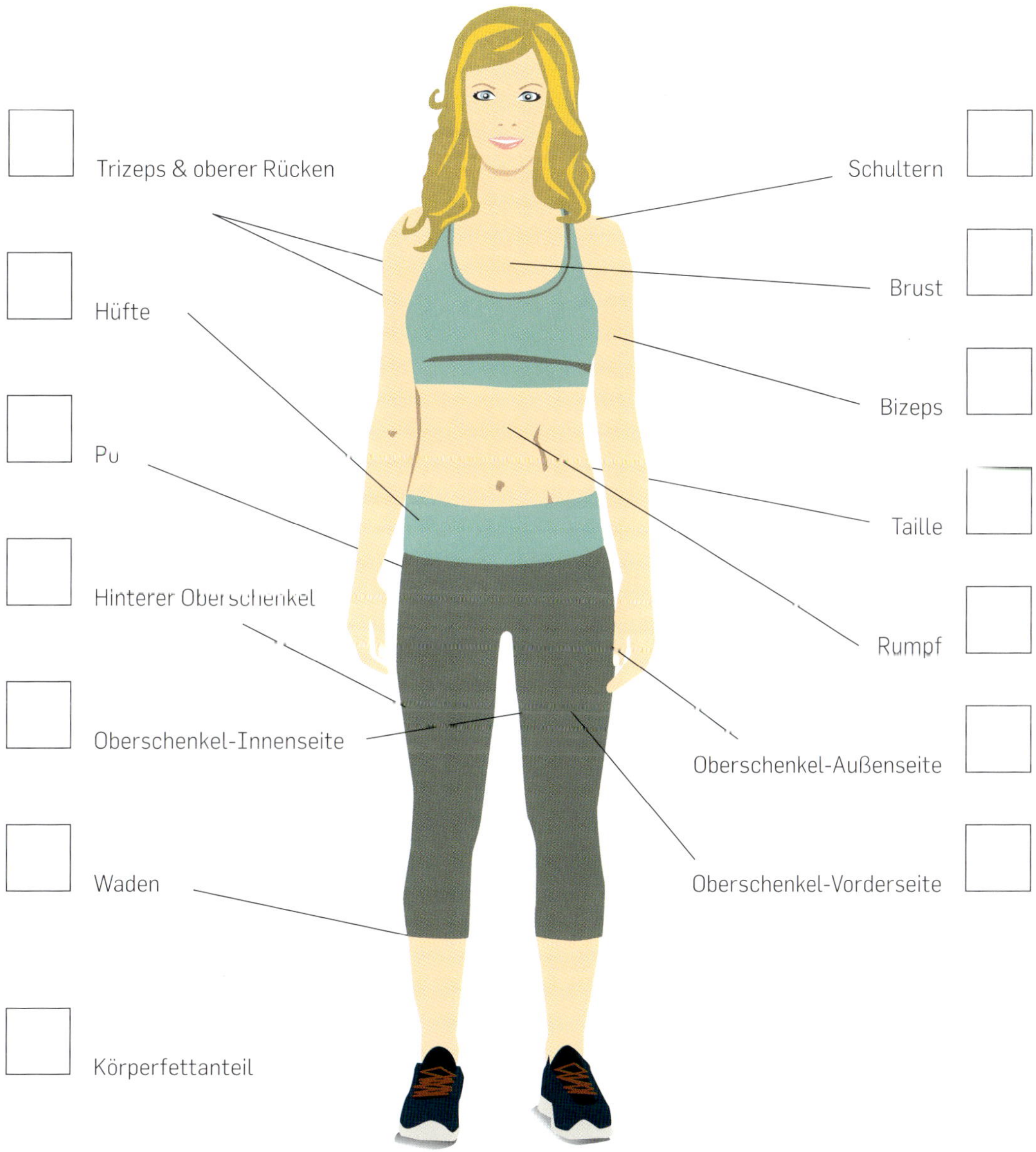

Alles im Blick: Nur wer den Tatsachen ins Auge sieht, kann effektiv arbeiten und sich langfristig über straffe Erfolge freuen.

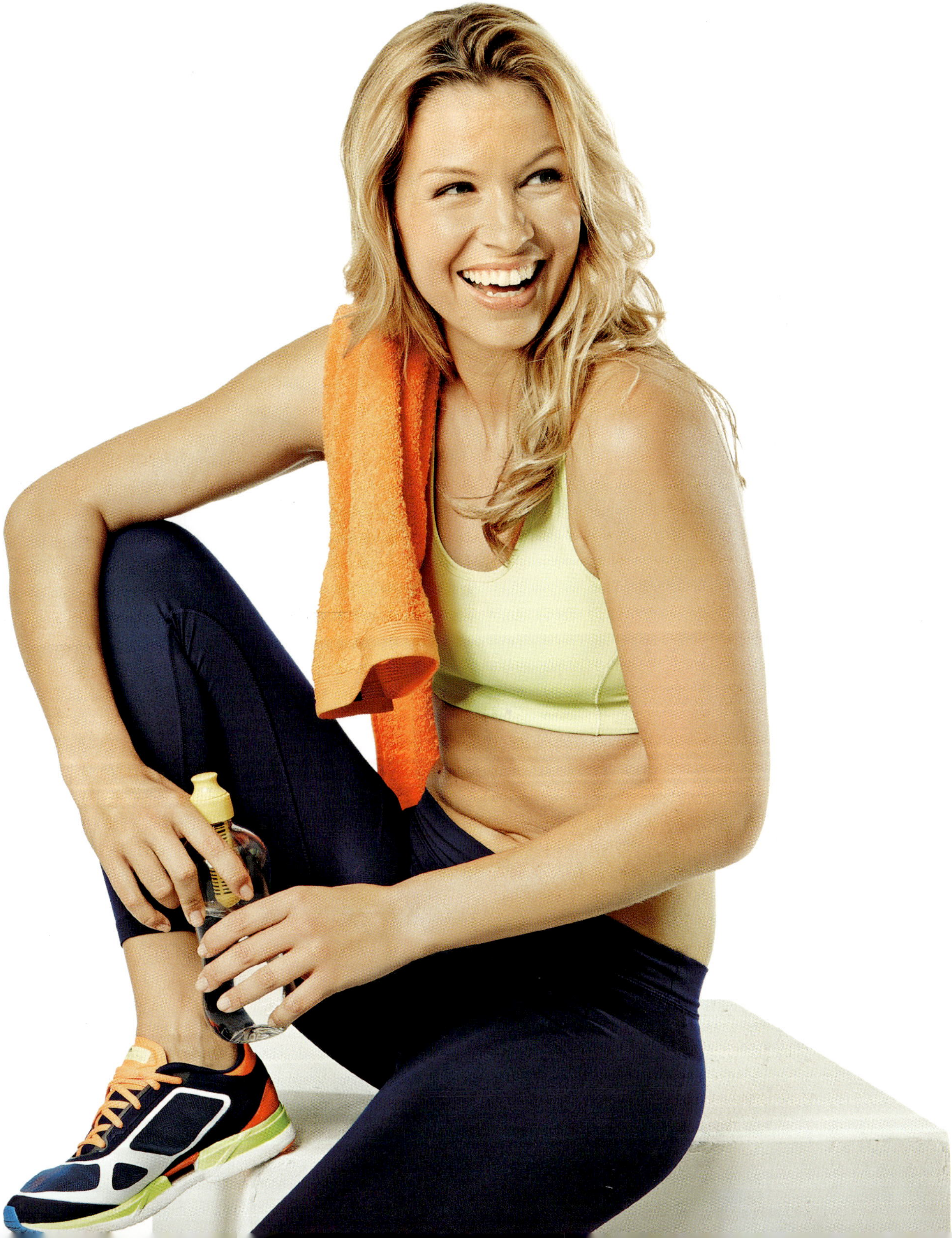

Kapitel 1:

Trainingslehre

Bevor Sie aktiv werden, dürfen Sie sich noch einmal kurz hinsetzen – auf die Schulbank der Trainingslehre.

Trainingslehre

Keine Sorge, Ihnen steht jetzt kein Lernmarathon bevor! Allerdings sollten Sie das Grundlagenwissen und die sechs Basislektionen eines effektiven und gesunden Workouts schon kennen. Denn zu verstehen, warum und wie sich Erfolg eingestellt hat, wird Ihnen auf dem Weg zu Ihrem nächsten positiven Ergebnis ungemein helfen. Sowie dem darauffolgenden. Und dem danach ... Sie werden sehen, wie einfach es ist, eine Expertin der guten Figur zu sein!

Lektion 1: Ohne Schweiß kein Preis

Ganz klar, wenn sich die Arbeit mit diesem Buch aufs Lesen und Umblättern der Seiten beschränkt, bleibt Ihr Ziel ziemlich sicher dort, wo es bislang auch war – in weiter Ferne. Aber neben der Untätigkeitsfalle dürfen Sie genauso wenig in die zweite Erfolgssackgasse geraten: die Unterforderung. Ihr Körper kann nämlich alles, was er gewöhnt ist zu tun, locker wieder tun. Und wieder. In der Fachsprache heißt dieses Gleichgewicht zwischen Anspruch und Leistung **Homöostase**. Erst wenn Sie etwas Unbekanntes tun, das ihn wirklich herausfordert – ein neues Workout ausführen zum Beispiel –, wird diese innere Balance aus den Fugen gerissen. Das findet der Körper gar nicht gut und versucht alles, um es wieder herzustellen. Und weil er keine Lust hat, dass ihn noch einmal etwas aus der Ruhe bringt, rüstet er auf und wird leistungsfähiger als vor der Herausforderung. Gefallen lässt er sich nämlich so leicht nichts. Das Fachwort dazu lautet **Superkompensation**.

Lektion 2: Ohne Pause kein Preis

Um die Superkompensation in vollen Zügen auskosten zu können, sollten Sie es mit dem nächsten Training nicht überstürzen. Je nach Intensität der hervorgegangenen Einheit und Ihrem Fitnesslevel liegen zwischen zwei Herausforderungen idealerweise 48 Stunden Zeit. Steigen Sie zu früh wieder ein – also noch in Phase 2 (siehe das Schaubild auf Seite 15) – geht der Körper geschwächt an den Start und kann keine volle Leistung bringen. Die Einheit wird also definitiv nicht so erfolgreich ablaufen, wie das zu einem späteren Zeitpunkt der Fall gewesen wäre. Wiederholt sich so ein Frühstart regelmäßig, nimmt der Trainingseffekt stetig ab statt zu, obwohl Sie sich angestrengt haben. Gemein und vor allem völlig unnötig!

Experten sprechen bei diesem Phänomen von **Übertraining**, das sich beispielsweise durch eine erhöhte Reizbarkeit, das Gefühl, Beine aus Beton zu haben, und Gelenkschmerzen äußern kann. Um sicherzugehen, dass Sie am geplanten Trainingstag aktiv werden können, prüfen Sie am besten Ihren **Ruhepuls**. Diesen ermitteln Sie so: Zählen Sie morgens direkt nach dem Aufwachen für eine Minute Ihre Pulsschläge. Das machen Sie eine Woche lang und addieren dann alle Ergebnisse. Teilen Sie die Summe durch sieben, der Quotient zeigt Ihre durchschnittliche Ruheherzfrequenz an. Sobald Sie also Zweifel bezüglich der nächsten Trainingseinheit haben, überprüfen Sie am Morgen Ihren Ruhepuls. Liegt der vier oder mehr Schläge über dem normalen Wert, haben Sie sich nicht genug ausgeruht oder werden krank. In beiden Fällen ist eine Pause angesagt.

Mehr Schlaf ist in jedem Fall eine gute Erste-Hilfe-Maßnahme. Mindestens sieben bis acht

Stunden dürfen es schon sein, auch neun sind völlig in Ordnung, wenn Sie die brauchen. Vielleicht schaffen Sie es ja sogar, in der Mittagspause ein Nickerchen von 20 Minuten einzubauen? Das können Sie auch im Sitzen einlegen, die Hauptsache ist, Sie schalten kurz ab.

Übrigens gelten diese Empfehlungen auch dann, wenn Sie keine Übertrainingssymptome feststellen können. Ausreichend zu schlafen ist ein wichtiger Teil einer optimalen Erholung. Auch bewusstes Entspannen wie zum Beispiel durch Progressive Muskelentspannung (siehe rechts) oder Meditation beschleunigt die Regeneration des Körpers.

Die Superkompensation

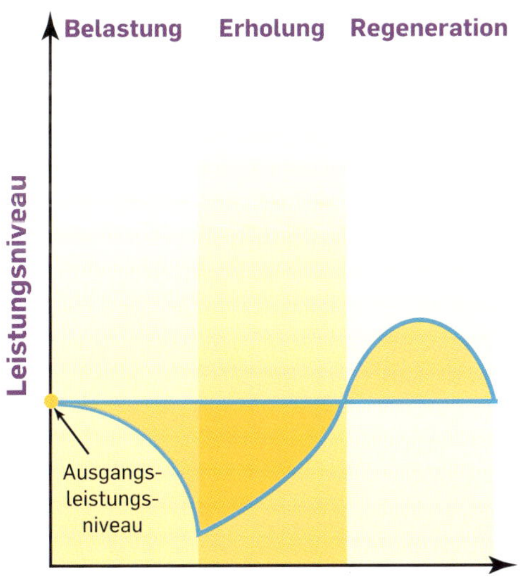

Tal- und Bergfahrt

Der Körper lässt sich durch einen hohen Belastungsreiz nur kurzzeitig aus der Bahn werfen (Phase 1). Geben Sie ihm genügend Zeit zur Erholung (Phase 2), profitieren Sie von einem Energieplus (Phase 3).

Jetzt wissen Sie, dass ein zu früh gesetzter Trainingsreiz verschenkte Zeit ist. Allerdings ist es genauso ineffektiv, mit dem nächsten Workout zu lange zu warten. Mehr als 72 Stunden sollten zwischen zwei Einheiten nicht liegen. Denn der Körper ist eigentlich ziemlich faul, pardon – er arbeitet ökonomisch. Wird er nicht schnell genug erneut gefordert, rüstet er wieder ab. Die Logik dahinter ist schlüssig: Wieso sollte er Muskeln mit sich herumtragen, die er nicht braucht? Die kosten ihn nur unnötige Energie. Ein Kilo Muskelmasse verbraucht nämlich täglich rund 100 Kalorien mehr als ein Kilo Fettmasse. Der Muskel benötigt schließlich Nährstoffe und muss durchblutet werden. Fett hingegen ist nicht mehr als eine Speicherkammer – auf die Sie aber gut verzichten können, wenn Sie es schaffen, Ihr nächstes Workout in Phase 3 der Superkompensation (siehe Schaubild links) auszuführen.

Lektion 3: Ohne Plan kein Preis

Haben Sie sich schon einmal gefragt, warum manche Fitnesskurs-Trainer gar nicht so schlank sind, wie man es bei ihrem Bewegungspensum vermuten würde? Natürlich kann ungesunde Ernährung der Grund sein. Wesentlich wahrscheinlicher ist jedoch, dass sich deren Körper schlichtweg daran gewöhnt hat, täglich vier Stunden lang wilde Choreografien zu tanzen. Er fühlt sich nicht gefordert. Studien zeigen, dass nach spätestens zwölf Wochen mit den immer gleichen Übungen diese zu keinem beziehungsweise zu einem viel zu geringen Effekt führen. Idealerweise verändern Sie bereits nach sechs Wochen Ihre Trainingsroutine (siehe Schaubild zur Workout-Variation auf Seite 16), wobei schon kleine Veränderungen große Wirkungen zeigen können.

Entspannung für Zwischendurch

Progressive Muskelentspannung hilft, Verspannungen zu lösen, besser einschlafen oder mit klarem Kopf weiterarbeiten zu können. Hier ein kleiner Vorgeschmack: Ballen Sie die Hände so fest wie möglich zur Faust, spreizen Sie dann die Finger explosionsartig und spüren Sie den Unterschied. Wiederholen Sie die Bewegung ruhig einige Male, Sie merken selbst, wann es genug ist. Diese Übung funktioniert auch mit dem Wechsel aus fest zusammengekniffenen und wieder weit geöffneten Augen. Nur keine Sorge, das leichte Zucken ist gewollt und zeigt, dass sich Spannungen lösen. Eine komplette Übungsreihe, bei der Sie den gesamten Körper einbeziehen, kann bis zu einer Stunde und länger dauern. Anleitungen dazu finden Sie unter anderem auf Hörbüchern (wie zum Beispiel von Wolfgang Möhring, um 13 Euro, Irisiana Verlag).

Welche Veränderungen für neuen Schwung sorgen? Dazu haben Sie – natürlich – verschiedene Möglichkeiten. Hier kommen die sieben besten Beispiele:

1. Häufigkeit erhöhen: Trainieren Sie einmal öfter, als Sie es bislang pro Woche getan haben. Achtung: Vergessen Sie nicht, dazwischen genügend Pausen einzuplanen (siehe Lektion 2).

2. Umfang steigern: Ergänzen Sie das geplante Workout um eine oder auch mehrere Übungen. Dazu finden Sie auf den Seiten 24 bis 261 zahlreiche Anregungen.

Workout-Variation

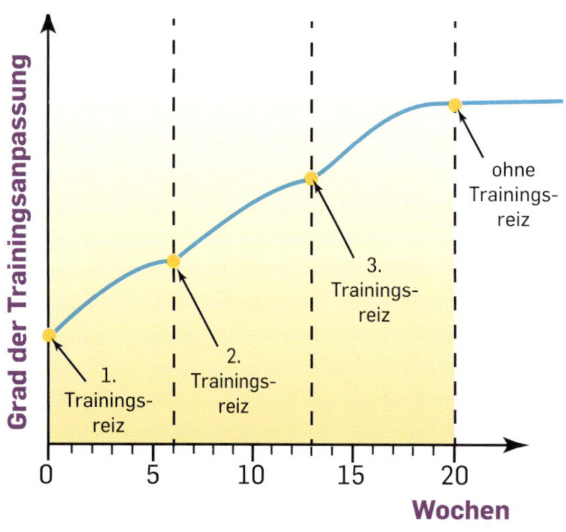

Stetige Steigerung
Wenn Sie Trainingsinhalte in sinnvollen Abständen verändern, geht die Kurve zur Effektivität stetig bergauf. Lassen Sie alles beim Alten, kommt es zu einem sogenannten Deckeneffekt – Sie treten auf der Stelle.

3. Dauer verlängern: Legen Sie ruhig noch ein paar Wiederholungen drauf! Wenn Sie glauben, gleich aufgeben zu müssen, führen Sie die Bewegung noch weitere fünfmal aus. Oder Sie erhöhen die Anzahl der Durchgänge. Das müssen Sie ja nicht bei jeder Übung tun, wichtig ist nur, dass die gesamte Belastungszeit der Muskeln in die Verlängerung geht.

4. Dichte verengen: Verkürzen Sie die Pausen zwischen den Übungen oder den Durchgängen. Fortgeschrittene kombinieren beides.

5. Tempo rausnehmen: Führen Sie eine, mehrere oder alle Bewegungen so langsam wie möglich aus. Je länger ein Muskel unter Spannung steht, desto mehr muss er arbeiten. Denken Sie zum Beispiel an einen Liegestütz. Sich in Zeitlupe nach oben zu drücken oder auch abzusenken, ist deutlich herausfordernder, als mit Schwung nachzuhelfen.

6. Vorgaben tauschen: Die ab Seite 24 gezeigten Übungen funktionieren wie ein Baukastensystem – und lassen sich daher innerhalb ihrer jeweiligen Kategorie beliebig ersetzen. Tauschen Sie also einzelne oder mehrere Bewegungen innerhalb eines Workouts aus. Sie können aber auch die gezeigte Reihenfolge verändern und von hinten nach vorn durchstarten.

7. Schwierigkeitsgrad drauflegen: In diesem Buch finden Sie ausschließlich Übungen, die Sie ohne Geräte ausführen können. Allerdings lassen sich viele Dinge des Alltags in einen Trainingspartner verwandeln, mit dem die Übungen noch herausfordernder werden. Stellen Sie sich beispielsweise bei Bewegungen im Stand auf eine nur wenig gefüllte Wärmflasche. Oder

Sie benutzen ein Handgewicht, indem Sie einen Wasserball mit etwas Wasser füllen. Die Schwungmasse erhöht den Widerstand.

Bitte beachten Sie: Für welche Variante Sie sich auch entscheiden, übertreiben Sie es nicht. Zehn Prozent Veränderung pro Woche genügen in der Regel, um neue Reize zu setzen. Also zehn Prozent mehr Wiederholungen *oder* zehn Prozent weniger Pause. Zudem erhöht sich bei Überforderung das Verletzungsrisiko. Am besten werden Sie zunächst häufiger aktiv (Punkt 1), dann länger (Punkt 2) und erst danach intensiver (hier haben Sie die Wahl zwischen den Punkten 3 bis 7).

Lektion 4: Ohne Panther kein Preis

Autsch, diese Schmerzen in den Beinen fühlen sich eher nach Muskelpanther als nach Muskelkater an! Keine Sorge, Sie haben alles richtig gemacht. Die Beschwerden zeigen nur, dass Sie erfolgreich neue Trainingsreize gesetzt haben. Darum sollten Sie Ihren tierischen Begleiter nicht ins Tierheim schicken, sondern gut mit ihm umgehen. Ideal ist jetzt alles, was mit Wärme oder Kälte zu tun hat, denn beide regen die Durchblutung in den Muskeln an. Und das wiederum unterstützt die Stoffwechselvorgänge, die den Muskelkater lindern. Also ab in die Sauna oder rein in die Badewanne mit Ihnen! Vielleicht begeben Sie sich auch mal zu einer Kneippkur? Ein lockerer Lauf oder eine gemütliche Radtour lassen die Symptome ebenfalls auf der Strecke bleiben. Schmerzmittel sollten Sie sich hingegen schenken. Studien zeigen, dass diese den Entzündungsprozess unterdrücken. Der jedoch ist wichtig für die Regeneration.

Aber was genau passiert eigentlich bei Katerstimmung im Muskel? Um das zu verstehen, benötigen Sie ein wenig Theorie. Also: Der kleinste Muskelbaustein, den es gibt, trägt den Namen **Sarkomer**. In diesem Baustein befinden sich dünne Eiweißfäden namens Aktin (A) und dicke Eiweißfäden alias Myosin (B). Für die Verbindung der kleinen Muskelbausteine untereinander sorgen sogenannte Z-Scheiben (C), an denen übrigens auch das Aktin hängt (siehe Schaubild oben).

Wie sieht der Kater in den Muskeln wirklich aus?

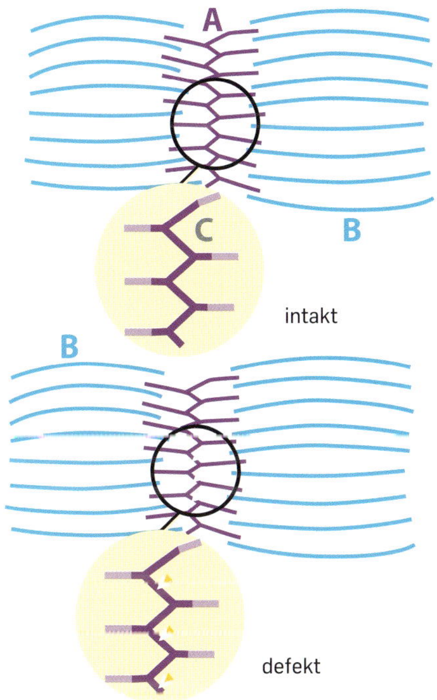

Zerreißprobe
Meldet sich der Muskelkater, haben kleinste Bestandteile der Muskelfaser einer neuen oder zu hohen Belastung nicht standhalten können.

Und wo kommt jetzt der Muskelkater her? Der Reihe nach: Muskelspannung entsteht, indem die dicken Eiweißfäden die dünnen in die Mitte des Sarkomers ziehen. Durch das Zusammenziehen wird der kleinste Muskelbaustein logischerweise immer kürzer und dicker. Je nachdem, wie stark diese Verengung ist, können die Z-Scheiben dabei reißen, sie hängen ja am Aktin. Daher rührt also der Katzenjammer: Muskelkater ist eine Verletzung. Eine winzige Verletzung, um genau zu sein, die eine Entzündung zur Folge hat, bei der sich immer mehr Wasser in den Muskelfasern ansammelt. Die Fasern gehen in die Breite – das bekommen Sie ein bis zwei Tage später durch eine Art (verkaterten) Druckschmerz zu spüren. Hält der Schmerz länger als fünf Tage an, gehen Sie besser zum Arzt.

Aber die tierische Geschichte ist noch nicht zu Ende: Das Ziel des Körpers ist es nun, die Z-Scheiben reißfester als zuvor zu machen, um für weitere Belastungen gewappnet zu sein. Auch dies ist ein Teil der in den Lektionen 1 und 2 erwähnten Superkompensation. Wenn Sie also beim nächsten Mal das Workout ausführen, das Ihnen zu dem Muskelkater verhalf, wird dieser wahrscheinlich weniger heftig ausfallen (natürlich nur, wenn Sie nicht erst nach Wochen wieder Gas geben). Und beim dritten Mal erscheint er vielleicht schon gar nicht mehr. Muskelkater gehört also nicht zwingend zu jeder Trainingseinheit. Wichtig: Spüren Sie nach jedem Training starke Beschwerden, sollten Sie die Sache weniger intensiv angehen.

Lektion 5: Ohne Pep kein Preis

So hart es auch klingen mag: Einmal ist beim Training leider keinmal – erst wenn Sie regelmäßig aktiv werden, passt sich der Körper an, mit dem netten Nebeneffekt, dass die Muskeln mehr und die Fettpolster weniger werden. Zwei Einheiten pro Woche dürfen es am Anfang schon sein, später sollten drei bis vier Workouts zu Ihrem Wochenwerk gehören.

Klar, mit einem konkreten Ziel vor Augen geht der Pep nicht so leicht verloren, das Vorhaben auch wirklich umzusetzen. Der Test auf Seite 7 hat ja bereits gezeigt, welche Körperregionen Sie in Zukunft verändern möchten. Vielleicht wollen Sie aber auch beweglicher werden oder endlich Ihren Rückenschmerzen Lebewohl sagen.

Dabei ist die größte Herausforderung oft nicht mehr als ein einziger Schritt: der erste. Sobald eine bestimmte Tätigkeit zur Gewohnheit geworden ist, denken wir nicht mehr darüber nach, ob wir etwas tun oder nicht tun wollen. Wir tun es einfach. Sie werden sehen: Wenn Sie zwei, drei Wochen regelmäßig Sport getrieben haben, möchten Sie das gute Gefühl danach nicht mehr missen. Natürlich wird es auch mal Tage geben, an denen der innere Schweinehund zur Deutschen Dogge wird und versucht, Sie mit lautem Gebell auf dem Sofa zu halten. Die folgenden **zehn Motivationstipps** helfen Ihnen dabei, den Köter dauerhaft zu ignorieren:

1. Sozialen Druck erzeugen: Erzählen Sie so vielen Leuten wie möglich von Ihrem Vorhaben. Von den Kollegen über den Partner bis hin zu den Nachbarn, jeder sollte davon erfahren, dass Sie den nächsten Urlaub mit einer Kleidergröße weniger genießen möchten.

2. Zukunftsvisionen entwickeln: Egal was Sie erreichen wollen, malen Sie sich das konkrete Ergebnis ganz genau aus! Etwa wie es sich wohl anfühlt, wenn Sie sich im Bikini nicht mehr für die kräftigen Oberschenkel schämen müssen. Vielleicht hängen Sie sich auch ein Foto aus früheren, fitteren Zeiten gut sichtbar auf. Studien zufolge setzen Menschen Ziele zweimal besser um, wenn sie diese visualisieren, anstatt nur an sie zu denken.

3. Mädelsrunden ausmachen: Verabreden Sie sich mit Ihren Freundinnen doch mal zum Sport statt zum Kuchenessen. Zusammen machen die Übungen noch mehr Spaß und außerdem lässt sich ein Termin, den man mit anderen ausgemacht hat, nicht so leicht absagen. Kurz: Sie trainieren häufiger!

4. Sich etwas auf die Ohren hauen: Auch wenn kein anderer Zeit oder Lust hat, mit Ihnen zusammen zu trainieren, sollten Sie immer auf eine gute Begleitung achten: Musik! Je nachdem, welche Art von Training Sie umsetzen möchten, helfen Ihnen die passenden Klänge dabei, noch ein paar Wiederholungen mehr zu schaffen. Und wenn es ganz hart auf hart kommt, dürfen Sie die Boxen ruhig aufdrehen (im Zweifelsfall benutzen Sie einfach Kopfhörer). Laute Songs pushen nämlich viel mehr als leise. Der Gedanke, heute noch Sport machen zu müssen, stresst Sie? Stellen Sie sich einfach vor, Sie haben eine Verabredung zum Musikhören. Dass Sie sich dazu bewegen, passiert dann schon von allein.

5. Spardose aufstellen: Suchen Sie sich eine hübsche Dose und verwandeln Sie sie in ein kleines Privatkonto. Für jede absolvierte Trainingseinheit werfen Sie einen bestimmten Betrag hinein – je nach Überwindungsgröße kann der ja auch einmal etwas großzügiger ausfallen als an anderen Tagen. Am Ende des Monats kaufen Sie sich von dem gesparten Geld eine unvernünftige Belohnung. Vernünftig waren Sie ja bis dahin schon oft genug.

6. Einstiegshilfe vorbereiten: Ihnen passt das Training morgens am besten? Perfekt! Dann legen Sie doch gleich am Vorabend Ihre Sportkleidung neben dem Bett bereit. Dann können Sie direkt hineinschlüpfen und müssen nicht darüber nachdenken, ob Sie jetzt wirklich trainieren wollen. Dieser Trick funktioniert überall: im Hotel, bei Freunden oder zu Hause. Sie können ja in Ihrem Zimmer bleiben und loslegen. Wer am Wochenende erst gemütlich mit der Familie frühstücken möchte, geht ähnlich vor. Einfach direkt in die Trainingskleidung schlüpfen! Die Blöße, diese irgendwann unbenutzt auszuziehen, werden Sie sich nicht so leicht geben!

7. Notizen machen: Tragen Sie sich Ihre Trainingsvorhaben im Terminkalender ein. Am besten in den beruflichen *und* in den privaten. Idealerweise erzählen Sie auch Ihren Freunden und der Familie davon. Diesen Vorschlag finden Sie lächerlich? Keineswegs. Denn mit dem Eintrag bekommt Ihr Workout den gleichen Stellenwert wie alle anderen Verpflichtungen.

8. Ausreden abstellen: Klar, mit einer Magen-Darm-Grippe oder einem gebrochenen Arm trainieren Sie natürlich nicht. Leichte Kopf- oder Regelschmerzen sind aber noch lange kein Grund, um ein Workout ausfallen zu lassen. Im Gegenteil, Ihr Körper wird wieder besser durchblutet und oft verringern sich die Beschwerden nach dem Workout sogar deutlich. Schauen Sie einfach im Abschnitt „Erste-Hilfe-Training" ab Seite 272, welche Übungskombinationen Ihnen in einem solchen Moment guttun könn-

Die wichtigsten Trainingsvokabeln

Folgende Begriffe werden Ihnen auf den nächsten Seiten immer wieder begegnen. Damit Sie wissen, was sich dahinter verbirgt, bekommen Sie hier eine kleine Übersetzungshilfe. Mit einer **Wiederholung** ist die einzelne Ausführung einer Übung gemeint. Stellen Sie sich eine Kniebeuge vor: Eine Wiederholung ist der Ablauf von der stehenden zur hockenden und wieder zurück zur stehenden Position. Reihen Sie mehrere Wiederholungen hintereinander, spricht man von einem **Satz**. Haben Sie die Kniebeuge beispielsweise zehnmal hintereinander ausgeführt, liegt ein Satz Kniebeugen hinter Ihnen. Kommen dazu weitere Übungen oder gilt es, den Satz mehrere Male auszuführen, spricht man von einem **Durchgang**. Zwischen den Sätzen und Durchgängen liegt bei den meisten Trainingsformen eine **Pause**. Deren Länge wird durch das vorhergehende Anstrengungsniveau oder den Gesamtumfang der bevorstehenden Einheit bestimmt und kann je nach Fitnesslevel kürzer oder länger ausfallen. Die Gesamtheit aus Wiederholungen, Sätzen, Durchgängen und Pausen wird als **Workout** bezeichnet – oder auch als **Training** beziehungsweise (Trainings-)**Einheit**.

ten. Manchmal lässt sich im Anschluss auch noch die ursprünglich geplante Einheit anhängen. Aber das ist natürlich kein Muss – allerhöchstens ein „Möchte"!

9. Testschleife durchlaufen: Wenn der Tag wirklich richtig doof war, Sie absolut keine Lust auf Bewegung haben und am allerliebsten einfach nur unter eine Decke auf die Couch kriechen möchten, schließen Sie einen Vertrag mit sich selbst: Sie führen das Warm-up und die ersten beiden Übungen des geplanten Workouts aus. Haben Sie danach immer noch keine Lust weiterzumachen, dürfen Sie ohne schlechtes Gewissen aufs Sofa. Aber das wird ganz sicher selten passieren …

10. Selbstgespräche führen: Geht Ihnen während der Einheit die Lust flöten, feuern Sie sich selbst an. Amerikanischen Studien zufolge führt ein laut ausgesprochenes „Du schaffst das schon!" tatsächlich zum Erfolg. Der Grund: Sie fokussieren Ihre Gedanken auf diese Weise in die richtige Richtung. Schämen Sie sich also nicht! Sie sind schließlich dabei, fitter zu werden – und keineswegs verrückt.

Grundlagenwissen: Was ist Training?

Bevor Sie gleich loslegen, sollten Sie folgenden Satz im Hinterkopf behalten: Beim Training steht an erster Stelle ein Wunsch. Und zwar der nach Veränderung. Verlieren Sie also Ihr Ziel niemals aus den Augen!

Es gibt zwei Wege, auf denen Sie sich Ihren Wunsch erfüllen können: Kardio- und Krafttraining. Dieses Buch konzentriert sich aufs Krafttraining. Was nicht heißen soll, dass Sie nicht laufen, schwimmen oder Rad fahren dürfen. Im Gegenteil! Aber das schaffen Sie ja allein. Zudem sollten Sie wissen, dass diese Sportarten Ihre Muskeln nicht in dem Maße fordern, wie es eine Krafteinheit tut. Darum sollte ein zusätzliches Krafttraining auch bei Ausdauer-Anhängern auf dem Trainingsplan stehen. Denn durch Krafttraining werden die Gelenke stetig stärker, die Bänder und Sehnen widerstandsfähiger – und davon profitieren Sie nicht nur im Alltag, sondern auch bei der alpinen Wanderung. Zu guter Letzt führt ein Muskelplus auch zu einem erhöhten Grundumsatz, was sich wiederum negativ auf Ihre Energiebilanz auswirkt. Und das ist ziemlich positiv für den Gewichtsverlust!

Grundsätzlich gibt es drei verschiedene Formen der Kraft: die Maximalkraft, die Kraftausdauer und die Schnellkraft. Sie ahnen bestimmt, was sich hinter dem Begriff **Maximalkraft** verbirgt: die größtmögliche Kraft, die Sie überhaupt aufbringen können. Im Hantelbereich wäre das eine Hantelbewegung, die Sie so gerade ein einziges Mal hinbekommen. Ohne den Einsatz von schweren Gewichten ist diese Form allerdings relativ schwer trainierbar. Aber das ist nicht weiter schlimm, denn durch Maximalkrafttraining entstehen dicke Muskelberge. Und auf die haben Sie es wahrscheinlich sowieso nicht abgesehen, richtig? Höchstens einige wenige Übungen wie der Klimmzug, der Handstand oder der Liegestütz können auch bei Untrainierten ein Grund dafür sein, die Maximalkraft zu fordern.

Anders sieht es mit der **Kraftausdauer** aus: Sie bezieht sich auf eine länger andauernde Kraftleistung, die mindestens 30 Prozent der

Maximalkraft entspricht. Einen Briefumschlag herumzutragen hilft nämlich kaum beim Muskeltraining, zwei Wasserkisten vom Keller in den vierten Stock zu transportieren hingegen schon. Diese Kraftform lässt sich auf jedem Trainingslevel ohne den Einsatz von Geräten trainieren. Perfekt, denn mit ihr entstehen lange, schlanke Muskeln, die für einen definierten Körper sorgen. Die Arbeitsweise der Muskeln kann dabei statisch – eine Position wird gehalten – oder dynamisch – hier finden unterschiedlich schnelle Positionswechsel statt – ablaufen.

Auch die **Schnellkraft** lässt sich durch den Einsatz des eigenen Körpergewichts verbessern. In den Übungskapiteln finden Sie einen entsprechenden Hinweis unter dem Stichwort „Bonuseffekt". Die Schnellkraft tritt immer dann in Erscheinung, wenn etwas schnell bewegt werden muss, zum Beispiel der ganze Körper beim Sprinten. Vielleicht gilt es aber auch einen Gegenstand wie einen Stein oder einen Ball zu beschleunigen.

Und die ab Seite 24 gezeigten Übungen können noch mehr: Teilweise fordern sie auch Ihr **Koordinationsvermögen** und Ihr **Balancegefühl**. Die entsprechende Information finden Sie ebenfalls unter dem Punkt „Bonuseffekt". Zum Hintergrund: Koordinierte Bewegungen sind die, die gleichzeitig oder in einer gewünschten Reihenfolge auftreten. Wenn Sie beispielsweise mit dem Fahrradreifen in die Straßenbahnschienen geraten und es Ihnen gelingt, den Lenker in voller Fahrt aus der Schiene zu reißen und nicht zu stürzen, hat Ihr Koordinationsvermögen (zusammen mit dem Reaktionsvermögen) gute Arbeit geleistet. Auch das Gleichgewichtsgefühl hat einen Teil dazu beigetragen, Sie vor dem Schlimmsten zu bewahren. Und das nur, weil Sie regelmäßig trainieren. Toll, oder?

Und damit Ihr Training nicht zu eintönig wird, sind die in Kapitel 10 vorgestellten Workouts unterschiedlich aufgebaut. Sie finden dort den Klassiker unter den Trainingsformen, das **Stationstraining**. Hier beenden Sie erst eine Übung (die im Gerätetraining auch als Station bezeichnet wird) in einem oder mehreren Sätzen, bevor Sie die nächste Übung angehen. Der Vorteil: Der Muskel wird so richtig gefordert. Beim **Zirkeltraining** hingegen führen Sie alle Übungen hintereinander aus, und das ein- oder mehrmals. Auch das ist anstrengend für die Muskeln. Obendrein wird der Puls auf Touren gehalten, was Ihrer Ausdauer zugutekommt. Die dritte Variante ist das **Supersatztraining**. Hier werden immer zwei Übungen paarweise zeitnah hintereinander ausgeführt, danach geht es zum nächsten Duo. Aber auch mehrere Sätze des Pärchens sind möglich. Die doppelte Last lässt Sie ebenfalls richtig arbeiten, denn die erste Übung fordert ähnliche Partien wie die zweite, sodass die entsprechenden Muskeln bis aufs Letzte verausgabt werden. Teilweise werden auch statische und dynamische Übungen miteinander kombiniert, um neue Reize zu setzen. Eine weitere Variante des Supersatztrainings besteht darin, gegenüberliegende Muskeln im direkten Wechsel anzusprechen. Ein Beispiel gefällig? Sie fordern erst den Bauch, dann den Rücken oder erst die Oberschenkel-Vorderseite, dann die -Hinterseite. Auf diese Weise beugen Sie muskulären Dysbalancen vor, Verspannungen haben schweres Spiel.

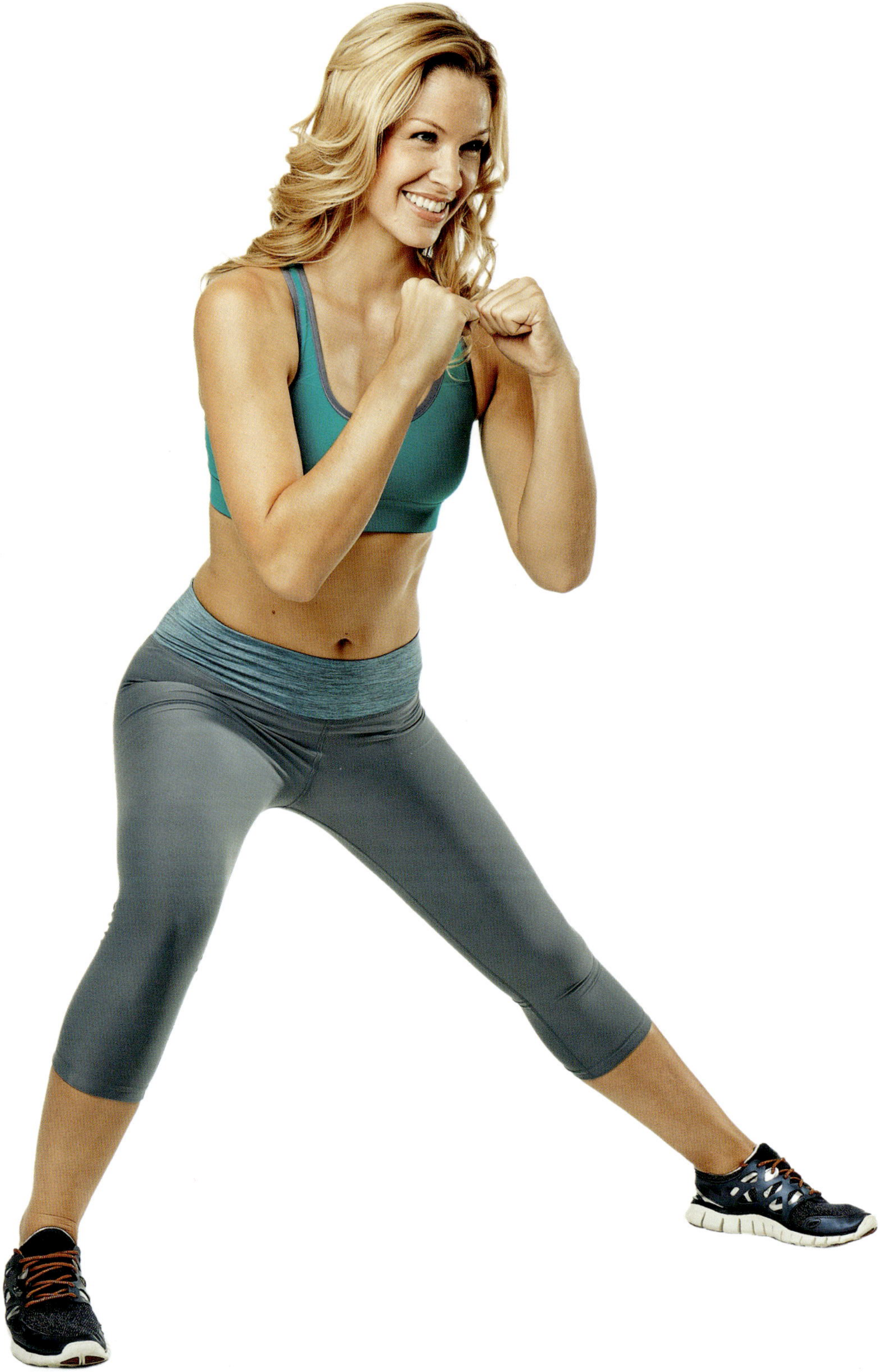

Kapitel 2:
Straffe Beine

Reiterhosen im Galopp verlieren, Waden optisch verlängern und viel standfester durchs Leben gehen – mit den folgenden Bewegungen erzielen Sie straffe Ergebnisse.

Straffe Beine

Gesprungene Kniebeugen

FORMEN: Waden, vordere Oberschenkel, Po, Rumpf

BONUSEFFEKT: Sprungkrafttraining

A

- Hüftbreiter Stand. Die Beine leicht beugen, den Po nach hinten schieben. Den Bauch anspannen und die Arme gestreckt nach hinten führen. Die Handflächen zeigen zueinander. Achten Sie darauf, die Schultern unten und den Rücken gerade zu halten.

Der Oberkörper ist leicht nach vorn gelehnt, der Rücken gerade.

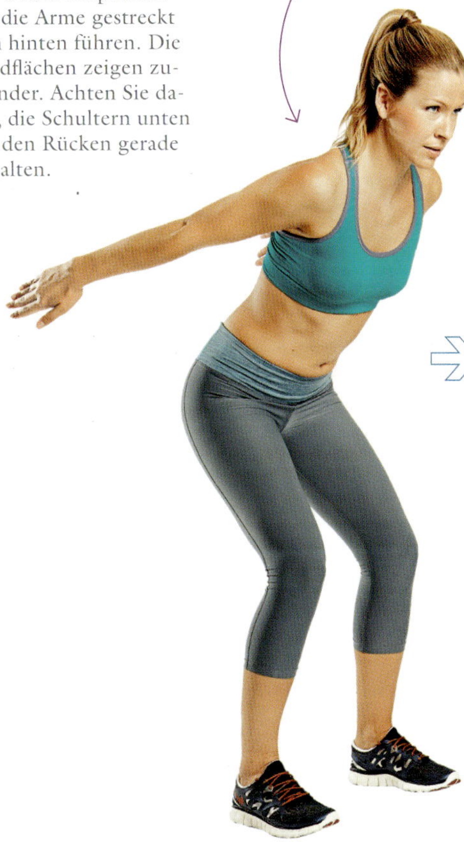

B

- Mit beiden Füßen fest vom Boden abdrücken und senkrecht hochspringen. Die Arme zur Unterstützung nach oben mitschwingen.
- Sanft landen, in die Ausgangsstellung gehen und sofort zum nächsten Sprung ansetzen.

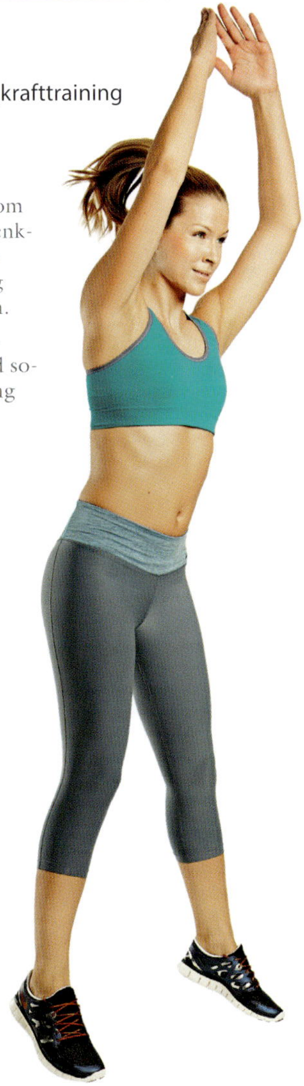

TIPP: *Trainieren Sie barfuß im Sand! Dort verpufft ein Großteil der Energie, deshalb müssen die Muskeln härter arbeiten. Also auf zum nächsten Spielplatz, (Indoor-)Beachvolleyball-Platz oder Baggersee.*

Zum Kennenlernen: Heben Sie die Hände in der Sprungphase nur bis auf Brusthöhe an.

Zur Steigerung: Gehen Sie in Position A tiefer in die Hocke.

Erlaubte Seit(en)sprünge

FORMEN: Waden, Oberschenkel, Po

BONUSEFFEKT: Sprungkrafttraining

A

- Hüftbreiter Stand. Die Knie beugen und den Po nach hinten schieben. Die Arme gestreckt nach hinten führen, die Handflächen zeigen zueinander. Achten Sie darauf, die Schultern unten zu halten.

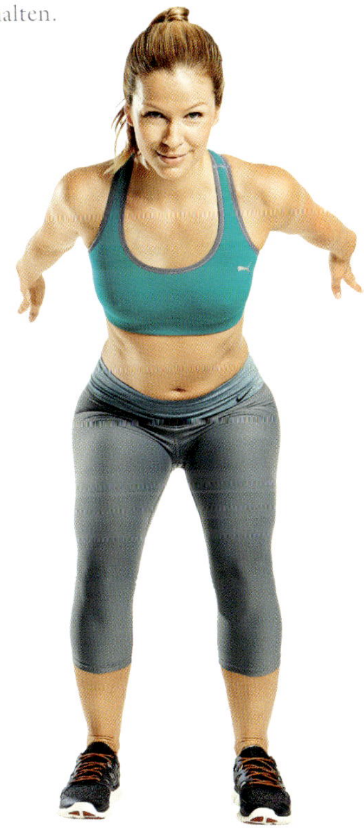

B

- Mit beiden Füßen fest vom Boden abdrücken und auf die linke Seite springen. Die Arme zur Unterstützung explosiv über den Kopf schwingen.
- Sanft landen, in die Ausgangsstellung gehen und sofort zum nächsten Sprung zur rechten Seite ansetzen. Abwechselnd zu beiden Seiten springend wiederholen.

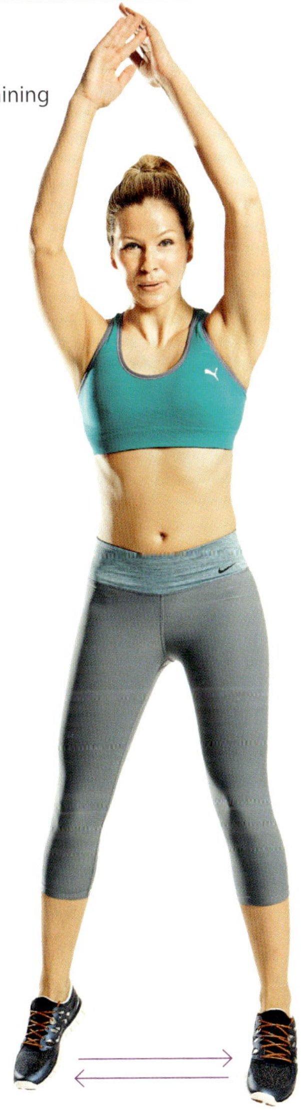

Stellen Sie sich eine Uhr vor: Sie landen auf 15 oder 21 Uhr.

Zum Kennenlernen: Stützen Sie die Hände in die Hüfte.

Zur Steigerung: Springen Sie erst fünfmal nach links, bevor Sie anschließend fünfmal nach rechts springen.

Kleine Hilfsmittel für größere Effekte: Trainieren Sie auf einem Boden mit Linien (zum Beispiel Parkett oder Fliesen), um vorab eine Entfernung festlegen zu können, die Sie mit einem Sprung erreichen wollen.

Straffe Beine

Hochsprung

FORMT: Waden, Oberschenkel, Po

BONUSEFFEKT: Sprungkrafttraining

A

- Lange Schrittstellung, der rechte Fuß ist vorn. Den linken Arm angewinkelt nach vorn, den rechten nach hinten führen.
- Nun beide Beine beugen, den Po absenken. Die hintere Ferse vom Boden lösen. Achten Sie darauf, dass Sie das vordere Knie nicht über die Zehen hinausschieben.

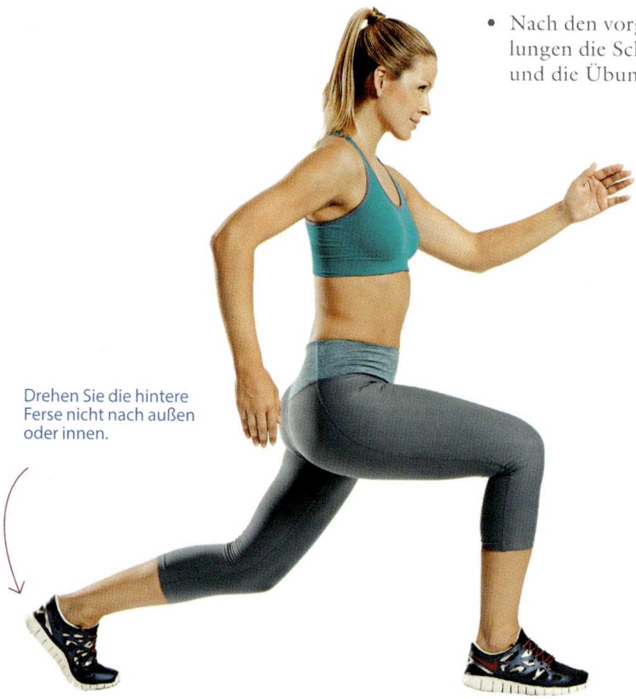

Drehen Sie die hintere Ferse nicht nach außen oder innen.

B

- Mit beiden Füßen fest vom Boden abdrücken und senkrecht nach oben springen. Das linke Knie zieht dabei nach vorn. Die Arme zur Unterstützung gegengleich mitschwingen.
- Sanft in der Ausgangsstellung landen (die Nachbarn unter Ihnen sowie Ihre Knie- und Fußgelenke werden es Ihnen danken).
- Nach den vorgegebenen Wiederholungen die Schrittstellung wechseln und die Übung erneut ausführen.

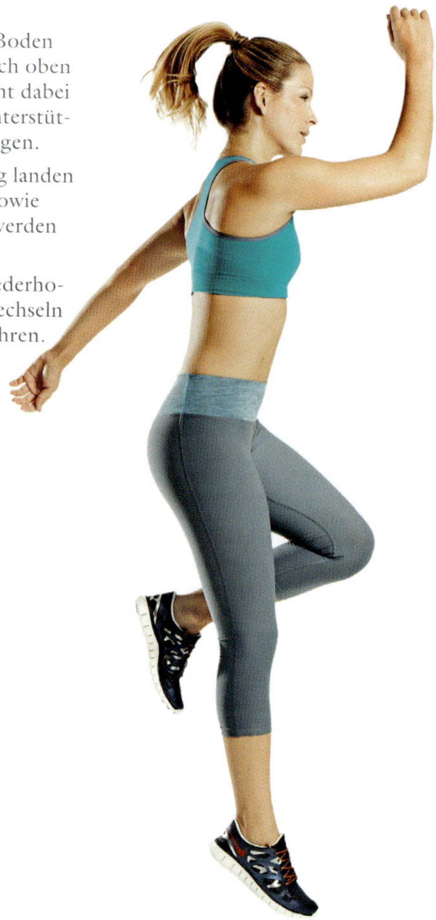

Zum Kennenlernen: Beugen Sie die Beine weniger stark und verringern Sie in der Ausgangsposition die Schrittlänge.

Zur Steigerung: Halten Sie Wasserflaschen in den Händen.

Kleine Hilfsmittel für größere Effekte: Wenn sie im Sand ausgeführt wird, trainiert auch diese Übung die Waden noch intensiver. Zudem werden dann die Fußmuskeln stärker involviert.

Kombinierte Hampelmann-Ausfallschritte

FORMEN: Waden, Oberschenkel, Po, Rumpf

BONUSEFFEKT: Koordinationstraining

A

- Hüftbreiter Stand. Die Hände auf Brusthöhe fest zusammendrücken, die Ellbogen zeigen nach außen und die Schultern sind unten. Mit dem rechten Fuß nach vorn springen und mit dem linken nach hinten.

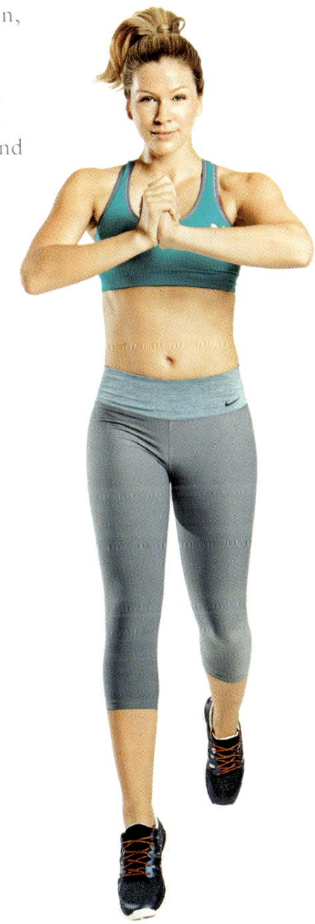

B

- Aus dieser Schrittstellung heraus explosiv vom Boden abdrücken und so landen, dass beide Füße seitlich gegrätscht stehen. Von dort aus mit dem linken Fuß nach vorn und dem rechten nach hinten springen. Dann wieder in die Grätsche springen und so weiter.

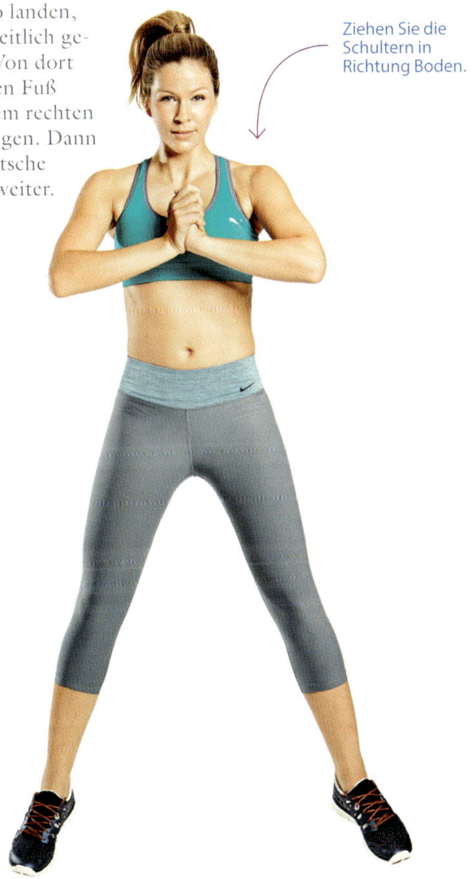

Zum Kennenlernen: Springen Sie stets erst zur Mitte, ehe Sie in die Grätsche oder in die Schrittstellung gehen.

Zur Steigerung: Heben Sie die Arme zusätzlich nach vorn und hinten an, wenn Sie in die Schrittstellung springen, und heben Sie sie zur Seite auf Schulterhöhe, wenn Sie in die Grätsche gehen.

Straffe Beine

Ausfallwechselschritte

FORMEN: Waden, Oberschenkel, Po **BONUSEFFEKT:** Sprungkrafttraining

A

- Schrittstellung, der linke Fuß ist vorn. Die Beine stark beugen, den Po absenken und den Oberkörper leicht nach vorn lehnen. Die Arme gestreckt nach hinten führen.

B

- Fest vom Boden abdrücken und senkrecht in die Luft springen. Arme zur Unterstützung mit nach oben führen. In der Flugphase die Schrittstellung wechseln, der rechte Fuß landet also vorn.

C

- Wieder tief in die Knie gehen, den Po absenken und direkt zum nächsten Schrittwechsel ansetzen.

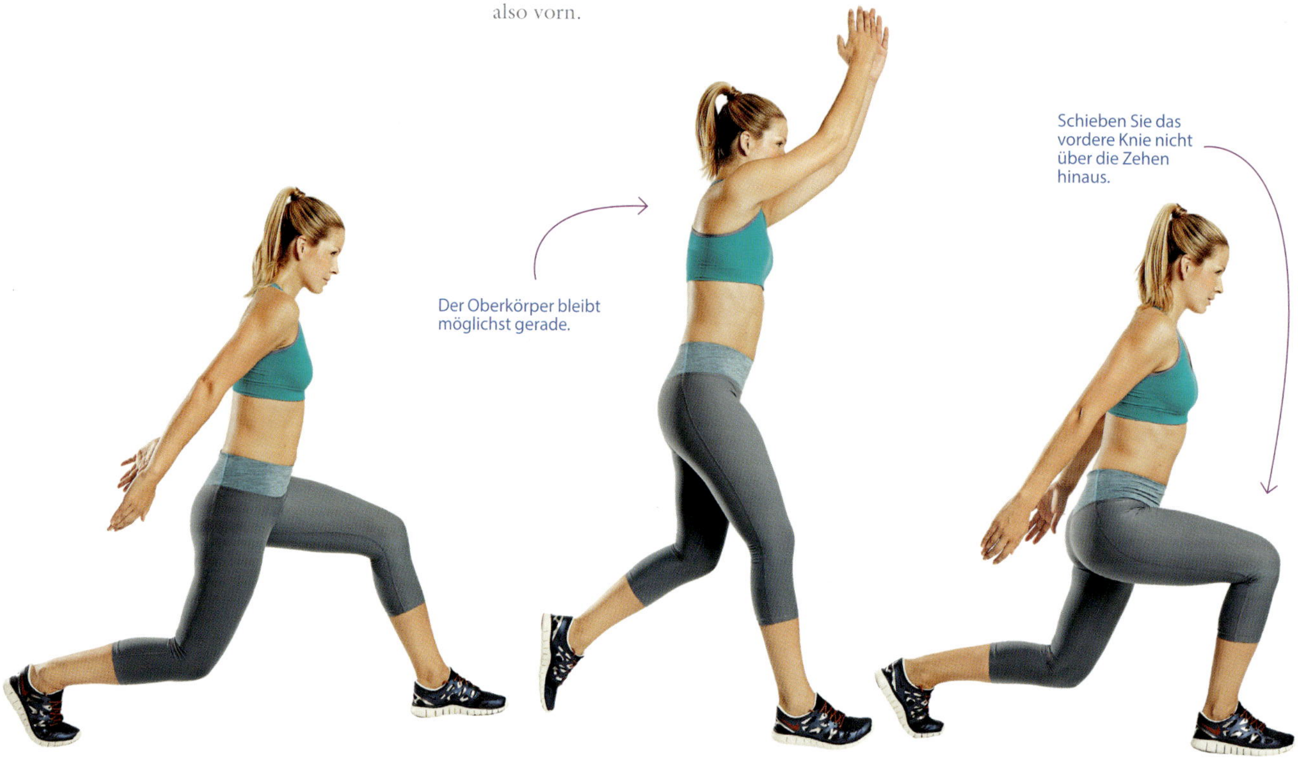
Der Oberkörper bleibt möglichst gerade.
Schieben Sie das vordere Knie nicht über die Zehen hinaus.

Zum Kennenlernen: Beugen Sie die Beine nur leicht.

Zur Steigerung: Bauen Sie im Sprung eine Vierteldrehung nach links oder rechts ein. Auf diese Weise ist Ihr Koordinationsvermögen stärker gefordert.

Kleine Hilfsmittel für größere Effekte: Je zur Hälfte gefüllte Wasserflaschen in beiden Händen halten und kräftig nach oben beziehungsweise unten führen – so müssen Arme und Schultern zusätzlich gegen die Bewegungsenergie des Wassers arbeiten.

Hebe-Tritt-Kombis

FORMEN: Oberschenkel, Po, Rumpf

BONUSEFFEKT: Balancetraining

A

- Hüftbreiter Stand. Die Hände zu Fäusten ballen und unterhalb des Kinns halten. Die Ellbogen zeigen zum Boden. Das Gewicht auf das linke Bein verlagern. Das rechte Knie so hoch wie möglich ziehen, dabei auch die Zehen anziehen.

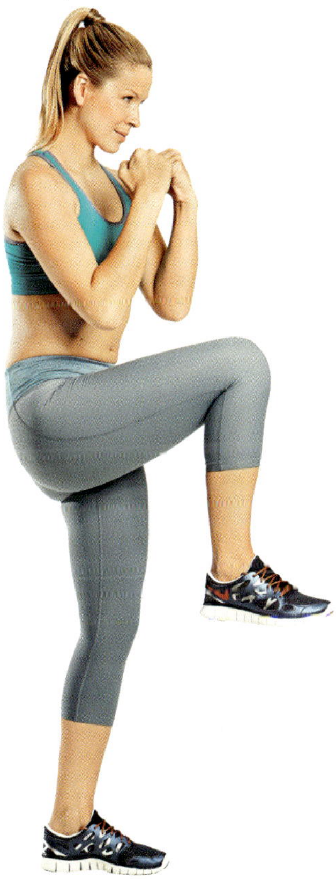

B

- Aus dieser Position heraus mit dem rechten Bein weit nach hinten kicken und den Oberkörper nach vorn lehnen. Zur besseren Balance die Arme senkrecht nach unten ausstrecken. Achten Sie darauf, dass sich die Hüfte möglichst nicht nach außen dreht – dazu den Bauch fest anspannen. Sofort zurück in die Ausgangsstellung gehen. Nach den vorgegebenen Wiederholungen die Schrittstellung wechseln und die Übung erneut ausführen.

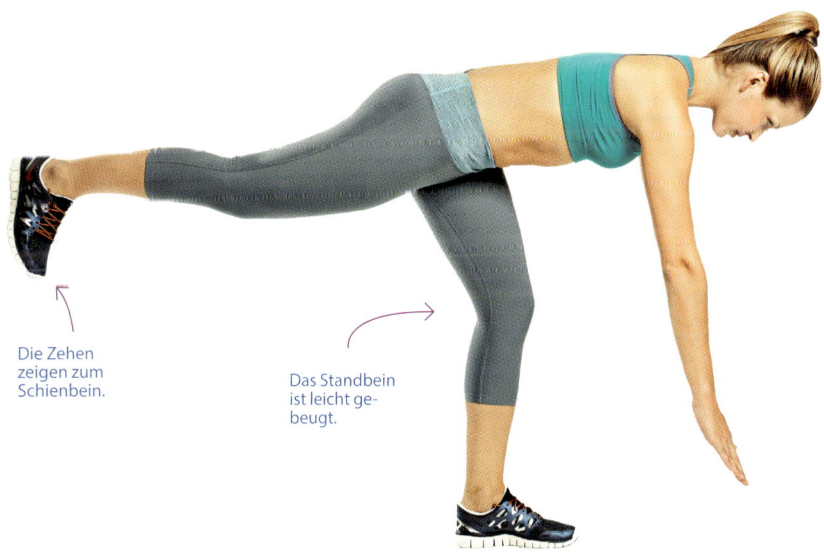
Die Zehen zeigen zum Schienbein.
Das Standbein ist leicht gebeugt.

Zum Kennenlernen: Halten Sie sich seitlich an einer Tischkante oder Stuhllehne fest.

Zur Steigerung: Wechseln Sie das Standbein in einer Sprungbewegung – rechtes Knie zur Brust ziehen, in einem Wechselsprung das rechte Bein abstellen und das linke Bein nach hinten ausstrecken.

Kleine Hilfsmittel für größere Effekte: Platzieren Sie ein Kissen (zum Beispiel auf einem Stuhl) so, dass Sie mit dem hinteren Fuß hineintreten können. Und das sollten Sie dann auch so kräftig wie möglich tun!

Straffe Beine

Einbeiniges tiefes Vorbeugen

FORMT: die vorderen Oberschenkel

BONUSEFFEKT: Balancetraining

A

- Enger Stand, die Arme hängen neben dem Körper. Den linken Unterschenkel nach hinten anheben, das linke Bein bildet einen rechten Winkel.

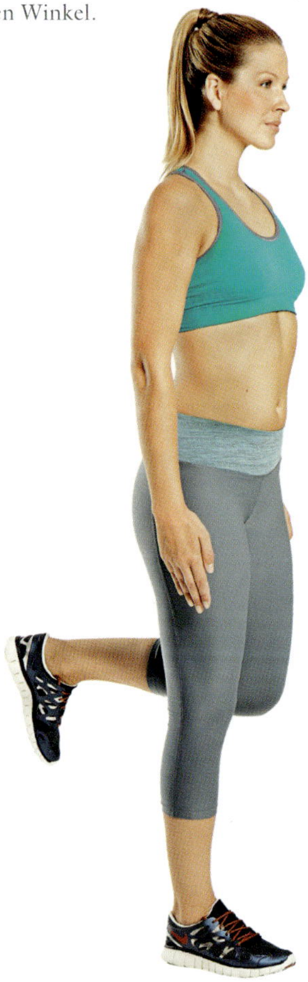

B

- Das Standbein beugen und die linke Hand zur rechten Fußspitze führen. Dazu den Oberkörper mit geradem Rücken vorbeugen. Zur besseren Balance den rechten Arm gestreckt nach hinten führen. Sofort wieder aufrichten. Nach den vorgegebenen Wiederholungen die Schrittstellung wechseln und die Übung erneut ausführen.

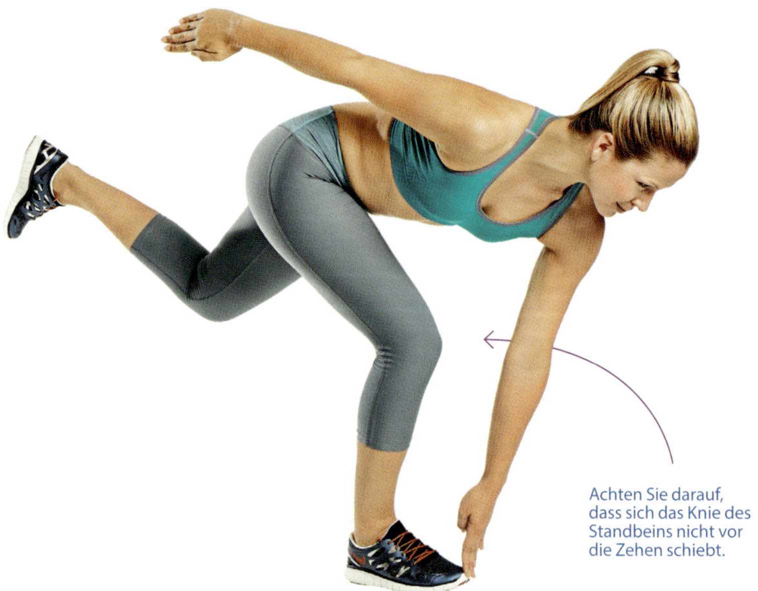
Achten Sie darauf, dass sich das Knie des Standbeins nicht vor die Zehen schiebt.

Zum Kennenlernen: Führen Sie die vordere Hand in Position B nur bis auf Schienbeinhöhe.

Zur Steigerung: Beugen Sie das Knie des Standbeins noch stärker, achten Sie aber auch hier darauf, dass das Knie hinter der Fußspitze bleibt.

Aufgerichtete Ausfallschritte

FORMEN: Waden, Oberschenkel, Po, Rumpf

BONUSEFFEKT: Haltungsschulung

A

- Enger Stand. Die Arme neben dem Kopf nach oben führen und die Handflächen zusammenlegen. Die Finger zeigen zur Decke. Nun das linke Knie anheben und die linke Fußinnenkante an die Innenseite des rechten Knies anlehnen.

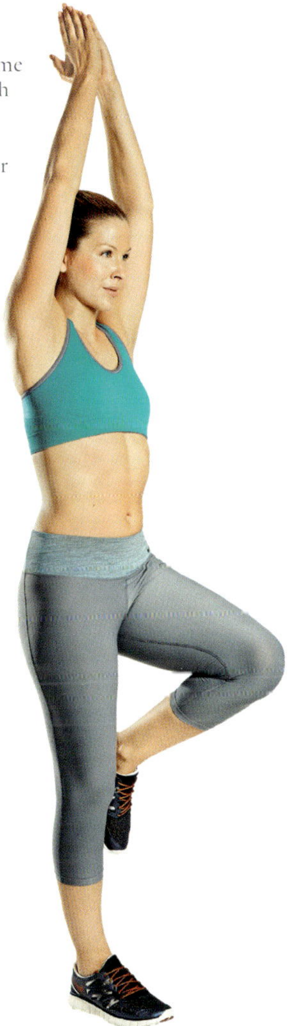

B

- Den linken Fuß in einem großen Schritt nach vorn absetzen. Den Po absenken und die Beine beugen, bis das hintere Schienbein parallel zum Boden ist. Sofort mit dem vorderen Fuß wieder vom Boden abdrücken und zurück in die Ausgangsstellung gehen. Den nächsten Schritt nach hinten setzen. Nach den vorgegebenen Wiederholungen das Standbein wechseln und die Schritte nach vorn und hinten mit dem rechten Fuß ausführen.

Trainierte Oberschenkel und Hüften sehen nicht nur gut aus, sie schützen auch vor Knieverletzungen! Eine Studie der University of Texas at Austin in den USA zeigte, dass Frauen in der zweiten Zyklusphase (also die Zeit nach dem Eisprung) anfälliger für Kniebeschwerden sind als sonst. Die Gründe sind eine veränderte Hormonzusammensetzung und eine erhöhte Nervenaktivität rund um das Knie.

Die Armhaltung verändert sich nicht.

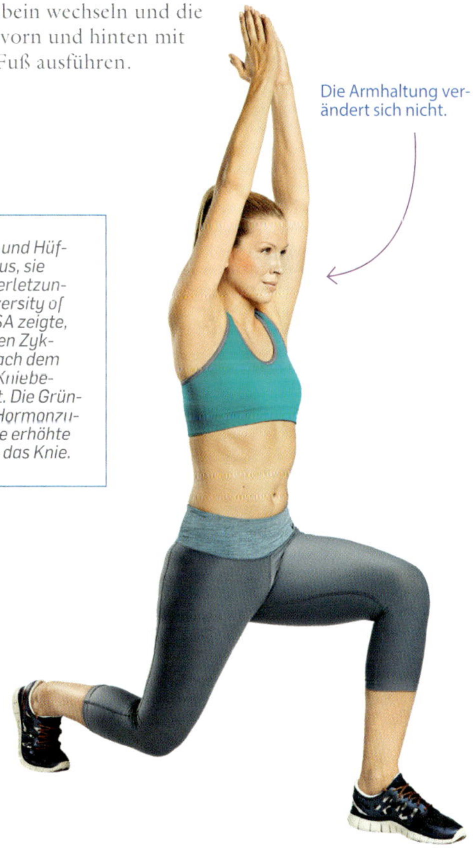

Zum Kennenlernen: Strecken Sie die Arme auf Schulterhöhe seitlich aus.

Zur Steigerung: Bewegen Sie sich „schrittweise" durch den Raum, indem Sie stets das hintere Bein nachziehen und in die angehobene Position bringen.

Straffe Beine

180-Grad-Ausfallschritte

FORMEN: Oberschenkel, Po **BONUSEFFEKT:** Koordination

A

- Hüftbreiter Stand. Die linke Hand zur Faust ballen und mit der rechten Hand von oben umfassen. Die Hände vor der Brust halten, die Schultern bleiben unten. Das rechte Bein weit nach hinten setzen und die Beine dabei beugen, bis der hintere Unterschenkel parallel zum Boden ist.

B

- Mit dem hinteren Fuß fest vom Boden abdrücken, den Körper aufrichten und den rechten Fuß weit nach rechts setzen. Das linke Bein dabei stark beugen und den Po absenken, als ob Sie sich auf einen niedrigen Hocker setzen wollten.

C

- Mit dem rechten Fuß fest vom Boden abdrücken, den Körper aufrichten und den rechten Fuß in einem großen Schritt nach vorn aufsetzen. Die Beine wieder stark beugen. Den Ablauf zügig wiederholen, dann mit dem anderen Bein ausführen.

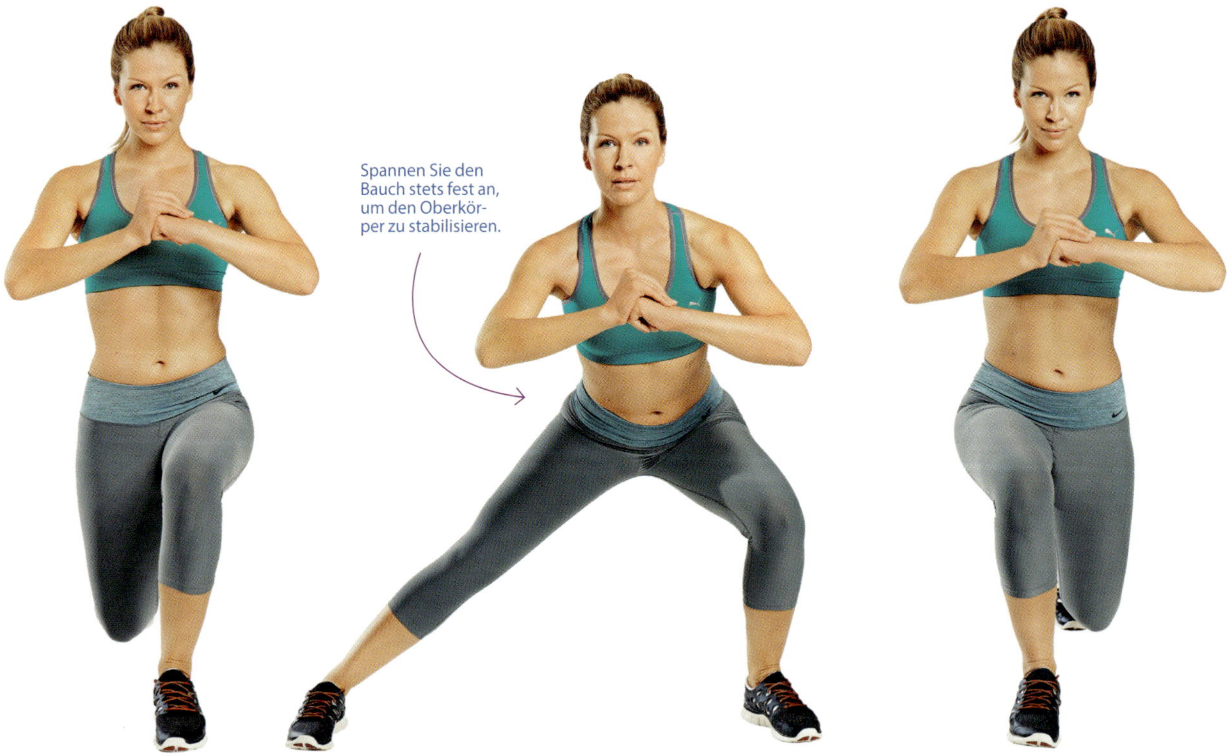
Spannen Sie den Bauch stets fest an, um den Oberkörper zu stabilisieren.

Zum Kennenlernen: Legen Sie zwischen den Positionswechseln eine Pause ein und lockern Sie die Oberschenkel kurz, indem Sie die Beine ausschütteln oder mit den Händen massieren.

Zur Steigerung: Ziehen Sie auf Brusthöhe ein Handtuch auseinander und halten Sie die Spannung.

Tiefer Seitenschub

FORMT: Vorder- und Außenseiten der Oberschenkel, Po

BONUSEFFEKT: Balancetraining

A

- Hüftbreiter Stand. Die Arme neben dem Kopf nach oben strecken, das linke Bein vor dem rechten kreuzen und den gestreckten Fuß in der Luft halten.

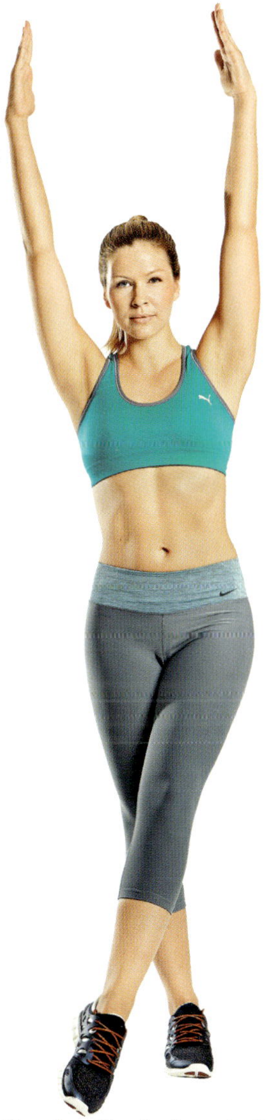

B

- Den linken Fuß weit auf die linke Seite führen und auf der Fußinnenkante absetzen. Gleichzeitig das rechte Bein beugen und den Oberkörper nach vorn lehnen, bis die Fingerspitzen den Boden berühren. Den Bauch dabei fest anspannen und den unteren Rücken gerade halten. Nach den vorgegebenen Wiederholungen die Schrittstellung wechseln und die Übung erneut ausführen.

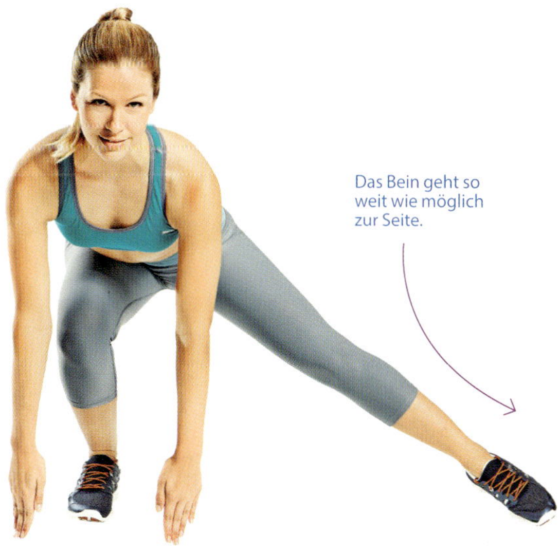

Zum Kennenlernen: Strecken Sie die Arme in Position A seitlich auf Schulterhöhe aus.

Zur Steigerung: Springen Sie in die tiefe Stellung – und auch wieder zurück.

Straffe Beine

Pistolen

FORMEN: Oberschenkel, Po

BONUSEFFEKT: Balancetraining

A

- Enger Stand. Die Hände in die Hüften stützen. Das linke Bein gestreckt nach vorn anheben, der Rücken ist gerade.

B

- Das Standbein stark beugen und den Po absenken. Den Oberkörper leicht nach vorn lehnen, den Bauch anspannen. Zurück zu Position A, ohne den linken Fuß abzusetzen. Nach den vorgegebenen Wiederholungen das Standbein wechseln.

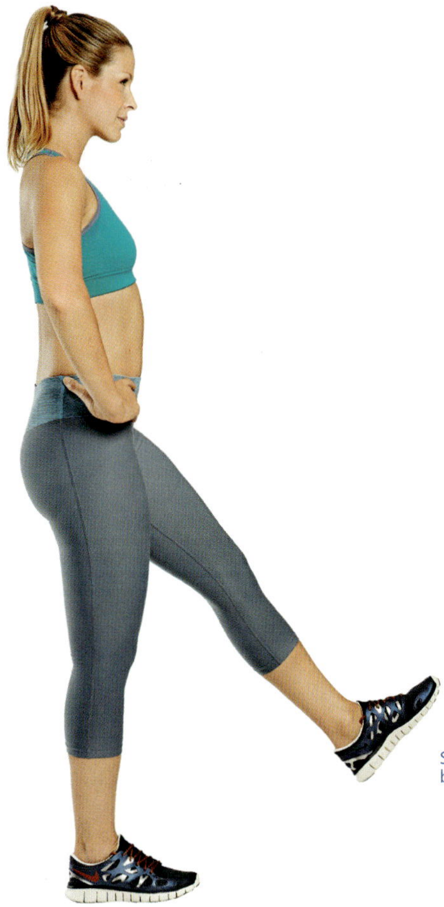

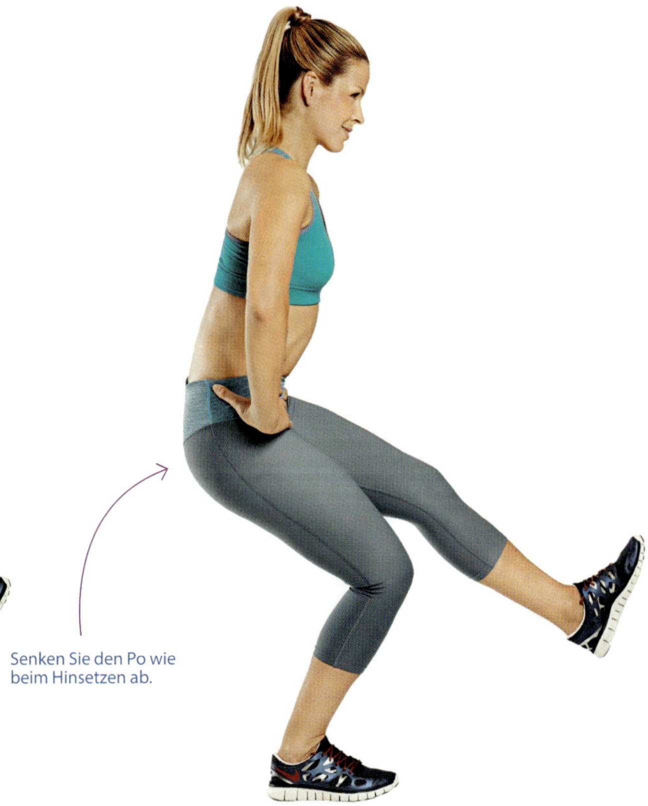

Zum Kennenlernen: Stellen Sie die Zehen des vorderen Beins auf, anstatt es in der Luft zu halten. Beugen Sie dazu das Knie.

Zur Steigerung: Senken Sie den Po bis auf Kniehöhe des Standbeins ab.

Wandstand

FORMT: die Oberschenkel

Ausführung

- Den Rücken gegen eine Wand lehnen. Mit beiden Füßen einen Schritt vorgehen und den Po so weit absenken, dass die Oberschenkel parallel zum Boden sind. Beide Hände zur Faust ballen und die Oberarme gegen die Wand drücken. Den rechten Fuß anheben und die Position halten. Nach Ablauf der vorgegebenen Zeit den linken Fuß anheben.

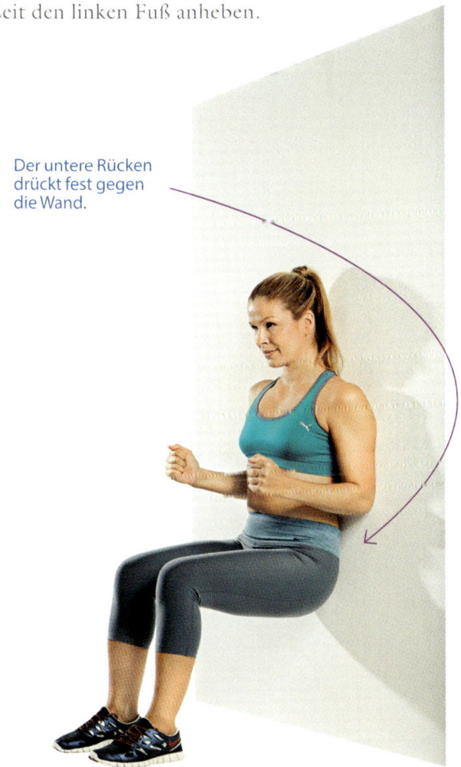
Der untere Rücken drückt fest gegen die Wand.

Zum Kennenlernen: Lassen Sie beide Füße auf dem Boden.

Zur Steigerung: Kicken Sie den angehobenen Unterschenkel nach vorn.

Schrittmacher-Wandstand

FORMT: die Oberschenkel

Ausführung

- Den Rücken gegen eine Wand lehnen. Mit beiden Füßen einen Schritt vorgehen und den Po so weit absenken, dass die Oberschenkel parallel zum Boden sind. Beide Hände zur Faust ballen und die Oberarme gegen die Wand drücken.
- Einen Fuß anheben und sofort wieder absetzen, um den anderen Fuß anzuheben. Diese Gehbewegung zügig wiederholen.

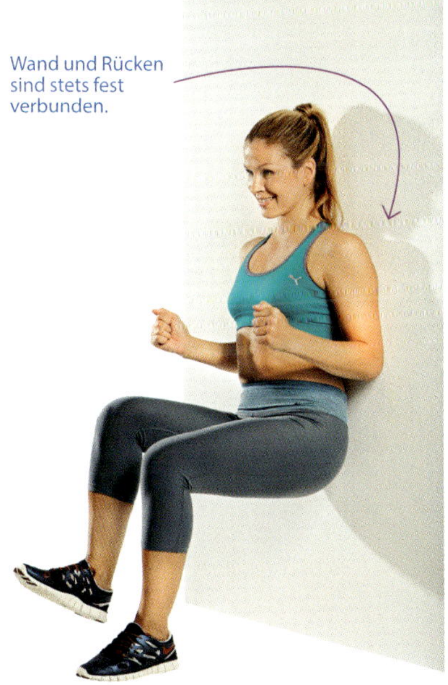
Wand und Rücken sind stets fest verbunden.

Zum Kennenlernen: Heben Sie abwechselnd nur die Fersen an.

Zur Steigerung: Stellen Sie die Füße weiter auseinander und gehen Sie dann in die Hocke.

Luft rauslassen!

Bei statischen Übungen wie dem Wandstand neigt man unbewusst dazu, die Luft anzuhalten. Dieser Atemstopp stabilisiert den Rumpf, bringt mehr Kraft auf – und kann sehr gefährlich sein! Denn auf diese Weise steigt der Druck im Brustraum und im Herz kommt nicht mehr genug Blut an. Sprich, es kann auch nicht mehr ausreichend Blut weitergeben, dem Gehirn fehlt Sauerstoff und Ihnen schwinden im schlimmsten Fall die Sinne. Achten Sie also unbedingt darauf, gleichmäßig zu atmen, und überlassen Sie die Pressatmung den Profi-Gewichthebern.

Straffe Beine

Dynamischer Wandstand

FORMT: die Oberschenkel

Ausführung

- Den Rücken gegen eine Wand lehnen. Mit beiden Füßen einen Schritt vorgehen und den Po so weit absenken, dass die Oberschenkel parallel zum Boden sind. Die Hände auf Brusthöhe fest zusammenpressen und so halten. Jetzt dynamisch auf der Stelle laufen.

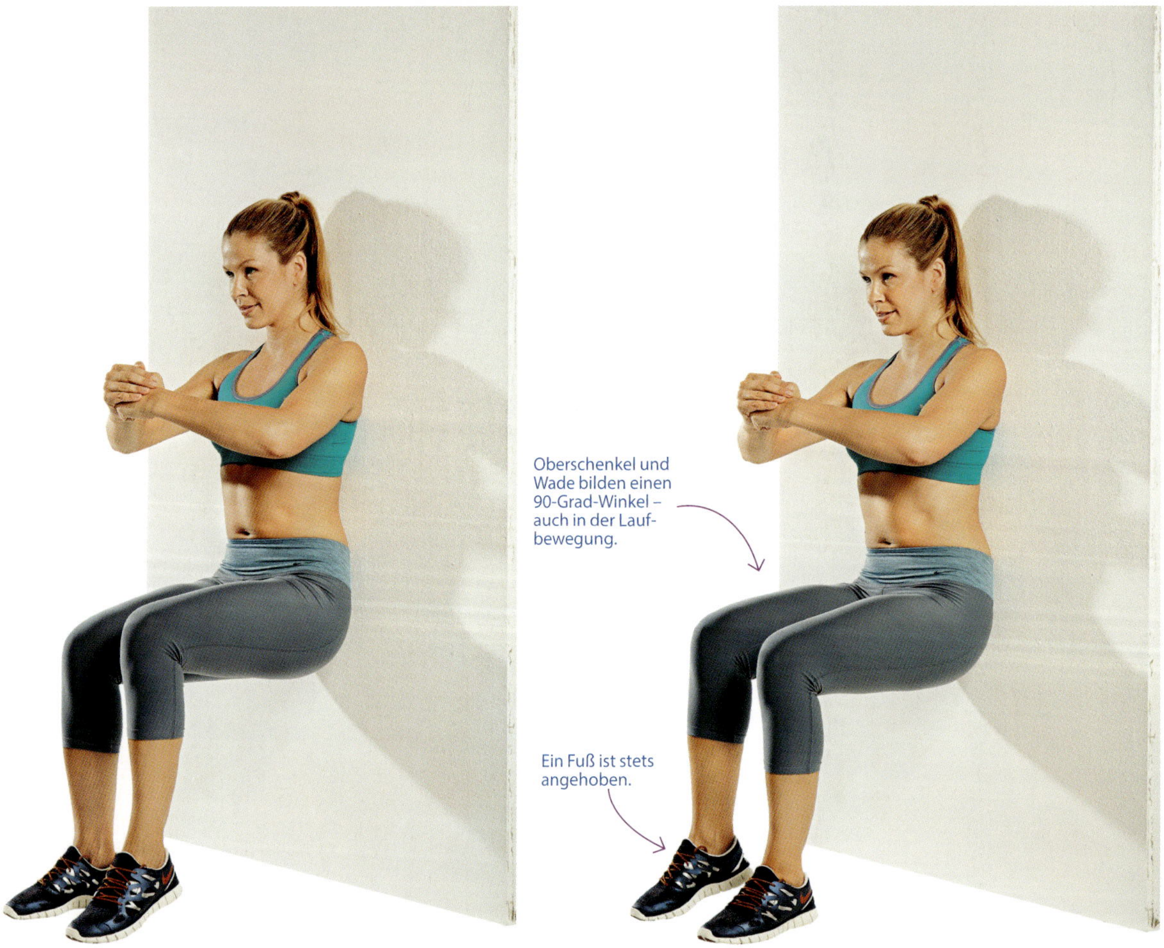
Oberschenkel und Wade bilden einen 90-Grad-Winkel – auch in der Laufbewegung.
Ein Fuß ist stets angehoben.

Zum Kennenlernen: Bleiben Sie im Schritttempo.

Zur Steigerung: Ziehen Sie die Knie so hoch wie möglich an.

Tiefgang

FORMT: die Oberschenkel

BONUSEFFEKT: Balancetraining

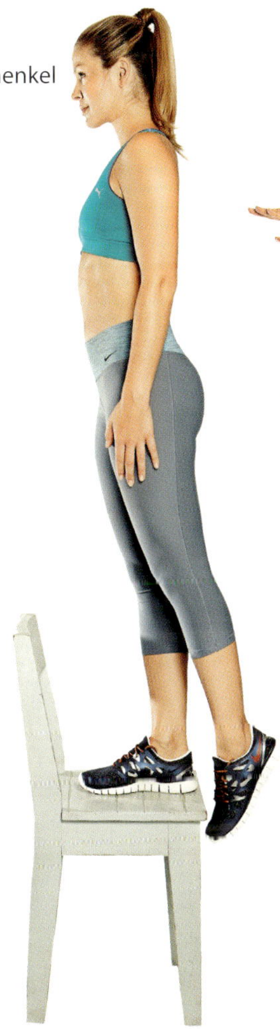

A

- Auf die Sitzfläche eines stabilen Stuhls oder auf eine andere Erhöhung stellen. Den linken Fuß hinter der Sitzfläche in der Luft halten, die Arme neben dem Körper hängen lassen.

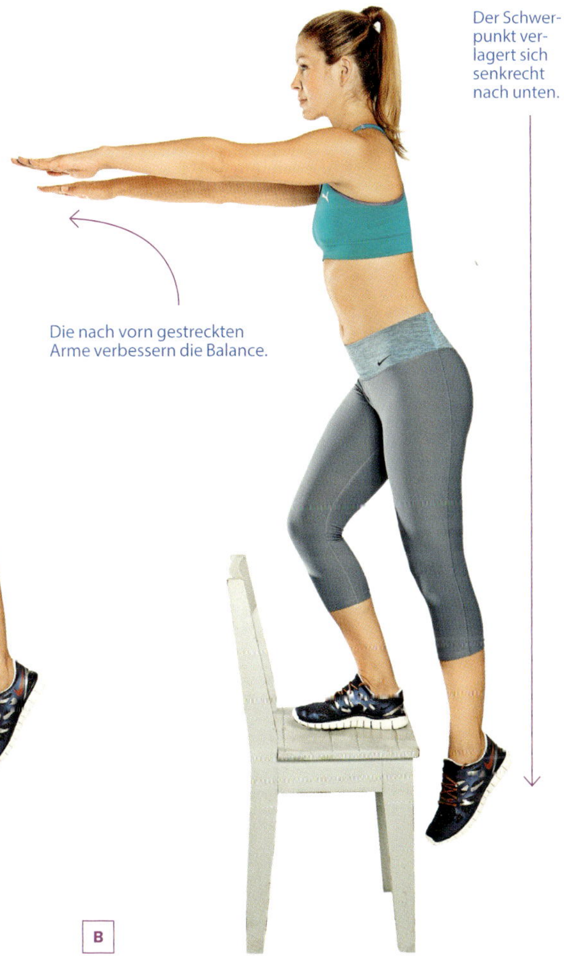
Die nach vorn gestreckten Arme verbessern die Balance.
Der Schwerpunkt verlagert sich senkrecht nach unten.

B

- Das Standbein beugen und den hinteren Fuß so weit wie möglich absenken, ohne ihn abzusetzen. Der Rücken bleibt gerade. Die Arme auf Schulterhöhe nach vorn führen. Wieder hochdrücken und das Standbein strecken. Nach den vorgegebenen Wiederholungen das Bein wechseln.

Zum Kennenlernen: Führen Sie die Übung auf einer Stufe aus.

Zur Steigerung: Senken Sie das freie Bein noch tiefer ab.

Standfestigkeit entspannt

Ständig Nackenschmerzen? Balancetraining kann helfen! Diesen Zusammenhang entdeckte das Institut für Bewegungs- und Sportwissenschaft der Schweizer Université de Fribourg. Der Grund: gute Verbindungen. Denn die Muskelspindeln, die im Nacken sitzen, sind mit dem Gleichgewichtsorgan im Ohr verbunden. Balanceakte trainieren also auch die hintere Halspartie und das löst Verspannungen.

Straffe Beine

Plié am Stuhl

FORMT: Waden, Oberschenkel **BONUSEFFEKT:** Haltungsschulung

A

- Neben die Lehne eines Stuhls stellen. Mit der stuhlnahen Hand die Lehne greifen, die andere Hand ist in die Hüfte gestützt. Nun die Zehen nach außen drehen, die Beine sind gestreckt und nur leicht geöffnet.

B

- Die Fersen anheben, ohne die übrige Körperhaltung zu verändern.

C

- Aus dieser Position heraus beide Beine beugen. Die Knie zeigen nach außen. Wieder aufrichten und erst am höchsten Punkt die Fersen wieder absetzen.

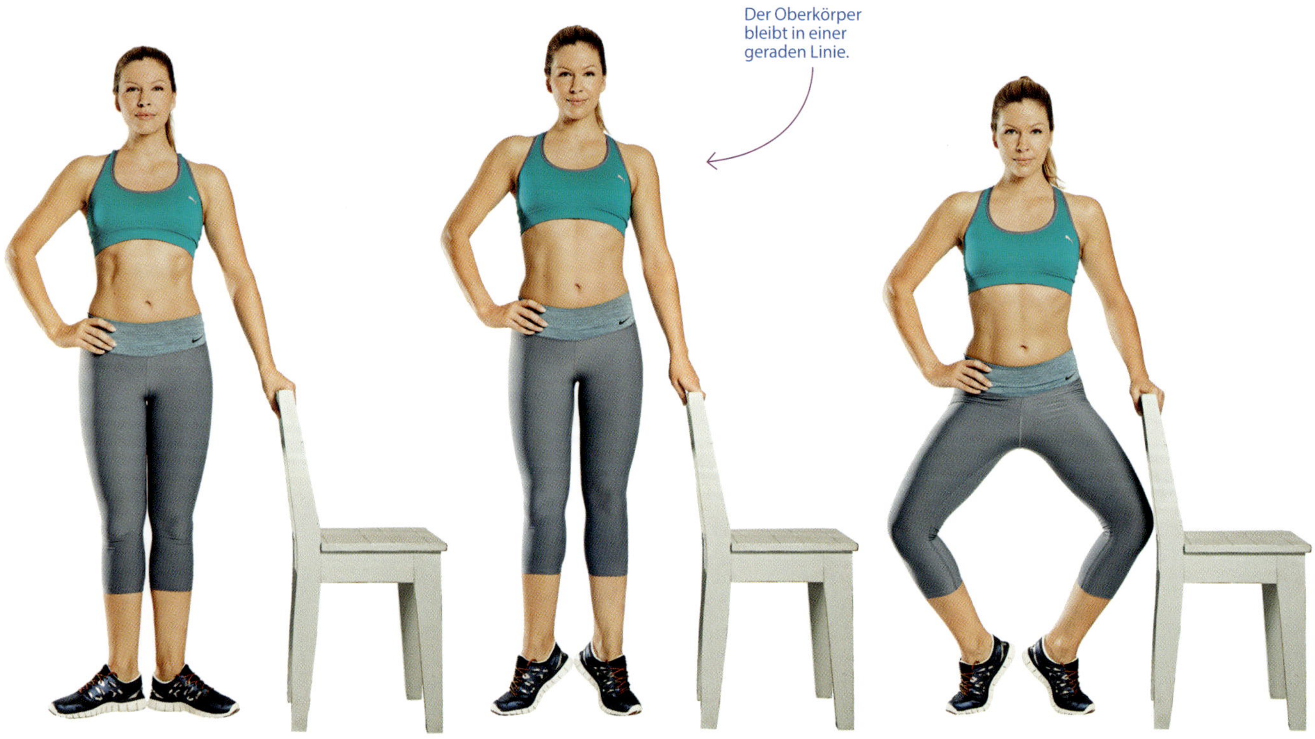

Zum Kennenlernen: Verzichten Sie auf Position C.

Zur Steigerung: Führen Sie die Übung ohne Stuhl aus und halten Sie die Arme gerade nach oben gestreckt.

Schrittsprünge am Stuhl

FORMEN: Waden, Oberschenkel, Po **BONUSEFFEKT:** Sprungkrafttraining

A

- In einer Entfernung von einer Schrittlänge mit dem Rücken zu einem Stuhl hinstellen. Den rechten Fußrücken vorn auf der Sitzfläche ablegen, die Hände auf Brusthöhe zusammendrücken.

B

- Das Standbein stark beugen.

C

- Aus dieser Position heraus fest vom Boden abdrücken und weit nach oben springen. Die Arme zur Unterstützung nach hinten führen. In Position A mit dem rechten Fußrücken auf dem Stuhl und dem linken Fuß auf dem Boden landen. Achten Sie darauf, den Fußrücken sanft aufzusetzen, das Gewicht liegt auf dem Standbein. Den Ablauf wiederholen. Nach den vorgegebenen Wiederholungen das Bein wechseln.

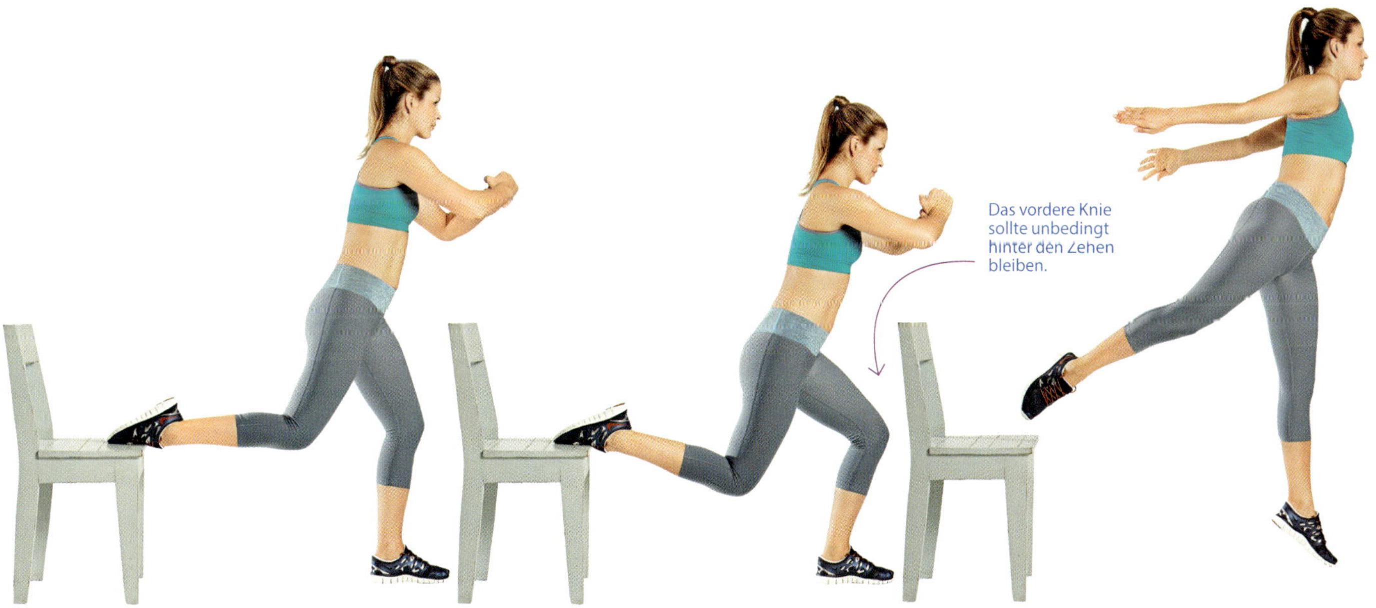

Zum Kennenlernen: Verzichten Sie auf den Sprung und bleiben Sie bei der einbeinigen Kniebeuge.

Zur Steigerung: Senken Sie das Knie des hinteren Beins bis kurz über den Boden ab.

Straffe Beine

Fersenheben

FORMT: Fußmuskeln, Waden

BONUSEFFEKT: Balancetraining

A

- Nur mit den Zehen auf eine Kiste oder Stufe stellen. Die Hände in die Hüften stützen. Die Fersen absenken.

B

- Die Fersen wieder anheben und auf die Zehen stellen.

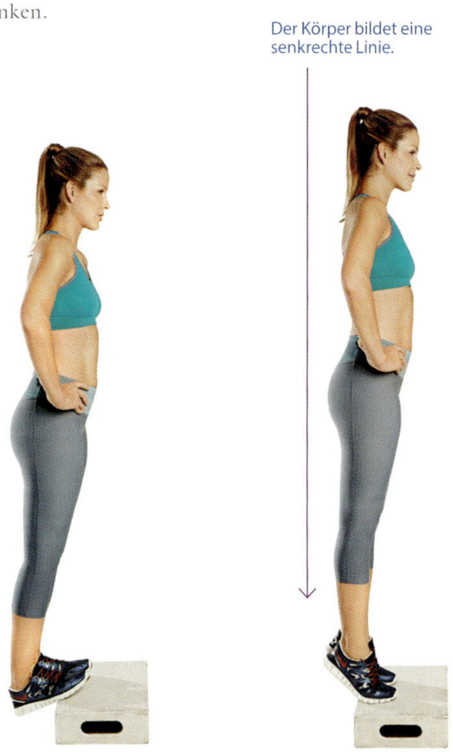
Der Körper bildet eine senkrechte Linie.

Zum Kennenlernen: Halten Sie sich an einem Gegenstand fest, um nicht so leicht aus der Balance zu geraten.

Zur Steigerung: Bleiben Sie zwei Atemzüge länger als vorgegeben in der tiefen und der hohen Position.

Einbeiniges Fersenheben

FORMT: Fußmuskeln, Waden

BONUSEFFEKT: Balancetraining

A

- Mit den Zehen auf eine Kiste oder Stufe stellen. Die Hände in die Hüften stützen. Jetzt das linke Bein nach hinten anwinkeln und die rechte Ferse anheben.

B

- Die rechte Ferse nun absenken, ohne die übrige Körperhaltung zu verändern. Nach Ausführung der vorgegebenen Wiederholungen den Fuß wechseln und die Übung erneut ausführen.

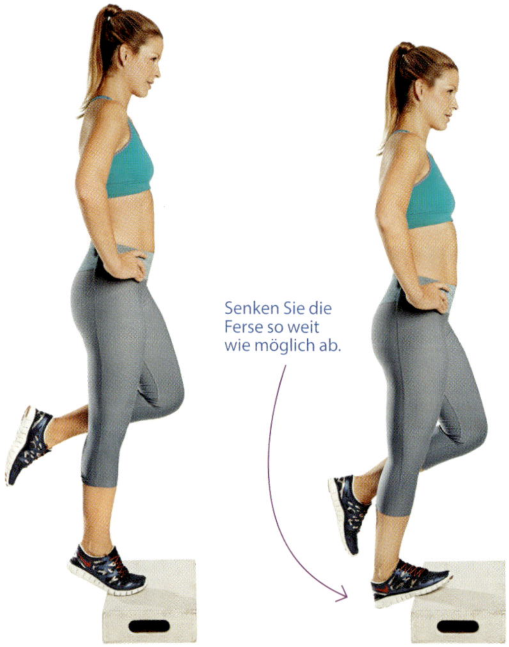
Senken Sie die Ferse so weit wie möglich ab.

Zum Kennenlernen: Stützen Sie sich an einem Gegenstand ab, um nicht so leicht aus der Balance zu geraten.

Zur Steigerung: Strecken Sie Arme nach oben.

Kniebeugen mit Rücklage

FORMEN: Waden, Oberschenkel, Bauch, Rücken

BONUSEFFEKT: Balancetraining

A

- Hüftbreit neben einen Stuhl stellen und mit der Hand an der Stuhllehne festhalten. Auf die Zehen stellen, die Beine etwas beugen und den Oberkörper leicht nach hinten lehnen.

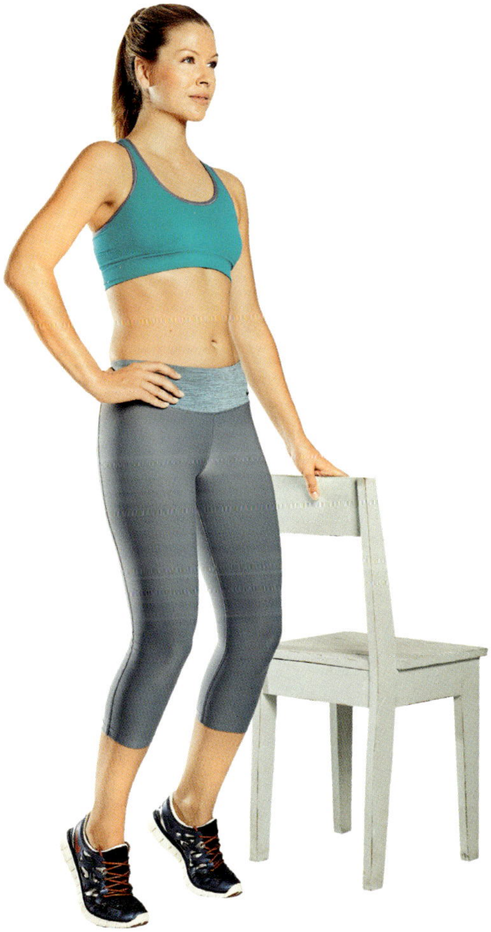

B

- Den Oberkörper so weit nach hinten lehnen, bis die Beine einen 90-Grad-Winkel bilden. Der Kopf steht in der Verlängerung zur Wirbelsäule.

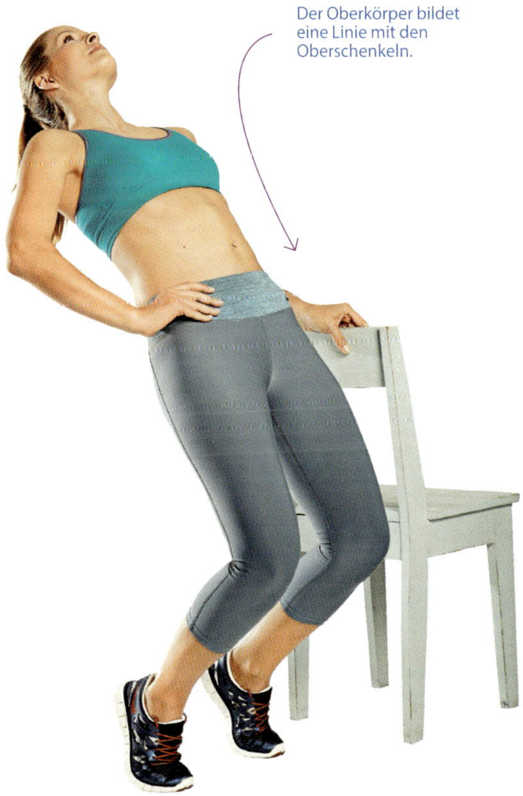

Zum Kennenlernen: Stellen Sie sich zwischen zwei Stühle, damit Sie sich besser festhalten können.

Zur Steigerung: Führen Sie die Übung auf einem Bein aus.

Straffe Beine

Weite Kniebeugen auf Zehenspitzen

FORMEN: Waden, Oberschenkel, Po

BONUSEFFEKT: Fußgelenkstraining

A

- Ein Handtuch zur Rolle drehen und hinter dem Nacken mit beiden Händen unter Spannung halten. Weiter Stand, die Zehen zeigen leicht nach außen. Nun die Fersen anheben.

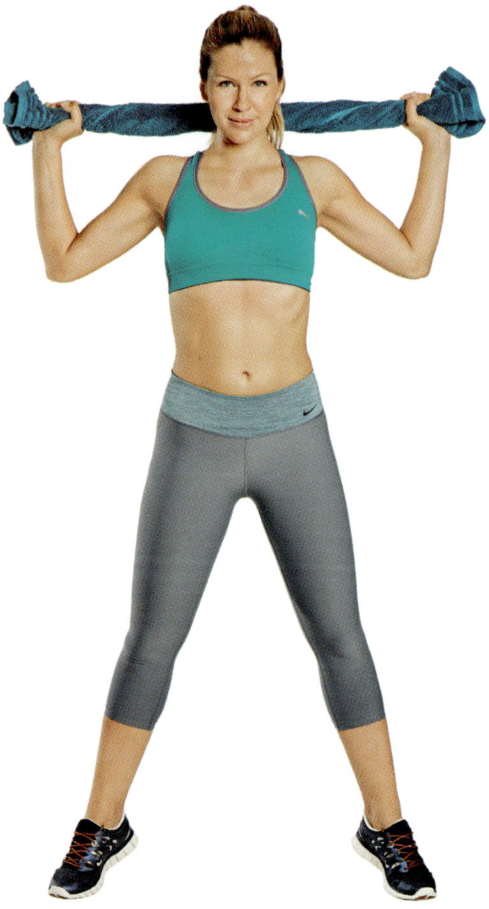

B

- Die Beine stark beugen, den Po absenken und die Arme ausstrecken. Wieder aufrichten, die Fersen aber nicht absetzen.

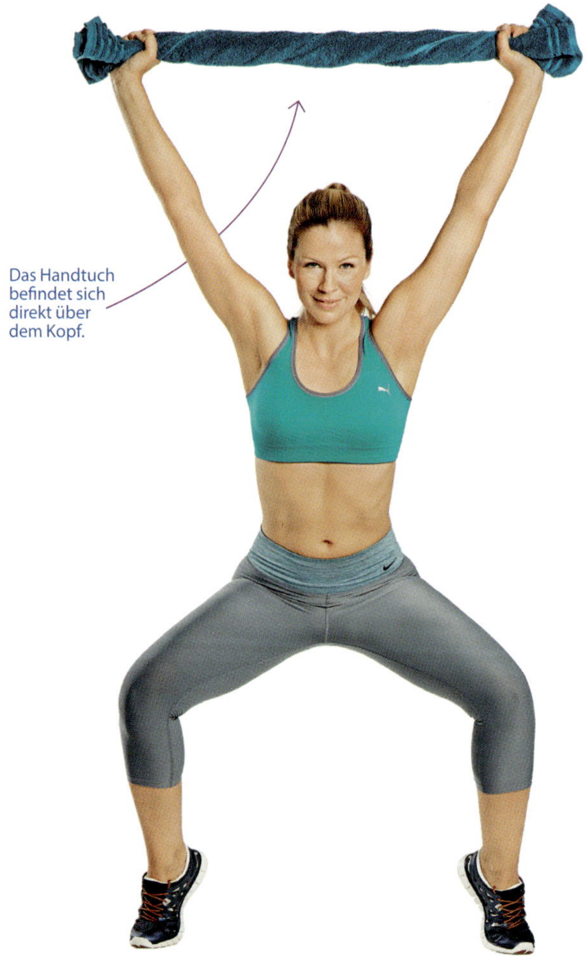

Zum Kennenlernen: Führen Sie die Übung mit abgesenkten Fersen aus.

Zur Steigerung: Drehen Sie den Oberkörper in Position B einmal nach rechts und einmal nach links.

Pendeln

FORMT: Innenseiten der Oberschenkel, Arme

BONUSEFFEKT: Balancetraining

A

- Ein Handtuch zur Rolle drehen und mit gestreckten Armen vor der Brust unter Spannung halten. Enger Stand, den linken Fuß anheben und vor dem rechten Bein kreuzen. Die Zehen des linken Fußes in Richtung Schienbein ziehen.

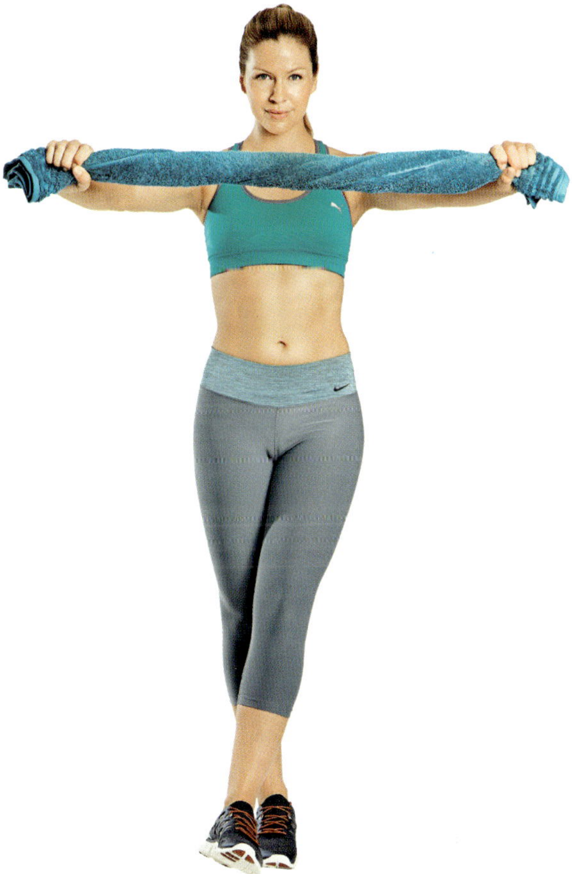

B

- Aus dieser Position heraus das vordere Bein zur Seite führen. Die Zehen dabei weiter in Richtung Schienbein ziehen. Den Fuß wieder zurück zu Position A führen, ohne dass sich ein anderes Körperteil bewegt.

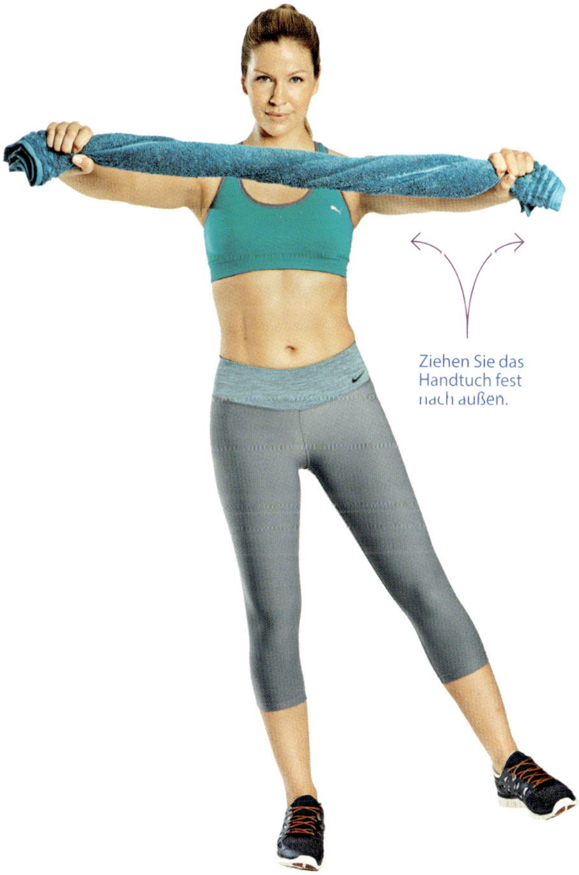

Zum Kennenlernen: Verzichten Sie auf das Handtuch und halten Sie sich an einem Gegenstand fest, damit Sie nicht so leicht aus dem Gleichgewicht geraten.

Zur Steigerung: Das freie Bein nicht nur vor, sondern auch hinter dem Standbein kreuzen.

Straffe Beine

Geführte Tritte nach vorn

FORMEN: Oberschenkel, Arme

BONUSEFFEKT: Dehnung im unteren Rücken

A

- Hüftbreit hinstellen. Ein Handtuch zur Rolle drehen und vor dem Körper halten. Mit dem rechten Fuß hineintreten, das Bein ist angewinkelt. Das rechte Knie und die Hände befinden sich etwa auf Hüfthöhe.

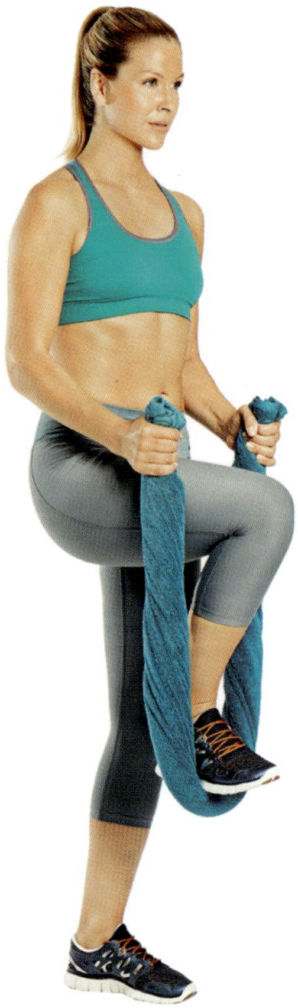

B

- Mit dem Unterschenkel nach vorn kicken, dabei das Handtuch fest nach hinten ziehen. Unter dieser Spannung den Fuß wieder absenken, aber nicht absetzen. Die vorgegebenen Wiederholungen absolvieren, dann das Standbein wechseln und die Übung erneut ausführen.

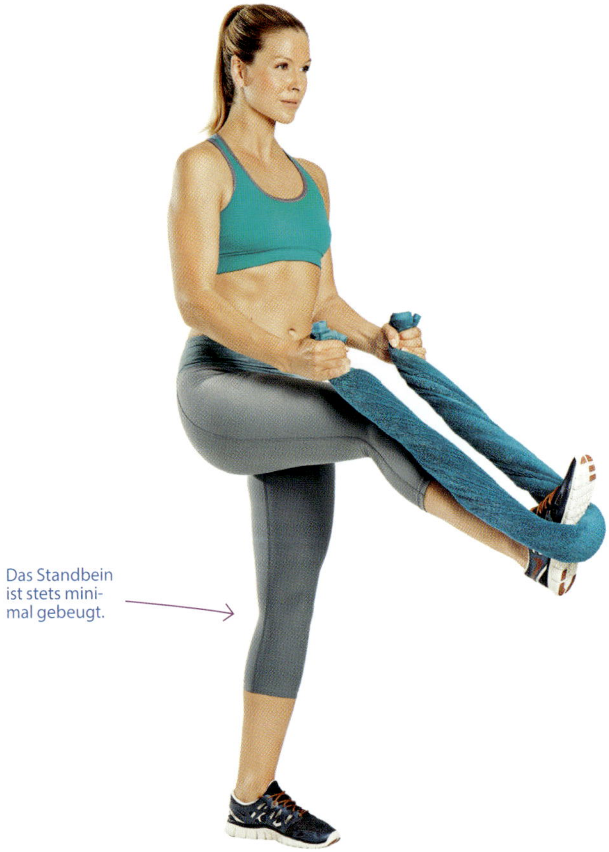

Zum Kennenlernen: Halten Sie Position A und treten Sie mit dem Fuß fest gegen das Handtuch – die Arme ziehen in die Gegenrichtung.

Zur Steigerung: Gehen Sie in Position A auf die Zehenspitzen.

Gerade Stützsprünge

FORMEN: Waden, Oberschenkel, Rumpf, Arme

A

- In die Liegestützposition gehen und die Hände mit gestreckten Armen unterhalb der Schultern platzieren. Überprüfen, ob der Körper eine gerade Linie bildet.

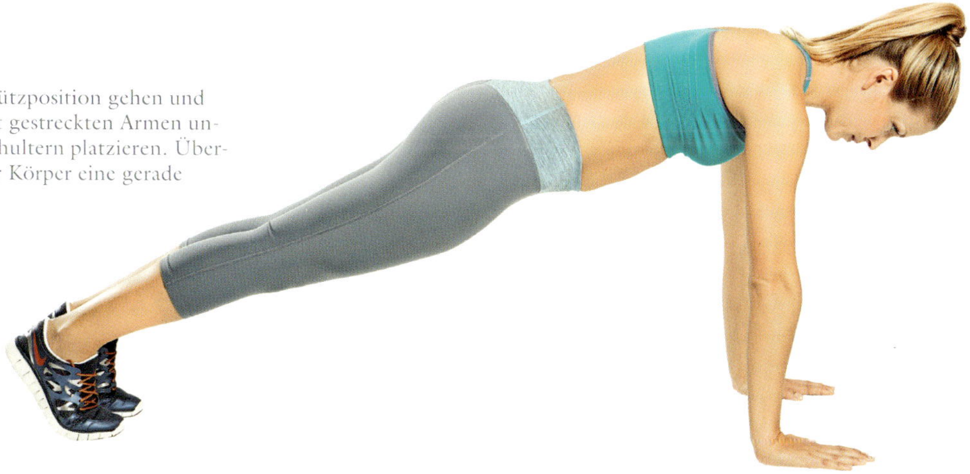

B

- Mit beiden Füßen explosiv vom Boden abspringen, die Knie anziehen und die Füße direkt hinter den Händen aufsetzen. Sofort wieder abdrücken und zurück in die Ausgangsposition springen.

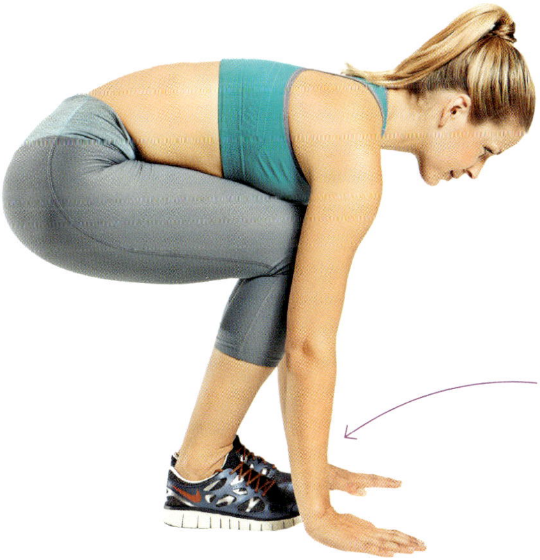

Die Füße landen hinter den Händen.

Zum Kennenlernen: Setzen Sie einen Fuß nach dem anderen nach vorn beziehungsweise hinten.

Zur Steigerung: Je schneller Sie werden, desto eher landen Sie vorn automatisch auf den Zehen. Das ist in Ordnung. Auch bei verkürzten Wadenmuskeln müssen die Fersen nicht zwingend ganz aufsetzen.

Straffe Beine

Tiefe Wechselsprünge

FORMEN: Waden, Oberschenkel

BONUSEFFEKT: Beweglichkeit im Hüftbeuger

A

- Eine lange Schrittstellung einnehmen, der rechte Fuß ist vorn. Den Oberkörper absenken und beide Hände neben dem rechten Fuß auf dem Boden platzieren. Den linken Fuß dabei nach hinten schieben, bis das Bein eine Verlängerung des Oberkörpers bildet. Die hintere Ferse vom Boden lösen. Der Blick geht zum Boden.

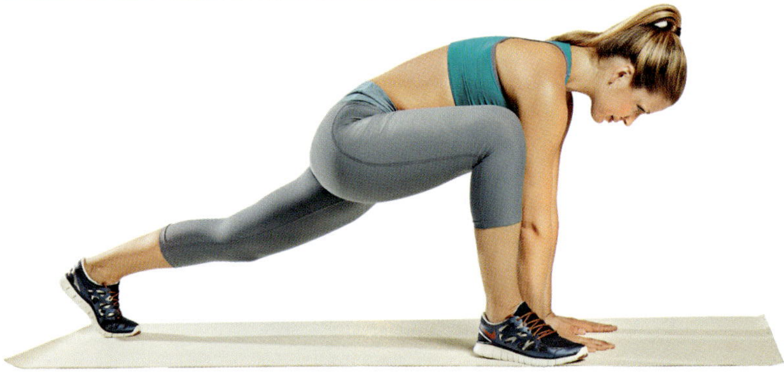

B

- Mit beiden Füßen fest vom Boden abdrücken und in einer Sprungbewegung die Fußstellung wechseln. Dabei das Gewicht auf die Hände verlagern.

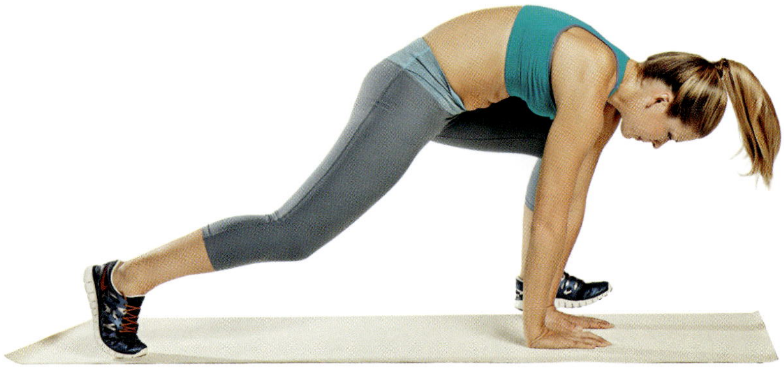

C

- Nun ist der linke Fuß vorn und der rechte hinten. Achten Sie darauf, dass das hintere Bein so weit wie möglich gestreckt ist. Zum nächsten Wechselsprung ansetzen.

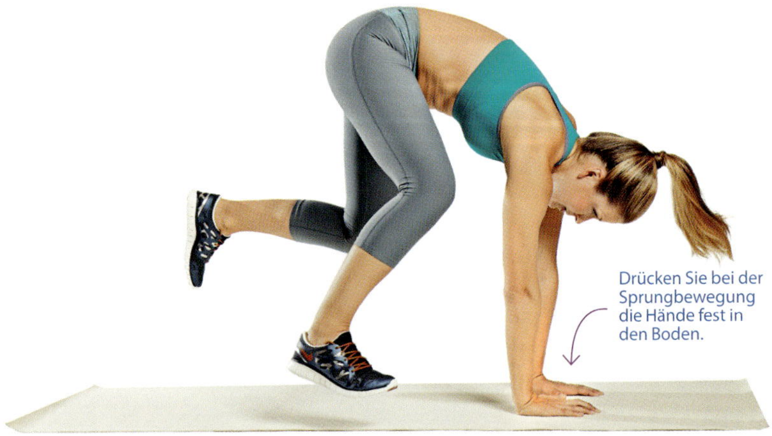
Drücken Sie bei der Sprungbewegung die Hände fest in den Boden.

Zum Kennenlernen: Setzen Sie die Beine nach vorn beziehungsweise hinten, anstatt zu springen.

Zur Steigerung: Strecken Sie in Position C kurz den gegengleichen Arm zum hinteren Bein aus, um auch das Balancegefühl zu fordern.

Schritt-Seit-ran-Kombis

FORMEN: Beine, Po **BONUSEFFEKT:** Beweglichkeitstraining

A

- Schrittstellung, der linke Fuß ist vorn. Die rechte Ferse vom Boden lösen. Die Beine beugen, das Gewicht absenken und den Oberkörper nach vorn lehnen, bis die Brust den Oberschenkel berührt und die Hände auf dem Boden sind.

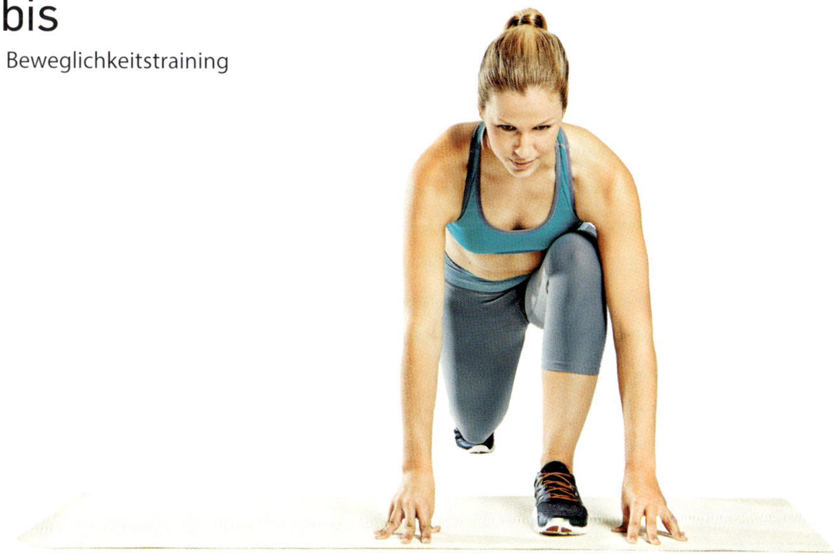

B

- Aus dieser Position heraus den rechten Fuß auf die rechte Seite führen, das Bein ist dabei gestreckt. Den Fuß wieder nach hinten setzen, ohne die übrige Körperhaltung zu verändern.

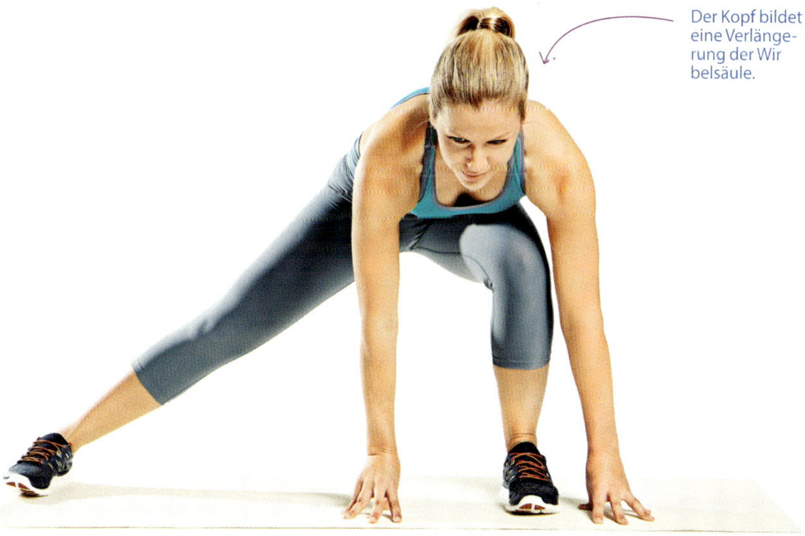

Zum Kennenlernen: Stützen Sie die Hände auf dem Oberschenkel auf.

Zur Steigerung: Heben Sie den Fuß kurz an, setzen Sie ihn wieder auf und gehen Sie erst dann zur nächsten Bewegung über.

Straffe Beine

Froschsprünge

FORMEN: Waden, Oberschenkel, Po, Rumpf, Schultern, Arme

BONUSEFFEKT: Beweglichkeit

A

- In der Hocke auf die Zehenspitzen gehen und die Hände auf dem Boden aufsetzen.

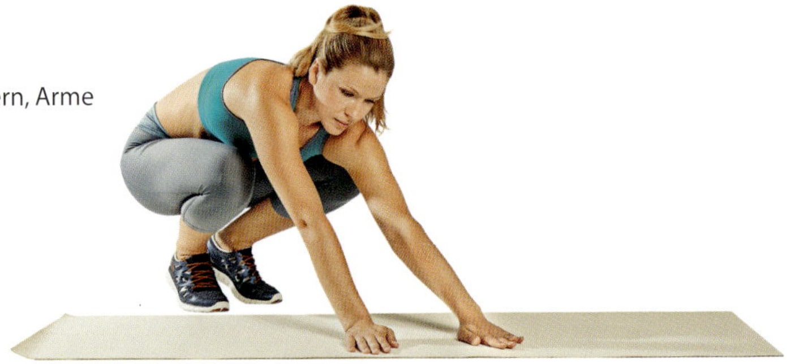

B

- Dann mit beiden Händen kraftvoll hochdrücken und mit den Füßen in die Luft springen.

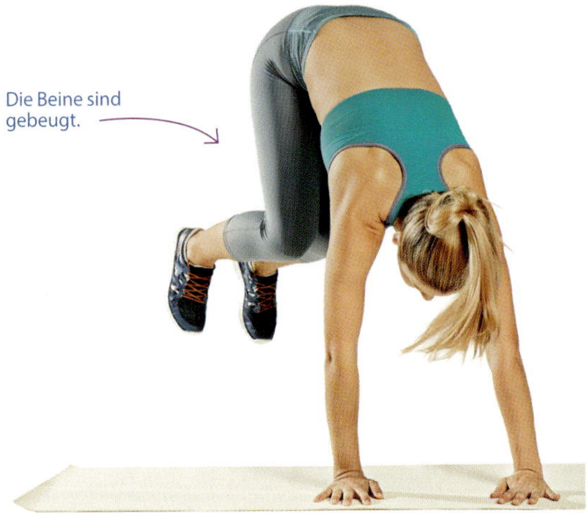

C

- Mit beiden Füßen neben der anderen Hand landen und wieder in die Hocke gehen. Den Ablauf zur anderen Seite wiederholen.

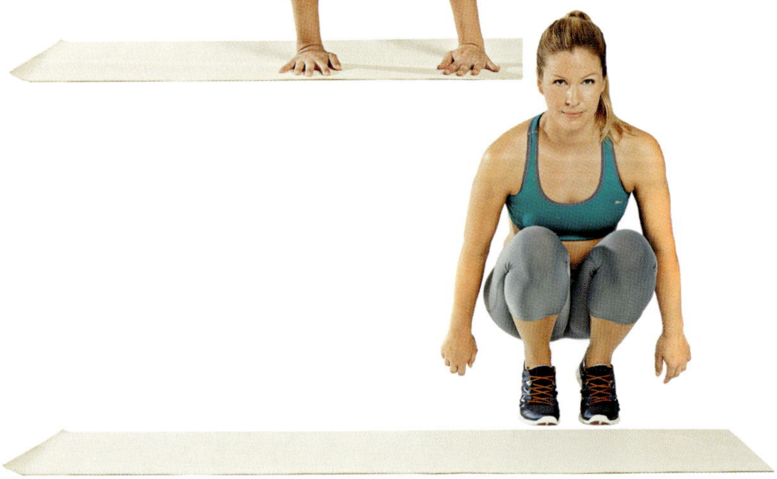

Zum Kennenlernen: Halten Sie die Füße beim Springen knapp über dem Boden.

Zur Steigerung: Springen Sie mehrere Sprünge in eine Richtung, dann die gleiche Anzahl in die andere.

Zangen

FORMEN: die Innenseiten der Oberschenkel

A

- Zwei zusammengefaltete Handtücher etwas weiter als hüftbreit auf einen glatten Untergrund legen (zum Beispiel Parkett oder Laminat; ist Ihr Boden zu stumpf, ziehen Sie Plastiktüten über die Handtücher). Auf je ein Handtuch knien, die Füße sind gestreckt. Die Hände in die Hüften stützen.

B

- Druck auf die Knie ausüben und so die Handtücher langsam zur Seite schieben. Nur so weit auseinandergehen, wie Sie die Spannung halten können. Dann die Beine langsam wieder zusammenführen.

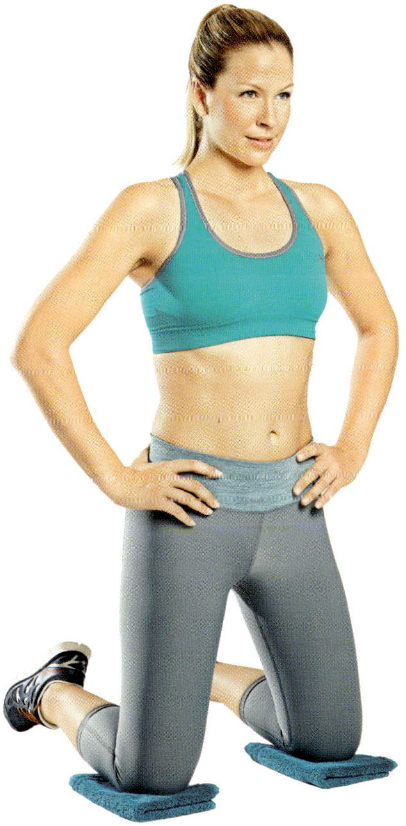

Die Zehen berühren den Boden.

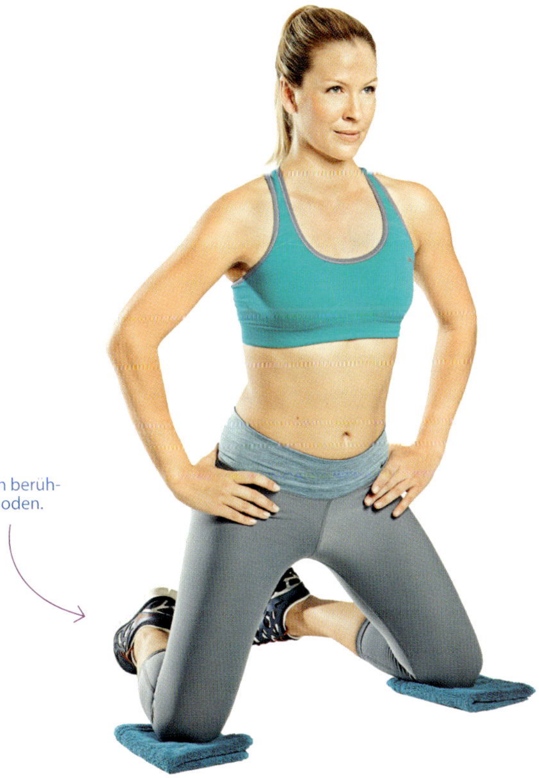

Zum Kennenlernen: Schieben Sie die Knie nur leicht auseinander.

Zur Steigerung: Sie können die Übung auch im Stehen durchführen – so kommen auch die Unterschenkel zum Zug (beziehungsweise Schub).

Rumpf-Swings

FORMEN: Oberschenkel, Po

A

- Mit aufrechtem Oberkörper hüftbreit auf den Boden knien. Die Arme neben dem Körper hängen lassen.

B

- Den Oberkörper so weit wie möglich nach hinten beugen. Das Ziel ist es, mit den Fingern die Fersen zu erreichen. Kurz halten, dann langsam wieder aufrichten.

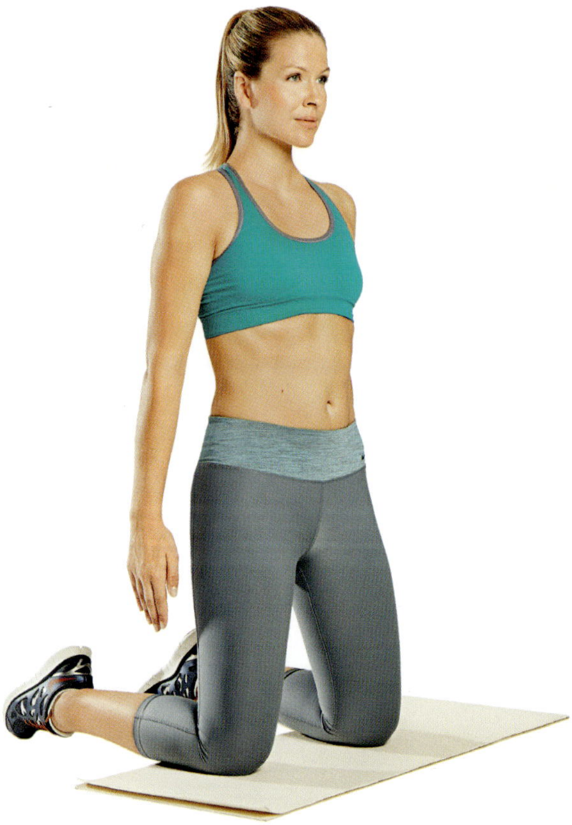

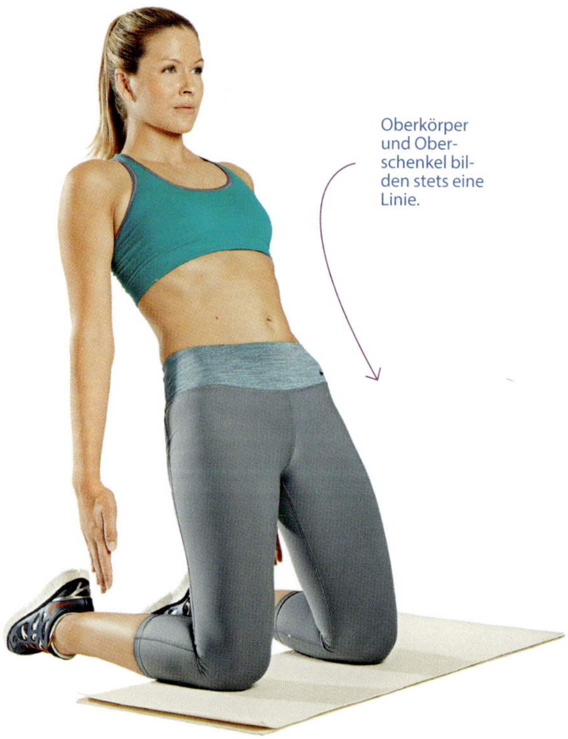

Zum Kennenlernen: Stützen Sie die Hände in die Hüften.

Zur Steigerung: Führen Sie die rechte Hand zum linken Fuß und umgekehrt – natürlich nacheinander.

Beinheben im Sitzen

FORMT: die Oberschenkel

A

- Auf den Boden setzen. Die Hände hinter dem Po aufstützen. Die Beine sind gestreckt, die Zehen angezogen.

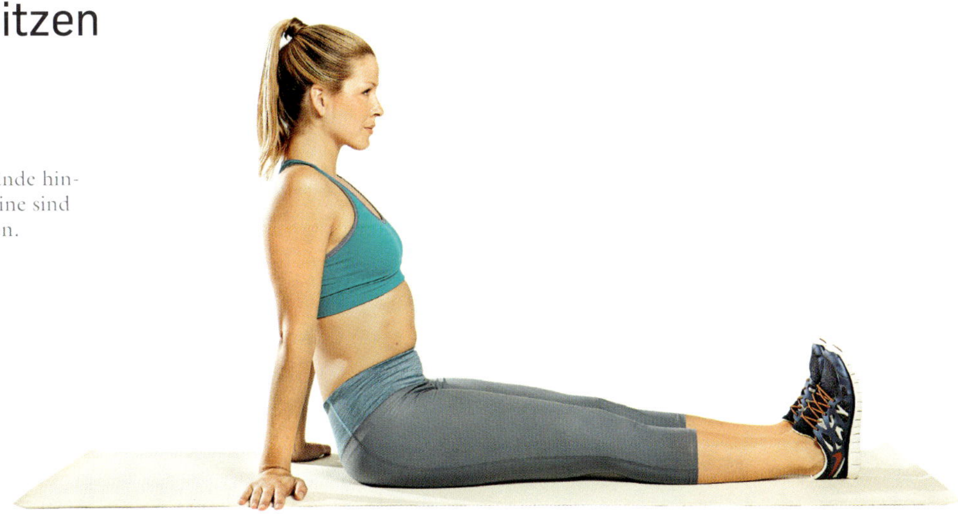

B

- Ein Bein bis auf Zehenhöhe des anderen Fußes gestreckt anheben und in dieser Position halten. Absenken und die Beine wechseln.

TIPP: *Auch wenn Sie das Bein nur ganz leicht vom Boden lösen können, ist die Übung dennoch effektiv. Haben Sie Geduld, Sie werden mit der Zeit immer besser werden.*

Die Fingerspitzen zeigen seitlich vom Körper weg.

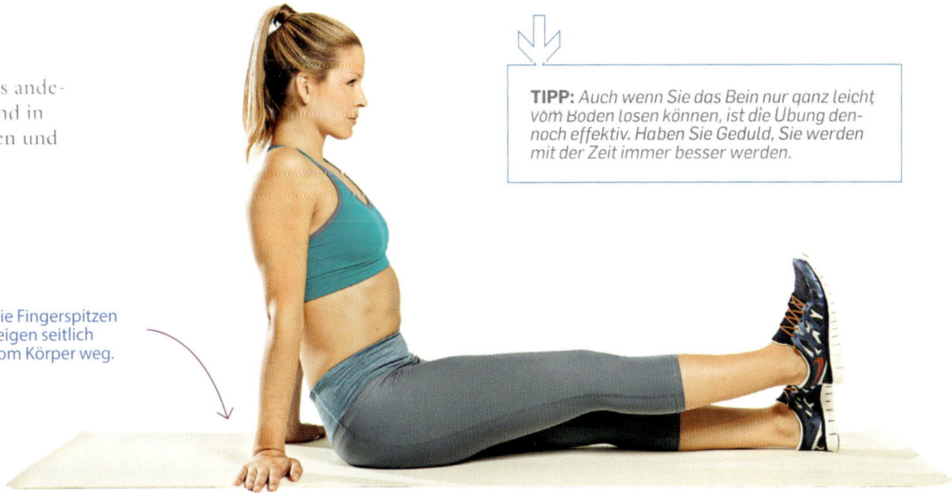

Zum Kennenlernen: Strecken Sie die Zehen.

Zur Steigerung: Heben Sie beide Beine gleichzeitig an, der Oberkörper bleibt dabei in Position. Dazu die Bauchmuskeln fest anspannen!

Seitstütz mit angehobenem Bein

FORMT: Beine, Po, Rumpf **BONUSEFFEKT:** Koordinationstraining

A

- Auf die rechte Seite legen und den Unterarm unter der Schulter auf dem Boden aufstützen. Das untere Bein nach hinten anwinkeln und den Oberkörper sowie den unteren Oberschenkel in einer Linie anheben. Die obere Hand dabei in die Hüfte stützen. Jetzt das obere Bein gestreckt anheben und in der Luft halten.

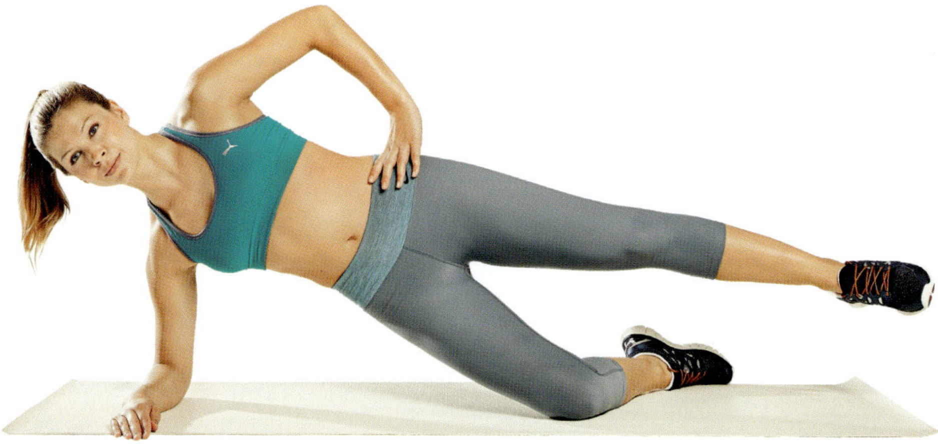

B

- Das obere Bein so weit wie möglich anheben und wieder auf Hüfthöhe absenken, aber nicht ablegen. Nach den vorgegebenen Wiederholungen die Seite wechseln und die Übung mit dem anderen Bein ausführen.

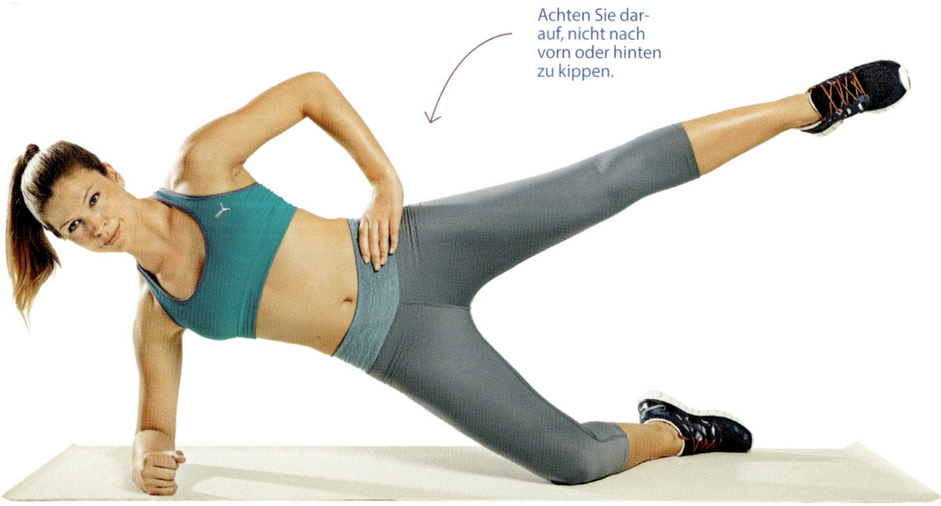
Achten Sie darauf, nicht nach vorn oder hinten zu kippen.

Zum Kennenlernen: Der untere Oberschenkel bleibt auf dem Boden.

Zur Steigerung: Strecken Sie das untere Bein aus und stützen Sie sich nur mit der Außenkante des unteren Fußes auf.

Ableger

FORMT: Schenkelinnenseiten, Po

A

- Auf die rechte Seite legen und den Kopf bequem auf die rechte Hand stützen. Die linke Hand vor der Brust auf den Boden setzen. Die Beine bis zu den Zehen ausstrecken und einige Zentimeter über dem Boden in der Luft halten. Nun das obere Bein anwinkeln, sodass das Knie senkrecht über der Hüfte steht.

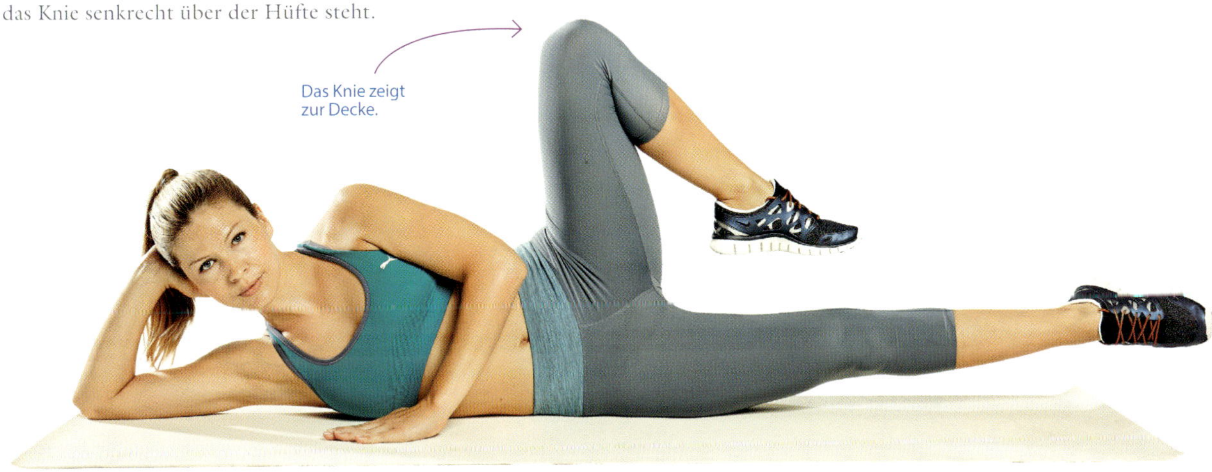

B

- Aus dieser Position heraus das obere Knie nach vorn auf Bauchnabelhöhe absenken. Kurz halten und wieder aufrichten. Nach den vorgegebenen Wiederholungen die Seite wechseln und die Übung mit dem anderen Bein ausführen.

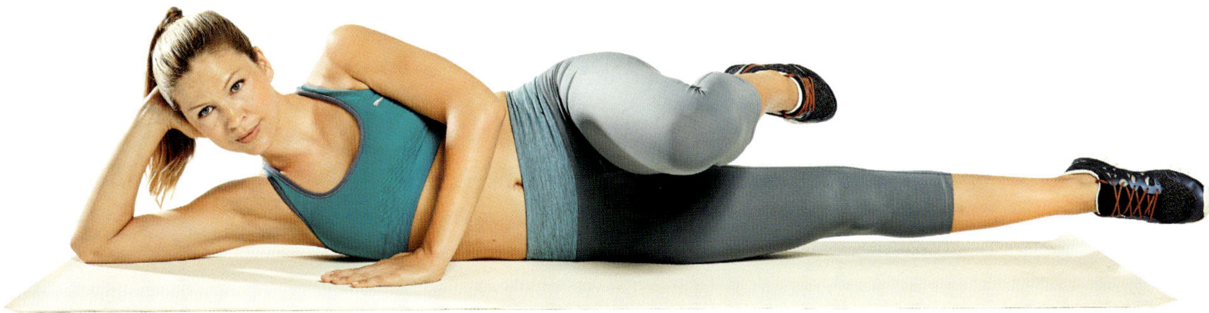

Zum Kennenlernen: Das untere Bein liegt auf dem Boden.

Zur Steigerung: Strecken Sie sich lang aus, halten Sie die Arme neben dem Kopf und lösen Sie die Schulterpartei vom Boden (vergleichen Sie die Übung „Nachzug“ auf der nächsten Seite).

Straffe Beine

Nachzug

FORMT: die Schenkelinnenseiten

A

- Auf die rechte Seite legen. Arme und Beine lang ausstrecken. Den oberen Arm und das obere Bein anheben.

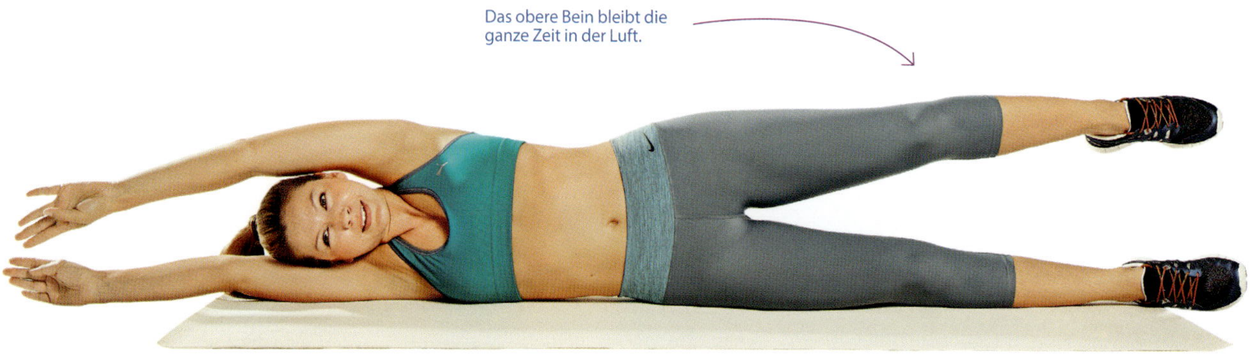
Das obere Bein bleibt die ganze Zeit in der Luft.

B

- Aus dieser Position heraus das untere Bein in Richtung des oberen anheben. Kurz halten und wieder absenken, aber nicht ablegen. Nach den vorgegebenen Wiederholungen die Seite wechseln und die Übung mit dem anderen Bein ausführen.

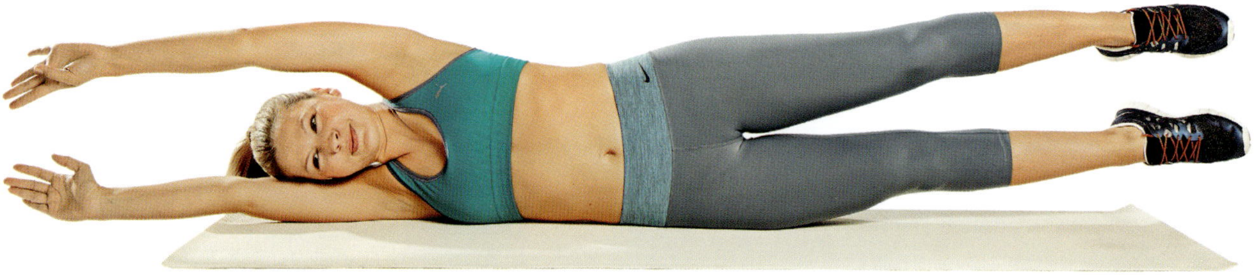

Zum Kennenlernen: Legen Sie den Oberkörper ab und stützen Sie den Kopf auf die untere Hand auf (vergleichen Sie die Übung „Ableger" auf der vorherigen Seite). Stützen Sie die obere Hand vor der Brust auf den Boden.

Zur Steigerung: Ziehen Sie in Position B den Oberkörper nach oben.

Beinkreisel in Seitenlage

FORMT: Schenkelaußenseiten, Po

Ausführung

- Auf die rechte Seite legen und den Kopf bequem auf die rechte Hand stützen. Die linke Hand liegt locker vor der Brust auf dem Boden. Das obere Bein anheben, sodass die Beine parallel zueinander sind. Nun mit dem oberen Fuß kleine kreisende Bewegungen ausführen, die stetig größer werden. Dann in die andere Richtung kreisen und wieder kleiner werden.

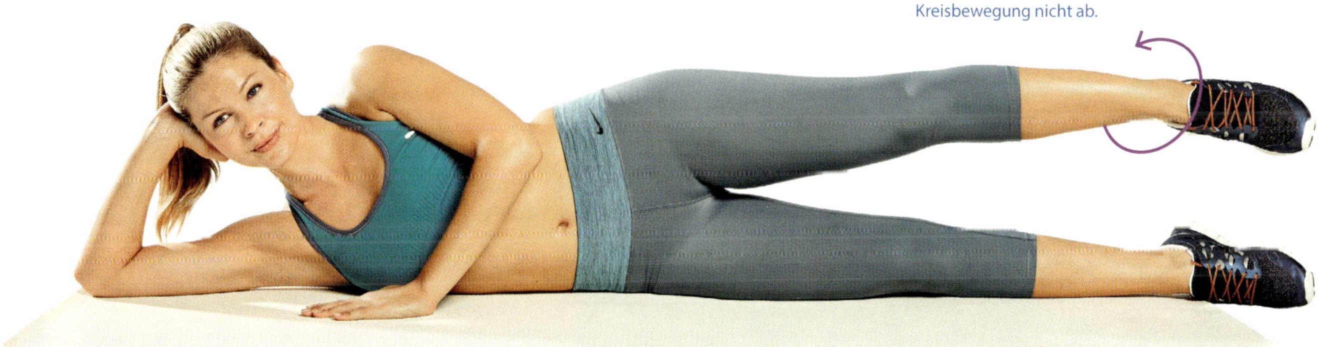

Zum Kennenlernen: Legen Sie das obere Bein zwischen den Richtungswechseln kurz auf dem unteren ab.

Zur Steigerung: Heben Sie auch das untere Bein um einige Zentimeter an.

Straffe Beine

Uhrzeiger

FORMEN: Waden, Oberschenkel

BONUSEFFEKT: Dehnung im unteren Rücken

A

- Mit ausgestreckten Beinen auf den Rücken legen. Ein großes Handtuch zusammenrollen, an beiden Enden festhalten und mit dem rechten Fuß in die Schlinge treten. Das Bein gestreckt nach oben führen.

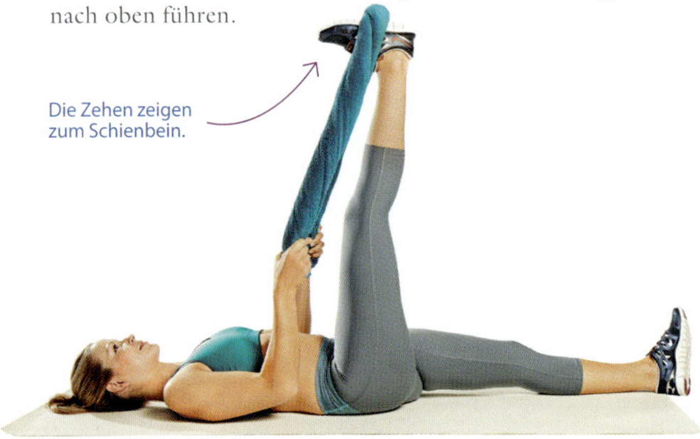

B

- Mit den Händen kräftig am Handtuch ziehen und gleichzeitig das Bein nach vorn absenken. Die Spannung halten und dann das Bein langsam wieder anheben. Nach den vorgegebenen Wiederholungen die Seite wechseln und die Übung mit dem anderen Bein ausführen.

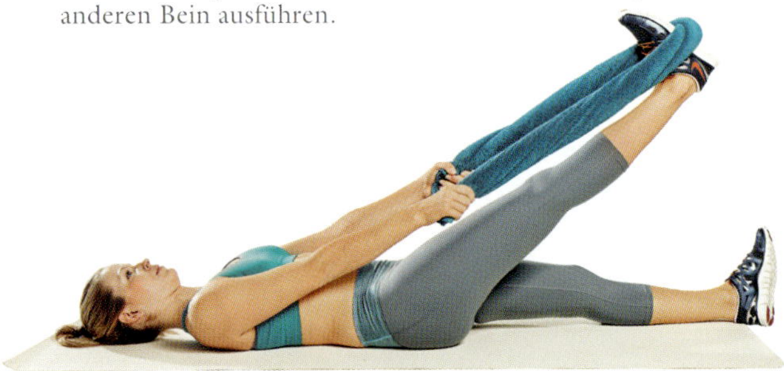

Zum Kennenlernen: Das angehobene Bein gebeugt halten.

Zur Steigerung: Heben Sie zusätzlich den Oberkörper an.

Geneigte Uhrzeiger

FORMEN: Waden, Oberschenkel

BONUSEFFEKT: Dehnung im unteren Rücken

A

- Mit ausgestreckten Beinen auf den Rücken legen. Ein großes Handtuch zusammenrollen, an beiden Enden festhalten und mit dem rechten Fuß in die Schlinge treten. Das Bein gestreckt nach oben führen.

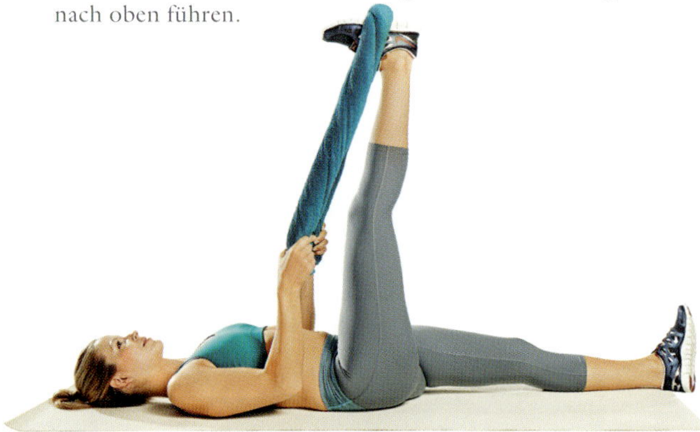

B

- Mit den Händen kräftig am Handtuch ziehen und gleichzeitig das Bein zur Seite absenken. Die Spannung halten und dann das Bein langsam wieder anheben. Nach den vorgegebenen Wiederholungen die Seite wechseln und die Übung mit dem anderen Bein ausführen.

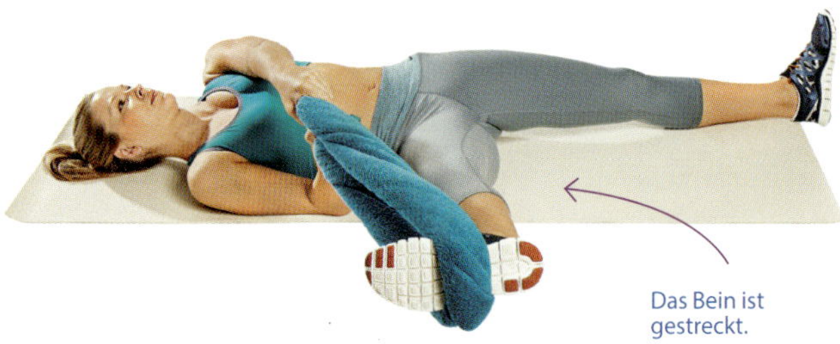

Zum Kennenlernen: Das angehobene Bein gebeugt halten.

Zur Steigerung: Heben Sie zusätzlich den Oberkörper an.

Schmetterling

FORMT: die Innenseiten der Oberschenkel **BONUSEFFEKT:** Dehnung der Hüftbeuger

A

- Auf den Rücken legen. Die Arme neben dem Körper ausstrecken und die Füße eine Fußlänge vom Po entfernt aufstellen.

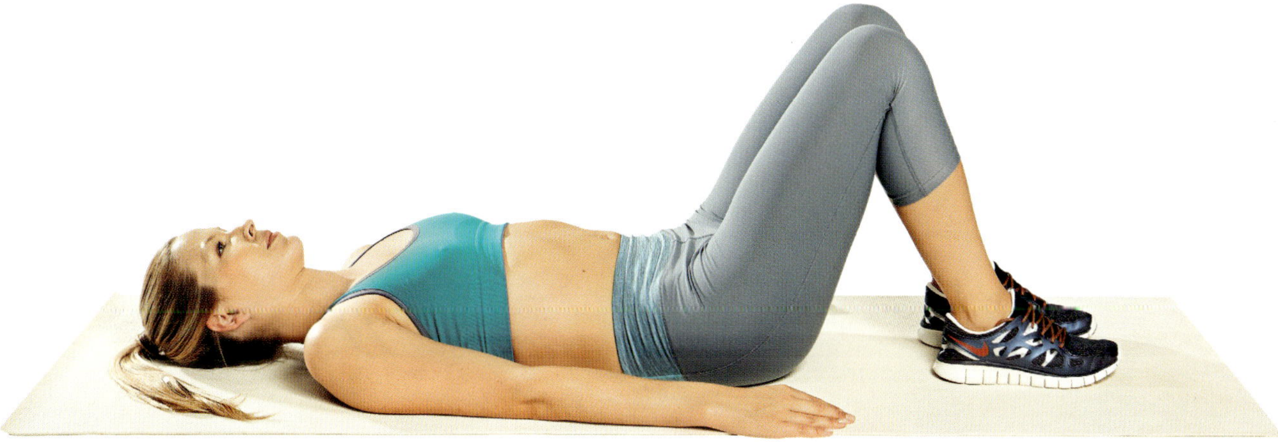

B

- Die Knie nach außen zur Seite fallen lassen und die Fußsohlen fest gegeneinanderdrücken. Die Knie wieder aufrichten, die Fußsohlen dabei weiter gegeneinanderdrücken.

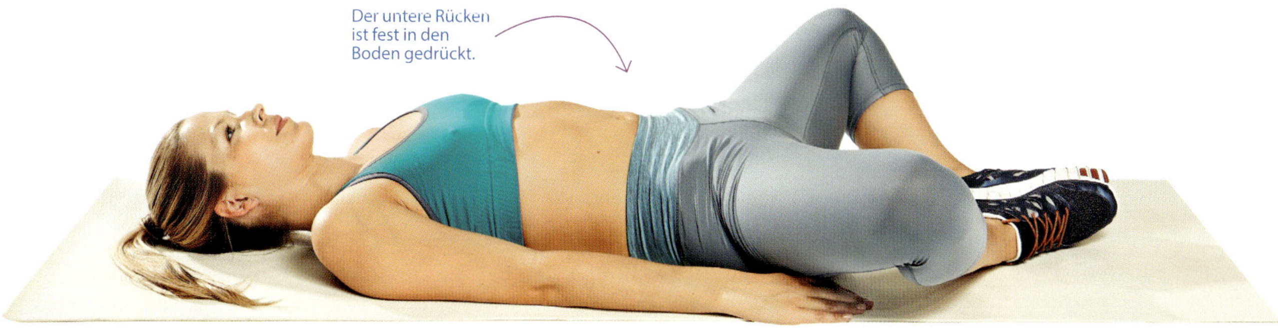

Zum Kennenlernen: Stellen Sie die Füße weiter entfernt vom Körper auf.

Zur Steigerung: Heben Sie zusätzlich das Becken an.

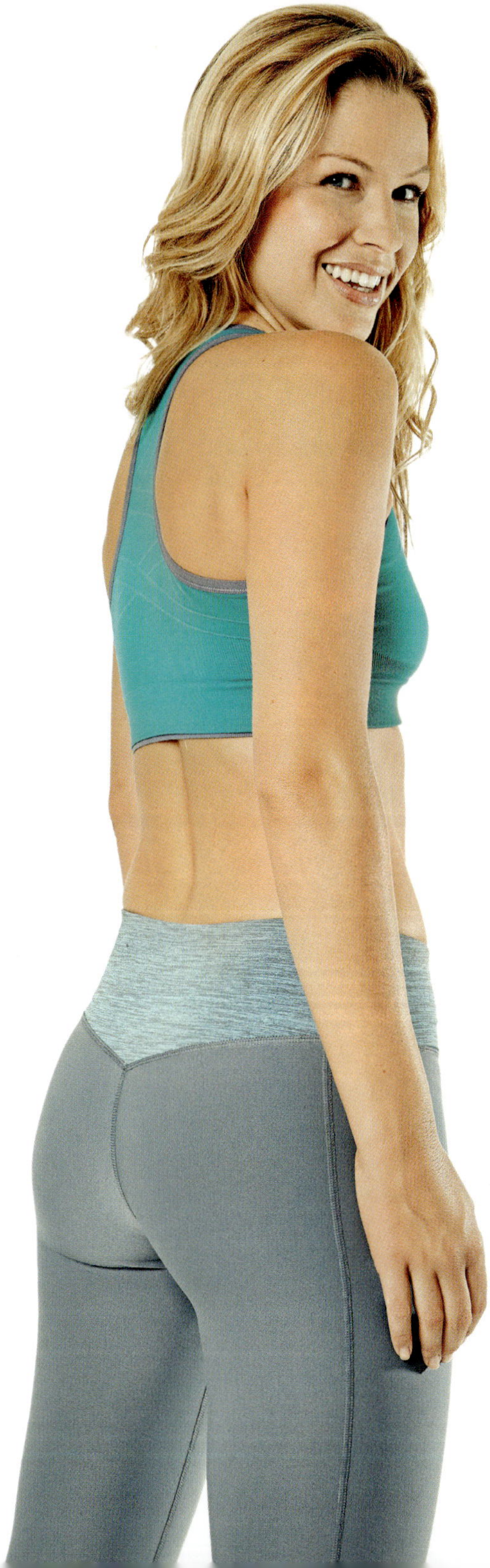

Kapitel 3:

Knackiger Po

Nicht nur ein echter Blickfang, sondern auch ein wichtiger Mitspieler bei jedem beeindruckenden Auftritt – der trainierte Pomuskel.

Knackiger Po

Kniebeugen

FORMEN: Oberschenkel, Po

Ausführung

- Hüftbreiter Stand. Die Beine stark beugen und den Po nach hinten absenken, bis die Oberschenkel parallel zum Boden stehen. Die Arme dabei auf Schulterhöhe nach vorn führen. Der Rücken ist gerade, der Blick geht nach vorn.

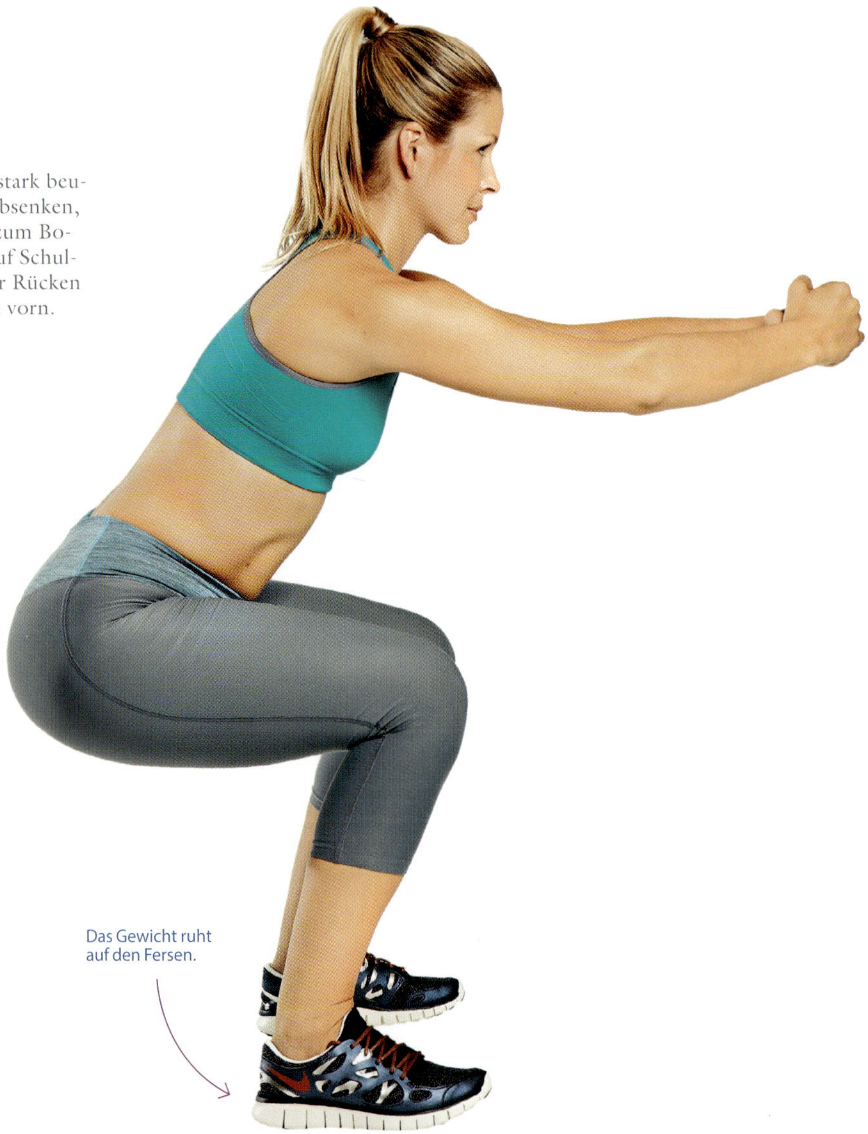

Das Gewicht ruht auf den Fersen.

Zum Kennenlernen: Halten Sie sich an einer Stuhllehne fest.

Zur Steigerung: Strecken Sie während der Bewegung die Arme nach oben.

Kleine Hilfsmittel für größere Effekte: Nehmen Sie ein Kind huckepack oder schultern Sie einen schweren Rucksack.

Kniebeugen mit Fingerzeig

FORMEN: Waden, Oberschenkel, Po **BONUSEFFEKT:** Koordinationstraining

A

- Etwas weiter als hüftbreit stehen. Die Knie stark beugen, den Po absenken und mit den gestreckten Fingern der rechten Hand den Boden berühren.

B

- Aufrichten, einen Schritt nach links springen …

C

- … und sofort wieder in die tiefe Kniebeuge gehen. Jetzt mit den Fingern der linken Hand den Boden berühren. Die Übung zügig wiederholen.

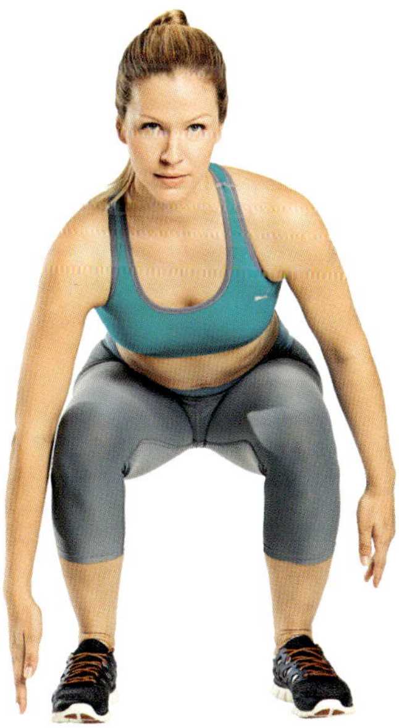

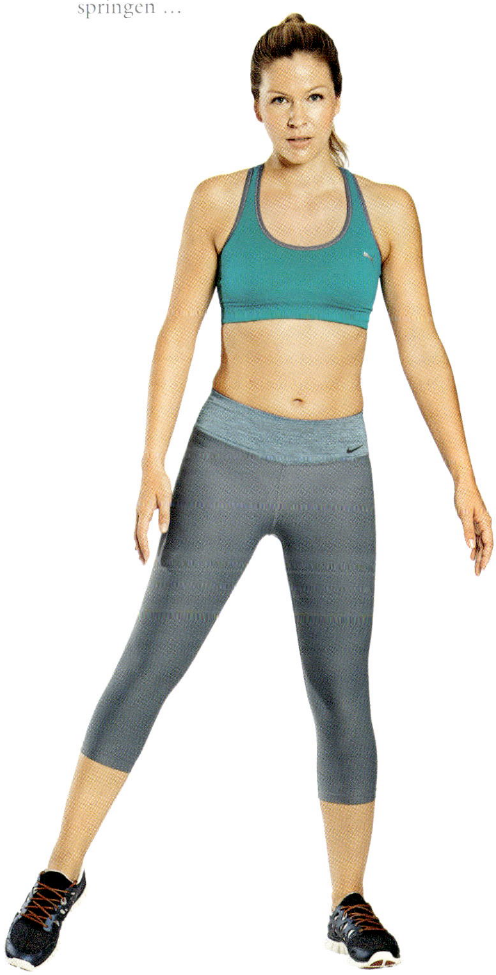

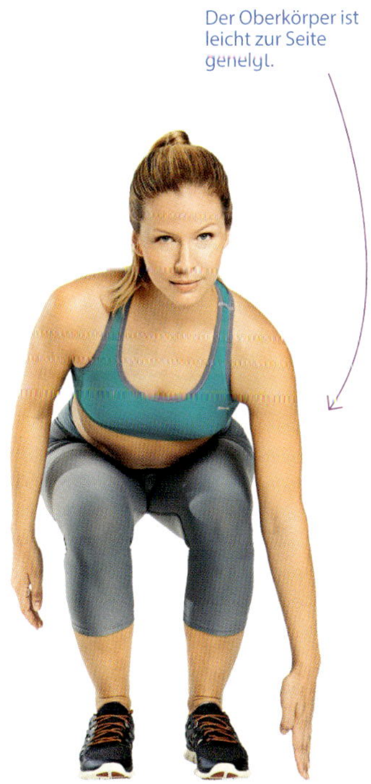

Zum Kennenlernen: Führen Sie die Hand jeweils bis auf Wadenhöhe.

Zur Steigerung: Gehen Sie so tief in die Hocke, dass die Handfläche vollständig auf dem Boden aufliegen kann.

Knackiger Po

Einbeinige Kniebeugen

FORMEN: Waden, Oberschenkel, Po

BONUSEFFEKT: Balancetraining

A

- Hüftbreiter Stand, die Arme hängen lassen, das linke Bein anwinkeln.

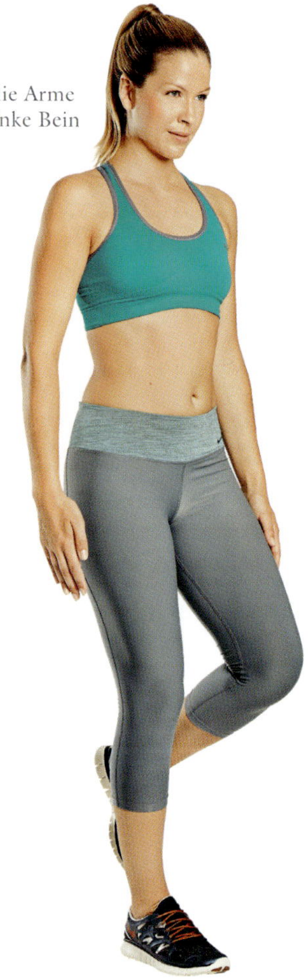

B

- Aus dieser Position heraus das Standbein stark beugen und den Oberkörper nach vorn lehnen. Wieder aufrichten, den linken Fuß aber nicht absetzen. Nach Absolvieren der vorgegebenen Wiederholungen die Übung mit dem anderen Bein ausführen.

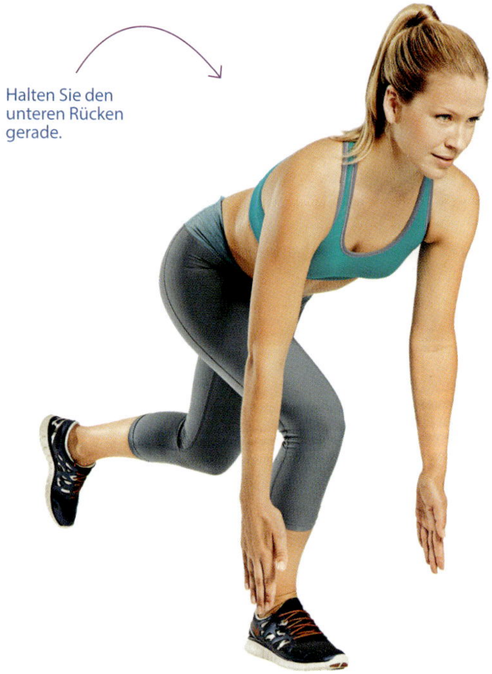

Zum Kennenlernen: Stellen Sie die Zehen des freien Beins neben dem Standbein auf und führen Sie die Übung aus dieser Position heraus aus.

Zur Steigerung: Senken Sie den Po so weit ab, dass der Oberschenkel parallel zum Boden ist.

Kleine Hilfsmittel für größere Effekte: Wenn sie im Sand ausgeführt wird, trainiert diese Übung die Beine noch intensiver. Zudem werden die Fußmuskeln stärker involviert. Ein Ausflug auf den Spielplatz, zum Beachvolleyball-Platz oder natürlich auch ein Strandurlaub lohnen sich also doppelt!

Ausfallschritte über Kreuz

FORMEN: Waden, Oberschenkel, Po **BONUSEFFEKT:** Koordinationstraining

A

- Hüftbreiter Stand. Die Hände auf Schulterhöhe nach vorn ausstrecken. Den linken Fuß hinter dem rechten Bein kreuzen, nur die Zehen aufsetzen. Dabei die Beine stark beugen. Der hintere Unterschenkel befindet sich parallel zum Boden.

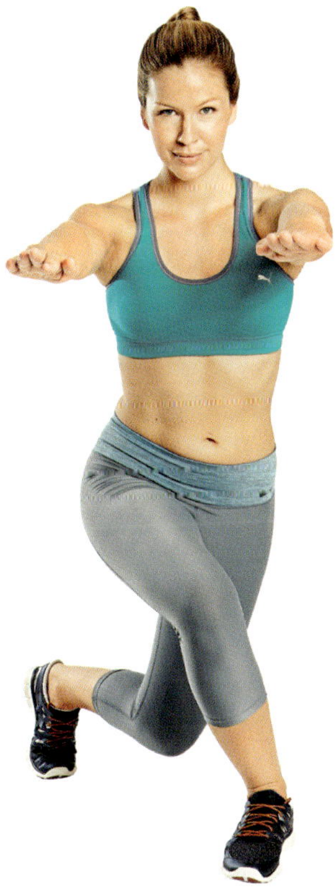

B

- Wieder in den hüftbreiten Stand aufrichten. Die Hände durchgehend nach vorn ausgestreckt halten.

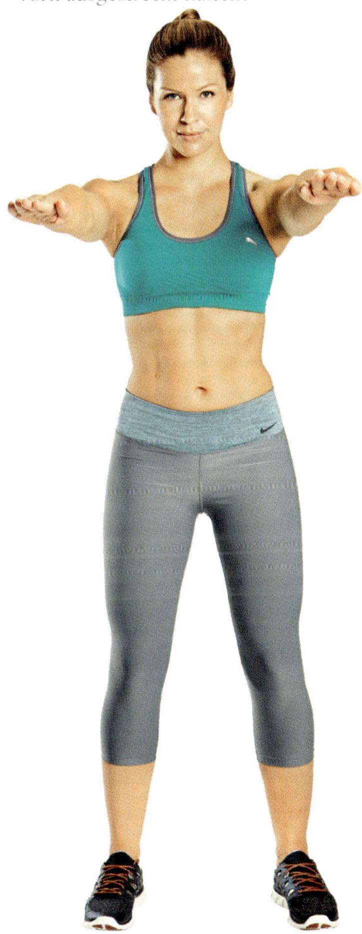

C

- Die Übung mit dem rechten Bein wiederholen.

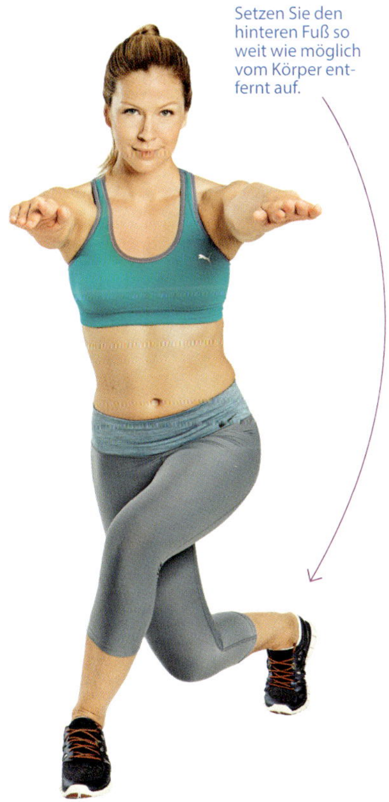
Setzen Sie den hinteren Fuß so weit wie möglich vom Körper entfernt auf.

Zum Kennenlernen: Die Hände in die Hüften stützen.

Zur Steigerung: Kicken Sie beim Aufrichten mit dem freien Bein nach vorn, bevor Sie den Fuß aufsetzen.

Knackiger Po

Weite Kniebeugen

FORMEN: Waden, Oberschenkel, Po

BONUSEFFEKT: Balancetraining

A

- Weiter Stand. Die Hände in die Hüften stützen.

B

- Die Beine beugen und den Körper absenken. In der tiefsten Position die rechte Ferse anheben.

C

- Drei Sekunden später auch die linke Ferse anheben. Nach weiteren drei Sekunden erst die rechte Ferse absetzen, dann die linke. Die Beine strecken und den Körper wieder aufrichten.

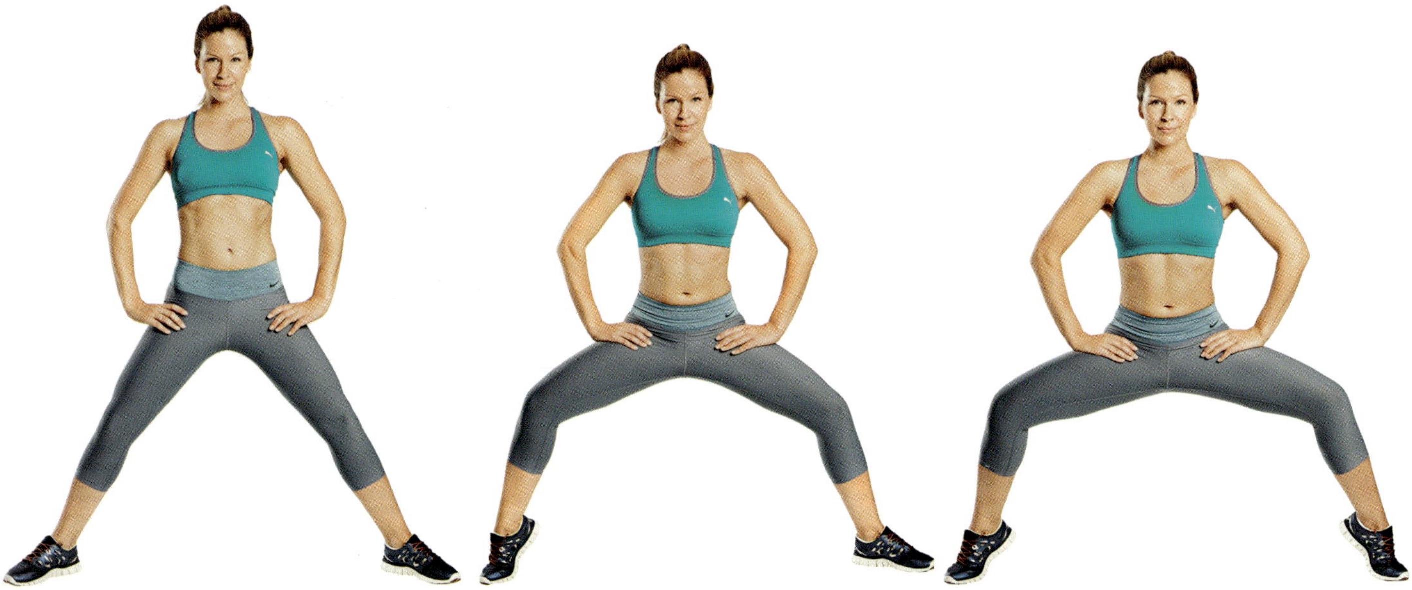

Die Zehen zeigen leicht nach außen.

Abends die Füße mit wärmender Creme einzureiben verbessert die Durchblutung im ganzen Körper, auch im Gehirn. Bevor Sie also zur viel zu späten Stunde zum Kaffee greifen, wenn Sie noch etwas Kreatives leisten müssen, tun Sie doch lieber Ihren Füßen etwas Gutes. Zudem profitiert auch Ihre Seele vom Massageeffekt.

Zum Kennenlernen: Lassen Sie immer eine oder beide Fersen auf dem Boden.

Zur Steigerung: Pressen Sie die Handflächen auf Brusthöhe ineinander.

Kniebeugen mit Kick

FORMEN: Waden, Oberschenkel, Po

BONUSEFFEKT: Balancetraining

A

- Hüftbreiter Stand. Die Beine stark beugen und den Po absenken, bis er sich auf Höhe der Knie befindet. Der Oberkörper ist vorgebeugt. Mit den Fingern der rechten Hand auf den Boden tippen, den linken Unterarm vor der Brust halten.

B

- Die Beine strecken und aufrichten. Mit dem linken Bein einen hohen Tritt nach vorn ausführen, den rechten Arm gegengleich mit nach vorn und den linken nach hinten führen. Wieder in die Ausgangsposition gehen und die Bewegungen zügig wiederholen. Nach den vorgegebenen Wiederholungen die Übung mit dem anderen Bein ausführen.

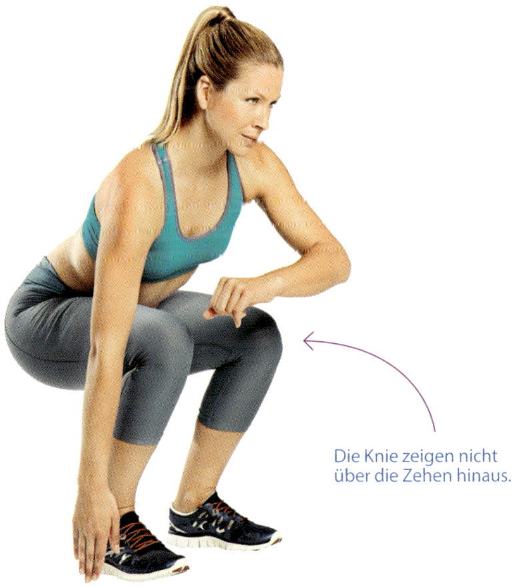

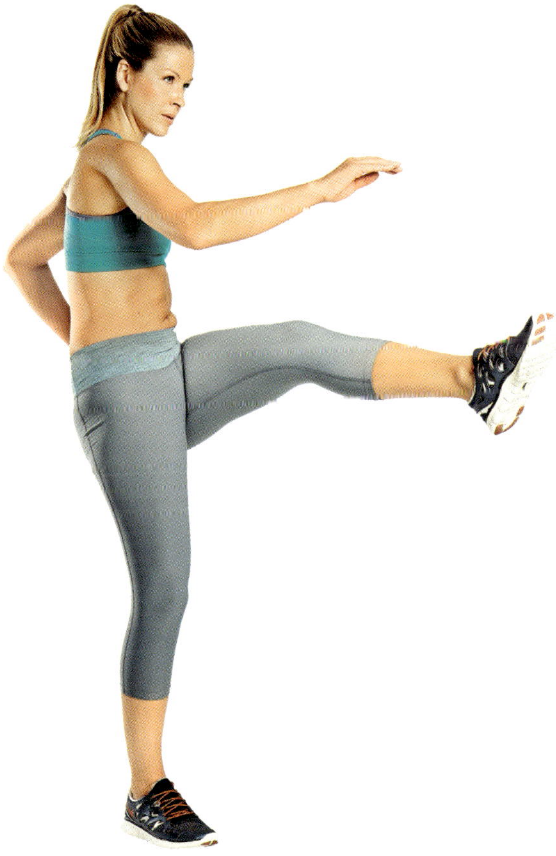

Zum Kennenlernen: Bleiben Sie beim Tritt mit dem Fuß auf Schienbeinhöhe.

Zur Steigerung: Führen Sie beim Aufrichten einen Sprungtritt aus.

Knackiger Po

Repeater

FORMT: Oberschenkel, Po

A

- Ein Handtuch mehrmals falten und auf den Boden legen. Mit dem linken Fuß auf das Handtuch stellen und mit dem rechten Fuß einen Schritt zurückgehen. Den rechten Arm dabei nach vorn, den linken nach hinten führen und halten.

B

- Das rechte Knie nach vorn auf Hüfthöhe ziehen, die Arme schwingen gegengleich mit. Den Fuß sofort wieder nach hinten absetzen. Nach den vorgegebenen Wiederholungen die Übung mit dem anderen Bein ausführen.

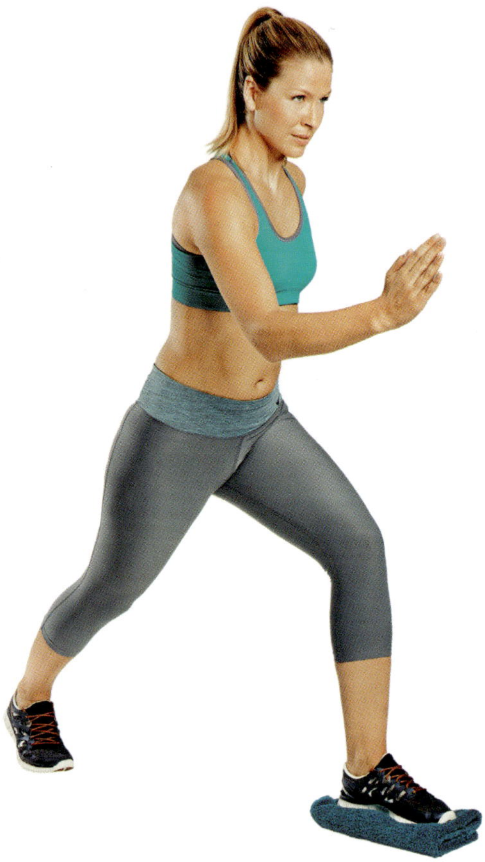

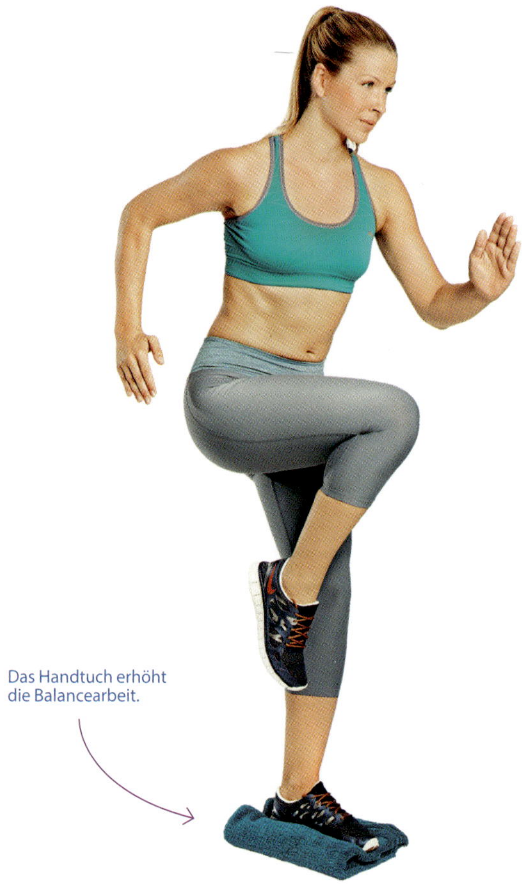

Zum Kennenlernen: Lassen Sie das Handtuch unter Ihrem Fuß weg.

Zur Steigerung: Vergrößern Sie den Schritt.

Seitlicher Fußkreisel

FORMT: Waden, Oberschenkel, Po

BONUSEFFEKT: Balancetraining

A

- Hüftbreiter Stand. Die Hände auf Brusthöhe zusammendrücken, die Ellbogen zeigen nach außen, die Schultern sind tief. Das rechte Bein zur Seite anheben und mit dem Fuß kleine Kreise ausführen …

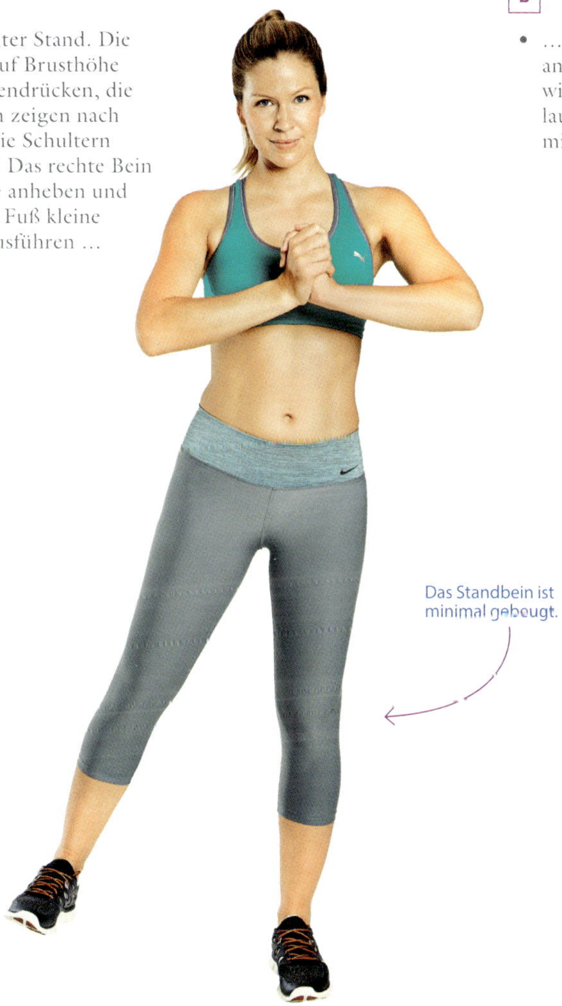
Das Standbein ist minimal gebeugt.

B

- … die stetig größer werden. Dann in die andere Richtung drehen und die Kreise wieder kleiner werden lassen. Nach Ablauf der vorgegebenen Zeit die Übung mit dem anderen Bein ausführen.

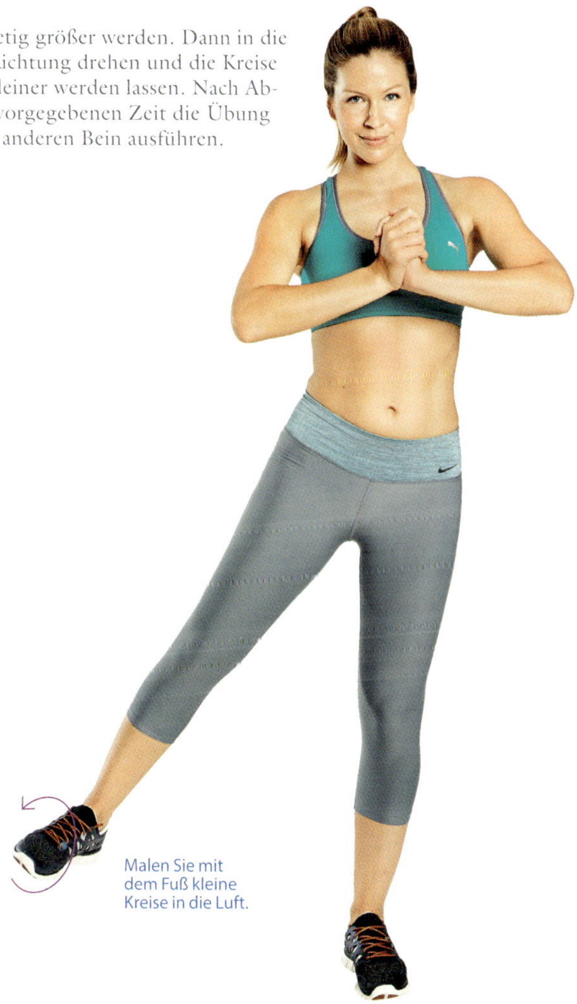
Malen Sie mit dem Fuß kleine Kreise in die Luft.

Zum Kennenlernen: Halten Sie sich mit der gegengleichen Hand an einem Stuhl oder Ähnlichem fest, damit Sie nicht so schnell aus dem Gleichgewicht geraten.

Zur Steigerung: Heben Sie das Bein noch weiter seitlich an, ohne den Oberkörper nach vorn oder hinten zu lehnen.

Knackiger Po

Fußpendel nach hinten

FORMT: den Po

Ausführung

- Eine Oberarmlänge entfernt vor eine Wand stellen, die Unterarme aufstützen. Das linke Bein nach hinten anheben, bis Sie eine deutliche Spannung im Po spüren. Das Bein absenken, aber nicht absetzen. Nach den vorgegebenen Wiederholungen die Übung mit dem anderen Bein ausführen.

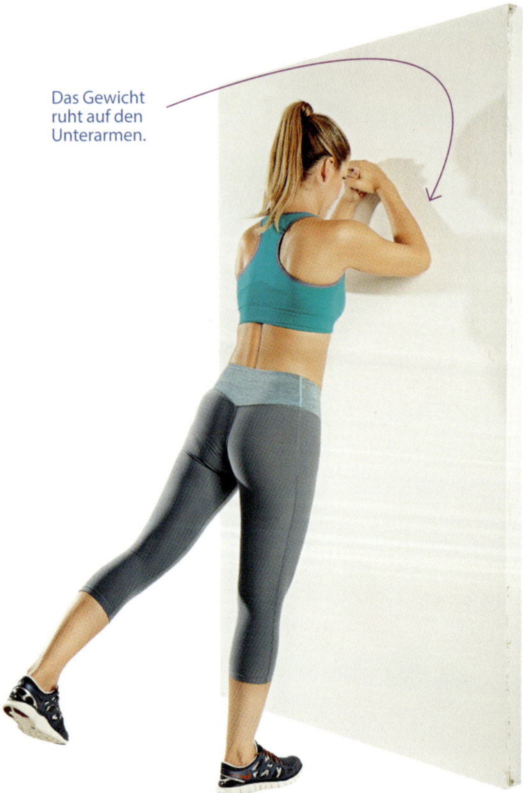
Das Gewicht ruht auf den Unterarmen.

Zum Kennenlernen: Legen Sie sich bäuchlings auf den Boden und führen Sie die Bewegung dort aus.

Zur Steigerung: Heben Sie das Bein noch weiter an.

Fußpendel in der Standwaage

FORMT: den Po **BONUSEFFEKT:** Balancetraining

Ausführung

- Hüftbreiter Stand, die Hände in die Hüften stützen. Den Oberkörper weit vorbeugen und das linke Bein nach hinten ausstrecken. Mit dem Fuß kleine Kreise ausführen, die immer größer werden. Nach Ablauf der vorgegebenen Zeit die Richtung wechseln und die Kreise immer kleiner werden lassen.

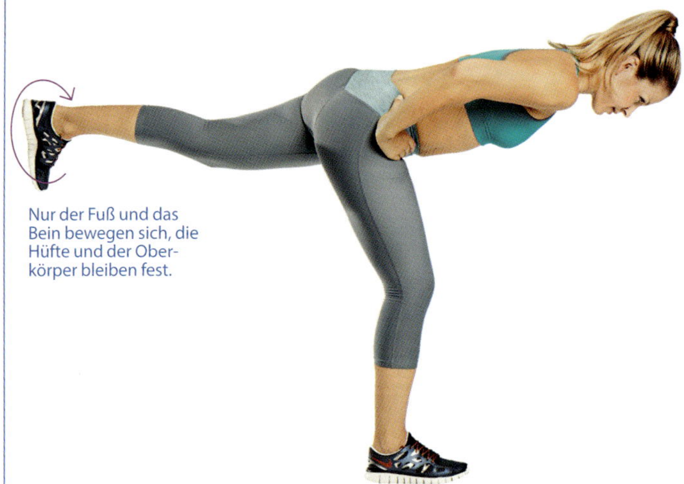
Nur der Fuß und das Bein bewegen sich, die Hüfte und der Oberkörper bleiben fest.

Zum Kennenlernen: Halten Sie sich an einer Stuhllehne oder Tischkante fest, damit Sie nicht so leicht aus dem Gleichgewicht geraten.

Zur Steigerung: Strecken Sie die Arme am Kopf vorbei nach vorn – das fordert das Balancegefühl noch stärker.

Ballerina-Baum

FORMT: den Po

BONUSEFFEKT: Haltungsschulung

A

- Hüftbreiter Stand. Den rechten Arm nach oben, den linken auf Schulterhöhe zur Seite ausstrecken. Die linke Fußinnenkante an die rechte Kniekehle führen, das linke Knie zeigt nach außen.

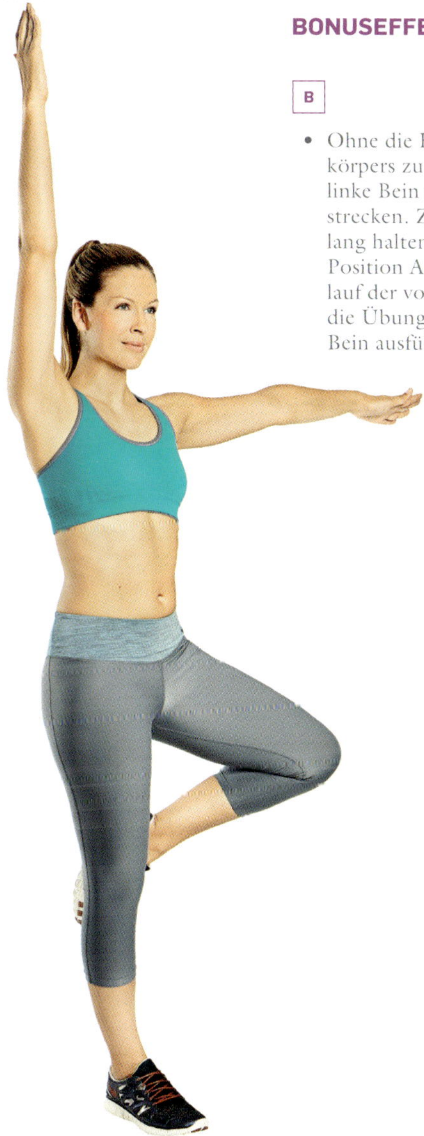

B

- Ohne die Haltung des Oberkörpers zu verändern, das linke Bein nach hinten ausstrecken. Zwei Atemzüge lang halten, dann zurück zu Position A gehen. Nach Ablauf der vorgegebenen Zeit die Übung mit dem anderen Bein ausführen.

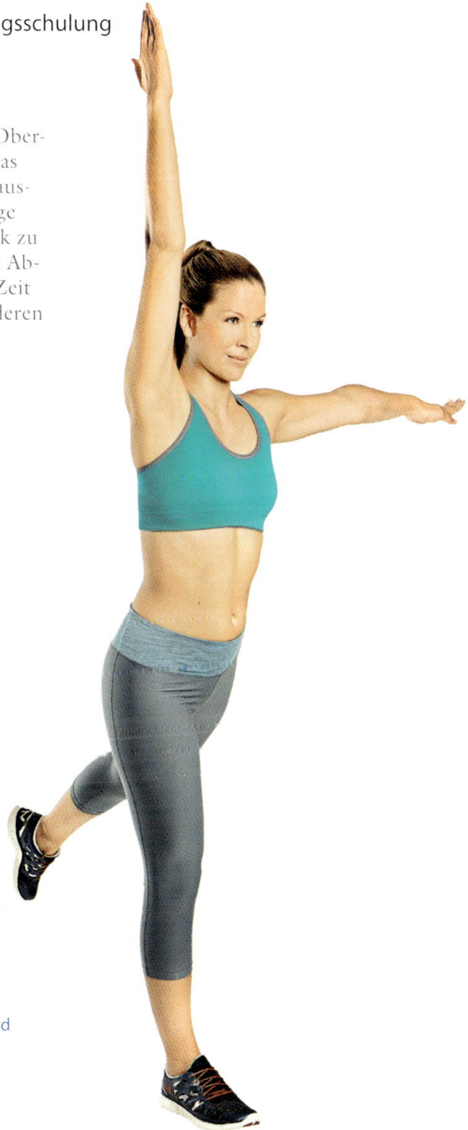

Die Zehen sind gestreckt.

Zum Kennenlernen: Stützen Sie die Hände in die Hüften.

Zur Steigerung: Stellen Sie sich in Position A auf die Zehen.

Knackiger Po

Skater-Schritte im Stand

FORMEN: Oberschenkel, Po

A

- Enger Stand. Die Knie leicht beugen, den Po nach hinten schieben und den Oberkörper nach vorn lehnen. Mit den Händen auf dem linken Oberschenkel abstützen. Die rechte Ferse vom Boden abheben.

B

- Aus dieser Position heraus den rechten Fuß so weit wie möglich nach rechts setzen. Sofort wieder zum anderen Fuß zurückziehen und erneut ausführen. Nach den vorgegebenen Wiederholungen die Übung mit dem anderen Bein ausführen.

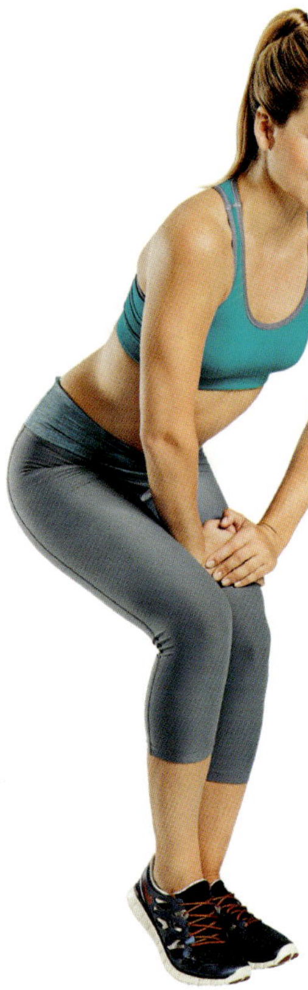

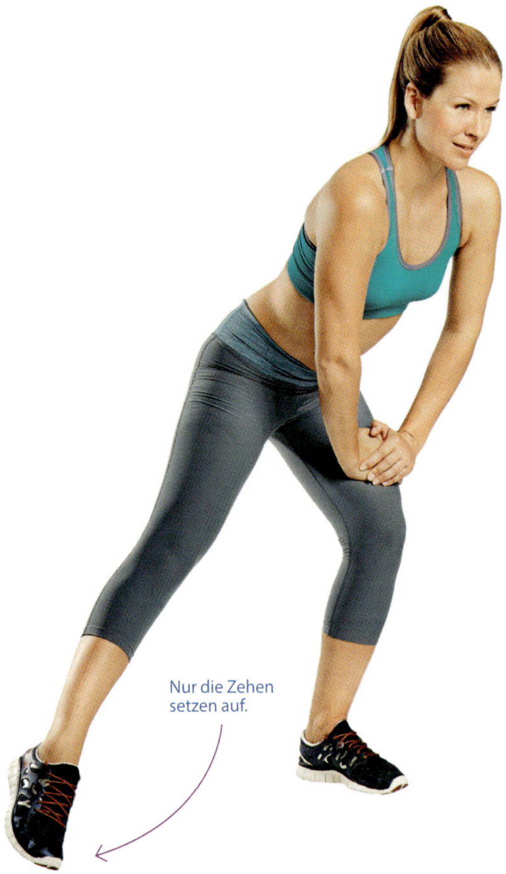

Zum Kennenlernen: Führen Sie die Bewegung mit nur leicht gebeugtem Bein aus, der Oberkörper ist trotzdem etwas nach vorn geneigt.

Zur Steigerung: Beugen Sie das Standbein noch stärker.

Sprinterschritte

FORMEN: hintere Oberschenkel, Po

A

- Schrittstellung, der linke Fuß ist vorn. Die Beine stark beugen, den Oberkörper vorlehnen und die Hände neben dem vorderen Fuß aufsetzen. Die hintere Ferse vom Boden lösen. Der Blick geht zum Boden.

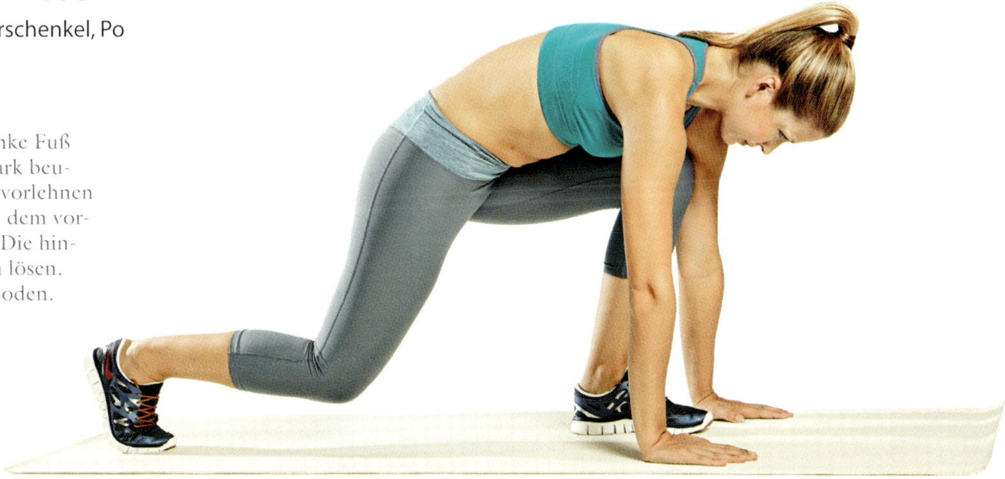

B

- Den rechten Fuß nach vorn neben den linken Fuß führen, nur die Zehen aufstellen. Sofort wieder nach hinten setzen. Nach den vorgegebenen Wiederholungen die Übung mit dem anderen Bein ausführen.

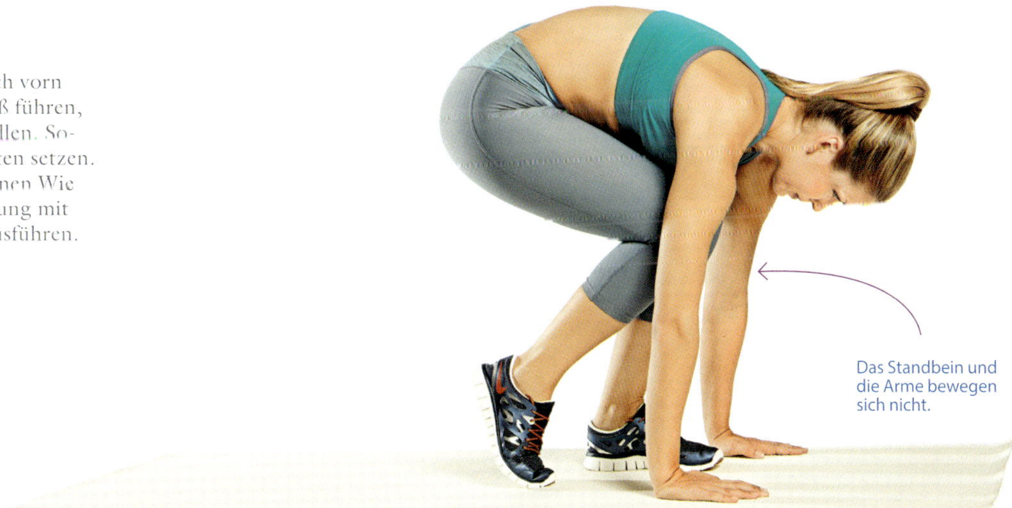

Zum Kennenlernen: Stützen Sie sich auf dem vorderen Oberschenkel ab.

Zur Steigerung: Halten Sie die Zehen des nach vorn gezogenen Beins in Position B in der Luft.

Knackiger Po

Eseltritte am Stuhl

FORMEN: den Po

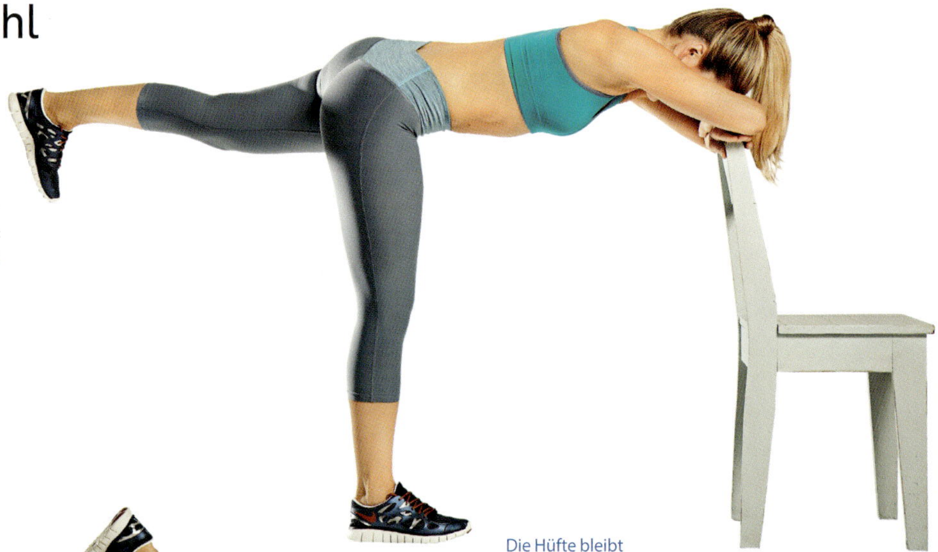

A

- Mit geradem Rücken nach vorn beugen und die Unterarme auf einer Stuhllehne ablegen. Die Beine sind gestreckt. Nun das linke Bein auf Pohöhe anheben.

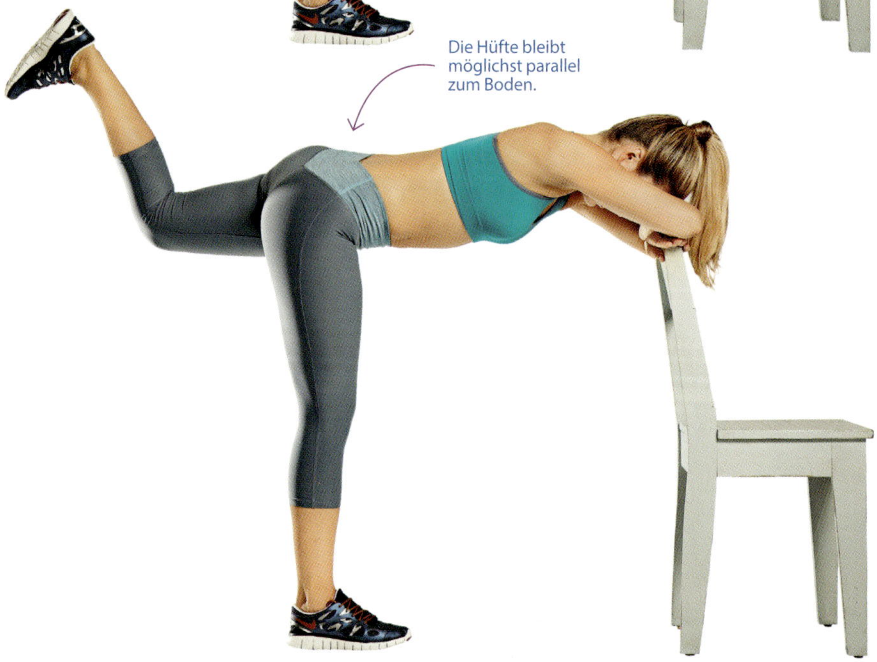

B

- Den linken Unterschenkel anwinkeln und die Zehen anziehen. Den Unterschenkel wieder auf Pohöhe absenken, aber das Bein nicht absetzen. Nach dem Absolvieren der vorgegebenen Wiederholungen die Übung mit dem anderen Bein ausführen.

Zum Kennenlernen: Halten Sie das Bein gestreckt und bewegen Sie es nur ein wenig nach oben und unten.

Zur Steigerung: Führen Sie mit dem angewinkelten Bein kleine Bewegungen nach oben und unten aus.

Angewinkeltes Beinheben im Vierfüßlerstand

FORMT: Po, Außenseiten der Oberschenkel

A

- In den Vierfüßlerstand gehen: Die Knie befinden sich direkt unter der Hüfte und die Handgelenke sind unterhalb der Schultern. Den Bauch anspannen, der Rücken ist gerade.

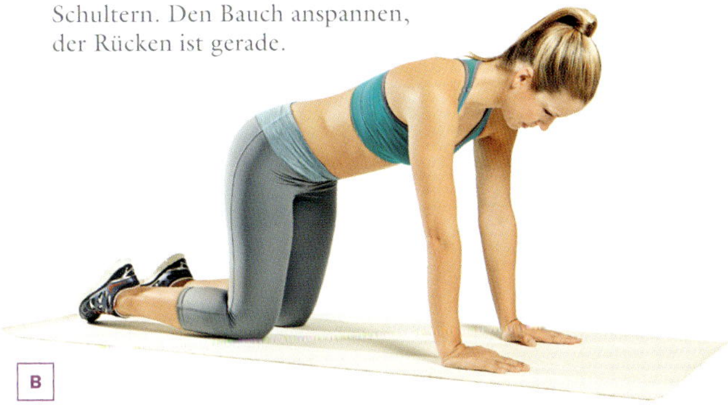

B

- Das rechte Knie seitlich auf Hüfthöhe anheben. Wieder absenken, aber nicht absetzen. Nach dem Absolvieren der vorgegebenen Wiederholungen die Übung mit dem anderen Bein ausführen.

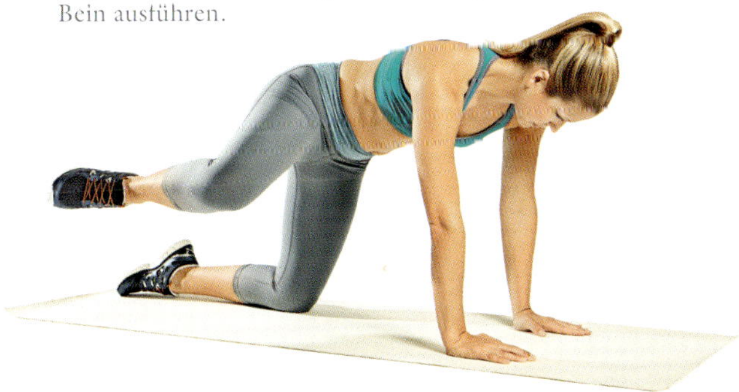

Zum Kennenlernen: Stützen Sie sich auf die Unterarme.

Zur Steigerung: Strecken Sie das Bein in Position B zur Seite aus, bevor Sie es wieder absenken.

Kleine Hilfsmittel für größere Effekte: Heben Sie das Bein neben einem Stuhl oder Sessel, um stets die gleiche Höhe zu erreichen.

Gestrecktes Beinheben im Vierfüßlerstand

FORMT: Po, Außenseiten der Oberschenkel

A

- In den Vierfüßlerstand gehen: Die Knie sind direkt unter der Hüfte und die Handgelenke unter den Schultern. Den Bauch anspannen, der Rücken ist gerade. Das rechte Bein zur Seite ausstrecken, nur die Zehen berühren den Boden.

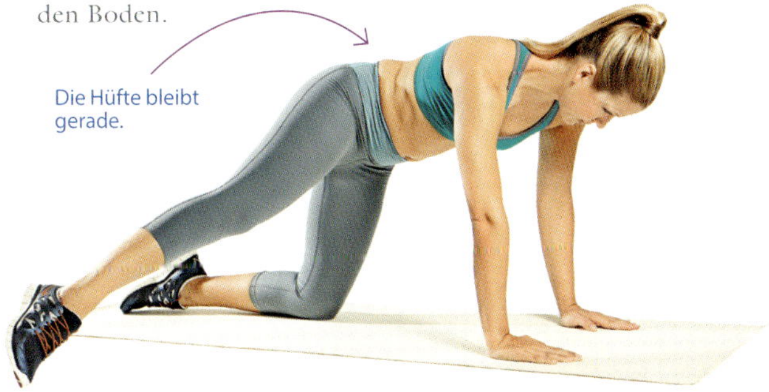
Die Hüfte bleibt gerade.

B

- Aus dieser Position heraus das rechte Bein anheben. Wieder absenken, ohne den Boden zu berühren. Nach dem Absolvieren der vorgegebenen Wiederholungen die Übung mit dem anderen Bein ausführen.

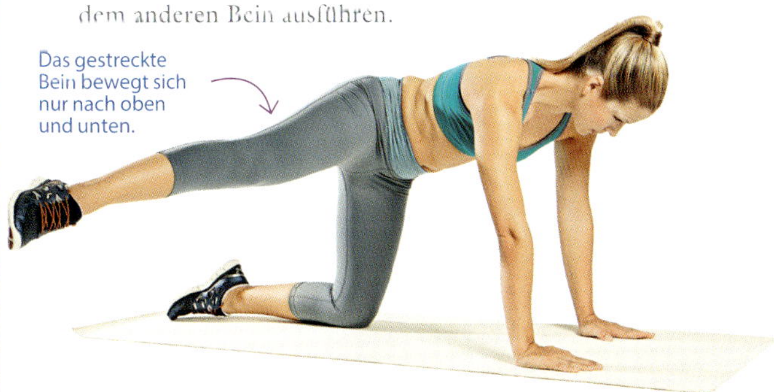
Das gestreckte Bein bewegt sich nur nach oben und unten.

Zum Kennenlernen: Stützen Sie sich auf die Unterarme.

Zur Steigerung: Führen Sie beim Anheben des Beins einen Liegestütz aus.

Knackiger Po

Kickbacks

FORMEN: den Po **BONUSEFFEKT:** Dehnung im Rücken

A

- In den Vierfüßlerstand gehen: Die Knie befinden sich unter der Hüfte und die Handgelenke sind unter den Schultern. Den Bauch anspannen, der Rücken ist gerade. Das rechte Bein nach hinten über Pohöhe ausstrecken.

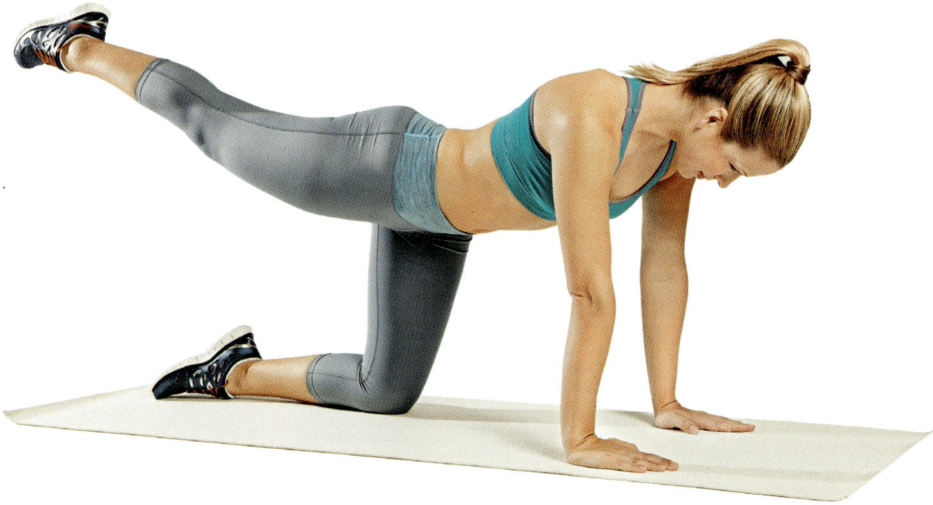

B

- Das rechte Knie zum rechten Ellbogen ziehen, den Rücken dabei runden. Nach Absolvieren der vorgegebenen Wiederholungen die Übung mit dem anderen Bein ausführen.

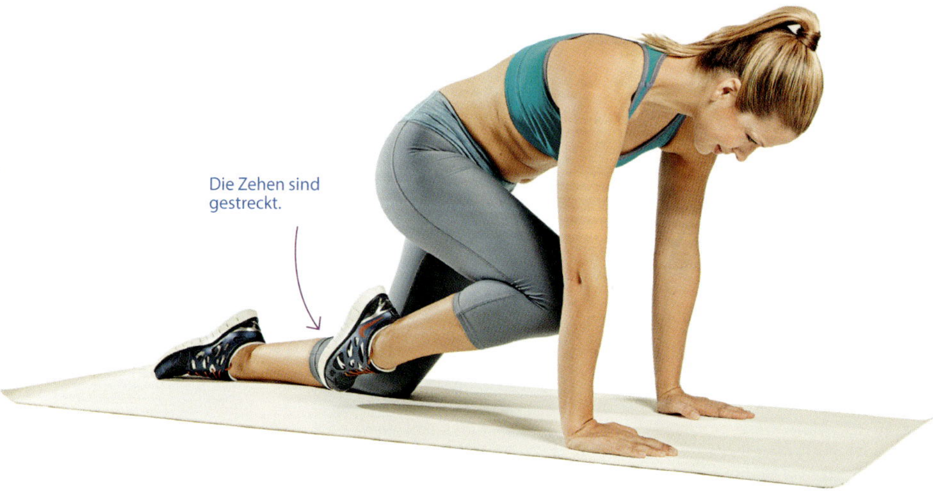

Zum Kennenlernen: Führen Sie die Übung auf den Unterarmen aus.

Zur Steigerung: Heben Sie den zum arbeitenden Bein gegengleichen Arm an und führen Sie den Ellbogen unter dem Bauch in Richtung des angezogenen Knies.

Kickbacks mit angehobenen Knien

FORMEN: Po, Bauch, Rücken, Arme

A

- Hinknien, den Oberkörper nach vorn kippen lassen und die Unterarme auf dem Boden aufstützen. Die Zehen aufstellen, die Knie anheben und in der Luft halten. Der Oberkörper fällt leicht nach vorn ab, die Ellbogen stehen vor den Schultern.

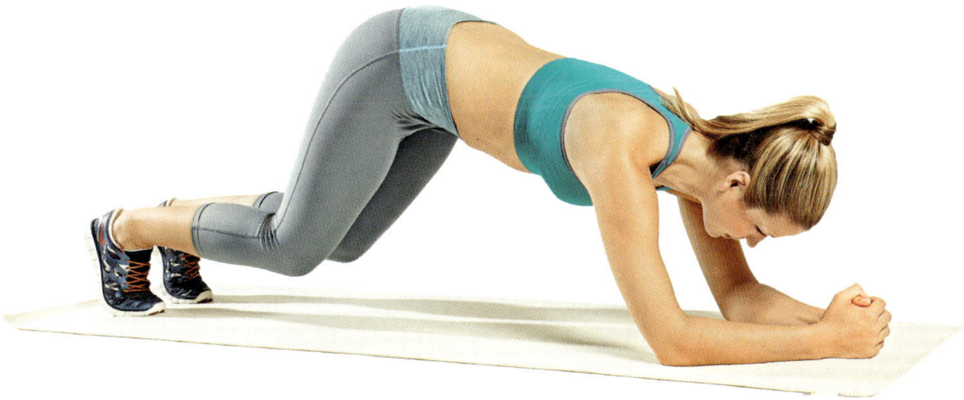

B

- Jetzt den linken Fuß anheben und das linke Bein nach hinten ausstrecken. Den Fuß wieder angewinkelt absetzen, die Knie bleiben jedoch in der Luft. Nach dem Absolvieren der vorgegebenen Wiederholungen die Übung mit dem anderen Bein ausführen.

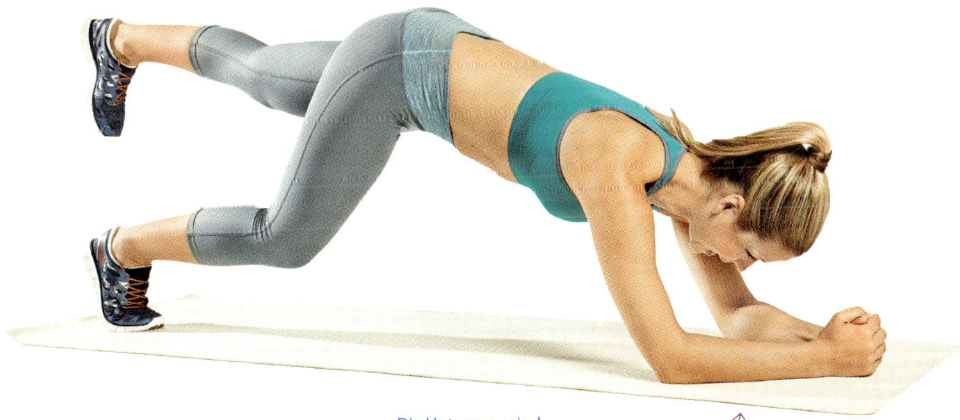

Zum Kennenlernen: Lassen Sie die Unterschenkel auf dem Boden.

Zur Steigerung: Strecken Sie zusätzlich den gegengleichen Arm nach vorn, wenn Sie nach hinten treten.

Knackiger Po

Kickbacks über Kreuz

FORMEN: den Po

A

- Hinknien und die Unterarme aufstützen. Der Oberkörper fällt leicht nach vorn ab. Das linke Bein nach hinten ausstrecken.

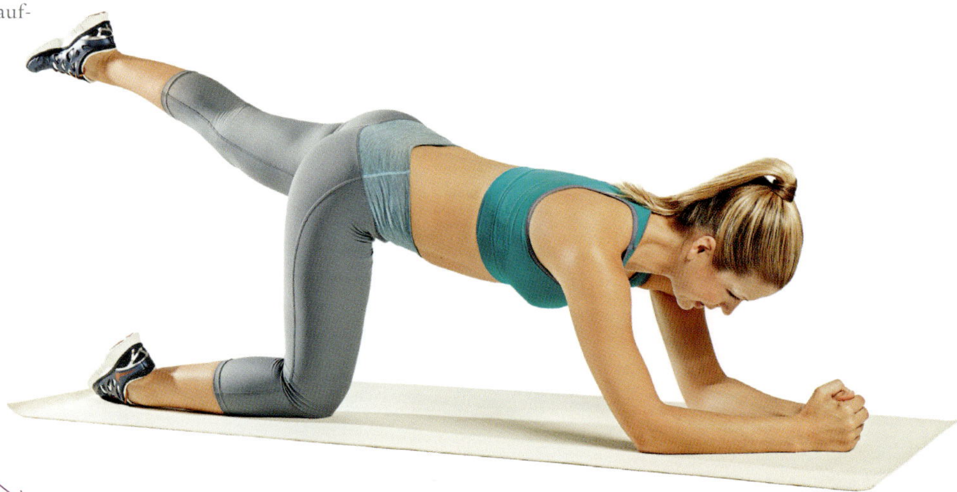

Die Zehen sind gestreckt.

B

- Das linke Knie über dem rechten Unterschenkel kreuzen. Das Bein wieder nach hinten ausstrecken. Nach den vorgegebenen Wiederholungen die Übung mit dem anderen Bein ausführen.

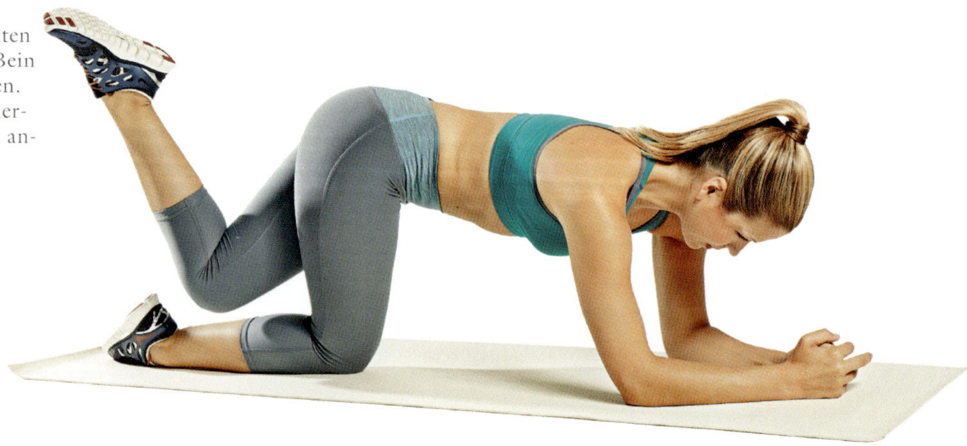

Zum Kennenlernen: Legen Sie sich bäuchlings auf einen Stuhl oder ein dickes Kissen. So arbeiten Sie nur mit den Pomuskeln.

Zur Steigerung: Strecken Sie den gegengleichen Arm zum ausgestreckten Bein nach vorn aus.

Diamant

FORMT: den Po **BONUSEFFEKT:** Dehnung in der Hüfte

A

- Auf den Rücken legen. Die Arme lang neben dem Körper ablegen. Die Beine in V-Haltung in die Luft strecken, die Zehen zeigen zum Körper. Den unteren Bauch fest anspannen.

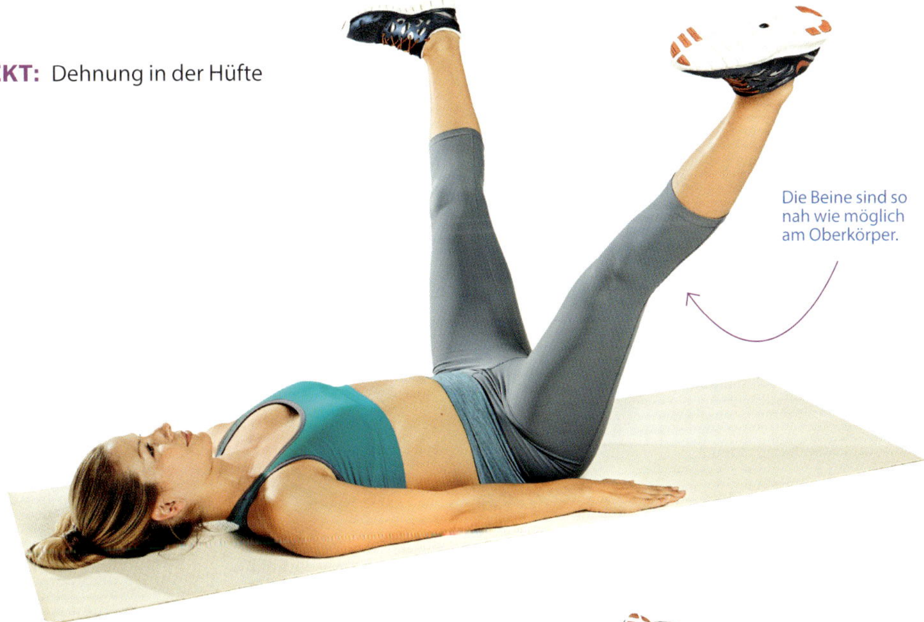

B

- Führen Sie die Fußsohlen mit angewinkelten Beinen zusammen, lösen Sie sie sofort wieder voneinander und strecken Sie die Beine.

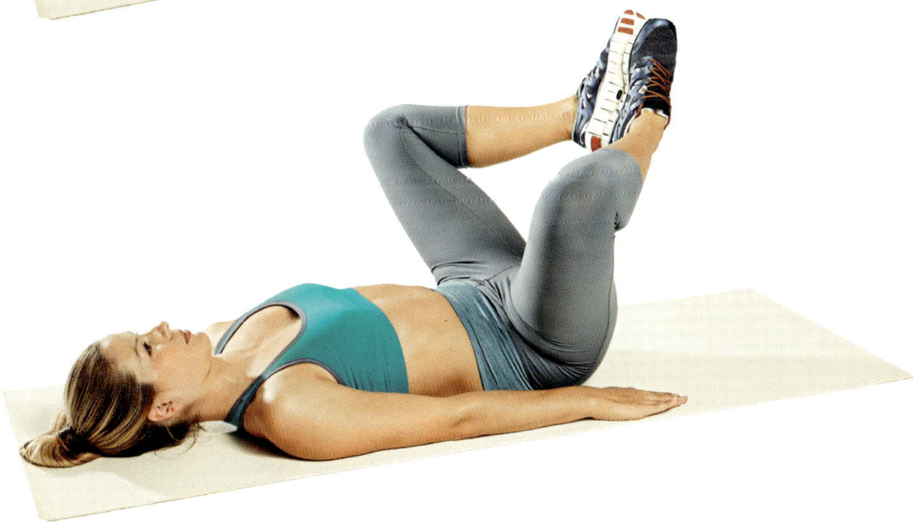

Zum Kennenlernen: Strecken Sie die Beine nicht ganz durch.

Zur Steigerung: Drücken Sie in Position B die Knie mit den Händen sanft vom Körper weg.

Knackiger Po

Gleitende Beincurls

FORMEN: Po, hintere Oberschenkel

A

- Zwei Handtücher zum Viereck falten. Auf einem glatten Boden (zum Beispiel Laminat) in Rückenlage gehen und die Arme lang neben dem Körper ausstrecken. Die Fersen auf die Handtücher stellen, sodass zwischen Ober- und Unterschenkel ein rechter Winkel entsteht. Das Becken anheben und den Po fest anspannen, bis Oberkörper und Oberschenkel eine Linie bilden.

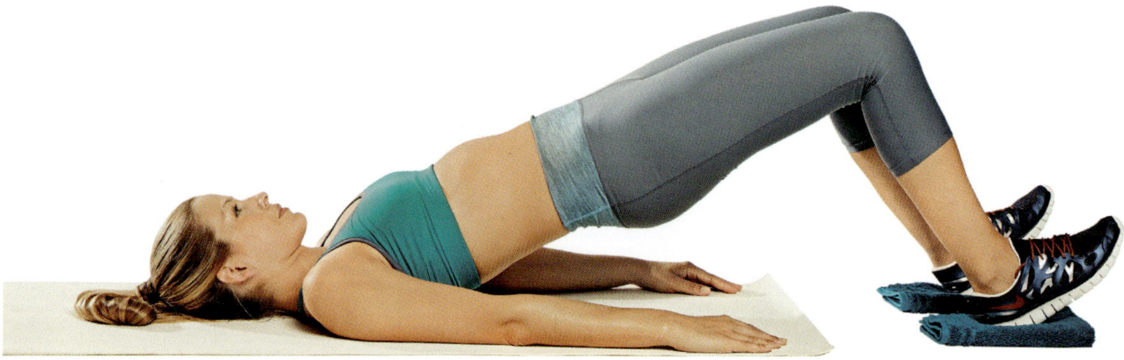

B

- Die Handtücher mit den Fersen so weit wie möglich (bei Schmerzen im unteren Rücken sofort stoppen!) vom Körper wegschieben. Kurz halten und die Handtücher wieder in Richtung Po ziehen.

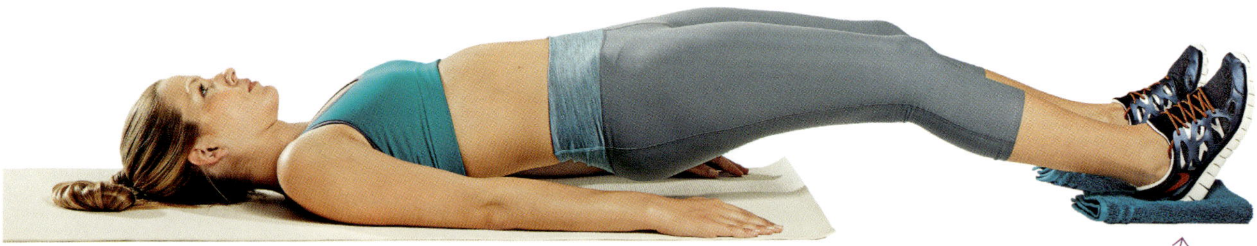

Die Fersen drücken fest in die Handtücher.

Zum Kennenlernen: Schieben Sie die Handtücher nur wenige Zentimeter von sich weg.

Zur Steigerung: Führen Sie die Bewegung nur mit einem Bein aus, heben Sie das andere Bein an und legen Sie den freien Unterschenkel auf dem Oberschenkel des arbeitenden Beins ab. Das obere Knie zeigt dabei nach außen.

Hüftheben mit Handtuch

FORMT: Po, hintere Oberschenkel **BONUSEFFEKT:** Dehnung im Hüftbeuger

A

- Auf den Rücken legen, die Arme neben dem Körper ausstrecken und die Füße aufstellen. Zwischen den Knien ein Handtuch zusammendrücken.

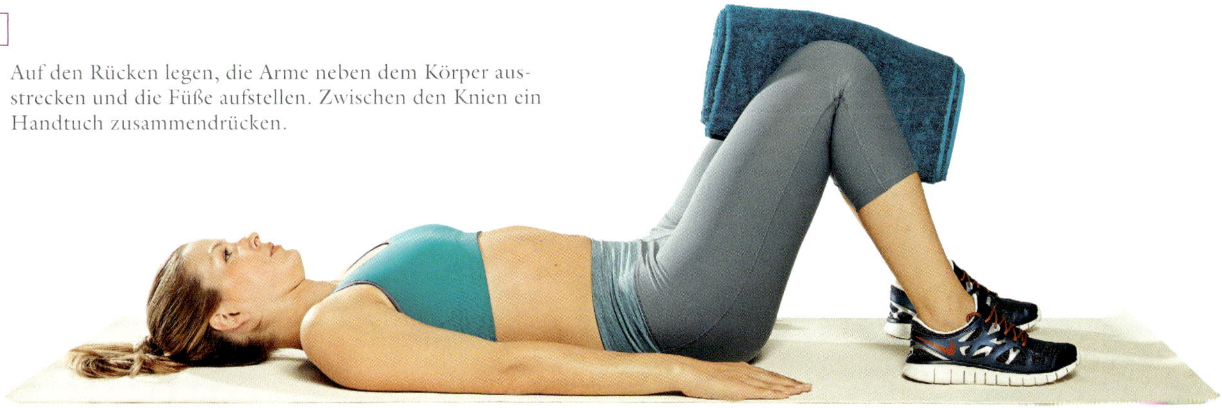

B

- Den Po vom Boden lösen und das Becken so weit anheben, dass Oberkörper und Oberschenkel eine Linie bilden. Wieder absenken, aber nicht ablegen.

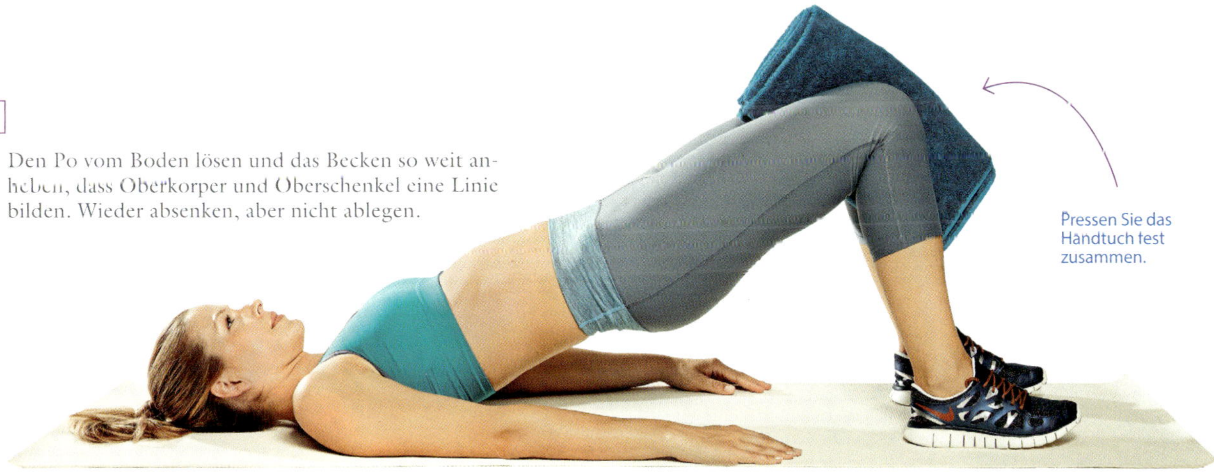

Zum Kennenlernen: Arbeiten Sie ohne Handtuch, also ohne Beindruck nach innen.

Zur Steigerung: Je schwerer der Gegenstand zwischen den Knien ist, desto intensiver werden Ihre Muskeln gefordert. Testen Sie zum Beispiel einen kleinen Sack Blumenerde.

Knackiger Po

Einbeiniges Beckenheben

FORMT: Po, hintere Oberschenkel

A

- Auf den Rücken legen, der Kopf liegt auf den Unterarmen auf. Die Füße aufstellen, die Zehen zum Schienbein ziehen. Dann den Po vom Boden lösen und das linke Bein angewinkelt in der Luft halten.

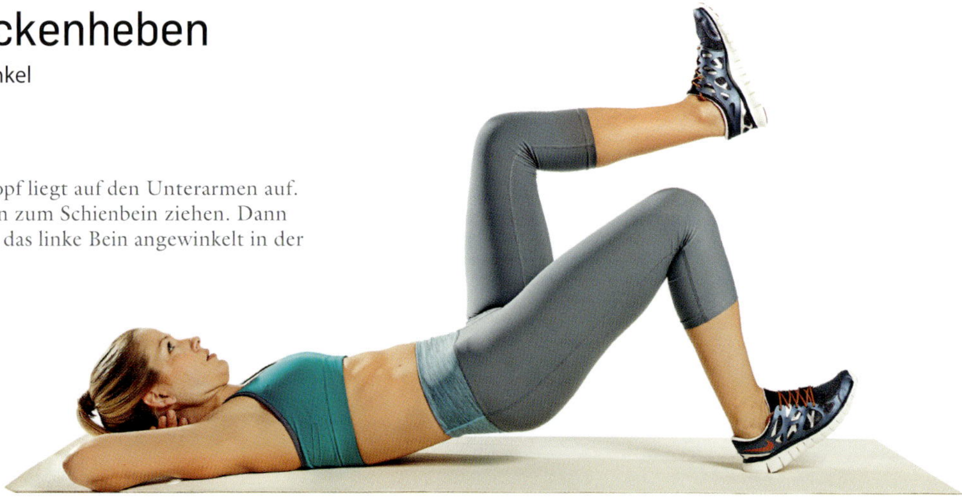

B

- Nun das Becken so weit wie möglich anheben. Wieder absenken, aber nicht ablegen. Nach den vorgegebenen Wiederholungen die Übung mit dem anderen Bein ausführen.

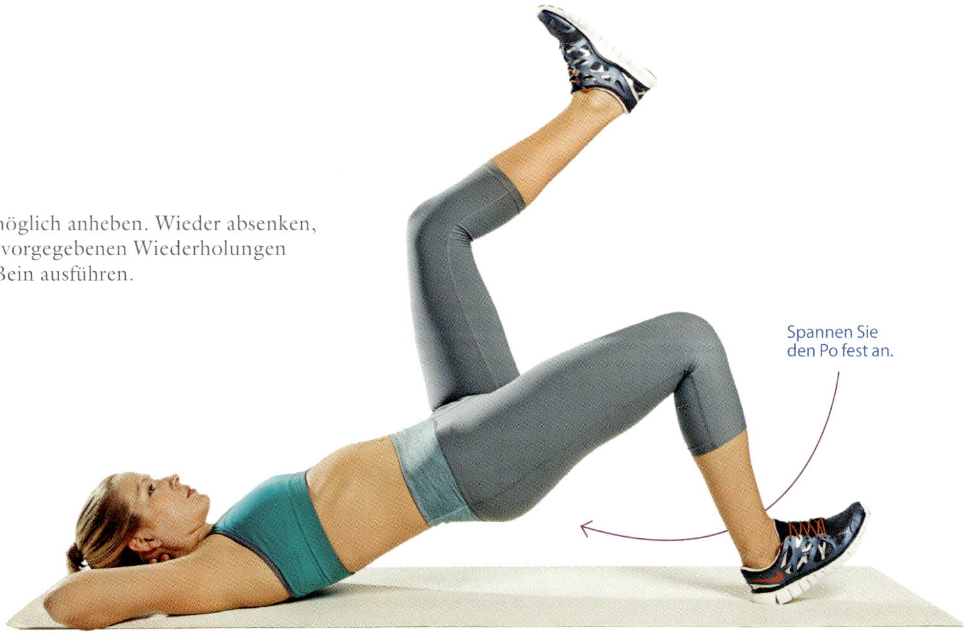

Zum Kennenlernen: Legen Sie das angehobene Bein auf dem Oberschenkel ab, das Knie zeigt nach außen.

Zur Steigerung: Stellen Sie den unteren Fuß auf ein Kissen oder Handtuch. Diese leichte Instabilität fordert die Rumpfmuskeln noch mehr.

Laufendes Beckenheben

FORMT: hintere Oberschenkel, Bauch, Rücken, Brust

A

- Auf den Rücken legen. Die Füße aufstellen, die Hände vor der Brust zusammendrücken. Das Becken anheben, bis Oberkörper und Oberschenkel eine Linie bilden.

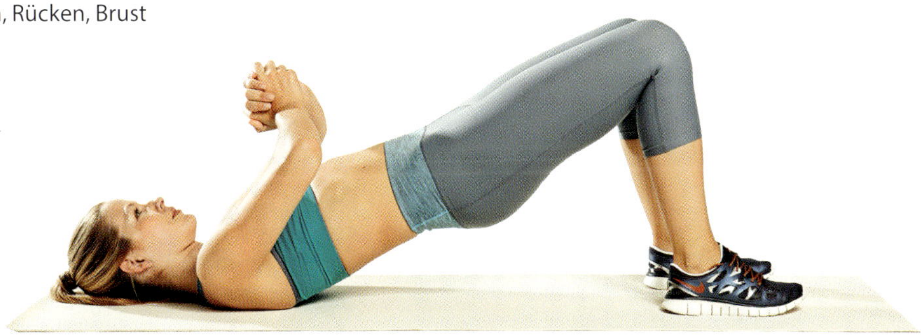

B

- Aus dieser Position heraus den linken Fuß anheben, absetzen und …

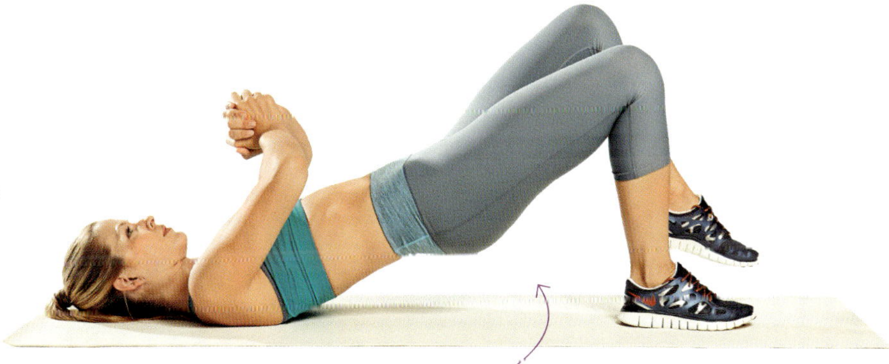

C

- … sofort den rechten Fuß anheben. So schnell wie möglich „weiterlaufen", ohne das Becken absinken zu lassen.

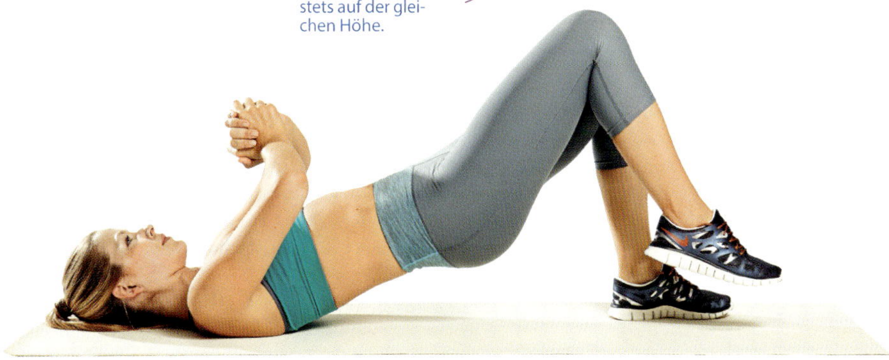

Zum Kennenlernen: Lösen Sie die Füße nur wenige Zentimeter vom Boden und setzen Sie sie sofort wieder ab.

Zur Steigerung: Erhöhen Sie das ohnehin hohe Tempo drei Sekunden lang noch weiter.

Knackiger Po

Beckenheben mit fliegendem Wechsel

FORMT: Po, hintere Oberschenkel, Brust, Bauch, Rücken, Arme

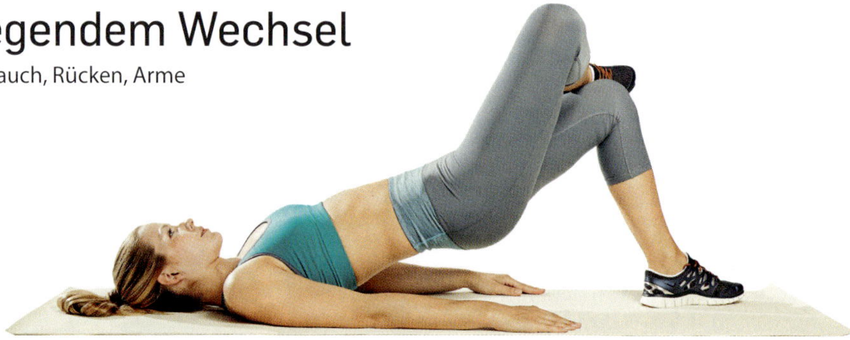

A

- Rückenlage. Die Arme neben dem Körper ausstrecken, die Füße aufstellen. Das Becken anheben, bis Oberkörper und Oberschenkel eine Linie bilden. Den rechten Unterschenkel über den linken Oberschenkel legen.

ACHTUNG: *Sollten Sie Probleme im Lendenwirbelbereich haben, führen Sie die Übung nur in der Kennenlernvariante aus!*

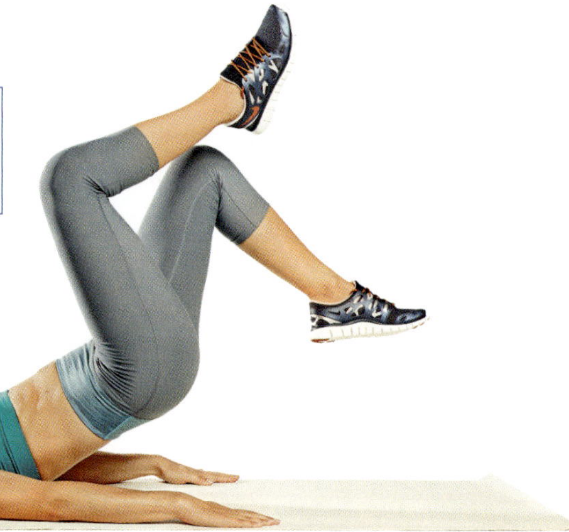

B

- Jetzt fest mit den Unterarmen und dem linken Fuß vom Boden abdrücken, die Knie zum Oberkörper ziehen und die Beinhaltung in der Luft wechseln.

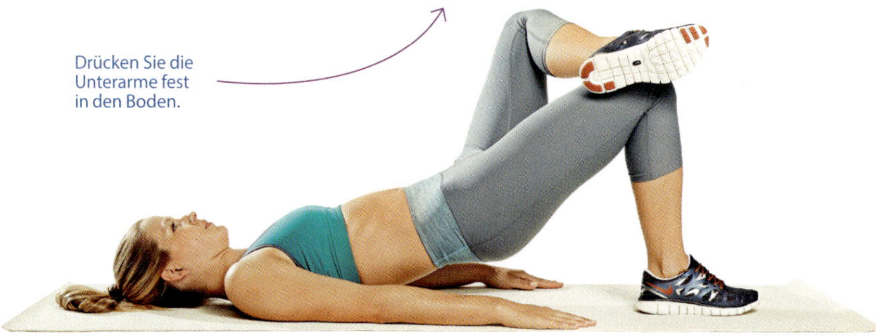

C

- Mit umgekehrter Beinhaltung landen und direkt zum nächsten Sprung ansetzen.

Zum Kennenlernen: Wechseln Sie die Beinstellung in einem zügigen Tempo, aber ohne Sprung.

Zur Steigerung: Beschleunigen Sie für drei Sekunden auf Ihr Höchsttempo.

Seitliches Beinheben auf den Unterarmen

FORMT: den Po

A

- Auf die rechte Seite legen. Die Beine nach vorn anwinkeln. Die Unterarme vor dem Körper aufstützen und den Oberkörper vom Boden abheben.

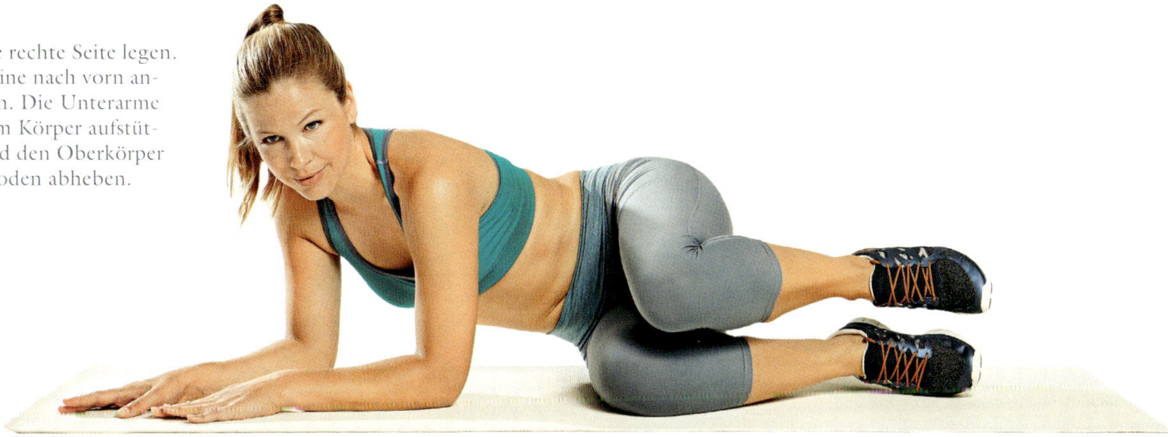

B

- Das obere Bein anheben und dann wieder absenken, aber nicht ablegen. Nach den vorgegebenen Wiederholungen die Übung mit dem anderen Bein ausführen.

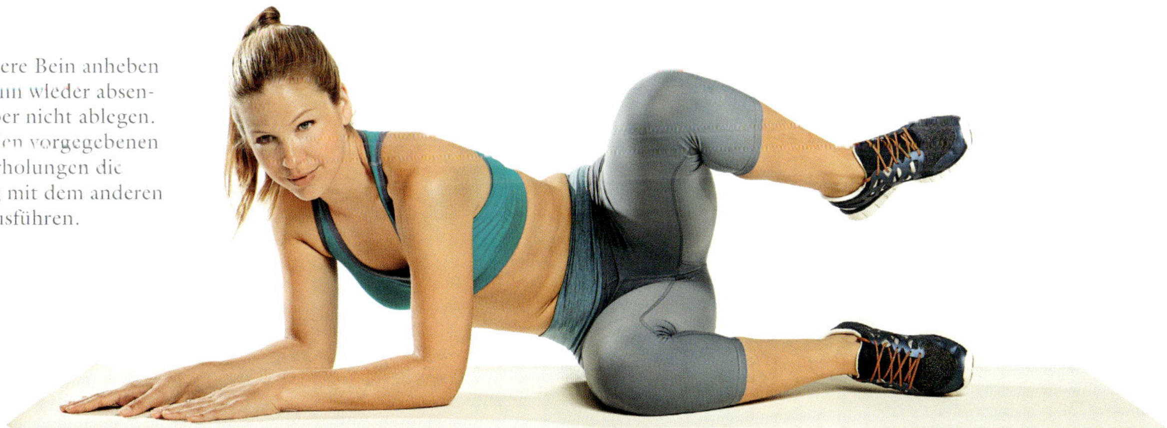

Drücken Sie die Unterarme fest in den Boden.

Zum Kennenlernen: Legen Sie sich ganz auf der Seite ab.

Zur Steigerung: Ziehen Sie in Position B das angehobene Knie zusätzlich in Richtung Kopf.

Knackiger Po

Beinkreuzen in Bauchlage

FORMT: den Po

BONUSEFFEKT: Dehnung der Oberschenkel-Vorderseite

A

- In Bauchlage die Arme zur Seite ausstrecken. Die Stirn liegt auf dem Boden.

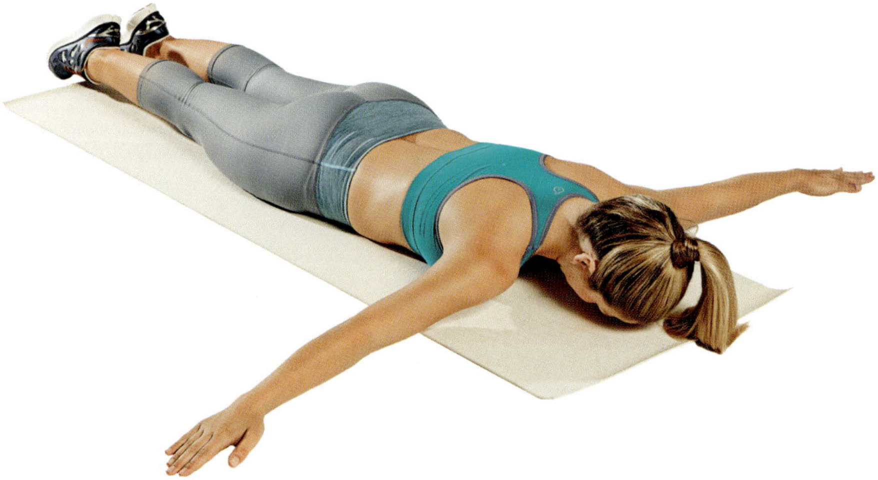

B

- Das rechte Bein anwinkeln und so weit wie möglich zur linken Hand führen. In der Position, in der Sie die rechte Hand noch auf dem Boden halten können, führen Sie mit dem rechten Bein kleine Bewegungen nach oben und unten aus. Zurück in die Ausgangsstellung und zur anderen Seite wiederholen.

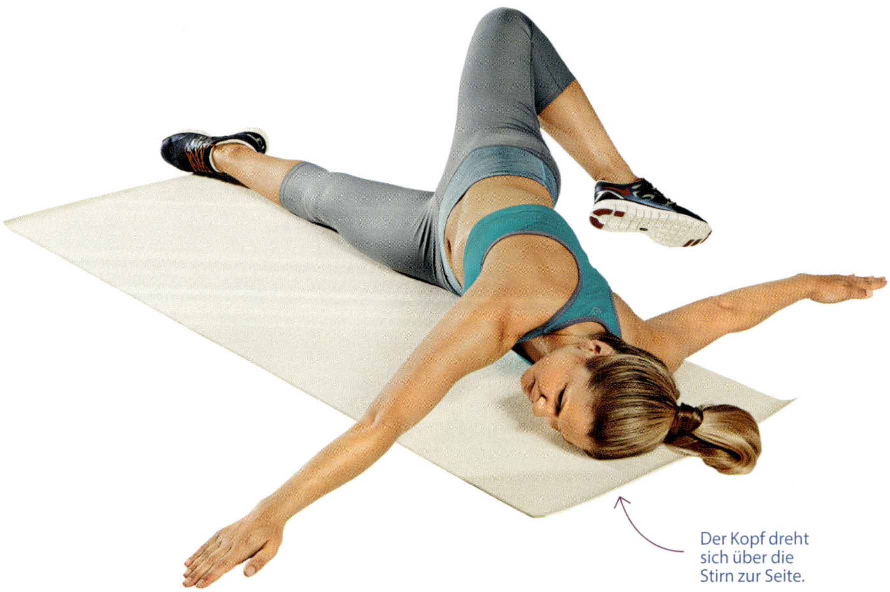

Der Kopf dreht sich über die Stirn zur Seite.

Zum Kennenlernen: Kreuzen Sie den angehobenen Fuß nur über die andere Wade, ohne die Hüfte mit aufzudrehen.

Zur Steigerung: Drücken Sie die Hände fest in den Boden.

Angewinkeltes Beinheben

FORMT: hintere Oberschenkel, Po

A

- In Bauchlage die Stirn auf den Handrücken ablegen. Die Beine strecken und einige Zentimeter über dem Boden halten.

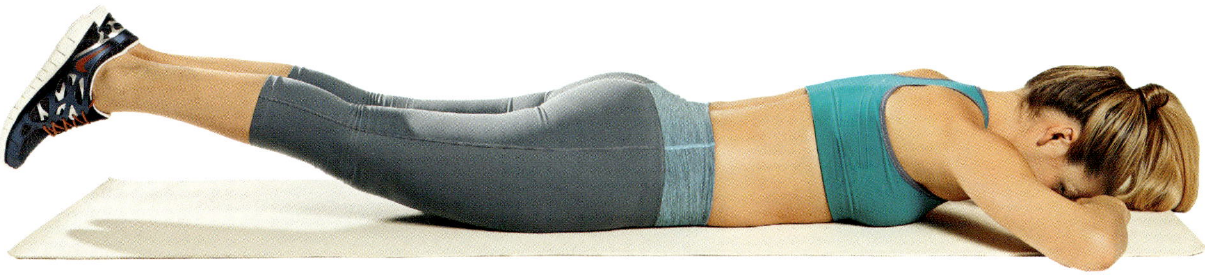

B

- Die Unterschenkel anwinkeln, die Fersen zeigen zur Decke. Dabei den Po fest anspannen und die Oberschenkel ein Stück vom Boden lösen. Absenken, aber nicht ablegen.

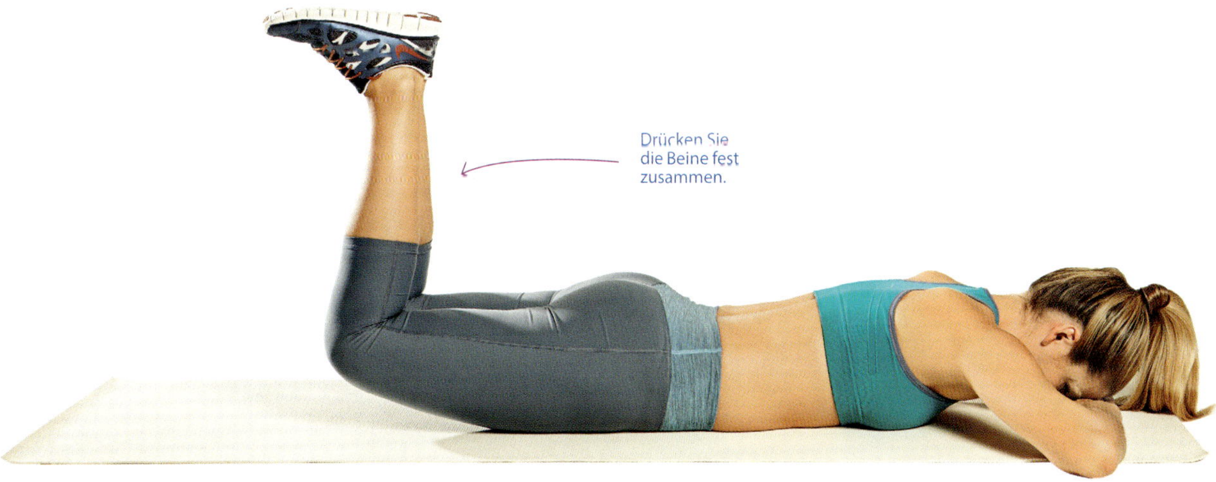

Zum Kennenlernen: Winkeln Sie die Unterschenkel nur an und führen Sie sie nicht nach oben.

Zur Steigerung: Heben Sie zusätzlich den Oberkörper an.

Knackiger Po

Angewinkeltes Beinheben mit Fersendruck

FORMT: Po, Waden

A

- In Bauchlage die Stirn auf den Handrücken ablegen. Die Beine etwa hüftbreit öffnen und strecken, die Fersen zusammenpressen und einige Zentimeter über dem Boden halten.

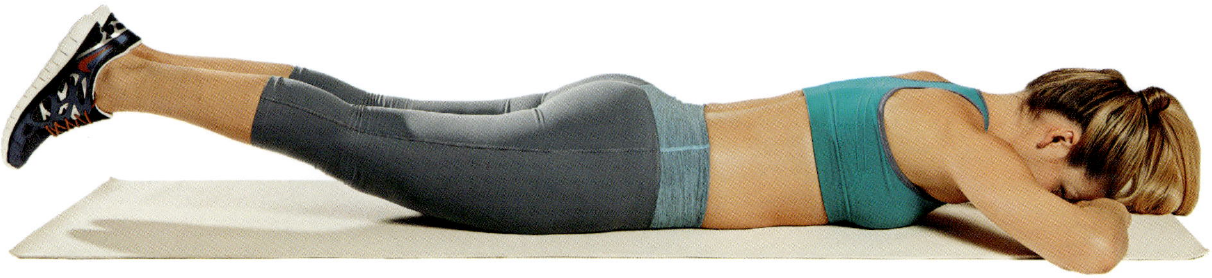

B

- Die Unterschenkel anwinkeln, die zusammengepressten Fersen zeigen zur Decke. Den Po fest anspannen und die Oberschenkel ein Stück vom Boden lösen. Die Knie dabei leicht nach außen drehen. Absenken, aber nicht ablegen.

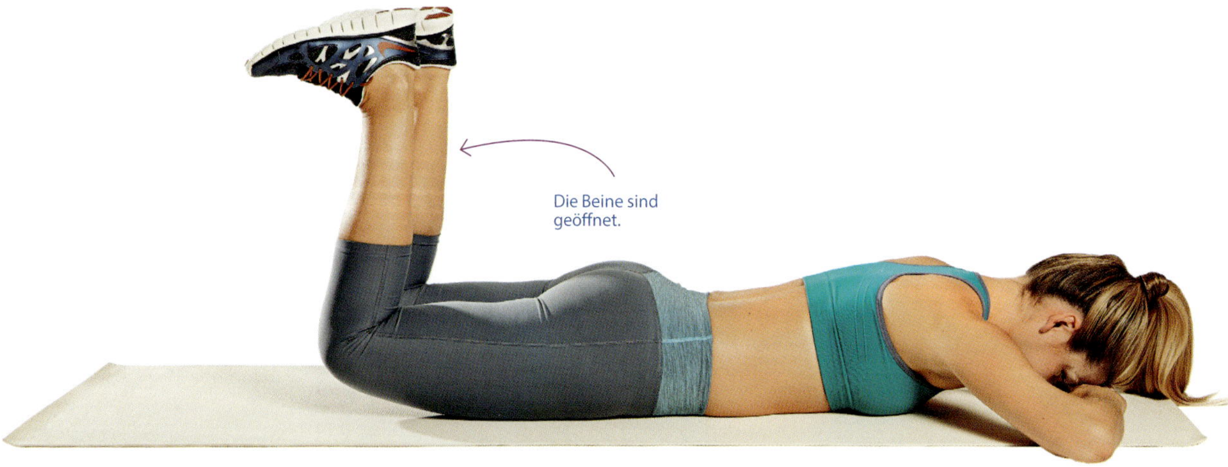

Zum Kennenlernen: Arbeiten Sie mit weniger Fersendruck.

Zur Steigerung: Heben Sie gleichzeitig den Oberkörper mit an.

Seitliches Beinheben in Bauchlage

FORMT: den Po

A

- In Bauchlage die Stirn auf den Handrücken ablegen. Den rechten Fuß in die linke Kniekehle legen.

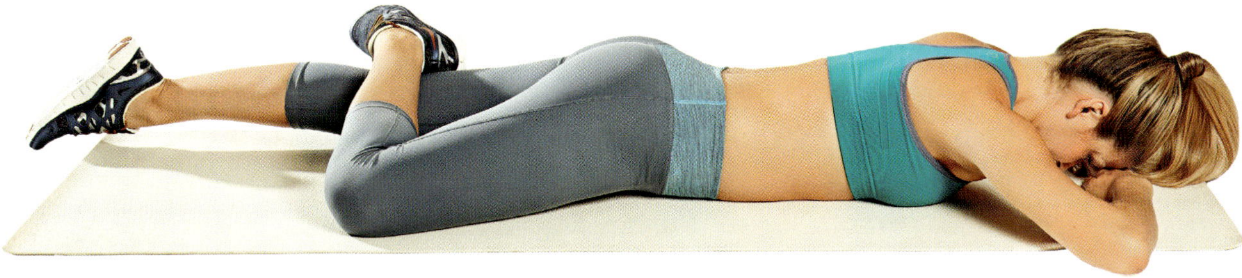

B

- Das rechte Knie so weit wie möglich anheben. Absenken, aber nicht ablegen. Nach dem Absolvieren der vorgegebenen Wiederholungen die Übung mit dem anderen Bein ausführen.

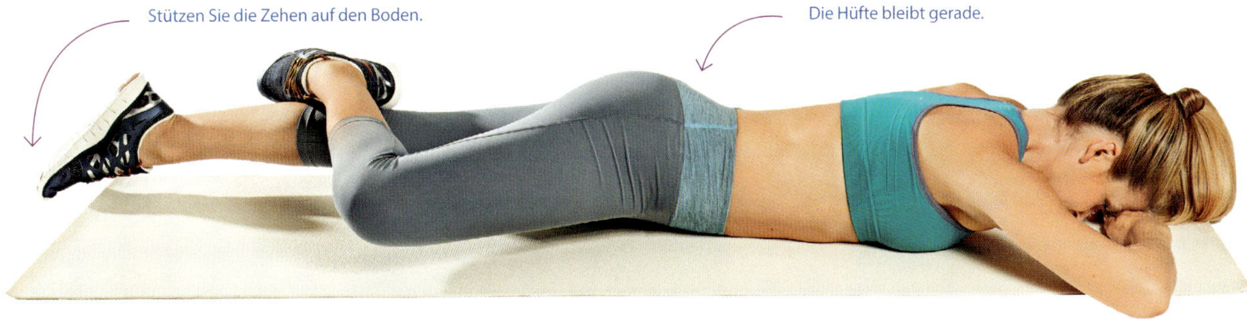
Stützen Sie die Zehen auf den Boden.
Die Hüfte bleibt gerade.

Zum Kennenlernen: Legen Sie den Fuß auf der Wade ab.

Zur Steigerung: Legen Sie den Fuß auf dem Oberschenkel ab.

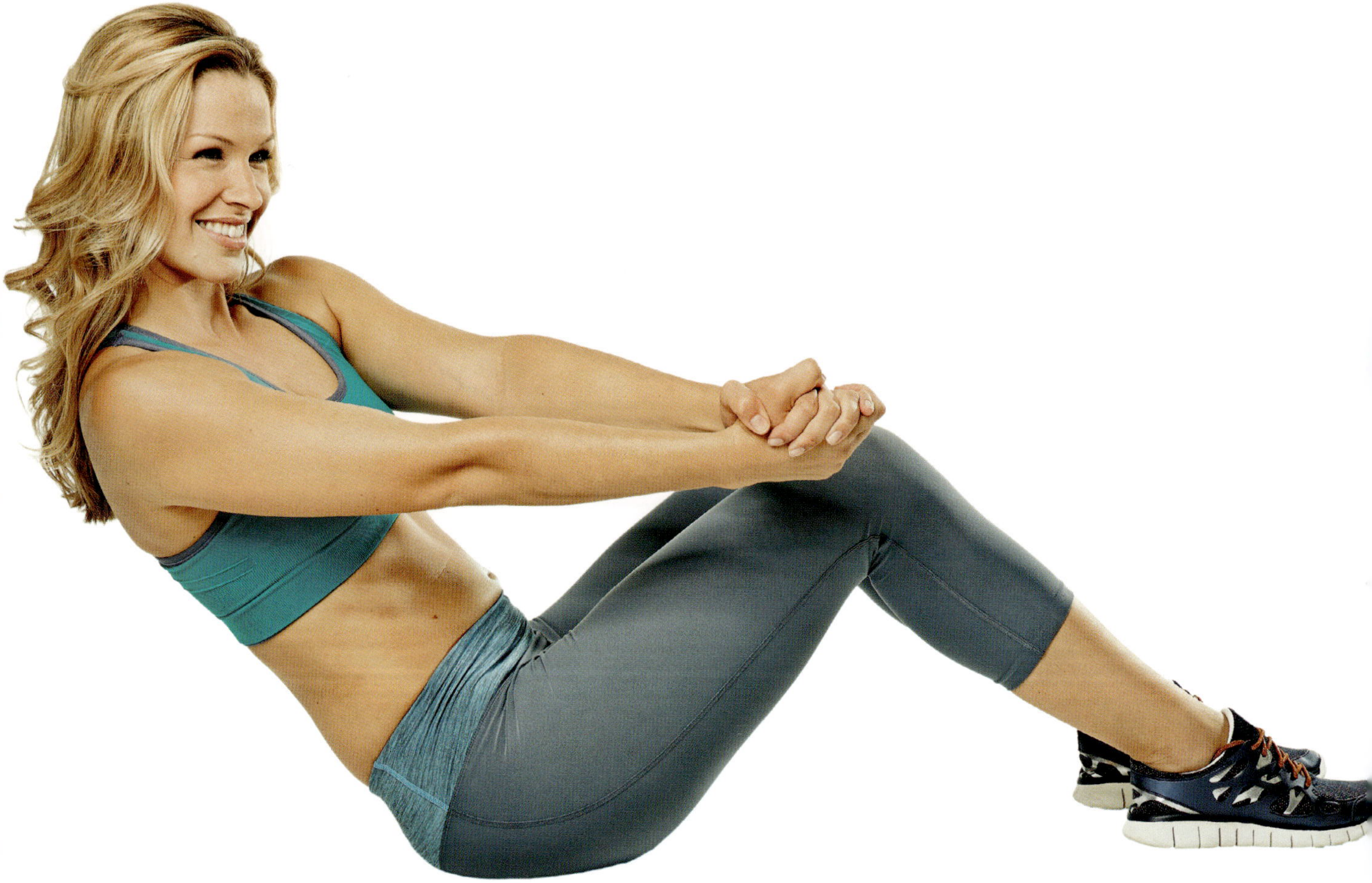

Kapitel 4:

Kräftiger Rumpf

Kernkraft, die Ihnen guttut: Das Training für eine feste Mitte unterstützt eine aufrechte Haltung und sorgt für ausgeglichene Muskelverhältnisse.

Kräftiger Rumpf

Ihr Kern darf gern hart sein!

Ist vom Rumpf (oder auch Core) die Rede, spricht man von allen Bauchmuskeln, aber auch von den Muskeln des unteren Rückens und der Hüfte. Ohne dieses Trio wäre aufrechtes Stehen oder Sitzen nicht möglich. Außerdem beugen sie den Oberkörper nach vorn, nach hinten sowie zur Seite. Auch Drehungen verdanken Sie den dreien.

Kniebeugen mit Rumpfdrehung

FORMEN: Taille, Rücken, Oberschenkel, Po

A

- Hüftbreiter Stand. Die Finger ineinander verhaken und die angewinkelten Arme auf Brusthöhe halten. Die Beine beugen und den Po absenken, als ob Sie sich auf einen Stuhl setzen würden.

B

- Den Oberkörper so weit wie möglich zur rechten Seite drehen. Die Schultern bleiben tief. Dann über die Mitte zur linken Seite drehen.

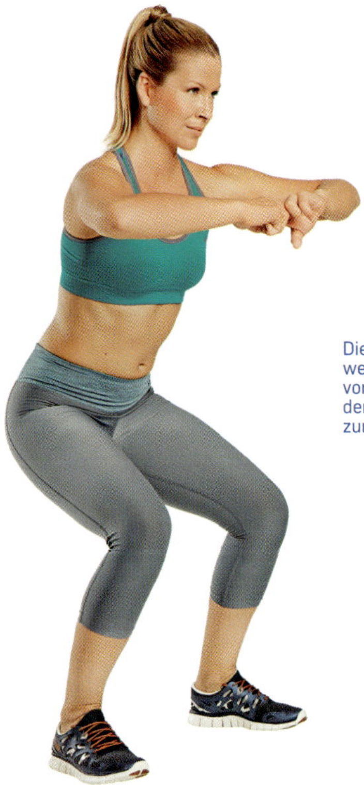

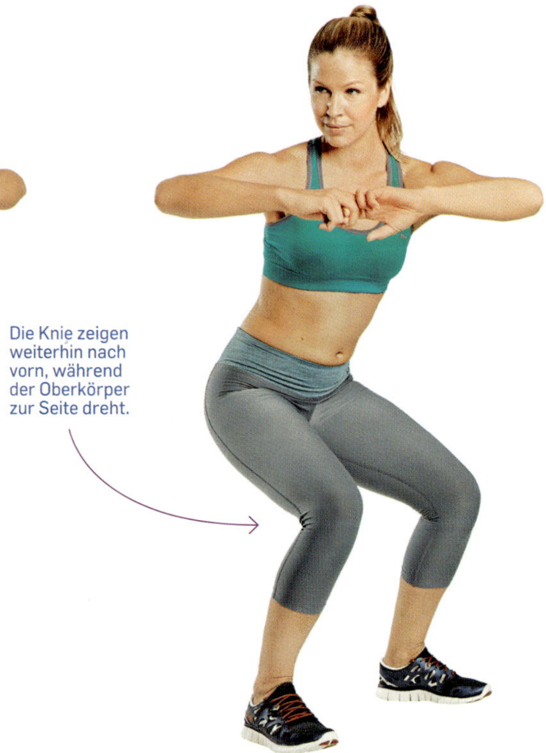
Die Knie zeigen weiterhin nach vorn, während der Oberkörper zur Seite dreht.

Zum Kennenlernen: Setzen Sie sich auf die vordere Kante eines Hockers und führen Sie die Rotation mit vorgebeugtem Oberkörper im Sitzen aus.

Zur Steigerung: Strecken Sie nach jeder Rotation die Beine und gehen Sie dann erneut in eine Kniebeuge, bevor Sie die nächste Rotation ausführen.

Kleine Hilfsmittel für größere Effekte: Stellen Sie sich auf ein Kissen – das fordert zusätzlich das Balancegefühl heraus.

Rumpfdrehen im Ausfallschritt

FORMT: Bauch, Taille, Rücken, Arme, Oberschenkel, Waden **BONUSEFFEKT:** Koordinationstraining

A

- Lange Schrittstellung, der rechte Fuß ist vorn. Den Oberkörper vorbeugen und die Hände neben dem rechten Fuß auf den Boden setzen. Den hinteren Fuß so weit wie möglich nach hinten führen. Die Ferse vom Boden lösen.

B

- Den Oberkörper aufrichten und so weit es geht zur rechten Seite eindrehen. Die Hände dabei auf Brusthöhe so hochhalten, als ob Sie eine Wand wegschieben wollten – die Arme dementsprechend anspannen. Zurück in die Ausgangsstellung. Nach den vorgegebenen Wiederholungen die Übung mit dem linken Bein vorn zur linken Seite ausführen.

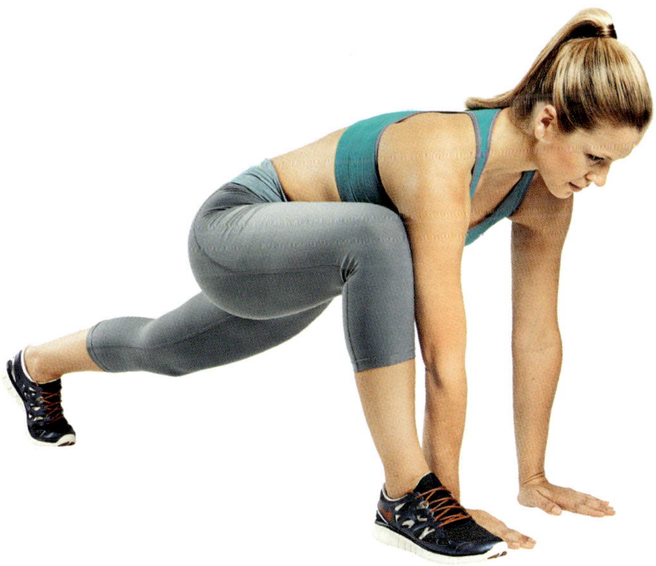

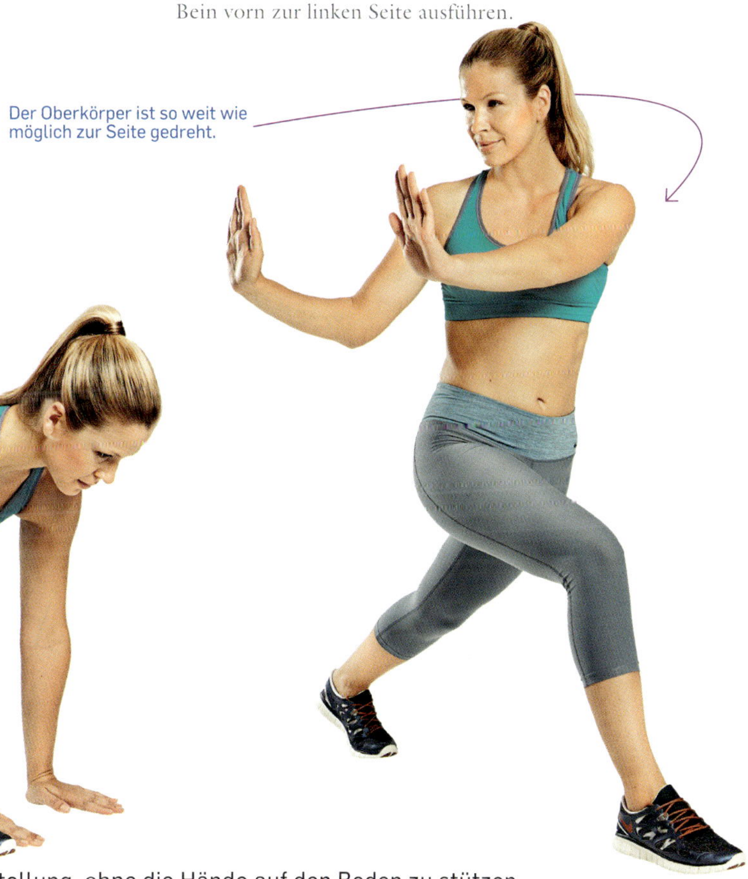
Der Oberkörper ist so weit wie möglich zur Seite gedreht.

Zum Kennenlernen: Starten Sie in der Schrittstellung, ohne die Hände auf den Boden zu stützen.

Zur Steigerung: Klatschen Sie mit den Händen einen Gegenstand ab, der seitlich von Ihnen steht, um die Rotation zu verstärken.

Kräftiger Rumpf

Rumpfdrehen im Ausfallschritt mit Kick

FORMT: Bauch, Taille, Rücken, Arme, Oberschenkel, Waden

BONUSEFFEKT: Balancetraining

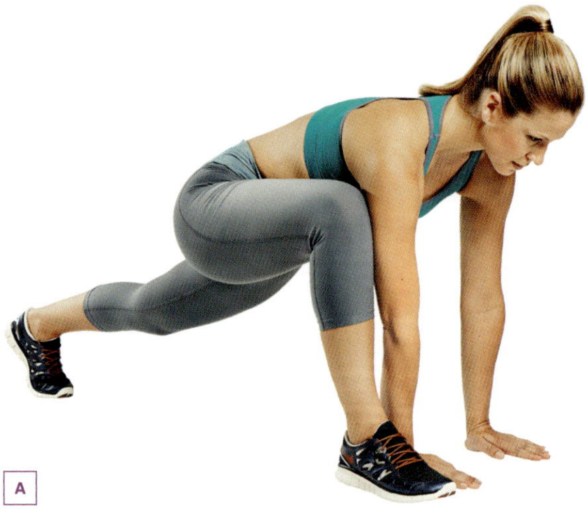

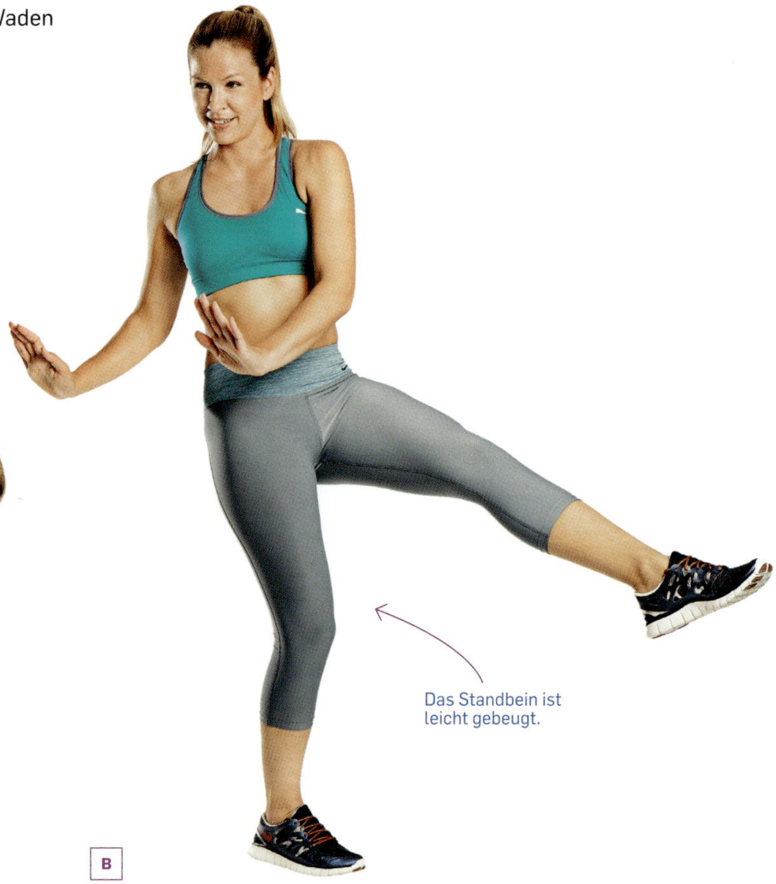

A

- Lange Schrittstellung, der rechte Fuß ist vorn. Den Oberkörper vorbeugen und die Hände neben dem rechten Fuß auf dem Boden aufstellen. Den hinteren Fuß so weit wie möglich zurückführen, nur die Zehen setzen auf.

B

- Den Oberkörper aufrichten und so weit es geht zur rechten Seite eindrehen. Die Hände dabei auf Bauchhöhe so halten, als ob Sie eine Wand wegschieben wollten – die Arme dementsprechend anspannen. Gleichzeitig mit dem linken Fuß einen kräftigen Tritt nach vorn ausführen. Das Standbein ist dabei leicht gebeugt. Zurück in die Ausgangsstellung. Nach den vorgegebenen Wiederholungen die Übung mit dem linken Bein vorn zur linken Seite ausführen.

Zum Kennenlernen: Treten Sie auf Schienbeinhöhe.

Zur Steigerung: Springen Sie dynamisch in die aufrechte Position.

Kleine Hilfsmittel für größere Effekte: Peilen Sie mit dem kickenden Fuß einen Gegenstand auf Bauchnabelhöhe an.

Brett mit diagonalem Beinzug

FORMT: seitliche Bauchmuskeln, Rücken, Arme, Po **BONUSEFFEKT:** Beweglichkeitstraining

A

- Eine Liegestützposition einnehmen: Die Hände sind unter den Schultern, der Rücken ist gerade und der Bauch ist angespannt. Jetzt das linke Knie zum rechten Ellbogen führen.

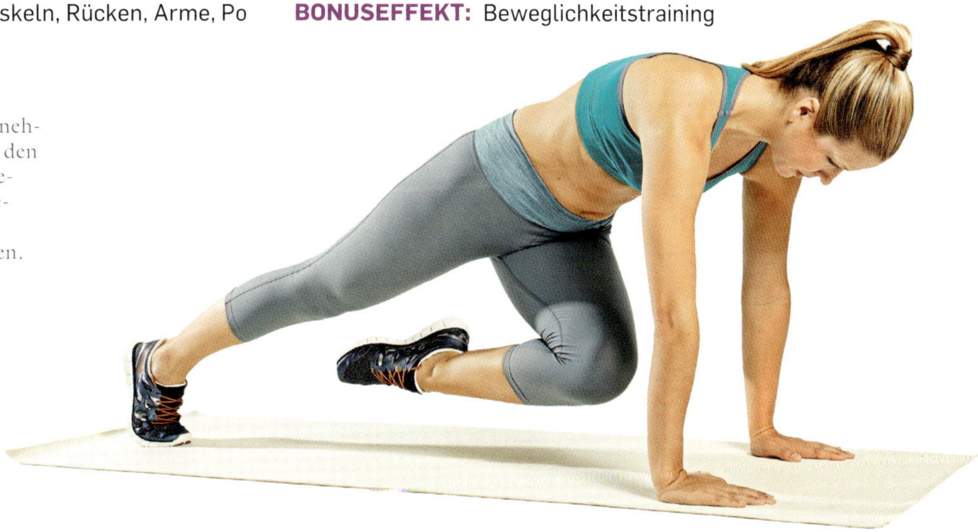

B

- Den linken Fuß wieder absetzen und das rechte Knie zum linken Ellbogen führen.

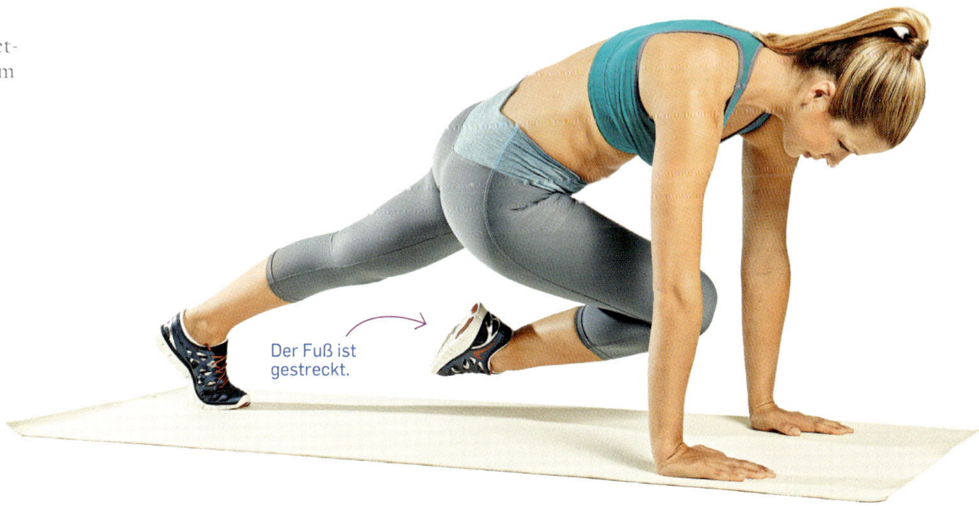

Zum Kennenlernen: Führen Sie die Bewegung im Unterarmstütz aus.

Zur Steigerung: Bauen Sie zwischen jedem Kniezug einen Liegestütz ein.

Kleine Hilfsmittel für größere Effekte: Auf dem Sofa oder dem Bett wird die Übung noch intensiver, da die Haltemuskulatur stärker beansprucht wird, um Sie in der Balance zu halten.

Kräftiger Rumpf

Bergsteigerin

FORMT: Bauch, Rücken, Oberschenkel, Waden, Po, Arme

BONUSEFFEKT: Beweglichkeits- und Herz-Kreislauf-Training

A

- Eine Liegestützposition einnehmen: Die Hände sind unter den Schultern, der Rücken ist gerade und der Bauch ist angespannt. Jetzt das linke Knie zum linken Ellbogen führen.

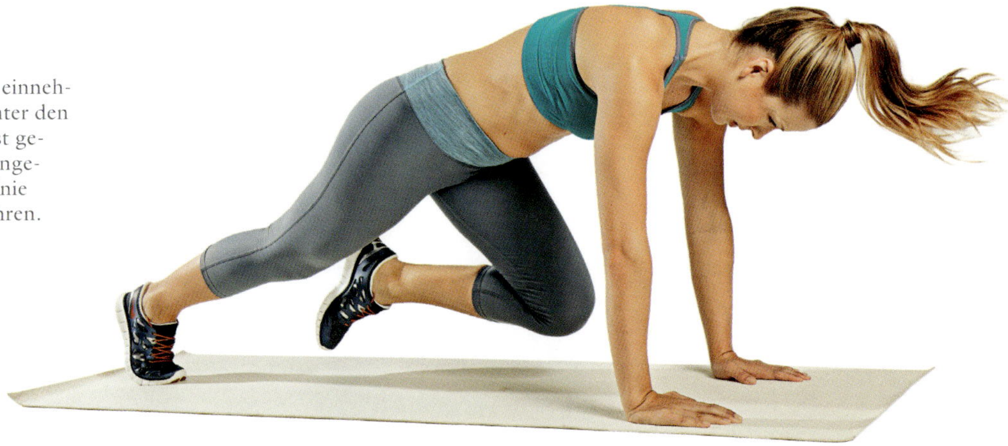

B

- Das linke Bein strecken und den Fuß wieder absetzen. Das rechte Knie zum rechten Knie ziehen. Zügig wiederholen.

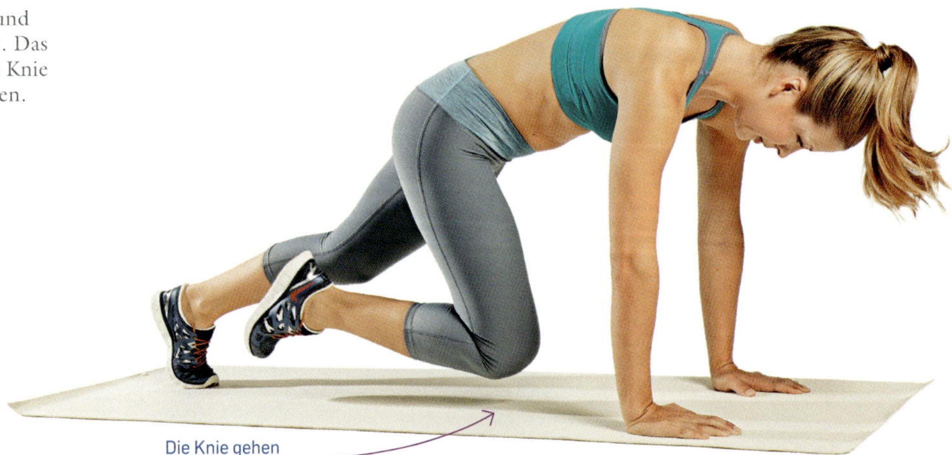

Die Knie gehen gerade nach vorn zu den Ellbogen.

Zum Kennenlernen: Verzichten Sie auf das hohe Tempo und arbeiten Sie in Ruhe.

Zur Steigerung: Erhöhen Sie nach jeder vierten Wiederholung das Tempo für zwei Beinzüge um das Doppelte.

Lange Froschsprünge

FORMEN: Bauch, Rücken, Po, Oberschenkel, Waden, Arme

BONUSEFFEKT: Beweglichkeits- und Herz-Kreislauf-Training

A

- Eine Liegestützposition einnehmen: Die Hände sind unter den Schultern, der Rücken ist gerade und der Bauch ist angespannt.

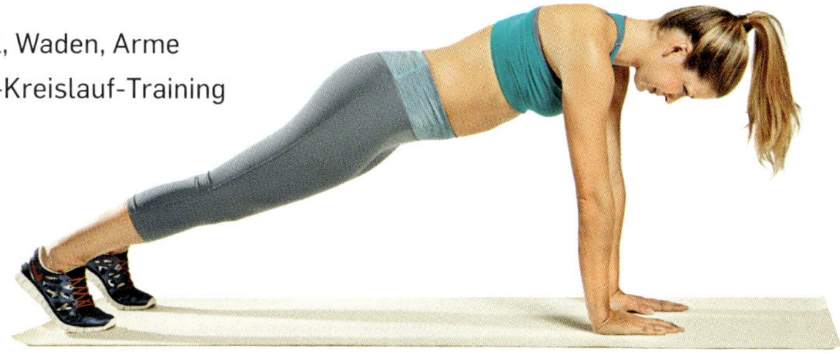

B

- Das Gewicht auf die Hände verlagern und mit beiden Füßen explosiv vom Boden abdrücken.

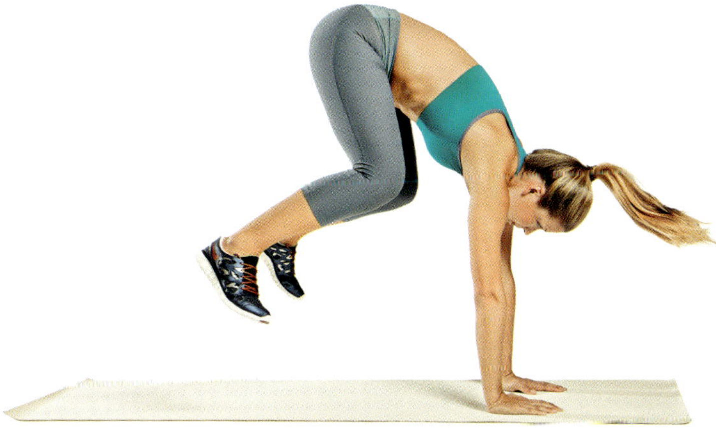

C

- Die Füße landen außen neben den Händen. Sofort zurück in die Liegestützposition springen.

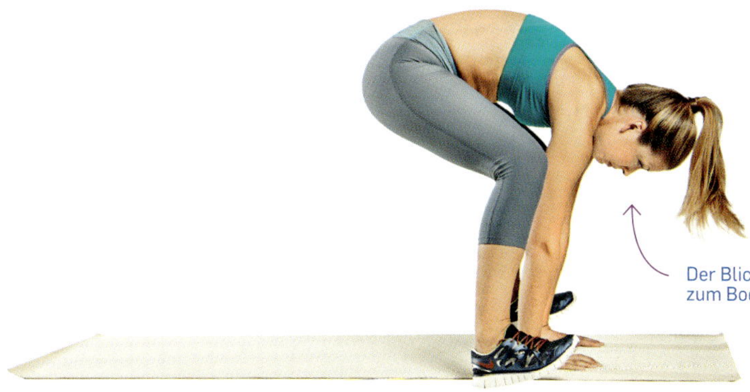

Zum Kennenlernen: Setzen Sie die Füße nacheinander neben den Händen auf.

Zur Steigerung: Erhöhen Sie das Tempo.

Kräftiger Rumpf

Armsteigen

FORMT: Bauch, Rücken, Arme, Brust, Po

A

- Eine Unterarmstütz-Position einnehmen. Die Unterarme liegen dazu auf dem Boden auf, die Ellbogen sind unter den Schultern, der Rücken ist gerade und der Bauch ist fest angespannt.

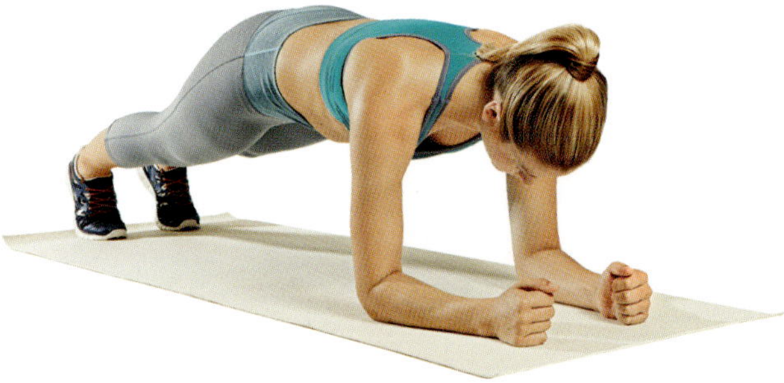

B

- Die linke Handfläche unterhalb der Schulter aufsetzen.

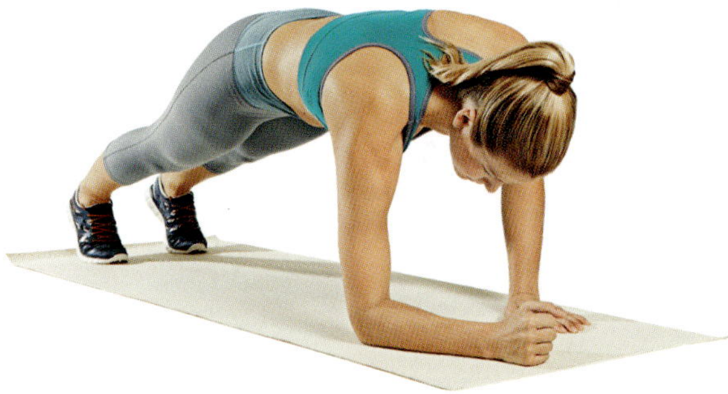

C

- Die rechte Handfläche ebenfalls aufsetzen und den Körper in die Liegestützposition hochdrücken.

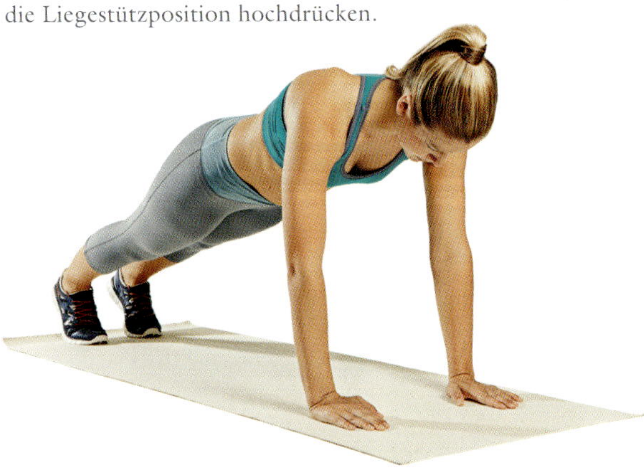

D

- Auf den linken Unterarm absenken, den rechten nachziehen. Den Ablauf zügig wiederholen.

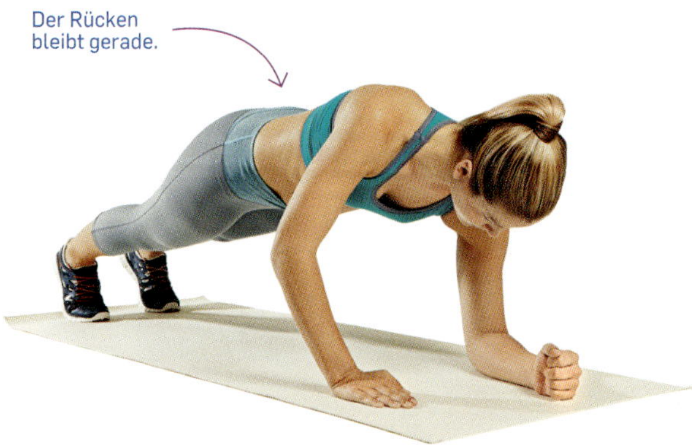

Zum Kennenlernen: Führen Sie die Übung auf den Knien aus.

Zur Steigerung: Setzen Sie die Füße auf einer Erhöhung wie einem schweren Bücherstapel ab.

Kleine Hilfsmittel für größere Effekte: Legen Sie sich ein Kissen auf den Rücken und achten Sie darauf, dass es nicht herunterfällt. So stellen Sie sicher, dass der Oberkörper gerade bleibt und nicht zur Seite kippt.

Zwei-Punkt-Unterarmstütz

FORMT: Bauch, Rücken, Schulter, Oberschenkel, Waden, Po

BONUSEFFEKT: Koordinations- und Balancetraining

A

- In die Unterarmstütz-Position gehen. Die Unterarme liegen dazu auf dem Boden auf, die Ellbogen sind unter den Schultern, der Rücken ist gerade und der Bauch unter Spannung.

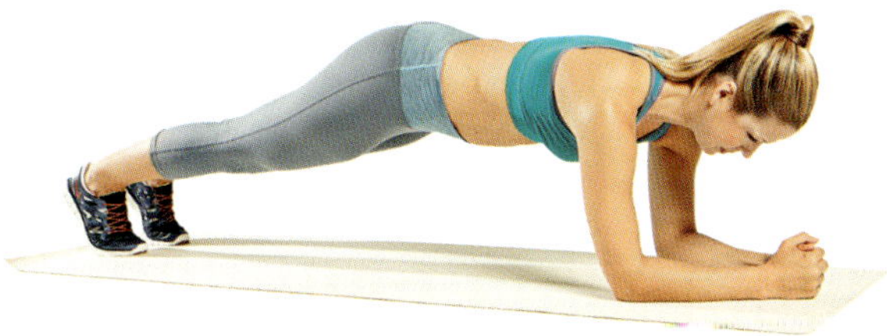

B

- Den linken Arm nach vorn ausstrecken und gleichzeitig das rechte Bein gestreckt anheben.

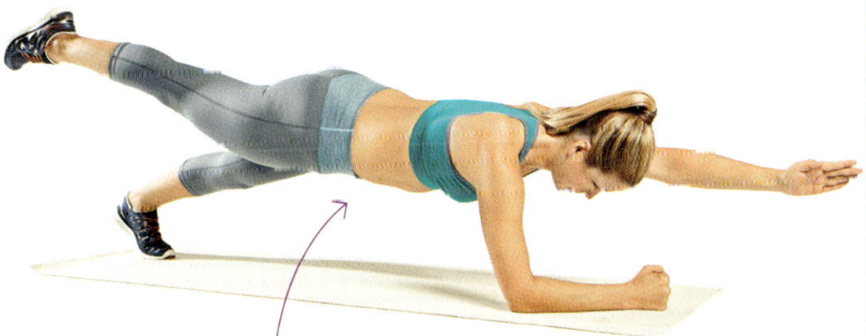

Ziehen Sie den Bauchnabel in Richtung Wirbelsäule.

Zum Kennenlernen: Heben Sie nur ein Bein beziehungsweise einen Arm an.

Zur Steigerung: Führen Sie das angehobene Knie und den Ellbogen unter dem Bauch zusammen.

Tuchschieben

FORMT: Bauch, Rücken, Schultern

A

- Ein Handtuch so falten, dass Ihre Hände gerade darauf Platz finden. Auf einem glatten Untergrund (zum Beispiel Parkett) in den Vierfüßlerstand gehen und die Handflächen auf das Tuch setzen.

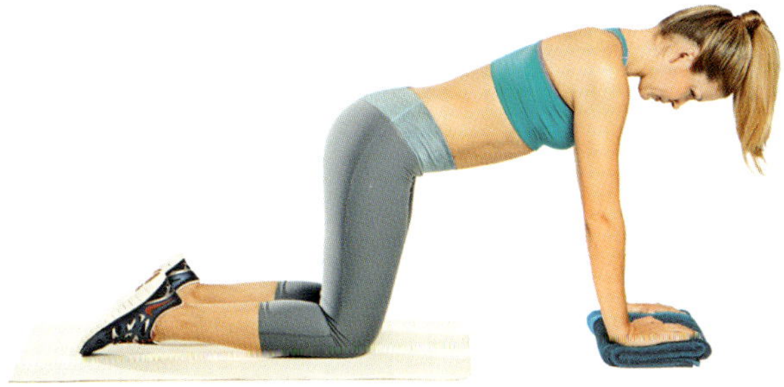

B

- Das Tuch mit gleichmäßigem Druck nach vorn schieben, bis Sie eine deutliche Spannung im Rumpf spüren. Beine und Po bewegen sich nicht mit. Kurz halten und das Handtuch zurück unter die Schultern ziehen.

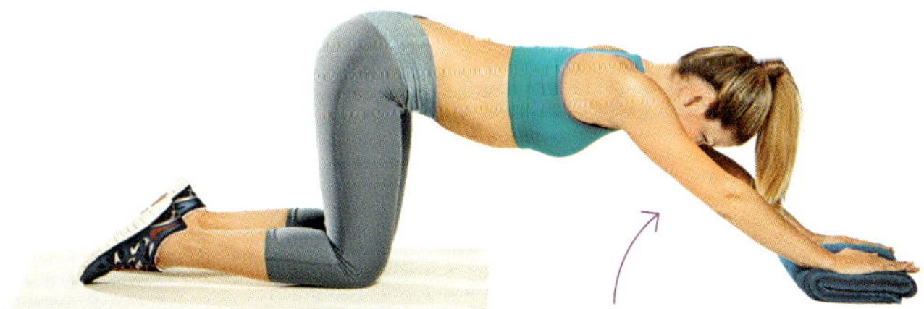

Die Arme sind gestreckt.

Zum Kennenlernen: Schieben Sie das Handtuch nur wenige Zentimeter nach vorn.

Zur Steigerung: Nehmen Sie den Po mit nach vorn. So ruht noch mehr Gewicht auf den Händen.

Kleine Hilfsmittel für größere Effekte: Je glatter der Boden ist, desto härter müssen Sie arbeiten, um wieder in die Ausgangsposition zurückzukehren.

Kräftiger Rumpf

Raupe

FORMT: Bauch, Rücken, Arme

BONUSEFFEKT: Beweglichkeitstraining

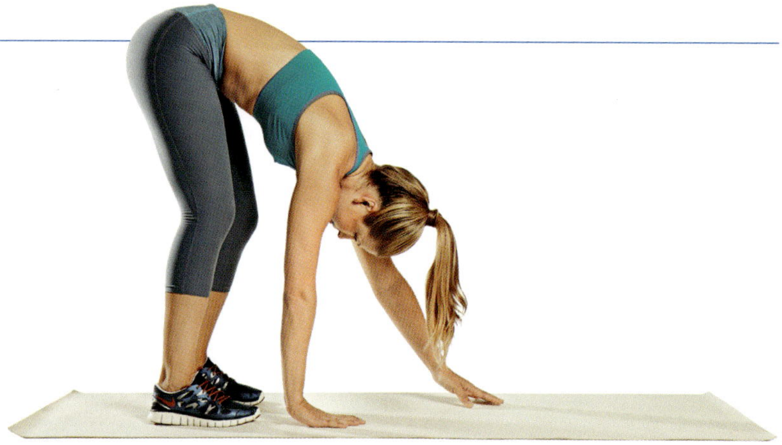

A

- Enger Stand. Den Oberkörper vorbeugen, bis die Hände den Boden berühren. Die Knie dazu leicht anwinkeln.

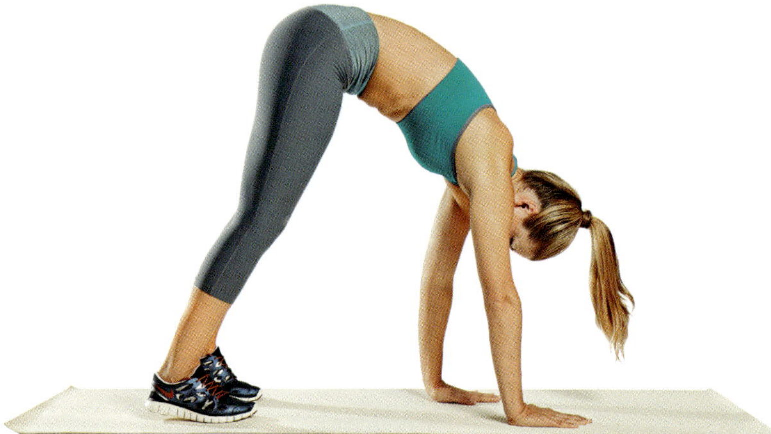

B

- Mit den Händen einige „Schritte“ nach vorn setzen, die Füße bleiben in der Ausgangsposition.

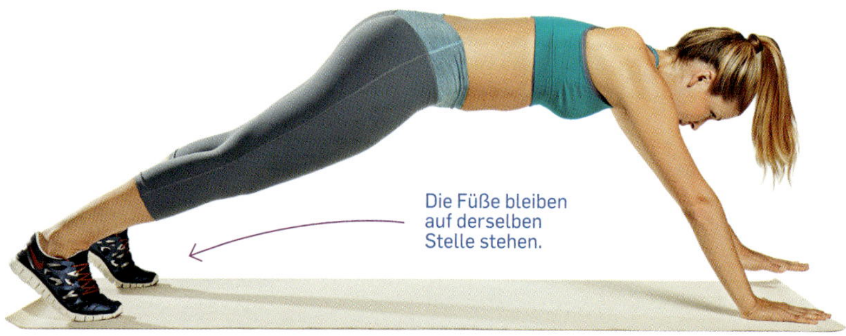

C

- So weit nach vorn „wandern“, wie Sie die Körperspannung halten können. Dann zurück in die Ausgangsposition gehen, indem Sie sich mit den Händen dem Körper wieder nähern.

Zum Kennenlernen: Beugen Sie die Beine in Position A, um den Boden leichter erreichen zu können.

Zur Steigerung: Führen Sie die Übung auf einem Fuß aus. Den anderen strecken Sie so weit wie möglich nach hinten.

Gekreuztes Brett

FORMT: Bauch, Rücken, Po

BONUSEFFEKT: Beweglichkeitstraining

A

- Eine Liegestützposition einnehmen: Die Hände sind unter den Schultern, der Rücken ist gerade und der Bauch ist angespannt.

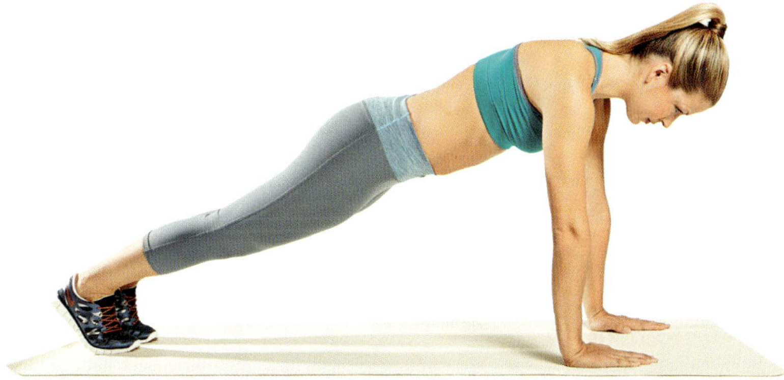

B

- Den linken Fuß vom Boden lösen und unter dem Körper auf die rechte Seite führen. Die äußere Fußkante kurz aufstellen. Die Zehen zum Schienbein ziehen.

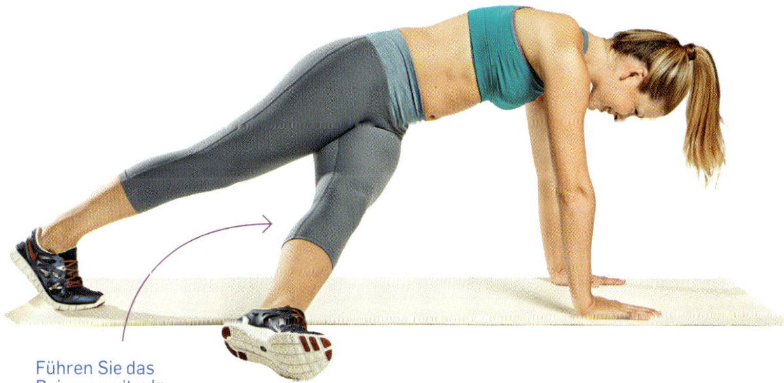
Führen Sie das Bein so weit wie möglich in Richtung der Arme.

C

- Zurück zur Ausgangsposition und dann sofort das rechte Bein auf die linke Seite führen.

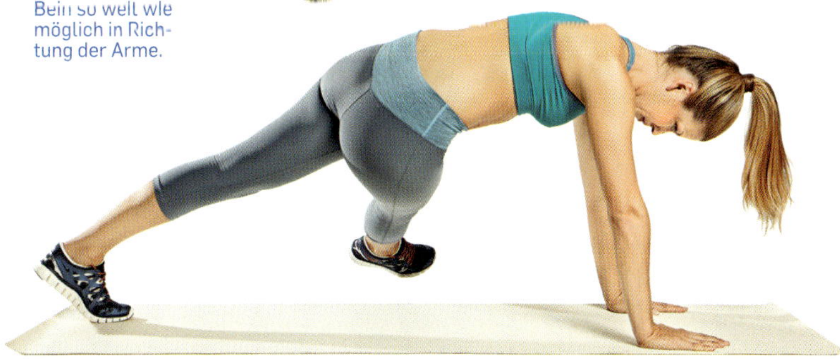

Zum Kennenlernen: Führen Sie die Übung im Unterarmstütz aus.

Zur Steigerung: Bauen Sie zwischen jedem Beinwechsel einen Liegestütz ein.

Kräftiger Rumpf

Angehobenes gekreuztes Brett

FORMT: Bauch, Rücken, Po

A

- Eine Liegestützposition einnehmen: Die Hände sind direkt unter den Schultern, der Rücken ist gerade und der Bauch ist angespannt.

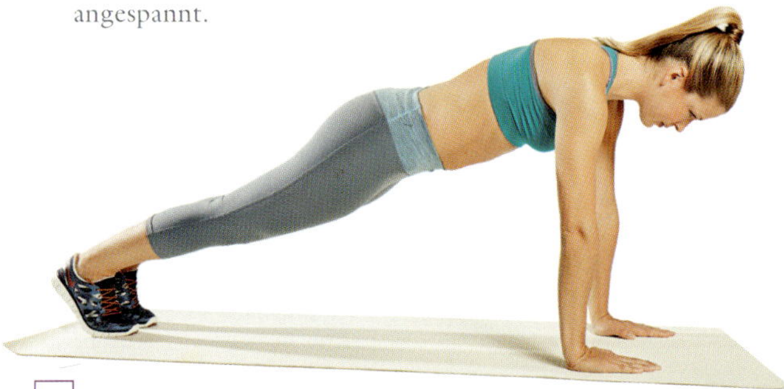

B

- Den linken Fuß vom Boden lösen und unter dem Körper auf die rechte Seite führen. Den Fuß nicht abstellen, sondern in der Luft halten. Zurück zur Ausgangsposition und zur anderen Seite wiederholen.

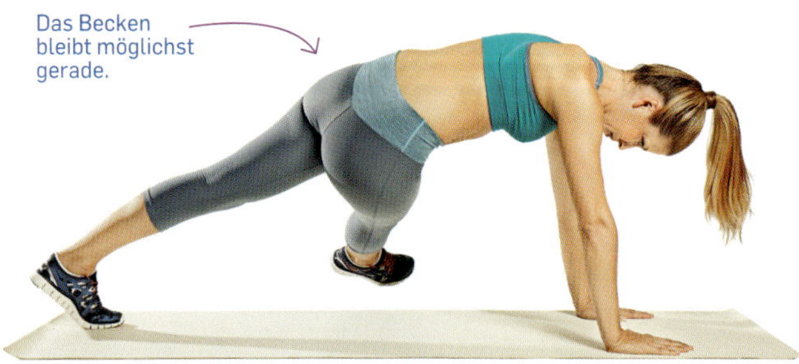
Das Becken bleibt möglichst gerade.

Zum Kennenlernen: Führen Sie den angehobenen Fuß nur ein kleines Stück auf die andere Seite.

Zur Steigerung: Heben und senken Sie den angehobenen Fuß mit kleinen Bewegungen.

Gekreuztes Zwei-Punkt-Brett

FORMT: Bauch, Rücken, Arme, Oberschenkel

BONUSEFFEKT: Koordination, Balance

A

- Eine Liegestützposition einnehmen: Die Hände sind direkt unter den Schultern, der Rücken ist gerade.

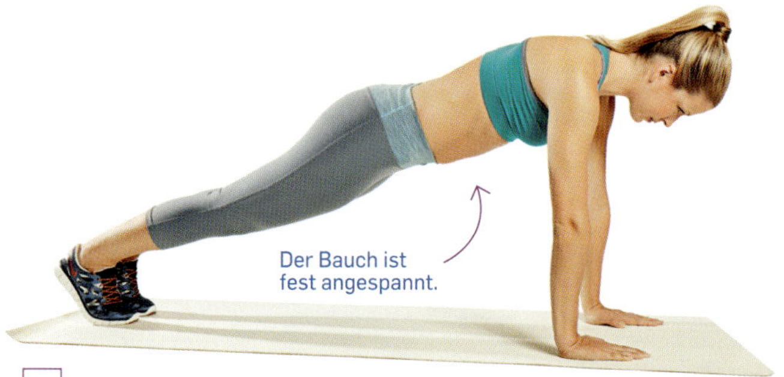
Der Bauch ist fest angespannt.

B

- Den linken Fuß vom Boden lösen und unter dem Körper auf die rechte Seite führen. Den Fuß nicht absetzen, sondern in der Luft halten. Gleichzeitig den rechten Arm lösen und unter dem Körper auf die linke Seite führen. Zurück zur Ausgangsposition, die Seite wechseln und wiederholen.

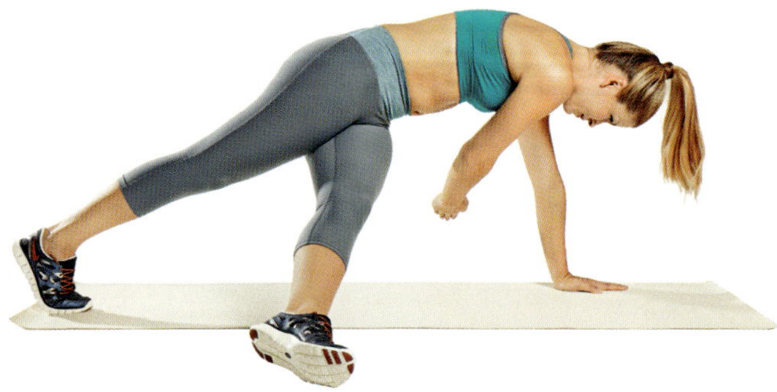

Zur Steigerung: Lassen Sie den angehobenen Fuß und die angehobene Hand leicht nach oben und unten wippen.

Aufgedrehtes Brett

FORMT: Bauch, Rücken, Arme

BONUSEFFEKT: Koordinationstraining

A

- Eine Liegestützposition einnehmen: Die Hände sind unter den Schultern, der Rücken ist gerade und der Bauch ist angespannt.

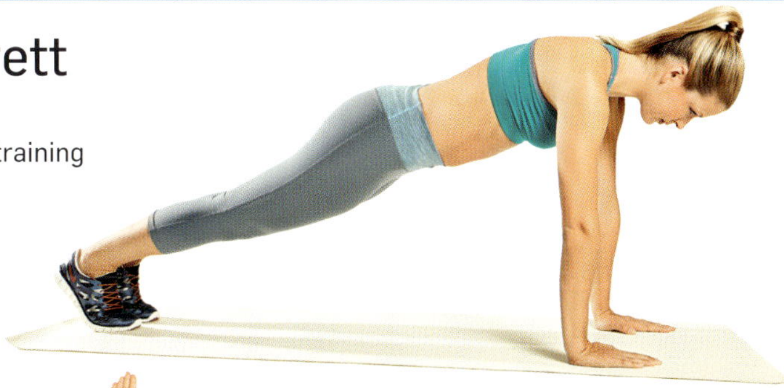

B

- Den linken Fuß anheben und unter dem rechten Unterschenkel hindurch auf die rechte Seite führen. Den Fuß absetzen. Gleichzeitig den gesamten Körper um die eigene Längsachse nach rechts aufdrehen, bis der Rücken zum Boden zeigt. Dabei die rechte Hand lösen und neben dem Kopf nach oben strecken.

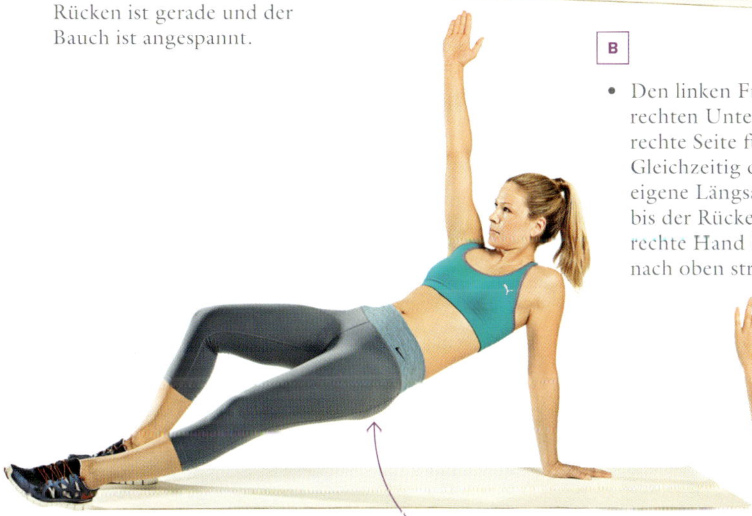

C

- Über die Ausgangsposition die Übung zur anderen Seite wiederholen.

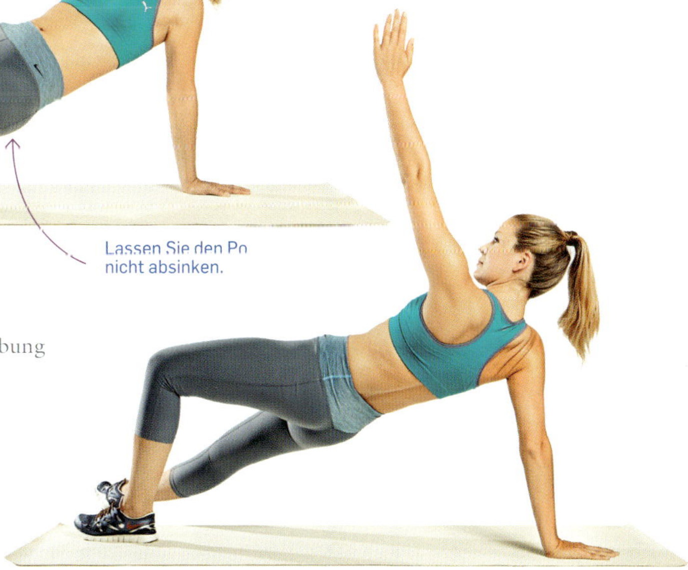

Zum Kennenlernen: Führen Sie die Übung auf den Unterarmen aus.

Zur Steigerung: Kicken Sie mit dem angehobenen Bein dynamisch nach vorn und drehen Sie sich sofort zur anderen Seite, ohne den Fuß abzusetzen.

Beckenbodentraining to go

Nicht nur eine Schwangerschaft, auch viel Stress und häufiges Sitzen können die Beckenbodenmuskeln schwächen. Das zeigt sich auch bei jüngeren Frauen daran, dass unter hohen Belastungen wie beim Sport versehentlich einige Tropfen in die Hose gehen können. Folgende Übung beugt vor: Ahmen Sie die Muskelanspannung nach, die sonst dazu führt, den Harnstrahl zu unterbrechen – und das am besten fünfmal über den Tag verteilt. Dem *Journal of Sexual Medicine* zufolge lindert diese Übung sogar Angstzustände. Übrigens: Auch das Tragen von High Heels trainiert den Beckenboden! Eine Studie der Universität von Verona zeigte, dass ein Winkel von 15 Grad (was einem Absatz von sieben Zentimetern entspricht) die besagten Muskeln aktiviert.

Kräftiger Rumpf

Spidergirl

FORMT: Rücken, Bauch, Arme, Brust, Oberschenkel

A

- Eine Liegestützposition einnehmen: Die Hände sind unter den Schultern, der Rücken ist gerade und der Bauch ist angespannt.

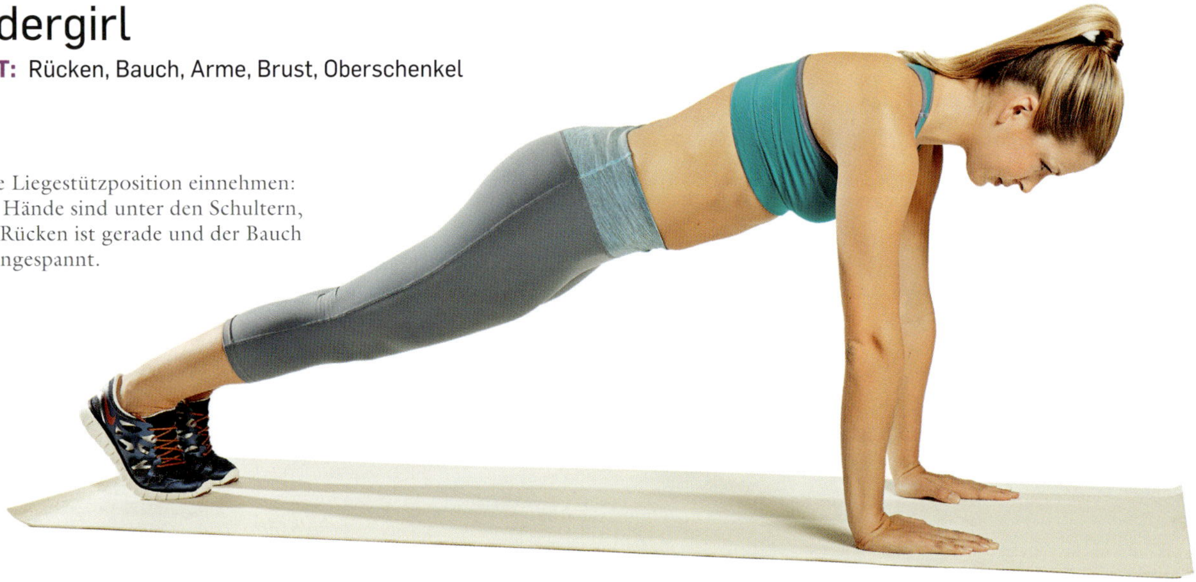

B

- Die Arme beugen und den Körper absenken – wie bei einem normalen Liegestütz. Gleichzeitig das rechte Knie über die Seite zum rechten Ellbogen ziehen. Den Fuß nicht absetzen. Die Arme wieder durchdrücken und den Fuß abstellen. Auf der anderen Seite wiederholen.

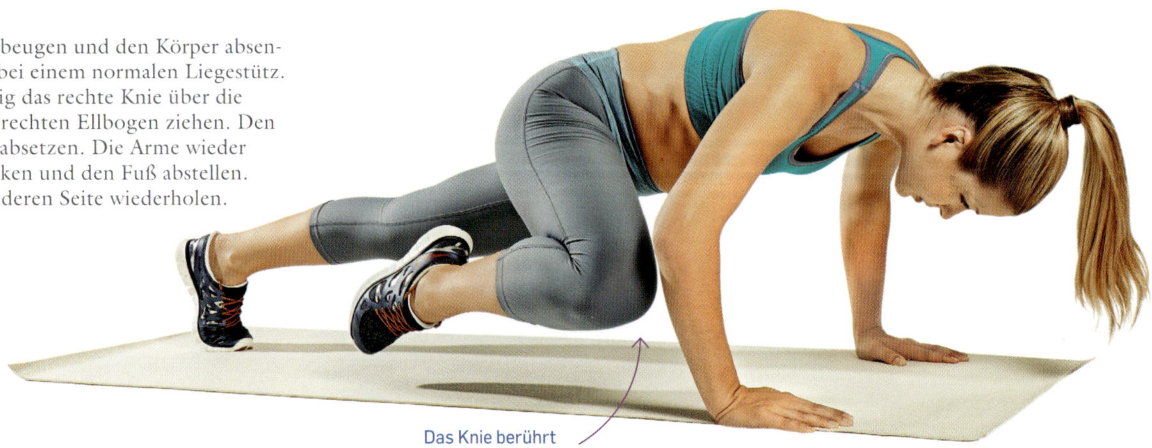

Zum Kennenlernen: Führen Sie die Übung auf den Unterarmen aus.

Zur Steigerung: Wandern Sie nach jeder Wiederholung mit Händen und Füßen einen Schritt nach vorn.

Skifahrerin

FORMT: Bauch, Rücken, Brust, Po, Arme

A

- Eine Liegestützposition einnehmen: Die Hände sind unter den Schultern, der Rücken ist gerade und der Bauch ist angespannt. Die Beine schließen.

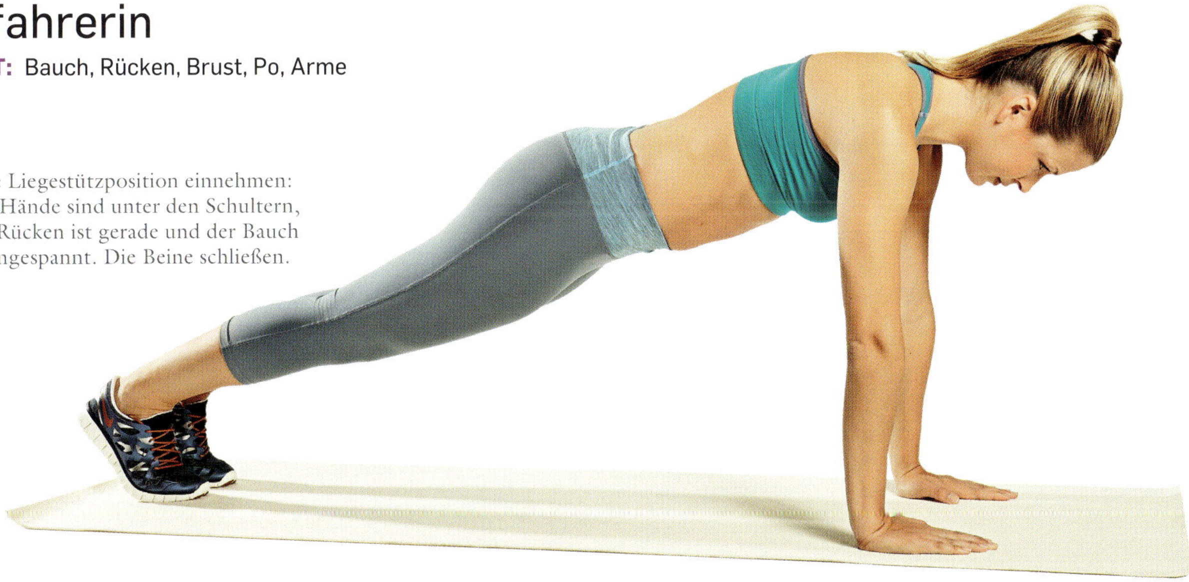

B

- Die Arme beugen und beide Knie in Richtung des rechten Ellbogens führen. Dazu den Körper seitlich einrollen. Den Körper wieder strecken und die Bewegung zur anderen Seite ausführen.

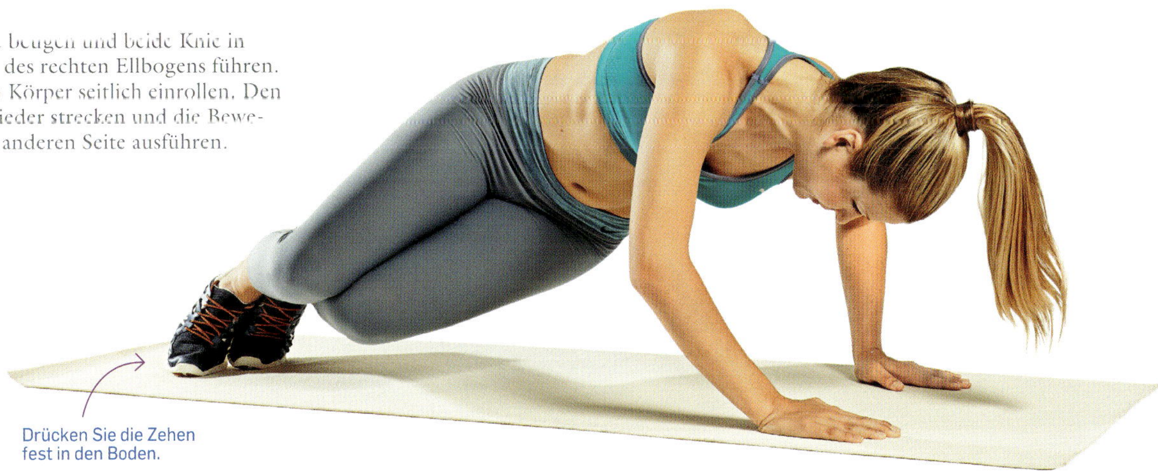

Zum Kennenlernen: Führen Sie die Beine geschlossen zur Seite, ohne die Arme zu beugen.

Zur Steigerung: Ziehen Sie in der seitlichen Position das obere Knie noch weiter in Richtung des Arms. Die Beine erst zusammenführen, wenn Sie zur Ausgangsstellung zurückkehren.

Kräftiger Rumpf

Dynamische Brücke

FORMT: Bauch, Rücken, Arme

A

- In den Unterarmstütz gehen.

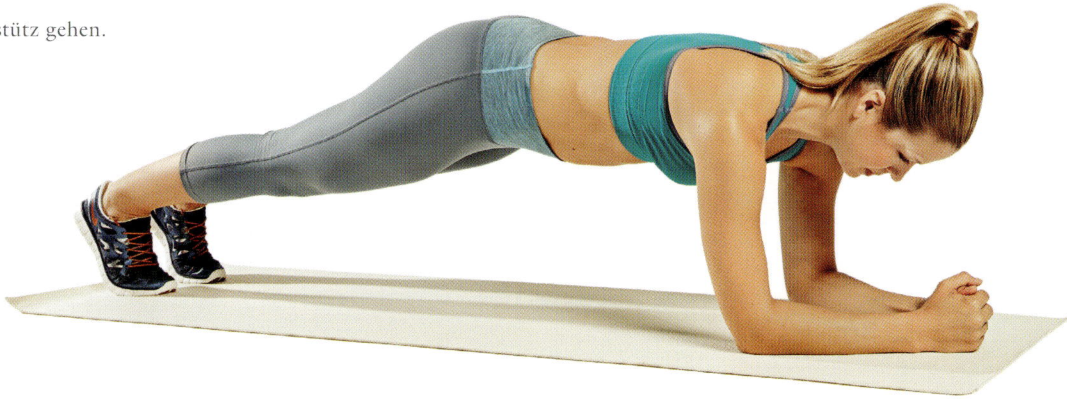

B

- Das Gewicht auf den rechten Unterarm und den linken Fuß verlagern. Den linken Ellbogen und das rechte Knie unter dem Bauch zusammenführen. Arm und Bein wieder ausstrecken, dann erst absetzen und mit dem rechten Ellbogen und dem linken Knie wiederholen.

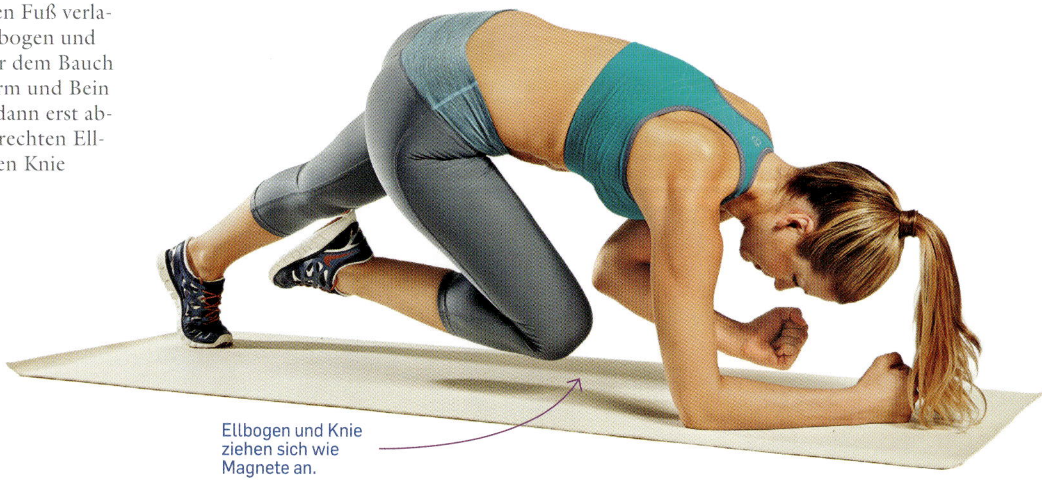

Zum Kennenlernen: Führen Sie den Ablauf auf den Knien aus.

Zur Steigerung: Arm und Bein nach vorn beziehungsweise hinten ausstrecken. Erst nach dem Absolvieren der vorgegebenen Wiederholungen absetzen und die Seiten wechseln.

Seitstütz

FORMT: Taille, Rücken, Schulter

Ausführung

- Auf die rechte Seite legen und die Beine ausstrecken. Den rechten Unterarm auf dem Boden aufstützen, sodass sich der rechte Ellbogen unter der Schulter befindet. Die linke Hand in die Hüfte stützen. Das Gewicht auf den Unterarm verlagern und den gesamten Körper anheben, bis er eine Linie bildet. Die Position halten.

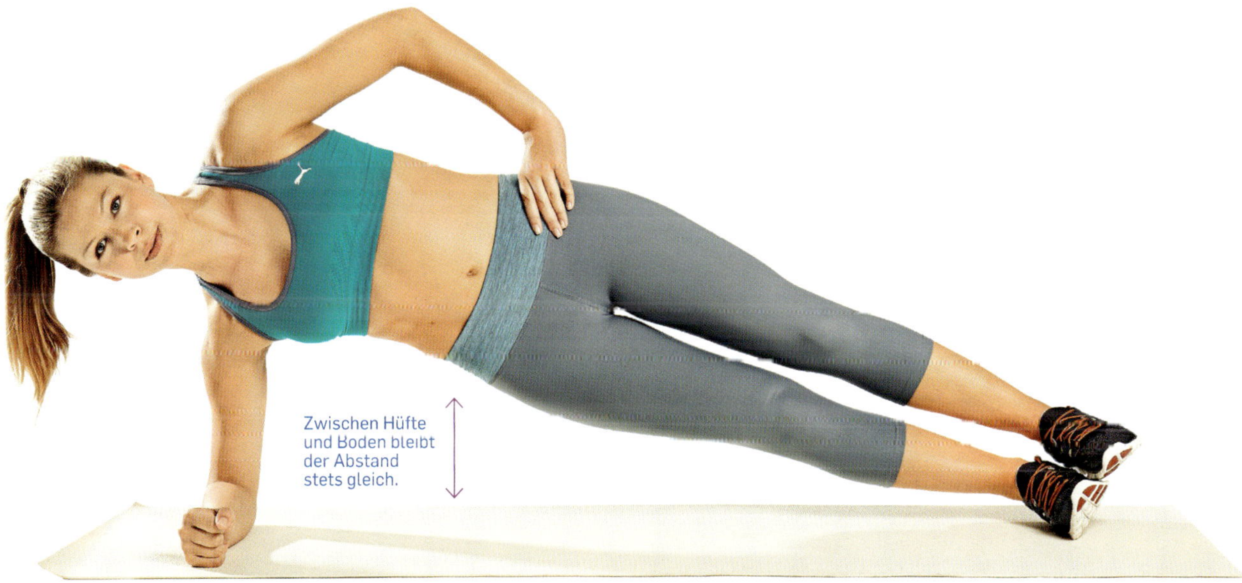

Zum Kennenlernen: Winkeln Sie in der Seitenlage die Unterschenkel nach hinten an und heben Sie aus dieser Position heraus nur den Oberkörper und die Oberschenkel an.

Zur Steigerung: Strecken Sie den oberen Arm senkrecht nach oben aus und heben Sie das obere Bein an.

Eingedrehter Seitstütz

FORMT: Arme, Taille, Rücken

A

- Auf die rechte Seite legen und die Beine ausstrecken. Den rechten Unterarm auf dem Boden aufstützen, sodass sich der rechte Ellbogen unter der Schulter befindet. Den linken Fuß vor dem rechten auf der Innenkante aufsetzen. Den linken Arm senkrecht nach oben strecken. Das Gewicht auf den Unterarm verlagern und den gesamten Körper anheben, bis er eine Linie bildet.

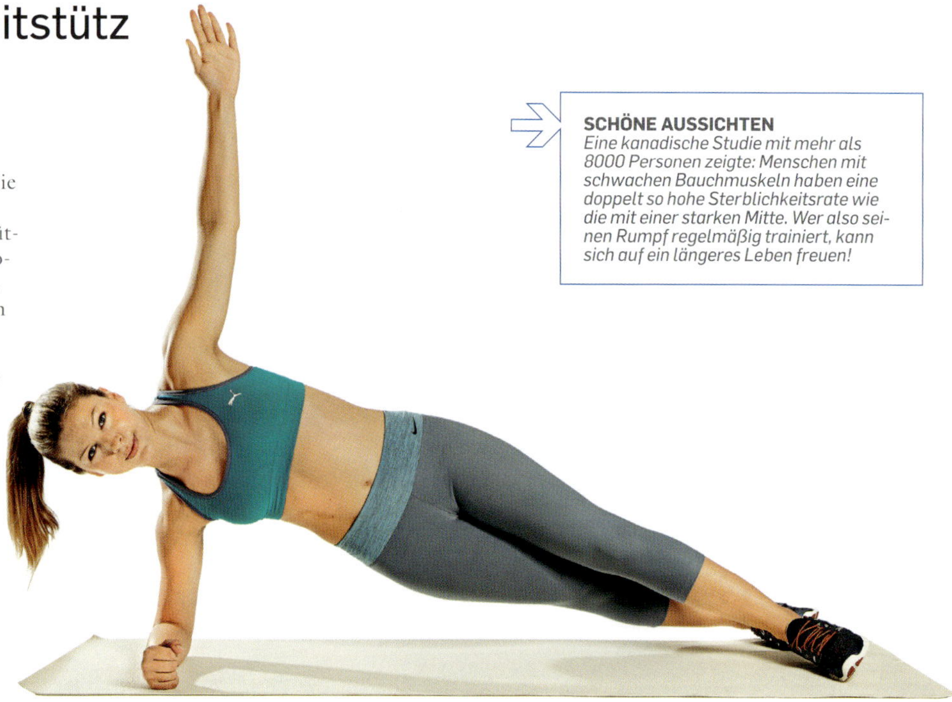

SCHÖNE AUSSICHTEN
Eine kanadische Studie mit mehr als 8000 Personen zeigte: Menschen mit schwachen Bauchmuskeln haben eine doppelt so hohe Sterblichkeitsrate wie die mit einer starken Mitte. Wer also seinen Rumpf regelmäßig trainiert, kann sich auf ein längeres Leben freuen!

B

- Den linken Arm unter der Brust so weit wie möglich auf die andere Körperseite führen, dazu den Körper über die Zehen um die eigene Längsachse drehen. Wieder aufdrehen. Nach den vorgegebenen Wiederholungen die Übung mit dem rechten Arm auf der linken Seite wiederholen.

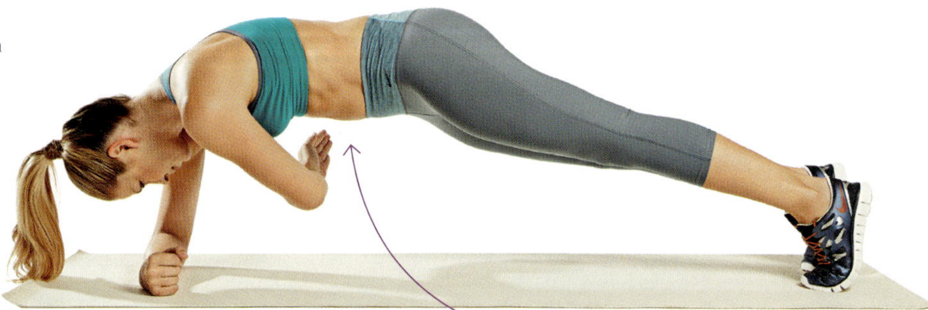

Zum Kennenlernen: Verzichten Sie auf das weite Eindrehen des Arms unter dem Körper und drehen Sie sich so weit wie möglich mit dem Bauch in Richtung Boden.

Zur Steigerung: Stützen Sie sich mit der Hand statt des Unterarms auf dem Boden auf.

Seitstütz mit Knieanziehen

FORMT: Arme, Taille, Rücken, Bauch, Beine

Ausführung

- Auf die linke Seite legen und die Beine ausstrecken. Den linken Unterarm auf dem Boden aufstützen, sodass sich der linke Ellbogen unter der Schulter befindet. Die rechte Hand in die Hüfte stützen. Das Gewicht auf den Unterarm verlagern und den gesamten Körper anheben, bis er eine Linie bildet. In dieser Position das linke Bein anwinkeln und in der Luft halten. Nach Ablauf der vorgegebenen Belastungszeit die Übung auf der rechten Seite wiederholen.

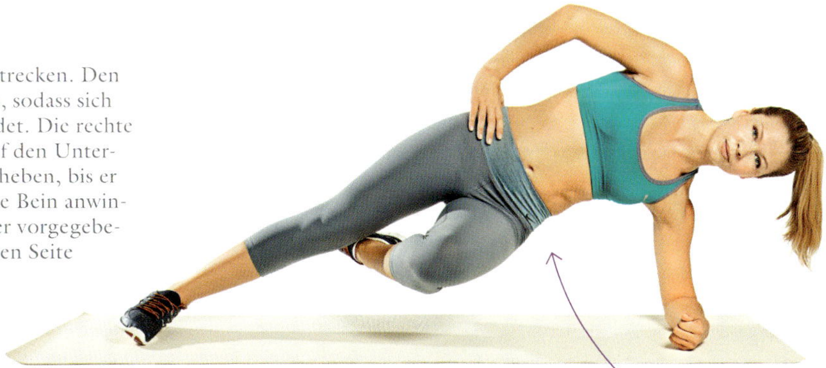

Die Hüfte trotzt während der gesamten Zeit der Schwerkraft.

Zum Kennenlernen: Halbieren Sie die vorgegebene Belastungszeit.

Zur Steigerung: Strecken Sie den oberen Arm senkrecht in die Luft.

Gestützte Wechselsprünge

FORMEN: Taille, Bauch, Rücken, Arme, Schultern **BONUSEFFEKT:** Koordinationstraining

A

- Mit gestreckten Beinen auf die linke Seite legen. Den linken Unterarm aufstützen, sodass sich der Ellbogen unter der Schulter befindet. Die rechte Hand in die Hüfte stützen. Das Gewicht auf den Unterarm verlagern und den Körper auf eine Linie anheben. Den oberen Fuß hinter dem unteren Fuß auf der Innenkante ablegen.

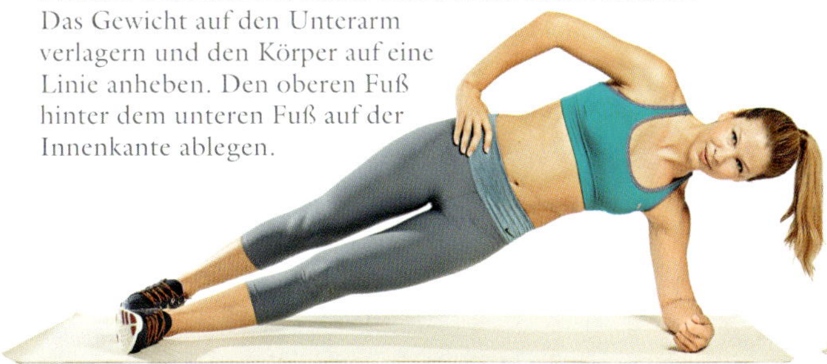

B

- Explosiv mit beiden Fußkanten vom Boden abdrücken und die Fußstellung in der Luft wechseln. Der Unterarm arbeitet mit, indem er ebenfalls fest in den Boden drückt. Zügig wiederholen. Nach Ablauf der vorgegebenen Belastungszeit die Übung auf der rechten Seite erneut ausführen.

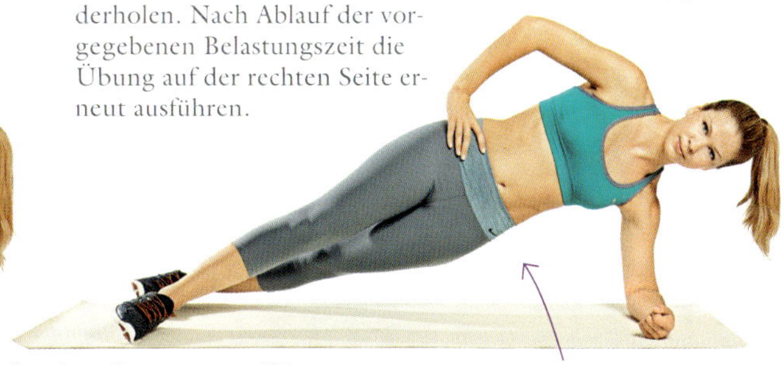

Die Hüfte sinkt auch im Sprung nicht ab.

Zum Kennenlernen: Halten Sie die Stützphase, ohne die Wechselsprünge auszuführen.

Zur Steigerung: Strecken Sie den oberen Arm senkrecht hoch.

Kräftiger Rumpf

Umgekehrtes Brett

FORMT: Arme, Bauch, Rücken, Po

A

- Mit gestreckten Beinen auf den Boden setzen. Die Hände hinter dem Po aufstützen. Den Po so weit anheben, dass der Körper eine gerade Linie bildet.

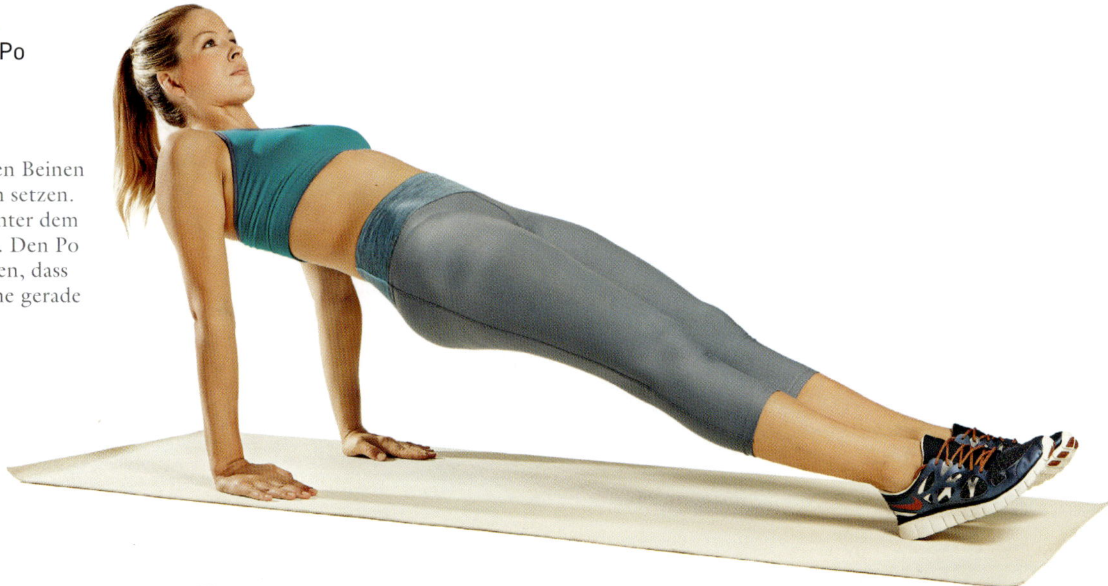

B

- Das linke Bein so hoch es geht anheben, ohne dass die Hüfte absinkt. Kurz halten, dann absetzen und das rechte Bein anheben.

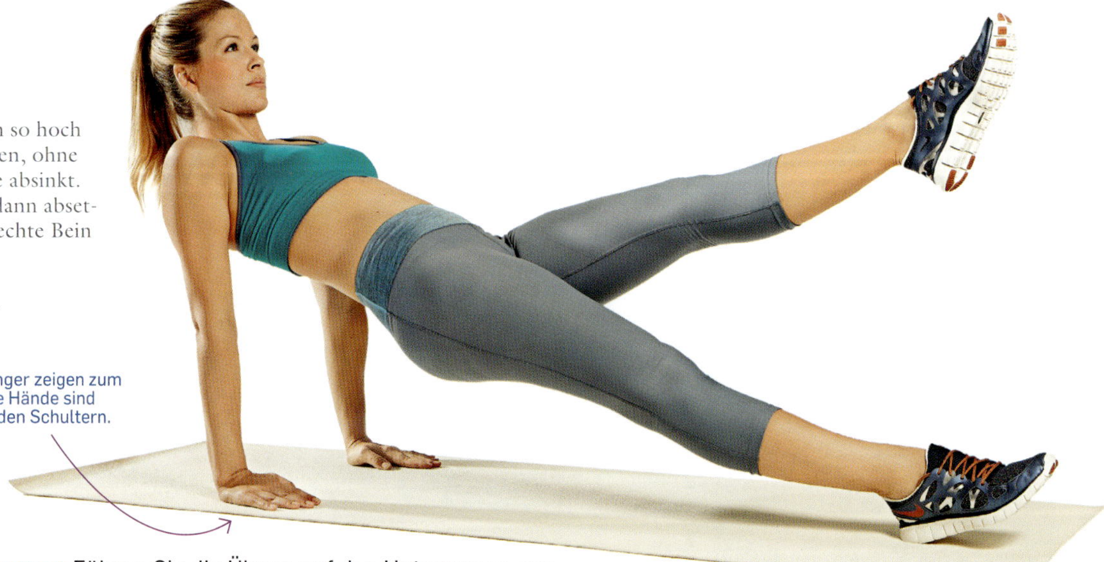
Die Finger zeigen zum Po. Die Hände sind unter den Schultern.

Zum Kennenlernen: Führen Sie die Übung auf den Unterarmen aus.

Zur Steigerung: Ziehen Sie das Knie des angehobenen Beins zur Brust.

Seitliches Aufdrehen

FORMT: Beine, Bauch, Rücken, Brust **BONUSEFFEKT:** Koordinationstraining, Dehnung

A

- Mit ausgestreckten Beinen auf die rechte Seite legen. Beide Arme auf Schulterhöhe nach vorn strecken. Nun beide Beine anheben, sodass sie parallel zueinander in der Luft stehen.

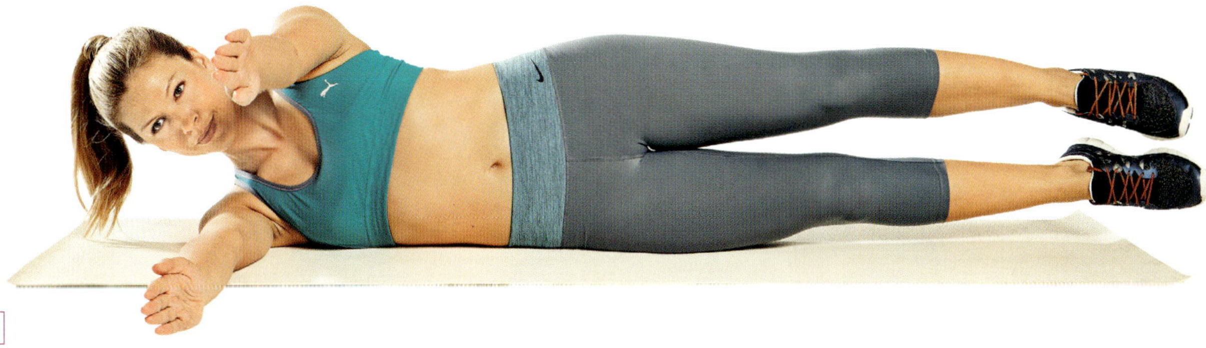

B

- Den oberen Arm nach hinten führen, der Blick folgt der Hand. Gleichzeitig das obere Bein so weit wie möglich nach vorn strecken. Achten Sie darauf, dabei nicht nach vorn oder hinten zu kippen. Zurück zur Ausgangsposition. Nach den vorgegebenen Wiederholungen die Übung auf der linken Seite wiederholen.

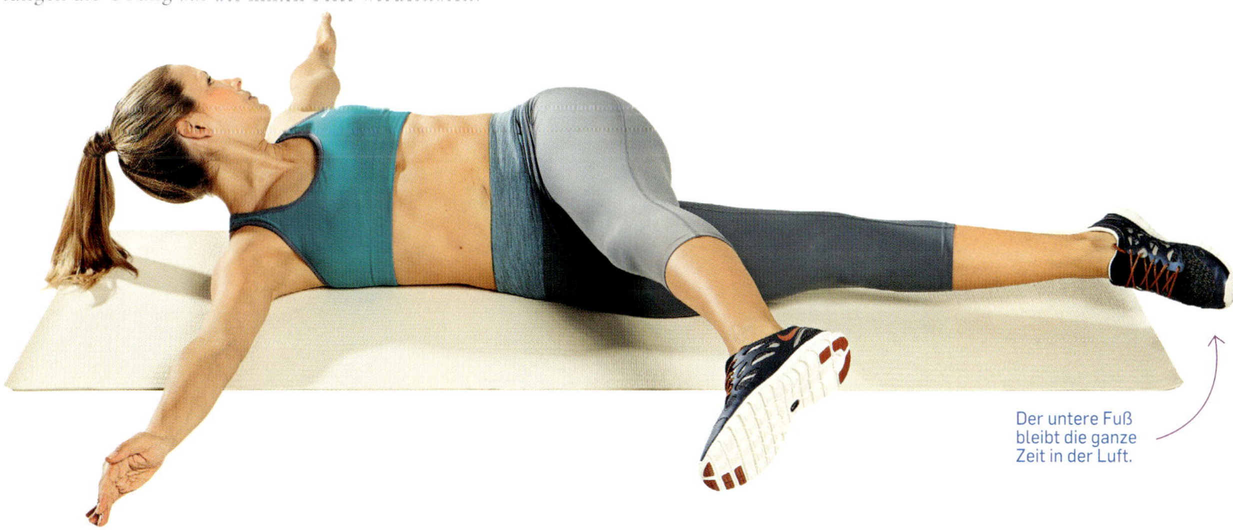
Der untere Fuß bleibt die ganze Zeit in der Luft.

Zum Kennenlernen: Winkeln Sie das untere Bein an, sodass ein 90-Grad-Winkel entsteht.

Zur Steigerung: Drehen Sie den oberen Fuß in Position B vom Boden weg.

Kräftiger Rumpf

Seitstütz mit Doppelzug

FORMT: Bauch, Rücken, Taille, Arme **BONUSEFFEKT:** Balancetraining

A

- Auf die linke Seite legen, die Beine ausstrecken und aufeinanderlegen. Den linken Unterarm auf dem Boden aufstützen, sodass sich der linke Ellbogen unter der Schulter befindet. Die rechte Hand in die Hüfte stützen. Das Gewicht auf den Unterarm verlagern und den gesamten Körper anheben, bis er eine Linie bildet. In dieser Position den rechten Arm neben dem Kopf halten.

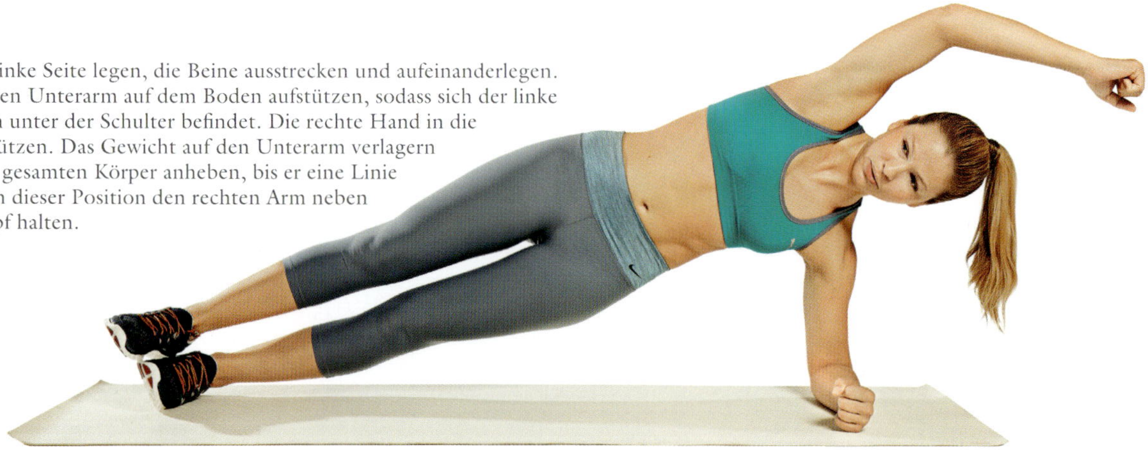

B

- Das rechte Knie und den rechten Ellbogen zusammenführen, ohne dabei nach vorn zu kippen. Beide wieder strecken, den Fuß jedoch nicht absetzen. Nach den vorgegebenen Wiederholungen die Übung auf der rechten Körperseite wiederholen.

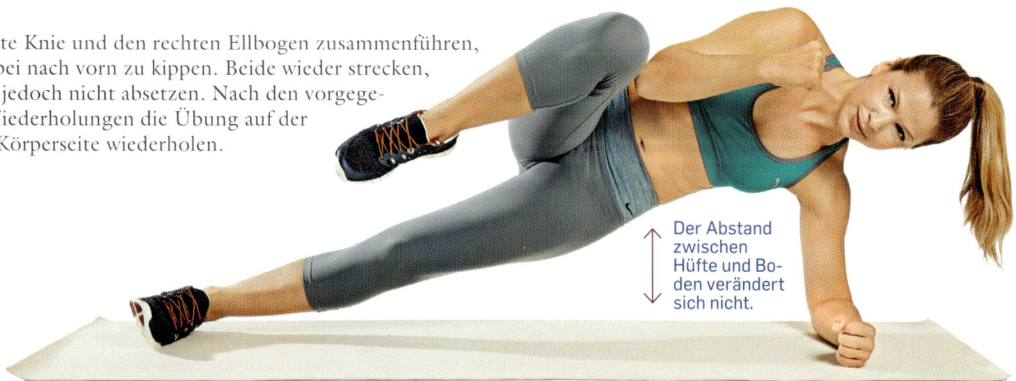

Zum Kennenlernen: Winkeln Sie in der Ausgangsposition die Unterschenkel nach hinten an und heben Sie nur die Oberschenkel zusammen mit dem Oberkörper an. Arbeiten Sie dann in dieser Position.

Zur Steigerung: Führen Sie Knie und Ellbogen seitlich und nicht vor dem Körper zusammen.

Lange Brücke

FORMT: Arme, Bauch, Rücken, Po, Oberschenkel

Ausführung

- Auf den Rücken legen, die Beine sind gestreckt. Die Unterarme unter dem Körper aufstützen und den Körper hochdrücken, bis er eine Linie bildet. Den Po dazu fest anspannen, der Blick geht zur Decke. Die Position halten.

RÜCKENSCHMERZEN ADE
Bei Patienten mit Rückenproblemen verringern sich die Beschwerden nach einem zehnwöchigen Rumpftraining um ein Drittel. Zu diesem Ergebnis kommt eine Studie der California State University. Lassen Sie es erst gar nicht so weit kommen und beugen Sie mit regelmäßigen Workouts vor!

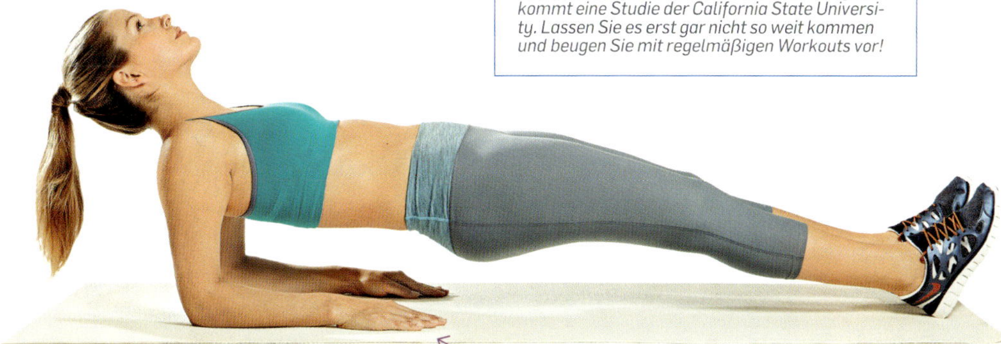

Die Finger zeigen zu den Fersen.

Zum Kennenlernen: Senken Sie den Po kurz etwas ab, ohne ihn ganz abzulegen.

Zur Steigerung: Wandern Sie mit den Unterarmen nach vorn und hinten, bewegen Sie die Fersen gegengleich mit.

Einbeinige Brücke

FORMT: Arme, Bauch, Rücken, Po, Oberschenkel

Ausführung

- Rückenlage, die Beine sind gestreckt. Die Unterarme unter dem Körper aufstützen und den Körper hochdrücken, bis er eine Linie bildet. Den Po dazu fest anspannen, der Blick geht zur Decke. Aus dieser Position heraus das linke Bein gestreckt nach oben anheben. Kurz halten. Wieder absetzen und mit dem anderen Bein wiederholen.

Die Zehen zeigen zum Schienbein.

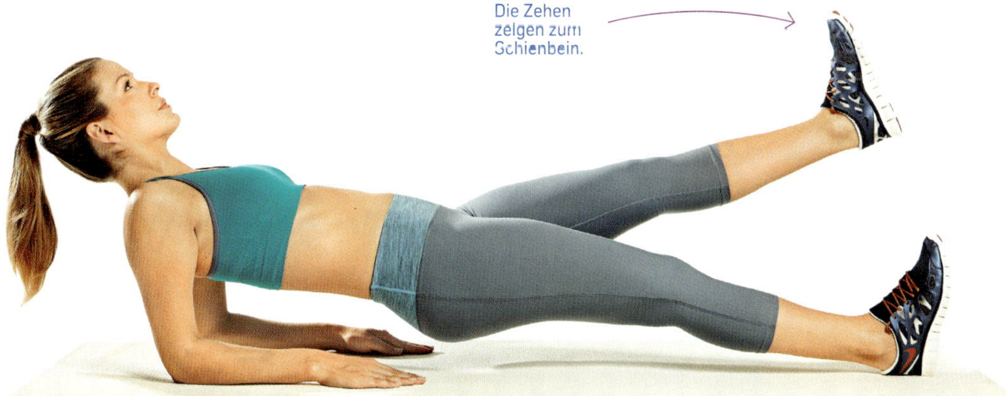

Zum Kennenlernen: Heben Sie das Bein nur ganz leicht an.

Zur Steigerung: Malen Sie mit dem angehobenen Fuß kleine Kreise in die Luft, ohne die Hüfte absinken zu lassen.

Kräftiger Rumpf

Seestern

FORMT: Bauch, Rücken

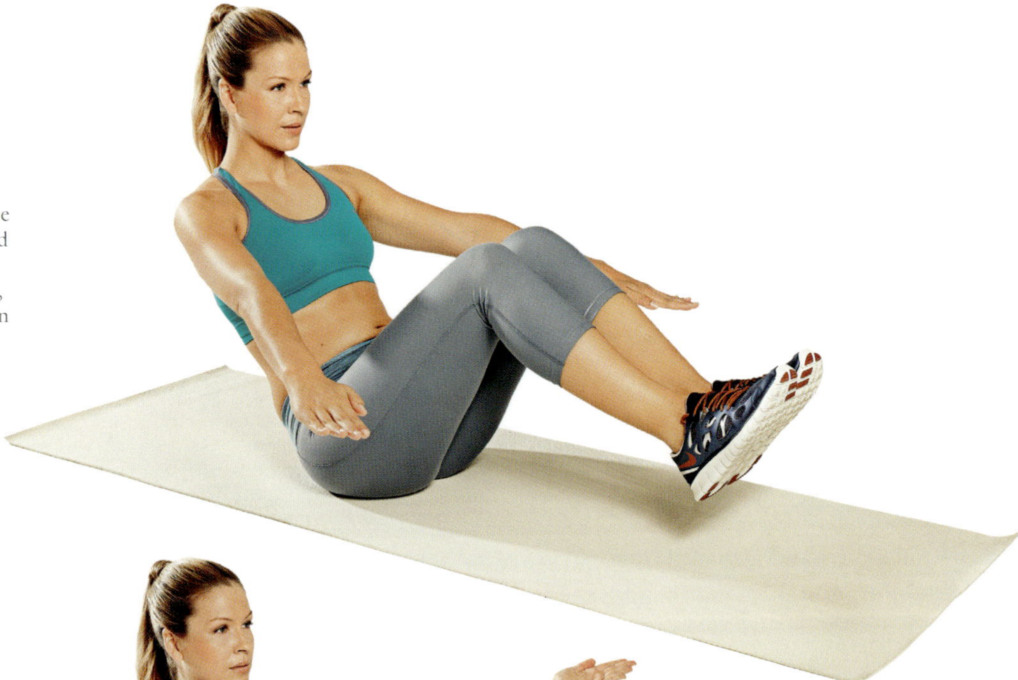

A

- Hinsetzen, die Füße bequem aufstellen. Die Arme nach vorn ausstrecken und halten. Den Oberkörper etwas nach hinten lehnen, die Füße vom Boden lösen und einige Zentimeter über dem Boden halten.

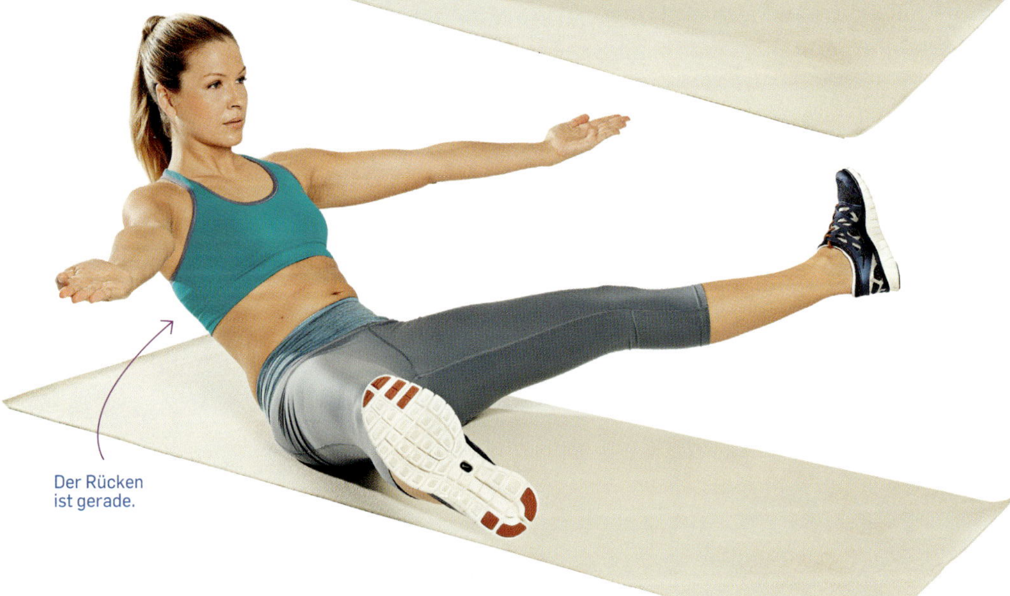

B

- Den Bauch fest anspannen, Arme und Beine seitlich ausstrecken. Die Zehen zu den Schienbeinen ziehen, die Handflächen zeigen nach oben. Kurz halten, dann zurück zur Ausgangsposition.

Zum Kennenlernen: Strecken Sie abwechselnd nur die Beine oder die Arme zur Seite aus.

Zur Steigerung: Lehnen Sie sich in Position B noch weiter zurück, aber nur so weit, dass Sie den Rücken gerade noch aufrecht halten können.

Rumpfdrehen mit ausgestreckten Armen

FORMT: Rücken, Bauch, Taille, Brust

A

- Hinsetzen und die Füße bequem aufstellen. Den Oberkörper leicht zurücklehnen und die Hände mit ausgestreckten Armen auf Brusthöhe zusammenführen.

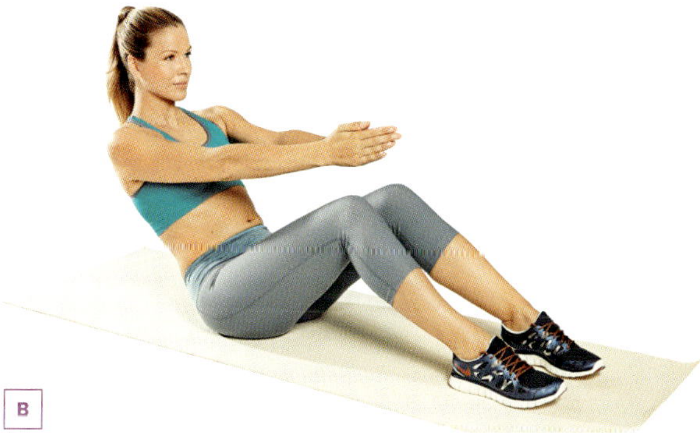

B

- Die Hände fest zusammenpressen, den Bauch anspannen und die Arme zur rechten Seite führen. Dann über die Mitte zur linken Seite führen. Die Übung langsam wiederholen.

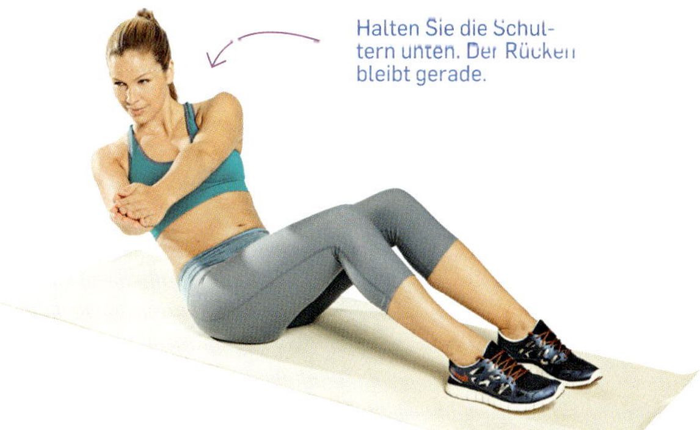
Halten Sie die Schultern unten. Der Rücken bleibt gerade.

Zum Kennenlernen: Legen Sie sich ein dickes Kissen hinter den Po, um bei der Rückbeuge den unteren Rücken zu entlasten.

Zur Steigerung: Heben Sie die Füße einige Zentimeter vom Boden ab.

Rumpfdrehen mit Beinschere

FORMT: Bauch, Rücken, Brust, Arme, Oberschenkel

Ausführung

- Auf den Boden setzen. Die Füße bequem aufstellen. Den Oberkörper leicht zurücklehnen und die Hände mit ausgestreckten Armen auf Brusthöhe zusammenführen. Die Füße anheben und einige Zentimeter über dem Boden halten. Die Hände fest zusammenpressen, den Bauch anspannen und die Arme zur rechten Seite führen. Gleichzeitig das linke Bein nach vorn ausstrecken. Die Hände über die Mitte zur linken Seite führen. Dabei das linke Bein wieder anziehen und das rechte Bein strecken. Die Übung langsam und ohne Schwung wiederholen.

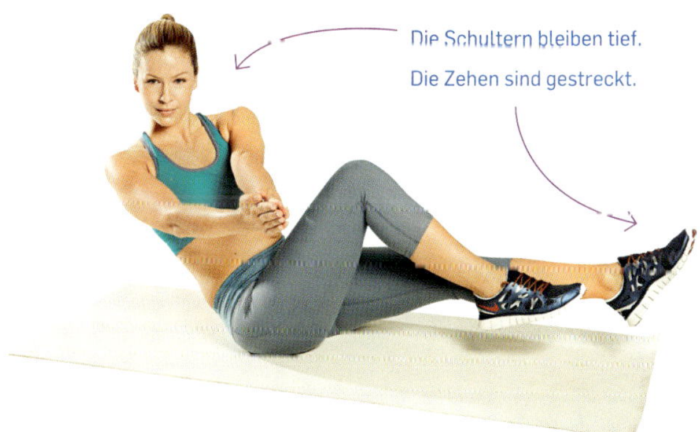
Die Schultern bleiben tief.
Die Zehen sind gestreckt.

Zum Kennenlernen: Lassen Sie die Füße aufgestellt und strecken Sie das gegengleiche Bein erst bei der Seitdrehung der Arme nach vorn aus.

Zur Steigerung: Lehnen Sie den Oberkörper noch weiter zurück – aber nur so weit, dass Sie den Rücken gerade noch gestreckt halten können!

Kleine Hilfsmittel für größere Effekte: Halten Sie einen schwereren Gegenstand wie ein Buch oder eine Wasserflasche in der Hand – und drücken Sie diesen fest zusammen.

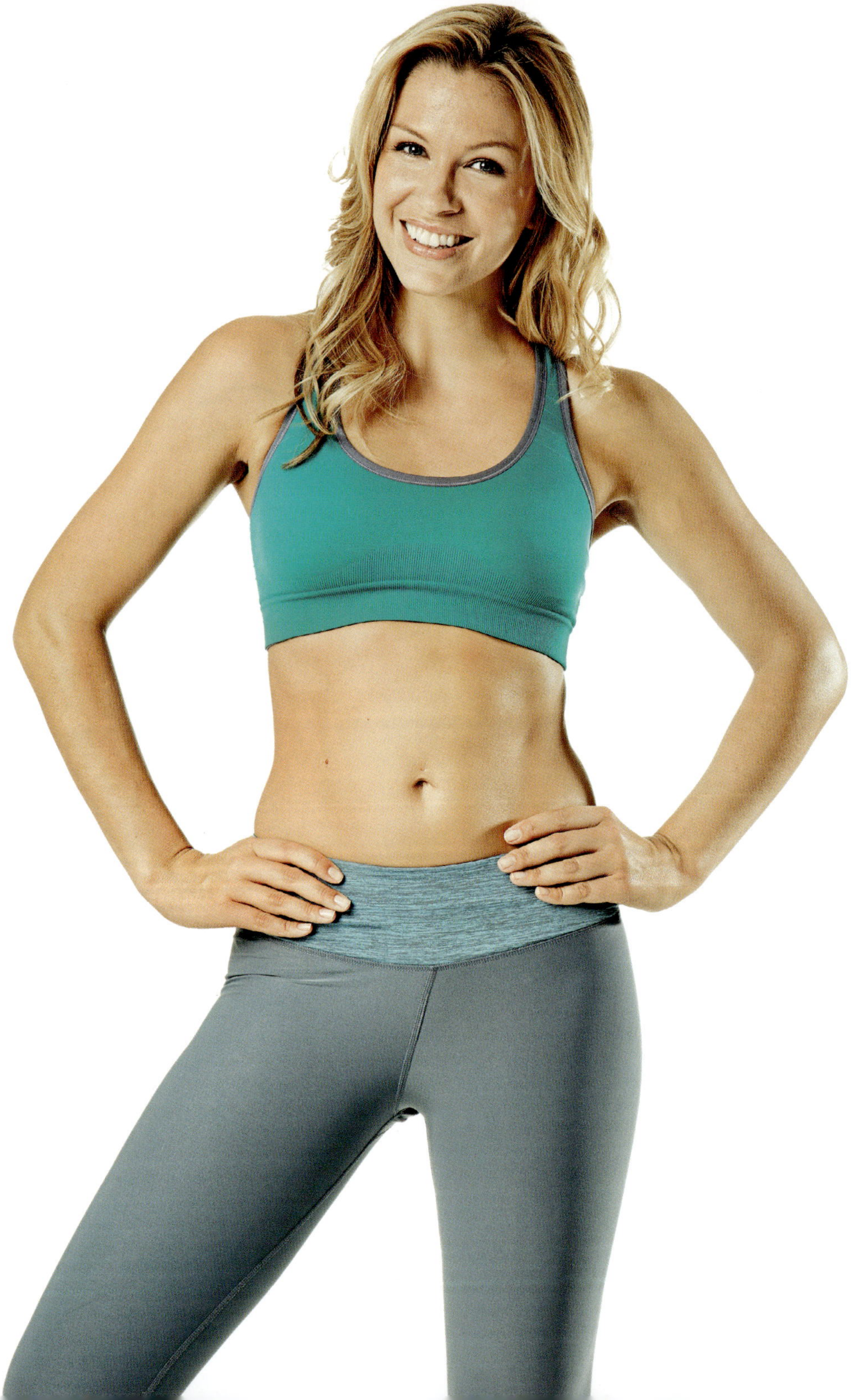

Kapitel 5:

Flacher Bauch

Der Inbegriff von Fitness – ein flacher, definierter Bauch. Für eine feste Mitte müssen die geraden, seitlichen und tiefen Bauchmuskeln in einem ausgeglichenen Verhältnis zueinander stehen. Die folgenden Übungen helfen Ihnen dabei.

Flacher Bauch

Crunches im Stehen

FORMEN: den oberen und unteren Teil der geraden Bauchmuskeln

BONUSEFFEKT: Balancetraining

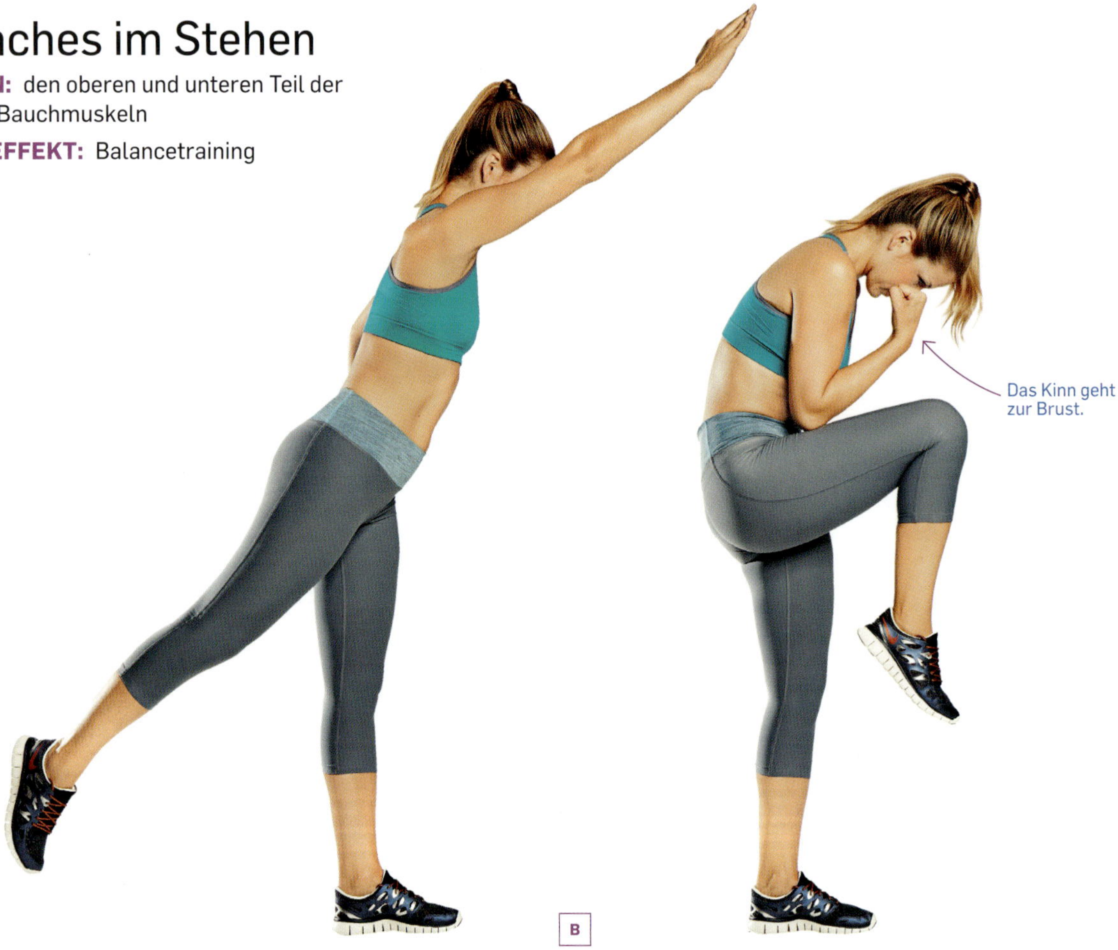

A

- Hüftbreiter Stand. Die linke Hand in die Hüfte stützen. Den rechten Arm neben dem Gesicht nach vorn oben ausstrecken. Den Oberkörper leicht vorlehnen und gleichzeitig das rechte Bein gestreckt nach hinten anheben. Der Rücken bleibt gerade.

B

- Aus dieser Position heraus das rechte Knie hochziehen und den rechten Ellbogen zum rechten Oberschenkel führen. Den Rücken dazu runden. Ohne das Bein abzusetzen, zurück zur Ausgangsposition gehen. Nach den vorgegebenen Wiederholungen die Übung auf der anderen Seite ausführen.

Zum Kennenlernen: Heben Sie das Knie aus dem Stand heraus nach oben an und stellen Sie die Zehen nach jeder Wiederholung kurz ab.

Zur Steigerung: Lehnen Sie sich weiter nach vorn, um die Haltemuskulatur noch stärker zu fordern.

Kleine Hilfsmittel für größere Effekte: Stellen Sie sich mit dem Standbein auf einen unebenen Untergrund wie ein Kissen oder Sand – dabei sind noch mehr Muskeln gefragt, die Sie in Balance halten.

Seitliche Crunches im Stehen

FORMEN: die seitlichen Bauchmuskeln

BONUSEFFEKT: Balancetraining

A

- Hüftbreiter Stand. Die Hände im Nacken ablegen, die Ellbogen zeigen nach außen. Den Bauch anspannen. Das linke Bein leicht anheben, das Knie nach außen drehen und in der Luft halten.

B

- Das linke Knie so weit es geht über die Seite in Richtung Schulter anheben und den linken Ellbogen zum linken Knie führen. Den Oberkörper dazu seitlich neigen. Wieder aufrichten, den Fuß aber nicht absetzen. Nach den vorgegebenen Wiederholungen die Seite wechseln.

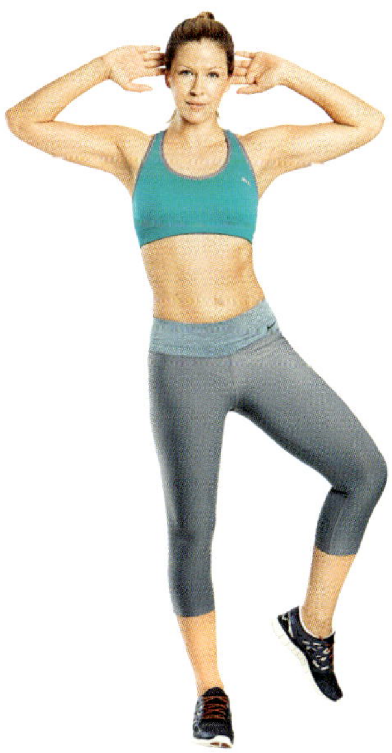

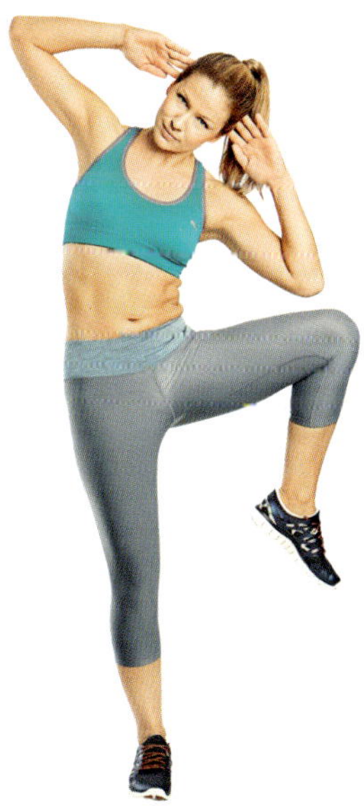

Zum Kennenlernen: Setzen Sie den Fuß nach jeder Wiederholung kurz ab.

Zur Steigerung: Führen Sie am höchsten Punkt mit dem Knie und dem Ellbogen kleine Bewegungen nach oben und unten aus.

Seitbeugen auf den Knien

FORMEN: die seitlichen Bauchmuskeln

A

- Hüftbreit auf den Boden knien. Die Hände im Nacken ablegen, die Ellbogen zeigen nach außen. Den Bauch anspannen.

B

- Den Oberkörper so weit wie möglich nach rechts neigen. Wieder aufrichten. Nach den vorgegebenen Wiederholungen die Übung zur linken Seite ausführen.

Lehnen Sie den Oberkörper weder nach vorn noch nach hinten.

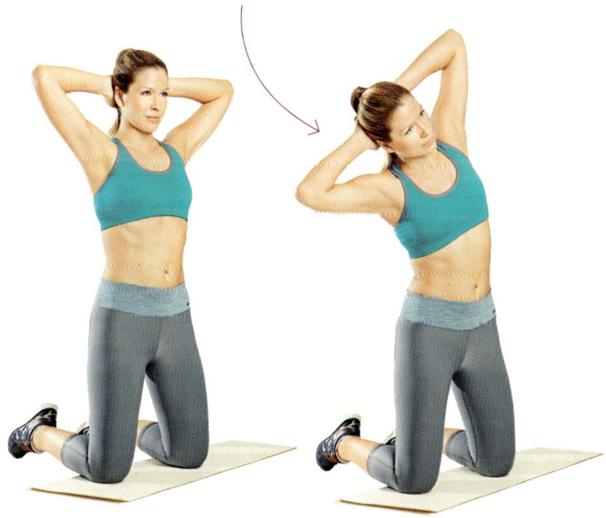

Zum Kennenlernen: Wechseln Sie nach jeder Wiederholung die Seite.

Zur Steigerung: Strecken Sie – wenn Sie sich nach rechts beugen – das linke Bein zur Seite aus und stellen Sie die Fußinnenkante auf dem Boden auf. Beugen Sie sich nach links, geht das rechte Bein zur Seite.

Flacher Bauch

Seitliche Rotationen

FORMEN: seitliche Bauchmuskeln, Schultern

A

- Ein Handtuch zu einer Rolle drehen und auf Brusthöhe unter Spannung halten. Weiter Stand, den Bauch anspannen.

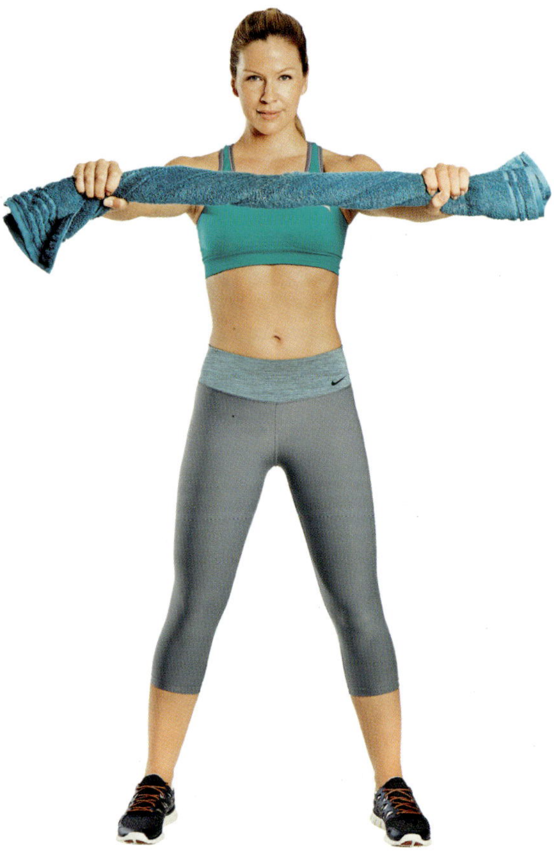

B

- Das Handtuch mit beiden Händen auseinanderziehen und den Oberkörper so weit wie möglich nach links drehen. Die rechte Ferse dabei vom Boden lösen und den Fuß über den Ballen mitdrehen. Zurück zur Mitte gehen und sofort auf die rechte Seite drehen.

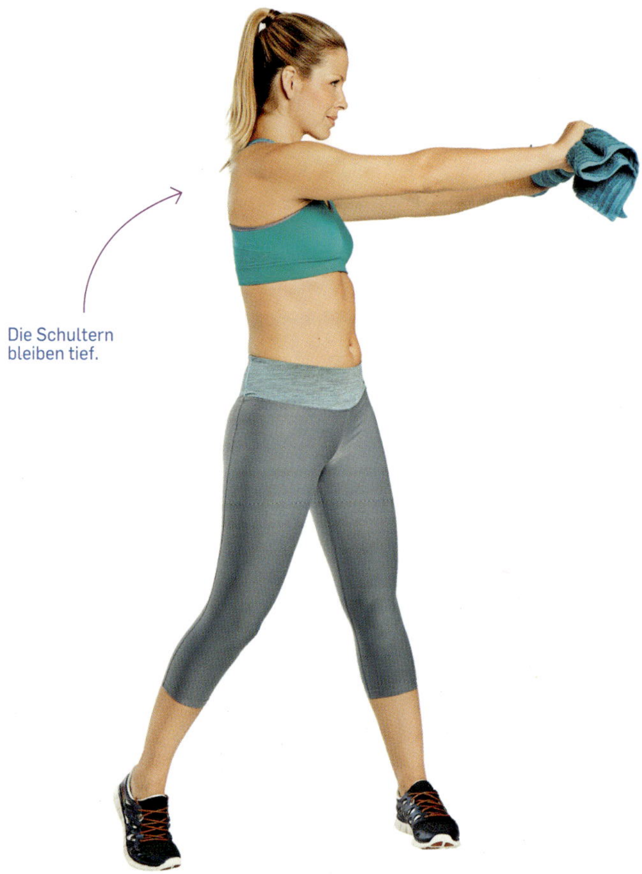

Zum Kennenlernen: Setzen Sie sich auf die vordere Kante eines Stuhls und führen Sie die Übung im Sitzen aus.

Zur Steigerung: Benutzen Sie ein nasses Handtuch – das ist schwerer und lässt Arme und Schultern mehr arbeiten.

Hochsitz

FORMT: den oberen und unteren Teil der geraden Bauchmuskeln

Ausführung

- Auf einen Stuhl ohne Armlehnen setzen. Die Füße aufstellen. Mit beiden Händen die vordere Sitzkante des Stuhls umfassen, die Arme durchstrecken und den Po anheben. Der Oberkörper kommt dabei leicht nach vorn. Halten.

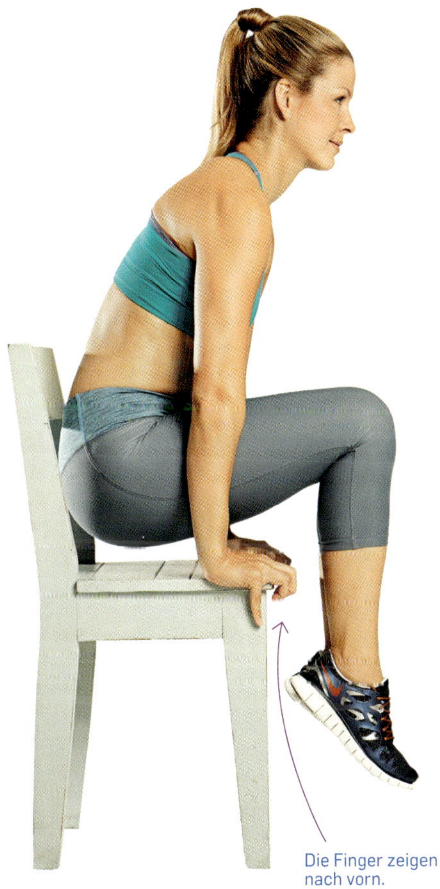

FIT DANK ROBBIE WILLIAMS
Hören Sie beim Training Musik! Eine Studie des College of Charleston in South Carolina/USA ergab: Mit dem Lieblingssong im Ohr sind bis zu zehn Wiederholungen mehr drin.

Zum Kennenlernen: Setzen Sie den Po nach zwei Sekunden wieder ab und gehen Sie direkt noch einmal in die angehobene Position.

Zur Steigerung: Ziehen Sie die Knie leicht an und senken Sie sie etwas über die Ausgangsposition hinaus ab. Die Armhaltung verändert sich dabei nicht, auch der Po bleibt in der Luft.

Kleine Hilfsmittel für größere Effekte: Klemmen Sie sich ein (schweres) Buch zwischen die Füße – das erhöht die Arbeit der unteren Bauchmuskeln.

Flacher Bauch

Rücklage

FORMT: den oberen und unteren Teil der geraden Bauchmuskeln **BONUSEFFEKT:** Haltungsschulung

A

- Auf eine Seitenkante eines Stuhls ohne Armlehnen setzen. Die Füße fest aufstellen, die Beine bilden einen rechten Winkel. Die Arme auf Schulterhöhe nach vorn ausstrecken, die Schultern bleiben tief.

B

- Den Oberkörper mit geradem Rücken zurücklehnen. Der übrige Körper bewegt sich dabei nicht. Kurz halten und dann wieder aufrichten.

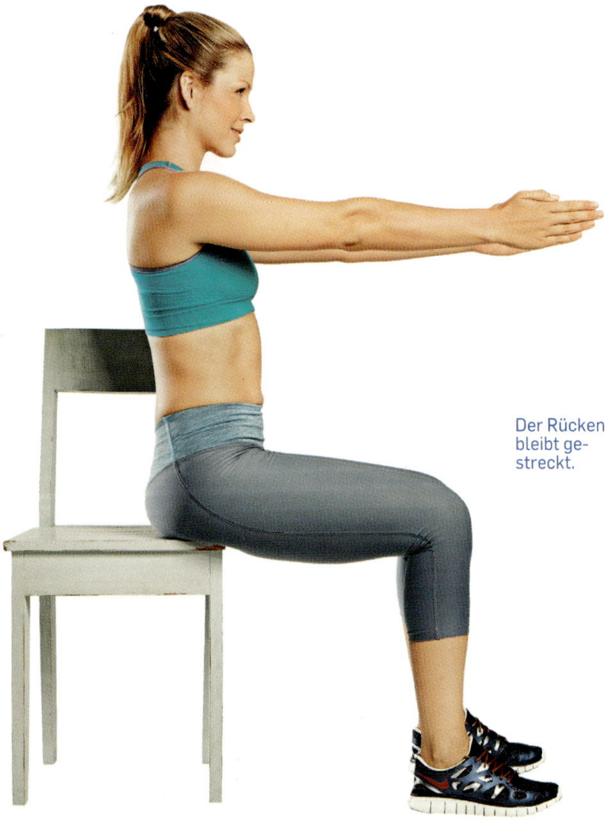

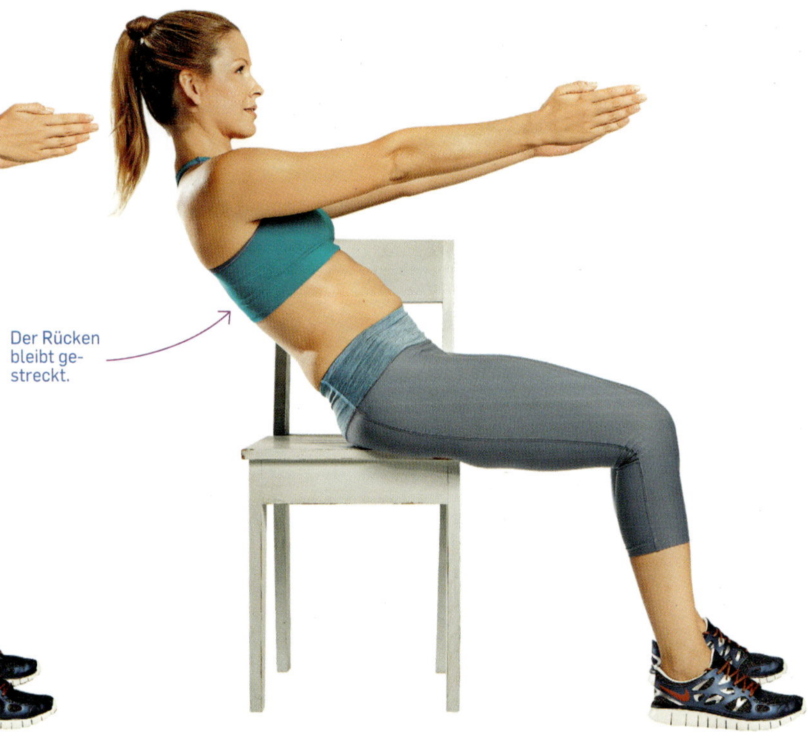

Zum Kennenlernen: Umfassen Sie mit den Händen die jeweils gegenüberliegende Schulter.

Zur Steigerung: Halten Sie die Füße über dem Boden und lehnen Sie sich aus dieser Position heraus nach hinten.

Ruder-Crunches

FORMEN: den oberen und unteren Teil der geraden Bauchmuskeln

A

- Quer auf einen Stuhl ohne Armlehnen setzen. Die Hände hinter dem Po auf der Sitzfläche aufstützen. Die Beine anheben und die Knie zur Brust ziehen. Der Oberkörper ist aufrecht.

B

- Den Oberkörper zurücklehnen und die Beine bis zu den Zehen ausstrecken. Halten. Dann zurück zu Position A.

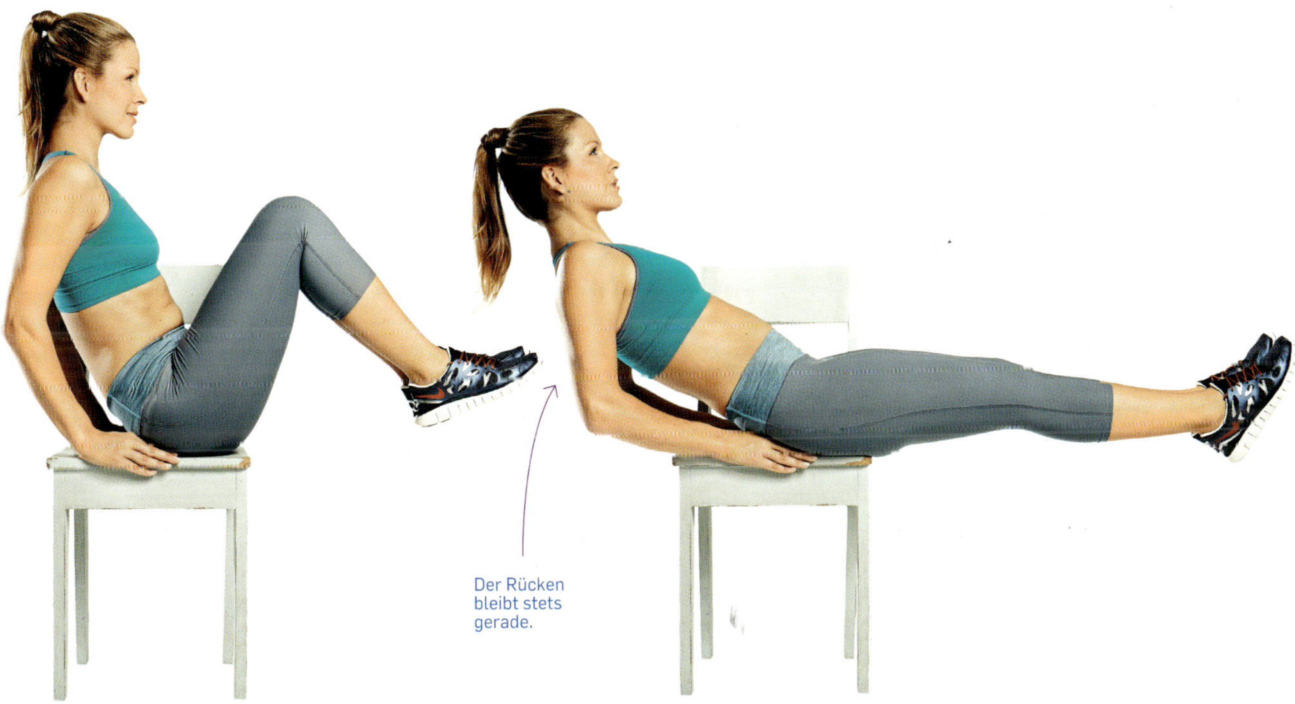

Zum Kennenlernen: Lehnen Sie sich zurück, ohne die Beine auszustrecken.

Zur Steigerung: Ziehen Sie in Position B immer abwechselnd ein Knie in Richtung Brust.

Flacher Bauch

Beinheben an der Wand

FORMT: den unteren Teil der geraden Bauchmuskeln

A

- So dicht wie möglich vor eine Wand setzen. Die Hände mit gestreckten Armen neben dem Po aufstützen. Das linke Bein ausstrecken, den rechten Fuß bequem aufstellen.

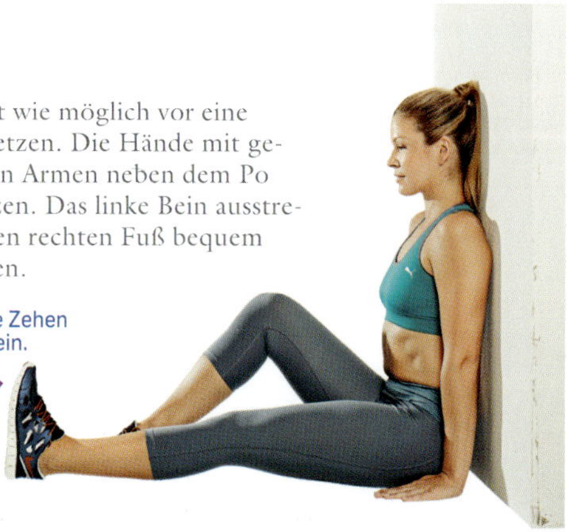

Ziehen Sie die Zehen zum Schienbein.

B

- Die Hände fest in den Boden drücken und das linke Bein anheben. Kurz halten, absenken, aber nicht ablegen. Nach den vorgegebenen Wiederholungen die Übung mit dem rechten Bein ausführen.

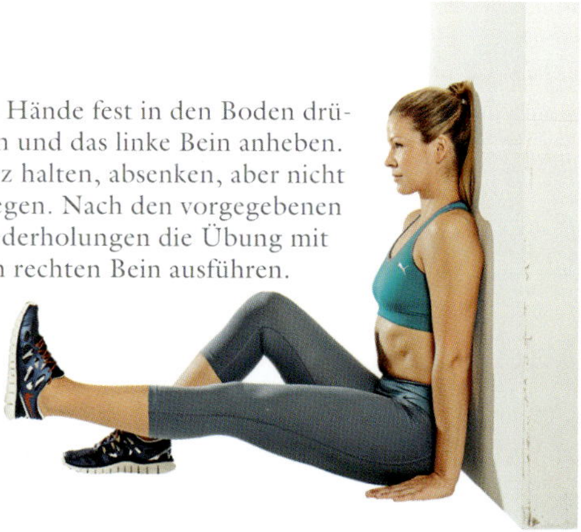

Zum Kennenlernen: Setzen Sie sich weiter von der Wand entfernt hin und lehnen Sie den Oberkörper zurück.

Zur Steigerung: Führen Sie mit dem angehobenen Bein kleine Bewegungen nach oben und unten aus.

Doppeltes Beinheben an der Wand

FORMT: den unteren Teil der geraden Bauchmuskeln

A

- Etwa eine Fußlänge entfernt vor eine Wand setzen und mit dem oberen Rücken anlehnen. Die Hände mit leicht angewinkelten Armen neben dem Po auf den Boden stützen. Die Beine schließen und leicht gebeugt anheben.

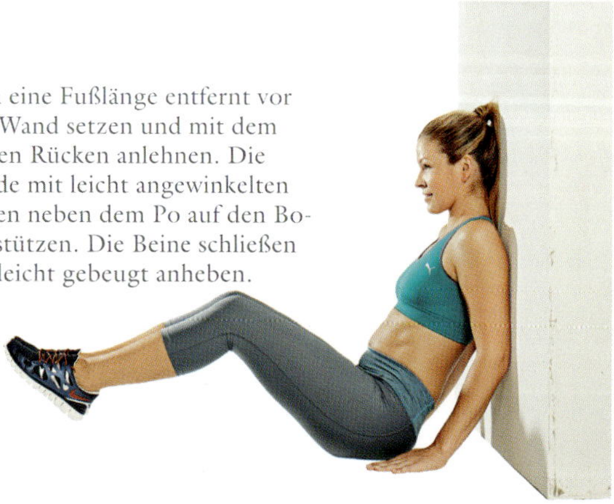

B

- Die Beine so weit wie möglich strecken. Die Position kurz halten. Wieder anziehen, die Füße dabei in der Luft halten.

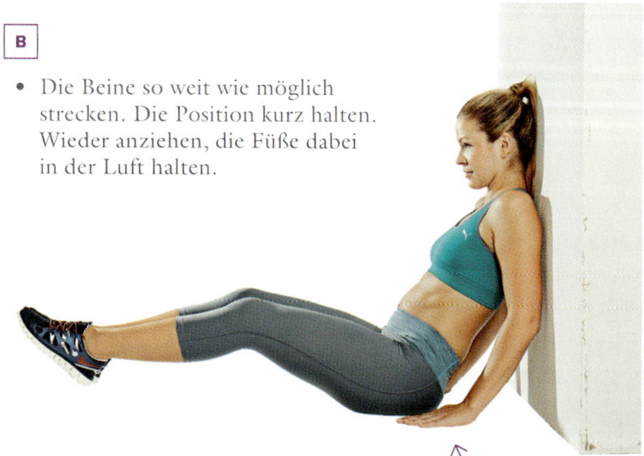

Die Hände drücken fest auf den Boden.

Zum Kennenlernen: Arbeiten Sie nur mit einem Bein, stellen Sie den anderen Fuß bequem auf.

Zur Steigerung: Je näher Sie sich vor die Wand setzen, desto intensiver wird die Übung.

Ballerina-Beugen

FORMEN: den oberen Teil der seitlichen Bauchmuskeln

A

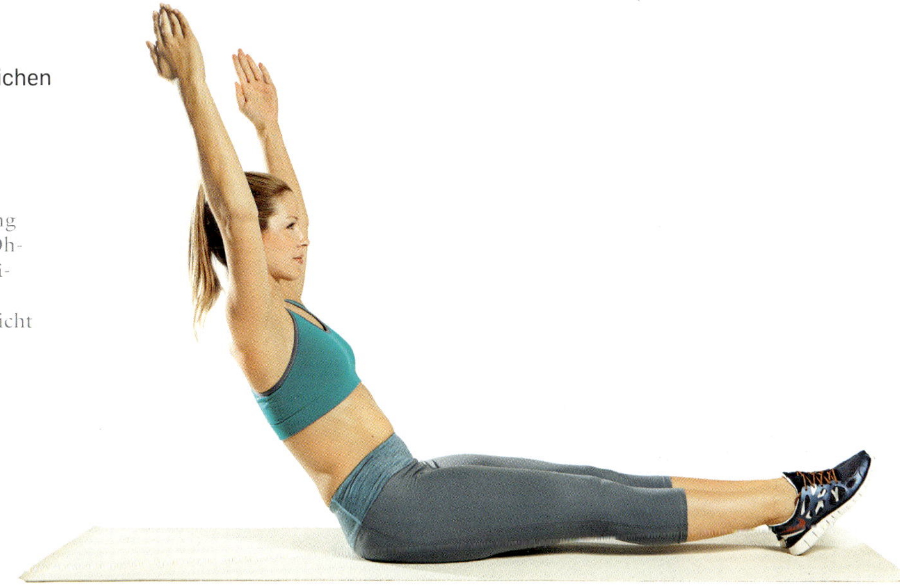

- Auf den Boden setzen, die Beine lang ausstrecken. Die Arme neben den Ohren nach oben strecken, die Handflächen zeigen zueinander. Nun den Oberkörper mit geradem Rücken leicht zurücklehnen.

B

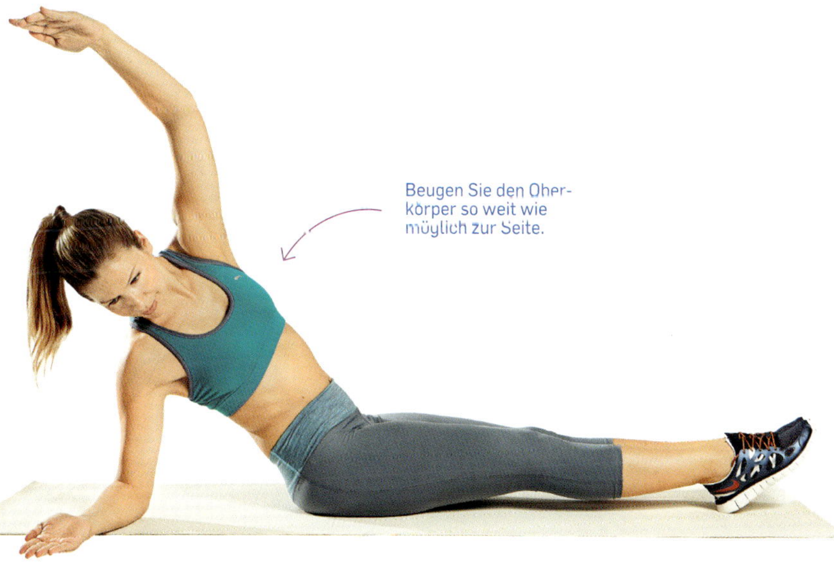

- Aus dieser Position heraus den rechten Unterarm seitlich auf dem Boden ablegen. Den gesamten Oberkörper auf die rechte Seite neigen, die linke Hand zeigt über dem Kopf ebenfalls nach rechts. Sofort wieder aufrichten und zur anderen Seite wiederholen.

Zum Kennenlernen: Stellen Sie die Füße bequem auf.

Zur Steigerung: Heben Sie die Beine an und ziehen Sie die Knie in Richtung Brust. Führen Sie die Übung in dieser Haltung aus.

Flacher Bauch

Rumpfdrehen im Sitzen

FORMT: die seitlichen Bauchmuskeln

A

- Auf den Boden setzen. Die Füße bequem aufstellen. Die Hände in den Nacken legen, die Ellbogen zeigen nach außen. Den Oberkörper leicht zurücklehnen.

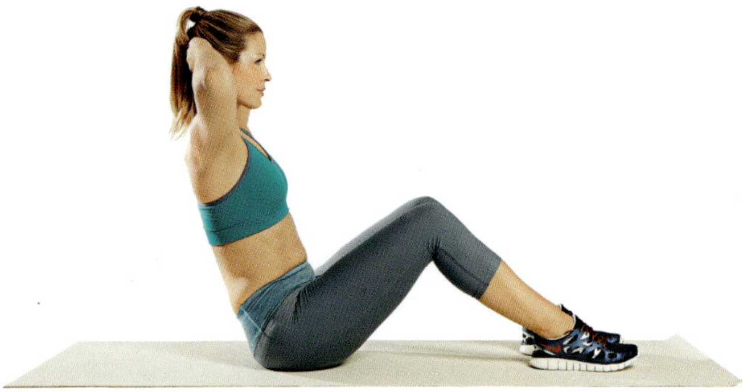

B

- Den Oberkörper so weit wie möglich auf die rechte Seite drehen. Dazu den Bauch fest anspannen und die Füße in den Boden drücken. Zurück zur Ausgangsposition und zur anderen Seite wiederholen.

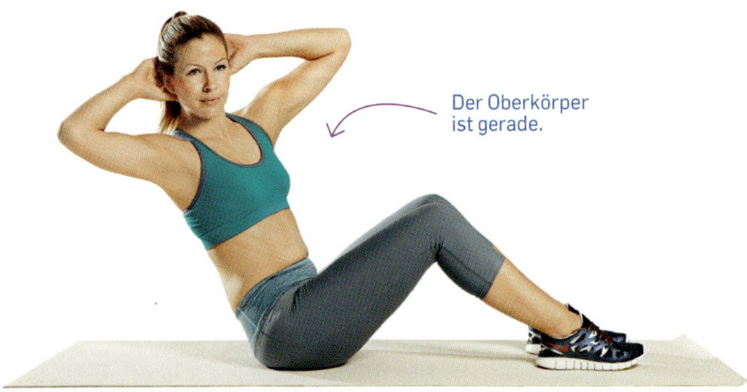
Der Oberkörper ist gerade.

Zum Kennenlernen: Umfassen Sie mit den Händen die jeweils gegenüberliegende Schulter.

Zur Steigerung: Heben Sie den Fuß leicht an, zu dessen Seite Sie den Oberkörper drehen.

Tiefes Rumpfdrehen im Sitzen

FORMT: die seitlichen Bauchmuskeln

BONUSEFFEKT: Balancetraining

Ausführung

- Auf den Boden setzen. Die Füße bequem aufstellen. Die Hände in den Nacken legen, die Ellbogen zeigen nach außen. Den Oberkörper deutlich zurücklehnen und so weit wie möglich auf die rechte Seite drehen. Dazu den Bauch fest anspannen und die Füße in den Boden drücken. Über die Mitte zur anderen Seite wiederholen.

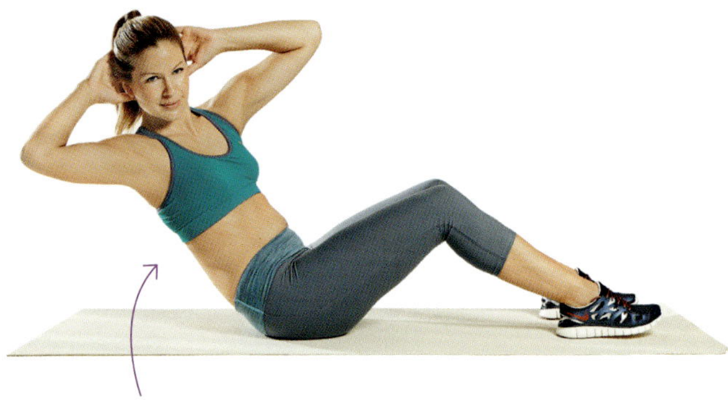
Der Rücken bildet eine gerade Linie.

Zum Kennenlernen: Umfassen Sie mit den Händen die jeweils gegenüberliegende Schulter.

Zur Steigerung: Heben Sie beide Füße leicht an.

Tiefes Rumpfdrehen im Sitzen mit angehobenen Beinen

FORMT: den oberen und unteren Teil der geraden sowie die seitlichen Bauchmuskeln

Ausführung

- Auf den Boden setzen. Die Füße bequem aufstellen. Die Hände in den Nacken legen, die Ellbogen zeigen nach außen. Die Unterschenkel anheben und in der Luft halten. Den Oberkörper deutlich zurücklehnen und so weit wie möglich auf die rechte Seite drehen. Dazu den Bauch fest anspannen. Über die Mitte zur anderen Seite wiederholen.

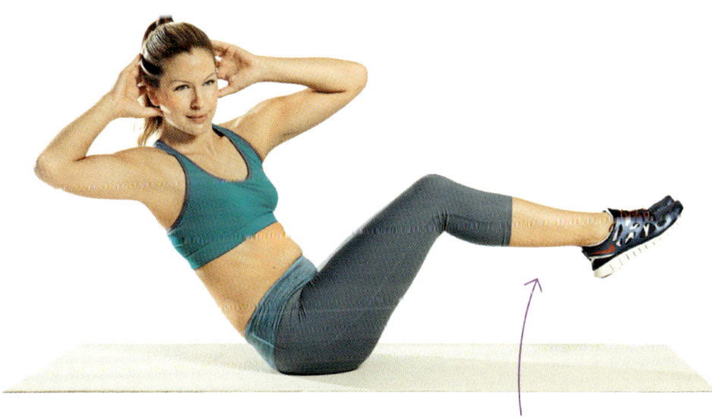

Die Unterschenkel sind etwa parallel zum Boden.

Zum Kennenlernen: Heben Sie nur das Bein an, zu dessen Seite Sie den Rumpf drehen.

Zur Steigerung: Strecken Sie ein Bein nach vorn aus, ohne es abzulegen – und zwar das, von dem Sie sich abwenden.

V-ups

FORMEN: den oberen und unteren Teil der geraden Bauchmuskeln

A

- Auf den Boden setzen. Die Beine schließen und die Füße bequem aufstellen. Die Hände hinter dem Po aufstützen. Die Beine anheben und leicht anwinkeln. Den Oberkörper mit geradem Rücken nach hinten lehnen, die Arme beugen.

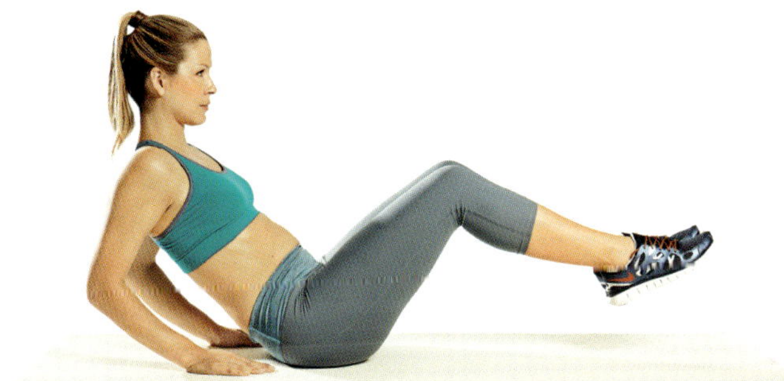

B

- Den Oberkörper so weit zurücklehnen, dass die Unterarme ganz auf dem Boden aufliegen. Gleichzeitig die Beine ausstrecken und in der Luft halten. Zügig zwischen den Positionen A und B wechseln.

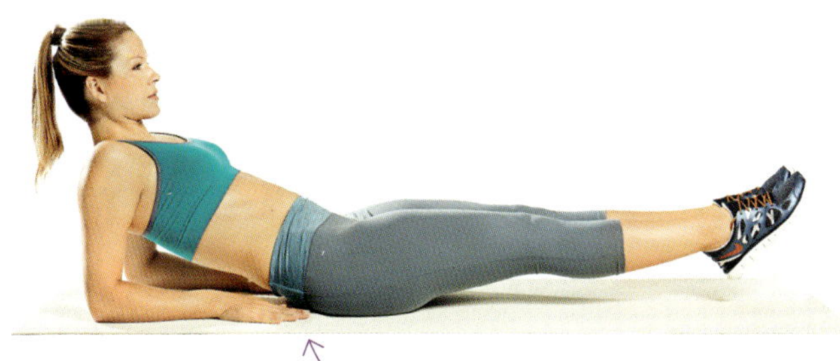

Die Finger zeigen zum Po.

Zum Kennenlernen: Strecken Sie nur die Beine aus, ohne die Unterarme abzusenken.

Zur Steigerung: Heben Sie in Position B abwechselnd ein Bein etwas höher an.

Flacher Bauch

Roll-ups

FORMEN: die geraden Bauchmuskeln

BONUSEFFEKT: Koordinationstraining

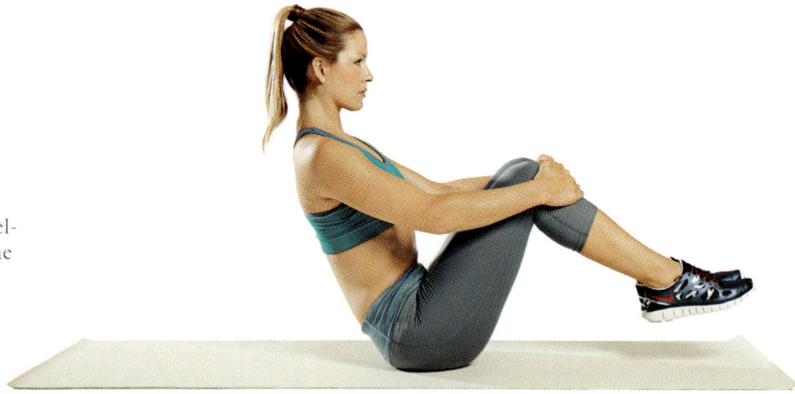

A

- Auf den Boden setzen. Die Füße bequem aufstellen. Die Hände um die Knie legen und die Beine anheben. Dabei den Bauch anspannen und den Rücken gerade halten.

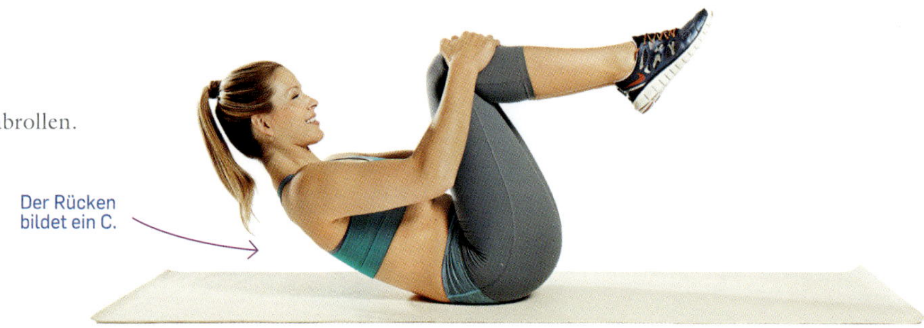

B

- Den Rücken runden und nach hinten abrollen.

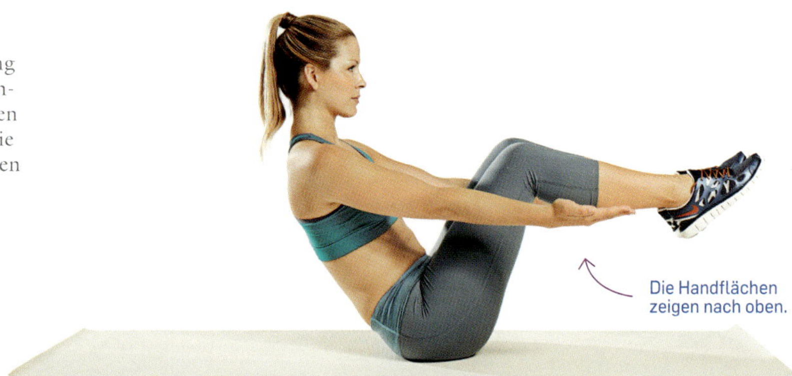

C

- Sofort wieder aufrollen und die sitzende Haltung kurz einfrieren. Die Arme seitlich neben den Unterschenkeln ausstrecken, die Handflächen zeigen nach oben. Die Bauchspannung halten. Dann die Hände wieder an die Knie legen und zur nächsten Wiederholung ansetzen.

TIPP: *Richten Sie sich in Position C statt mit Schwung aus der Kraft der Bauchmuskeln auf.*

Zum Kennenlernen: Arbeiten Sie mit etwas Schwung, um den Körper wieder aufzurichten.

Zur Steigerung: Rollen Sie sich so weit auf, dass Sie mit den Füßen auf dem Boden aufsetzen, und stehen Sie kurz auf. Dann sofort zurück zu Position A.

Halber Seestern

FORMT: den unteren Teil der geraden und die seitlichen Bauchmuskeln

BONUSEFFEKT: Dehnung der Schenkelinnenseite

A

- Rückenlage. Die Beine lang ausstrecken. Den linken Arm senkrecht nach oben führen, den rechten Arm seitlich mit der Handfläche nach unten auf Schulterhöhe ablegen. Jetzt das rechte Bein so weit wie möglich anheben.

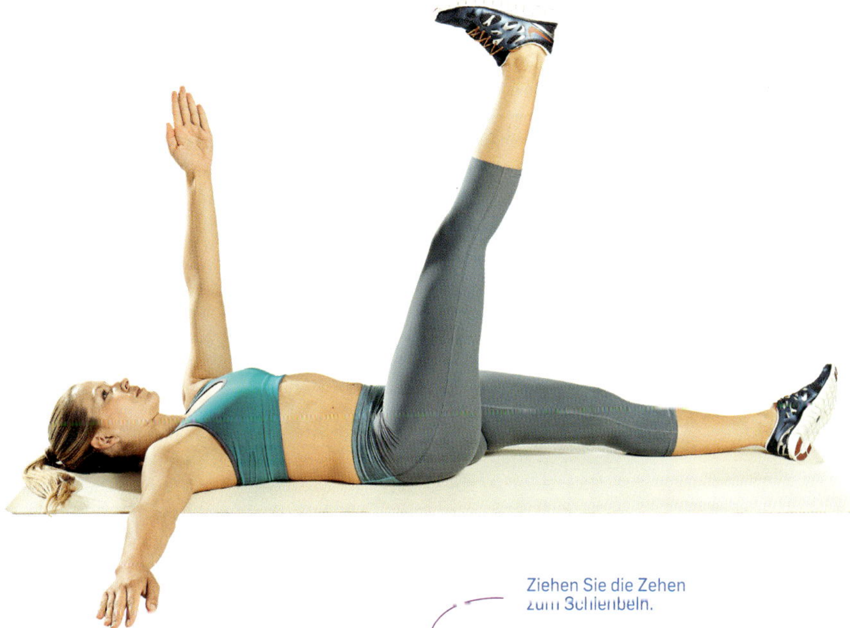

B

- Gleichzeitig den linken Arm und das rechte Bein zur Seite absenken. Beide kurz über dem Boden halten und zusammen erneut aufrichten. Nach den vorgegebenen Wiederholungen die Übung mit dem rechten Arm und dem linken Bein ausführen.

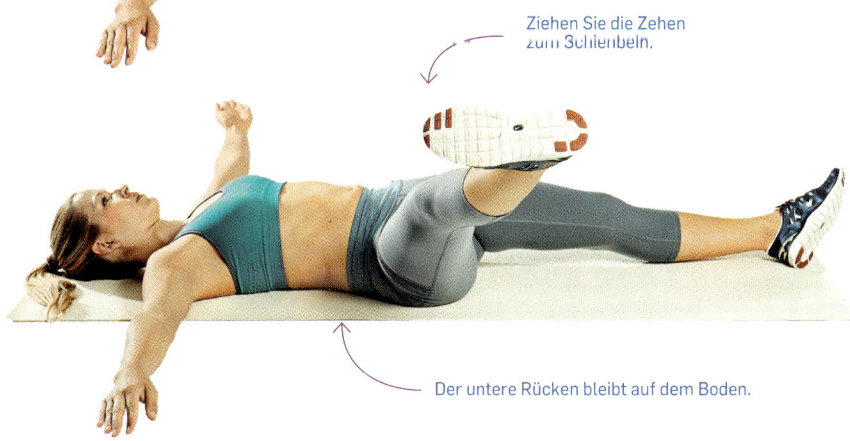

Zum Kennenlernen: Stellen Sie das ausgestreckte Bein bequem auf, um den unteren Rücken besser auf dem Boden halten zu können.

Zur Steigerung: Führen Sie am tiefsten Punkt mit Arm und Bein kleine Kreisbewegungen aus.

Flacher Bauch

Angehobener halber Seestern

FORMT: den oberen und unteren Teil der geraden sowie die seitlichen Bauchmuskeln

A

- Rückenlage. Die Füße bequem aufstellen. Den linken Arm senkrecht nach oben führen, den rechten Arm seitlich auf Schulterhöhe ablegen. Jetzt die Hüfte so weit anheben, dass Oberkörper und Oberschenkel des Standbeins eine gerade Linie bilden. Das rechte Bein gestreckt heben.

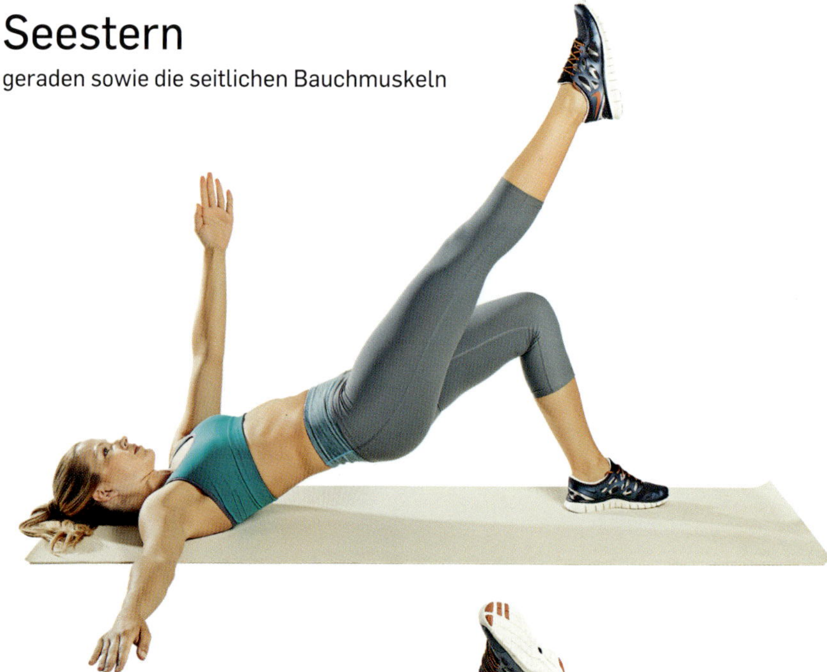

B

- Gleichzeitig den linken Arm und das rechte Bein zur Seite absenken. Beide kurz halten und zusammen erneut aufrichten. Nach den vorgegebenen Wiederholungen die Übung mit dem rechten Arm und dem linken Bein ausführen.

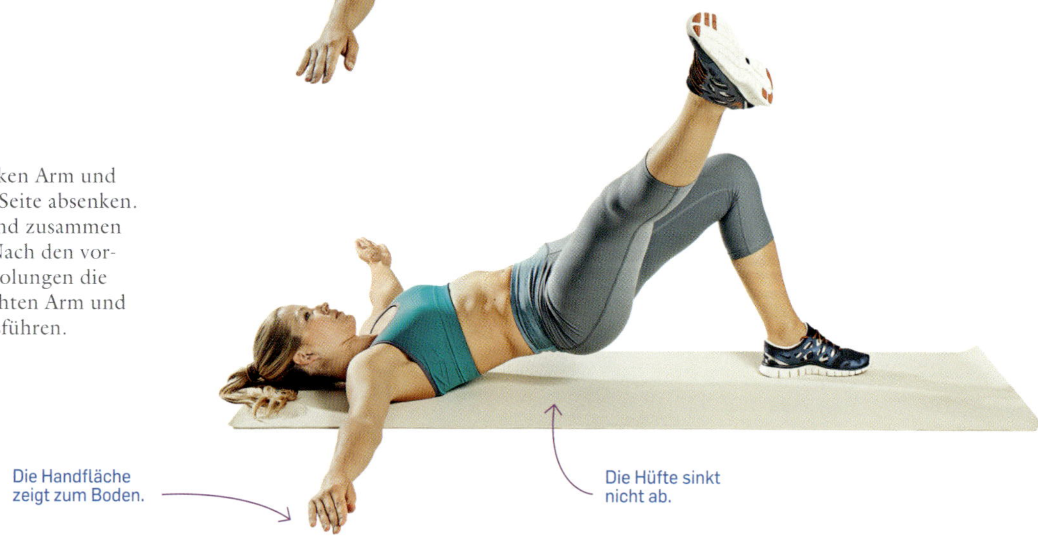
Die Handfläche zeigt zum Boden.
Die Hüfte sinkt nicht ab.

Zum Kennenlernen: Führen Sie den angehobenen Arm und das angehobene Bein über dem Bauch zusammen.

Zur Steigerung: Führen Sie am tiefsten Punkt mit Arm und Bein kleine Bewegungen nach oben und unten aus.

Beinfall

FORMT: den unteren Teil der geraden Bauchmuskeln

A

- Auf den Rücken legen, die Arme neben dem Körper ablegen. Die geschlossenen Beine anheben und senkrecht zur Decke strecken.

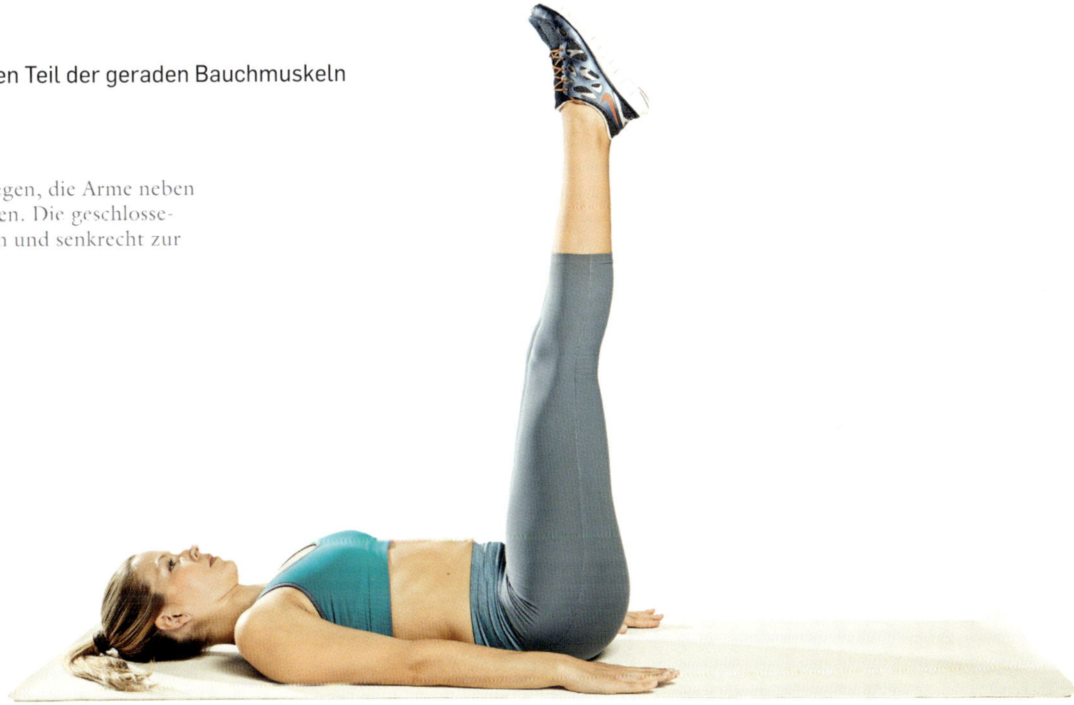

B

- Die Beine absenken – aber nur so weit, dass Sie den unteren Rücken auf dem Boden halten können. Wieder aufrichten. Bewegen Sie die Beine ohne Schwung, um den Bauchmuskeln die ganze Arbeit zu überlassen.

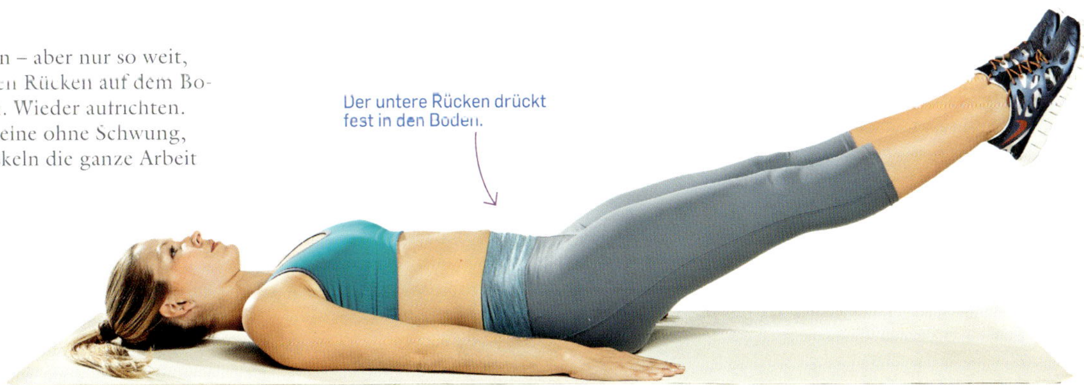

Zum Kennenlernen: Beugen Sie die Beine rechtwinklig. Führen Sie die Übung in dieser Beinhaltung aus, die Zehen berühren den Boden nicht.

Zur Steigerung: Heben Sie die Schulterpartie etwas an.

Flacher Bauch

Hüftheben

FORMT: den oberen und unteren Teil der geraden Bauchmuskeln

A

- Auf den Rücken legen. Die geschlossenen Beine so weit anheben, dass sie senkrecht zur Decke zeigen. Den Kopf vom Boden lösen und die gestreckten Arme in Richtung der Schienbeine führen.

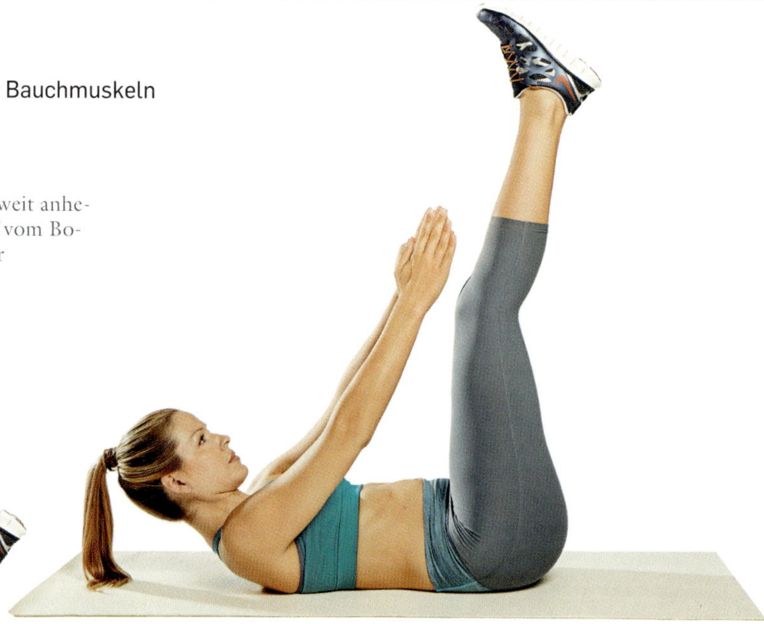

B

- Die Hände in Richtung der Füße schieben und den oberen Rücken so weit wie möglich vom Boden abheben. Gleichzeitig den Po anheben und die Beine in Richtung Decke strecken. Wieder absenken und zurück zu Position A.

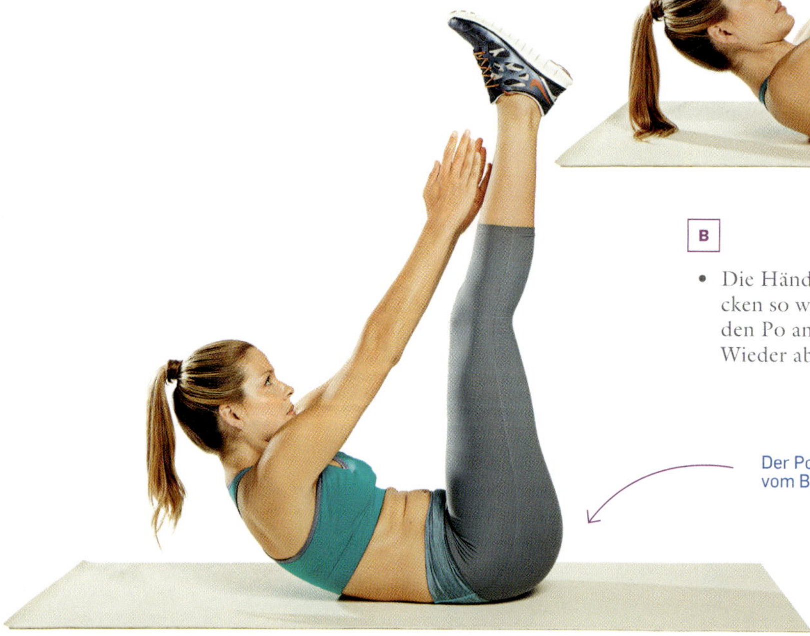

Der Po löst sich vom Boden.

Zum Kennenlernen: Lassen Sie den Po in Position B auf dem Boden.

Zur Steigerung: Drehen Sie die Hüfte in der angehobenen Position zusätzlich zu beiden Seiten, erst danach zurück in die Ausgangsposition.

Kleine Hilfsmittel für größere Effekte: Halten Sie ein dickes Buch oder einen anderen schweren Gegenstand in den Händen – das fordert den oberen Anteil der geraden Bauchmuskeln noch stärker.

Kerze

FORMT: den oberen und unteren Teil der geraden Bauchmuskeln

BONUSEFFEKT: Dehnung im unteren Rücken

A

- Auf den Rücken legen, die Arme neben dem Körper ausstrecken. Die geschlossenen Beine so weit anheben, dass sie senkrecht zur Decke zeigen.

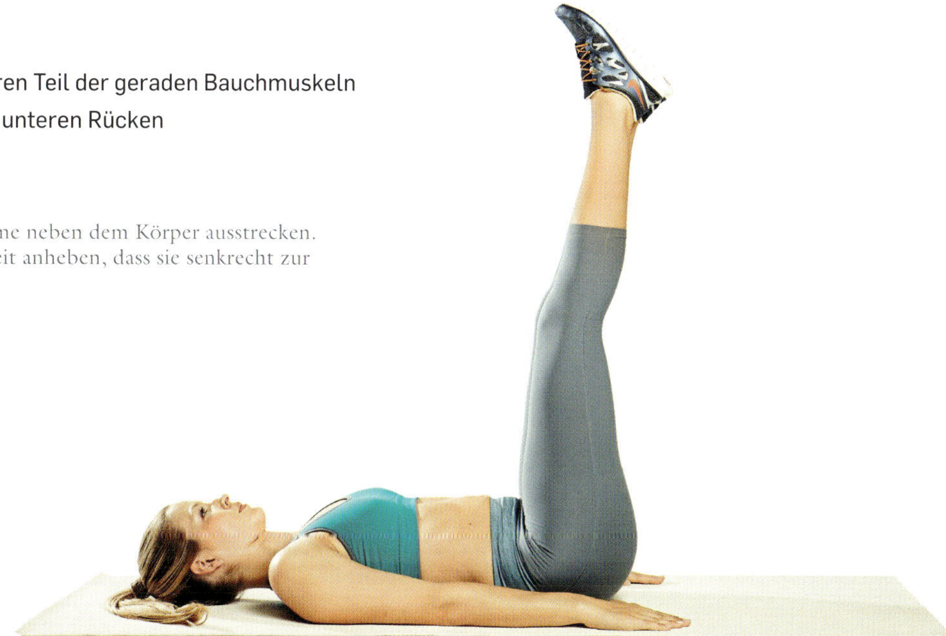

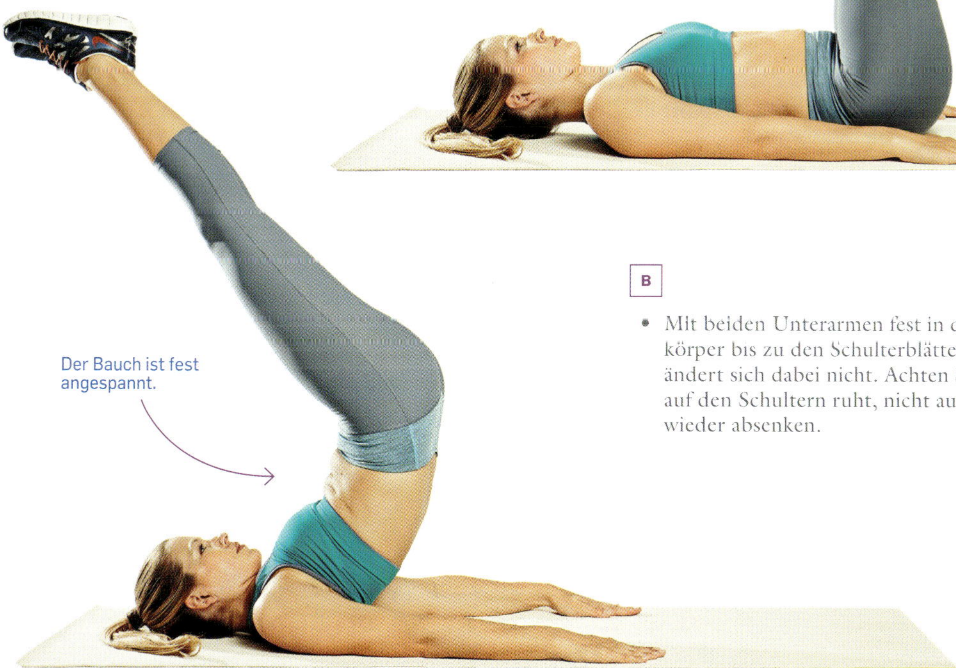

B

- Mit beiden Unterarmen fest in den Boden drücken und den Oberkörper bis zu den Schulterblättern anheben. Die Beinposition verändert sich dabei nicht. Achten Sie darauf, dass das Gewicht nur auf den Schultern ruht, nicht auf dem Nacken. Kurz halten und wieder absenken.

Zum Kennenlernen: Halten Sie in Position B zur Unterstützung die Hände auf dem unteren Rücken.

Zur Steigerung: Senken Sie die Füße hinter dem Kopf ab.

Flacher Bauch

Lang gezogene Sit-ups

FORMEN: die geraden Bauchmuskeln

A

- Auf den Rücken legen. Arme und Beine lang ausstrecken, auch die Zehen sind gestreckt.

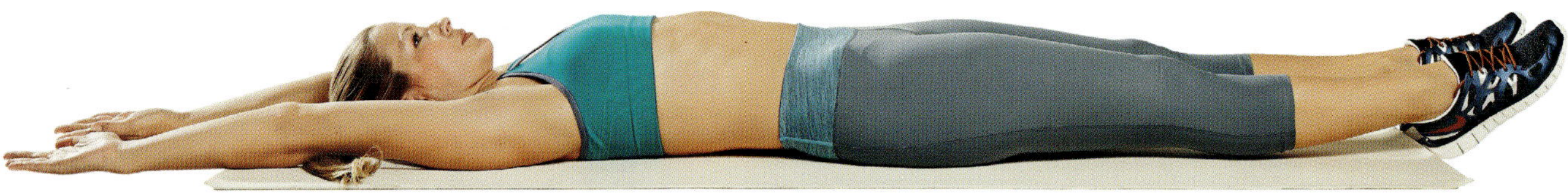

Die Handrücken berühren den Boden.

B

- Mit nach oben gestreckten Armen aufsetzen und die Finger in Richtung der Zehen führen. Die Beine bleiben dabei auf dem Boden. Die Bauchspannung halten und langsam wieder zurück zu Position A bewegen. Dazu die Arme neben den Ohren nach hinten führen.

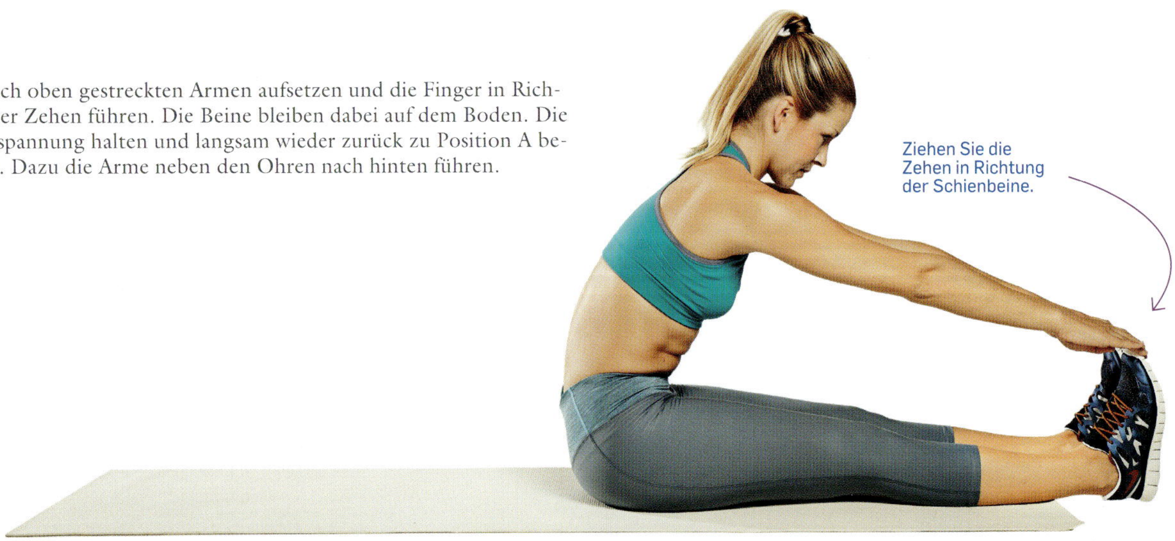

Ziehen Sie die Zehen in Richtung der Schienbeine.

Zum Kennenlernen: Klemmen Sie die Füße unter ein Sofa oder eine Kommode.

Zur Steigerung: Heben Sie beim Aufrichten ein Bein leicht vom Boden ab.

Kleine Hilfsmittel für größere Effekte: Halten Sie einen schweren Gegenstand in den Händen, um die Arbeit der oberen Bauchmuskeln zu intensivieren.

Angezogene Sit-ups

FORMEN: die geraden Bauchmuskeln

A

- Auf den Rücken legen. Arme und Beine lang ausstrecken, auch die Zehen sind gestreckt.

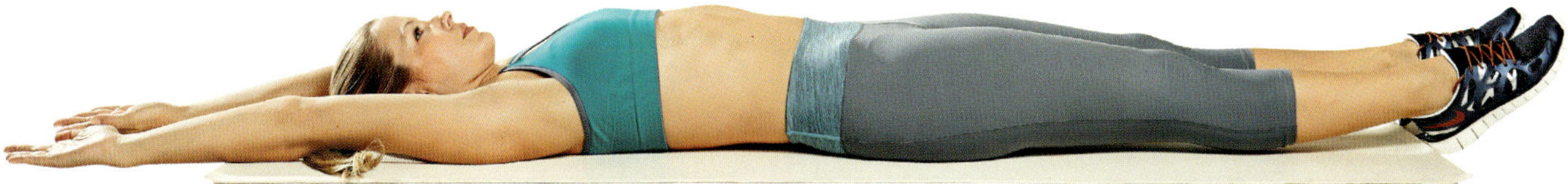

B

- Den Bauch anspannen und mit nach vorn gestreckten Armen aufsetzen. Gleichzeitig die Beine im rechten Winkel anheben. Die Bauchspannung halten und zurück zu Position A bewegen. Dazu die Arme neben den Ohren nach hinten führen.

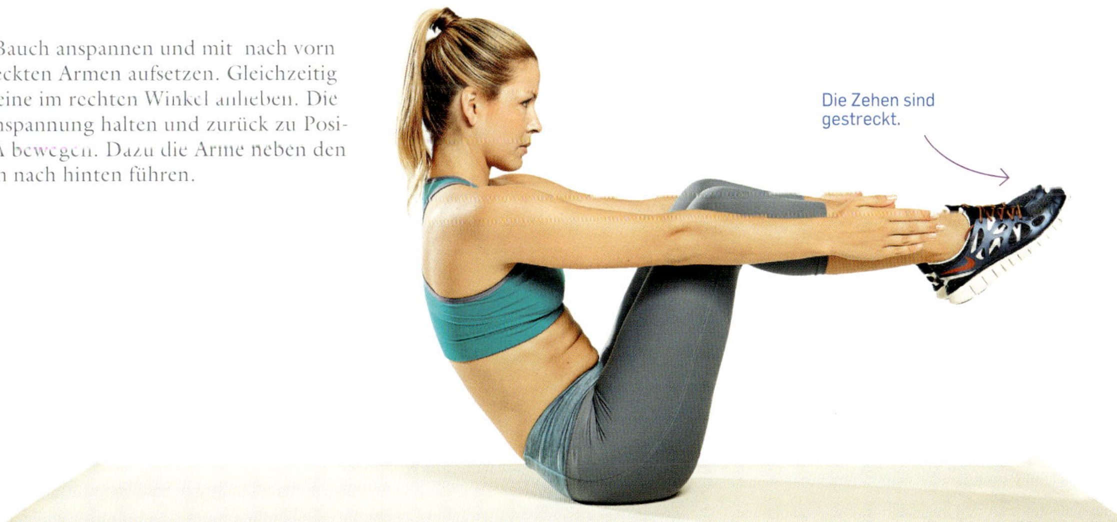

Zum Kennenlernen: Stützen Sie in Position B die Unterarme seitlich auf.

Zur Steigerung: Strecken Sie in Position B ein Bein diagonal nach oben aus.

Sit-ups mit angehobenen Beinen

FORMEN: die geraden Bauchmuskeln

A

- Auf den Rücken legen. Arme und Beine lang ausstrecken, die Zehen sind ebenfalls gestreckt.

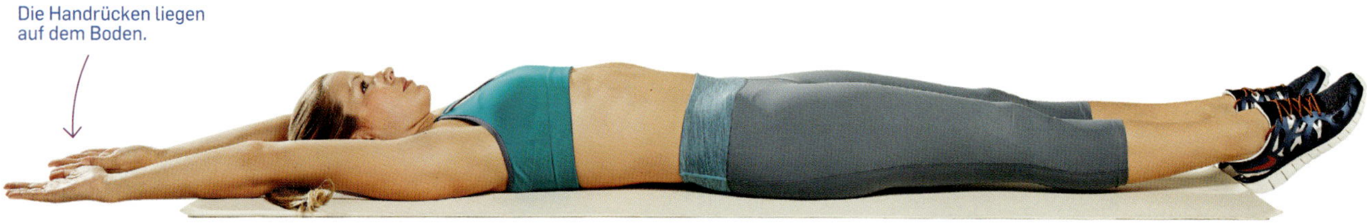
Die Handrücken liegen
auf dem Boden.

B

- Den Bauch anspannen und den Oberkörper mit nach oben gestreckten Armen so weit wie möglich aufrichten. Gleichzeitig die Beine nach vorn oben ausstrecken. Die Finger zeigen zu den Füßen. Die Bauchspannung halten und zurück zu Position A bewegen, dazu die Arme neben den Ohren nach hinten führen.

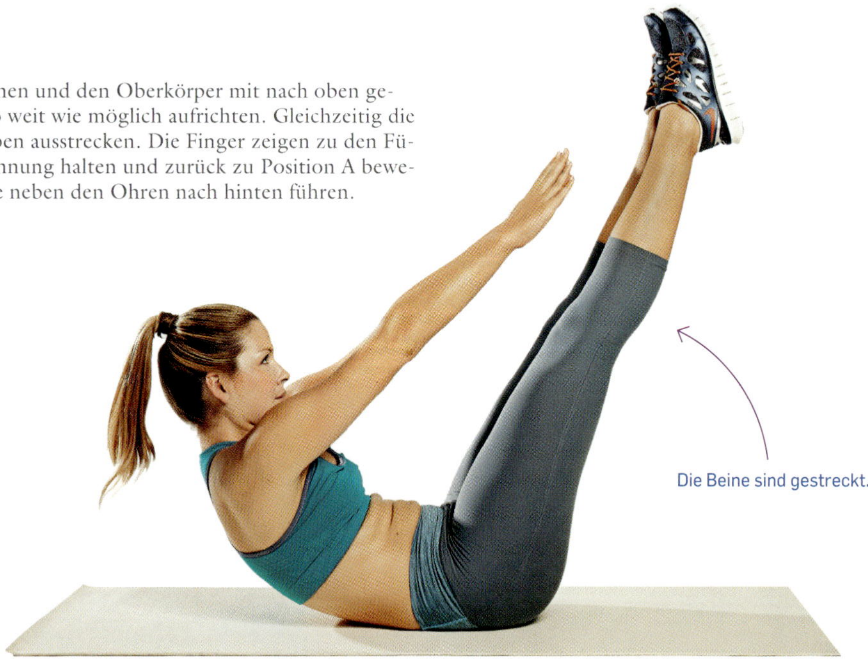
Die Beine sind gestreckt.

Zum Kennenlernen: Stützen Sie in Position B die Unterarme seitlich auf.

Zur Steigerung: Richten Sie den Oberkörper so weit auf, dass er mit den Beinen ein V bildet.

Crunches mit angezogenem Bein

FORMEN: die geraden Bauchmuskeln

A

- Eine große Wasserflasche in den Händen halten. Auf den Rücken legen. Arme und Beine lang ausstrecken, auch die Zehen sind gestreckt. Die Arme einige Zentimeter über dem Boden halten.

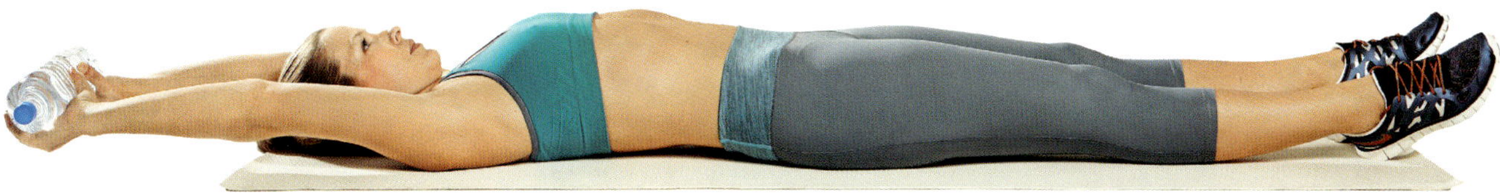

B

- Den Oberkörper anheben und die Arme nach vorn oben strecken. Gleichzeitig das rechte Bein anwinkeln und zur Brust ziehen. Die Flasche über dem Schienbein in Richtung Fuß führen. Kurz halten, dann zurück in die Ausgangsposition gehen. Mit dem anderen Bein wiederholen.

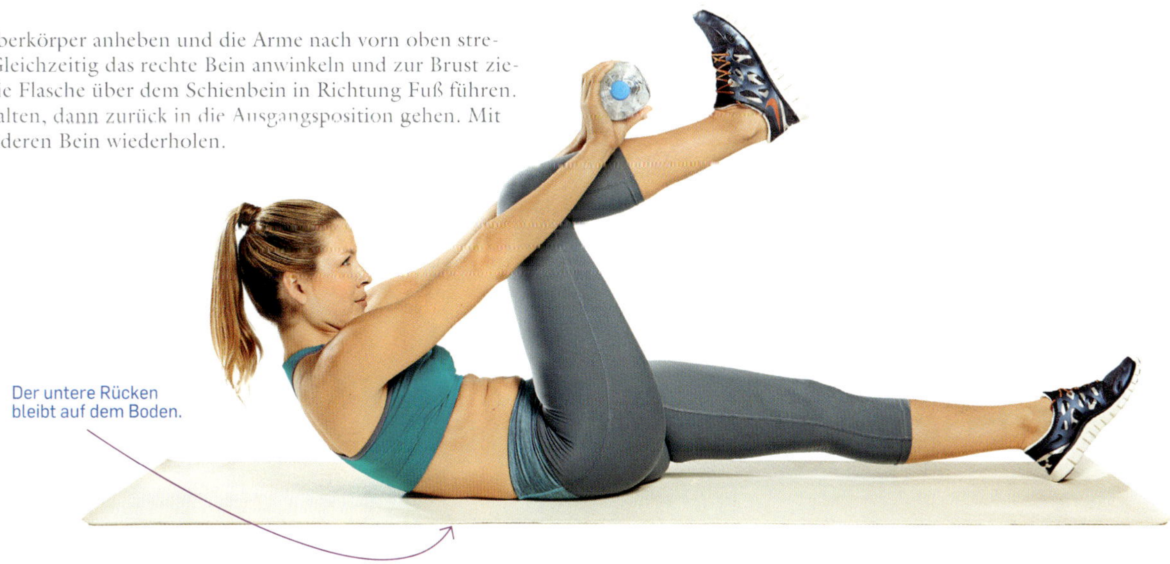

Zum Kennenlernen: Stellen Sie den Fuß des ausgestreckten Beins bequem auf.

Zur Steigerung: Führen Sie in Position B mit der Flasche kleine Bewegungen nach oben und unten aus.

Kleine Hilfsmittel für größere Effekte: Füllen Sie die Flasche mit (nassem) Sand.

Flacher Bauch

Gerade Crunches

FORMEN: den oberen Teil der geraden Bauchmuskeln

A

- Eine große Flasche mit beiden Händen vor der Brust halten. Auf den Rücken legen und die Füße bequem aufstellen.

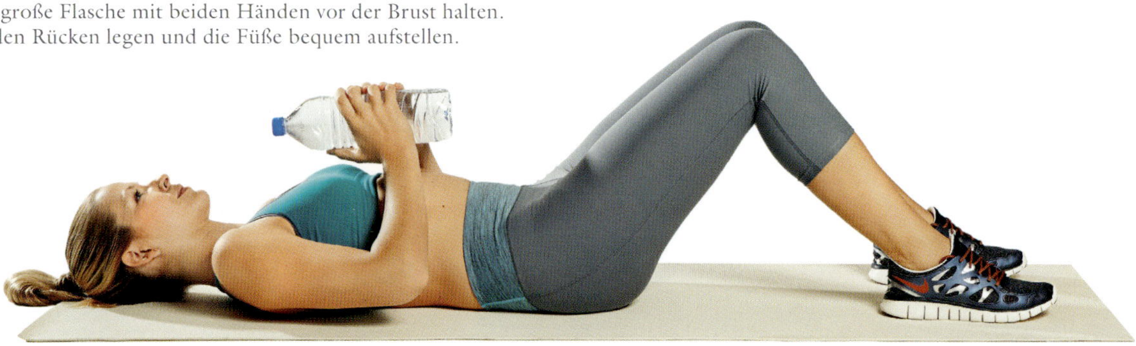

B

- Die Flasche fest zusammendrücken, den Bauch anspannen und den Oberkörper anheben. Kurz halten, dann wieder absenken, aber nicht ablegen.

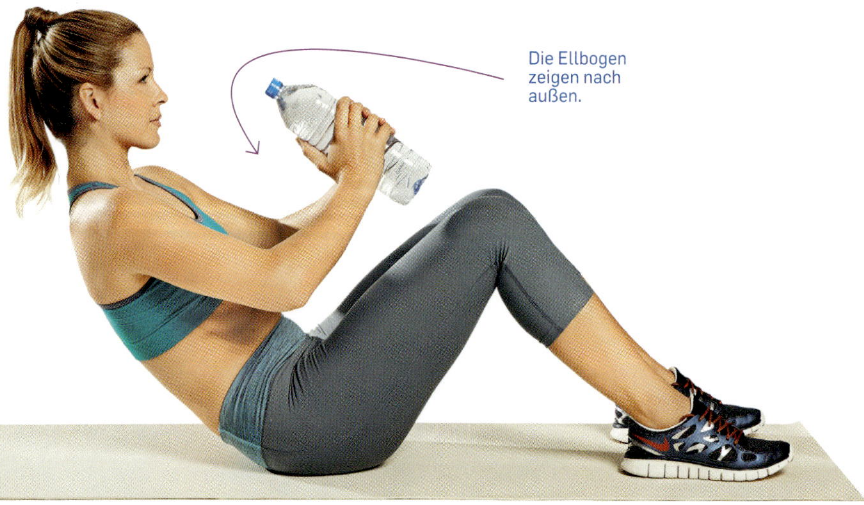

Zum Kennenlernen: Heben Sie nur die Schulterblätter an.

Zur Steigerung: Halten Sie das Gewicht mit Körperkontakt vor der Brust – das aktiviert die oberen geraden Bauchmuskeln noch intensiver.

Umkehrkreisel

FORMT: die seitlichen Bauchmuskeln

A

- Eine große Flasche halten. Hinknien, die Zehen sind aufgestellt. Jetzt die Flasche mit beiden Händen über die linke Seite hinter den Körper führen und mit der rechten Hand abstellen.

B

- Den Oberkörper über die Ausgangsposition zur rechten Seite drehen. Dort die Flasche zuerst mit der linken, dann auch mit der rechten Hand greifen. Über die linke Seite wieder hinter dem Rücken abstellen. Nach den vorgegebenen Wiederholungen die Richtung wechseln.

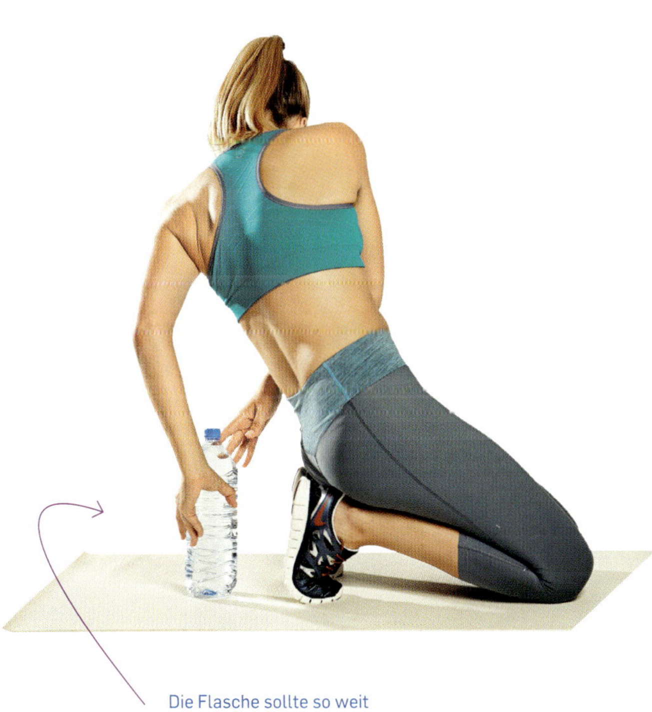

Die Flasche sollte so weit wie möglich hinter dem Körper abgestellt werden.

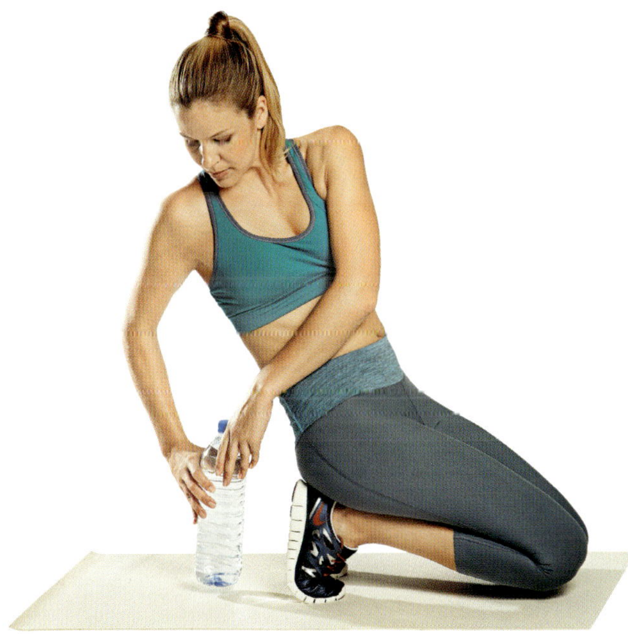

Zum Kennenlernen: Greifen Sie die Flasche mit der Hand der jeweiligen Seite, zu der Sie sich gerade gedreht haben.

Zur Steigerung: Führen Sie die Übung so schnell aus, wie Sie können.

Flacher Bauch

Gedrehte Crunches

FORMEN: die seitlichen Bauchmuskeln

A

- Auf den Rücken legen. Ein gefaltetes Handtuch zwischen den Knien halten. Die Füße anheben und die Beine im rechten Winkel in der Luft halten. Die Hände in den Nacken legen, die Ellbogen zeigen nach außen. Den Kopf anheben.

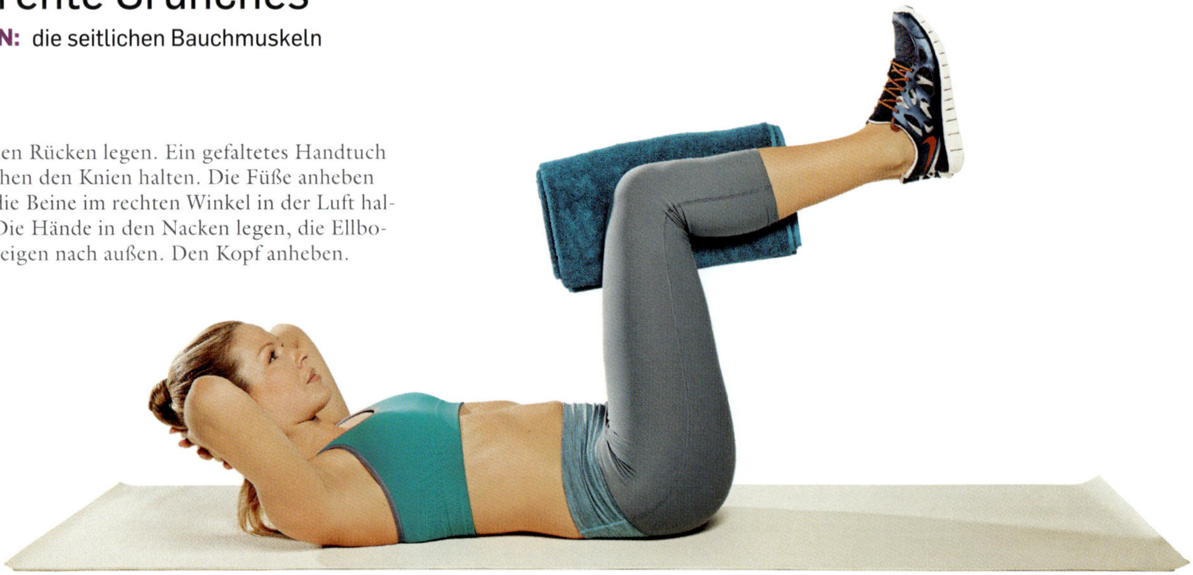

B

- Die Beine auf die linke Seite fallen lassen, den Oberkörper dabei nach rechts drehen. Zurück zur Ausgangsposition gehen und die Übung zur anderen Seite ausführen.

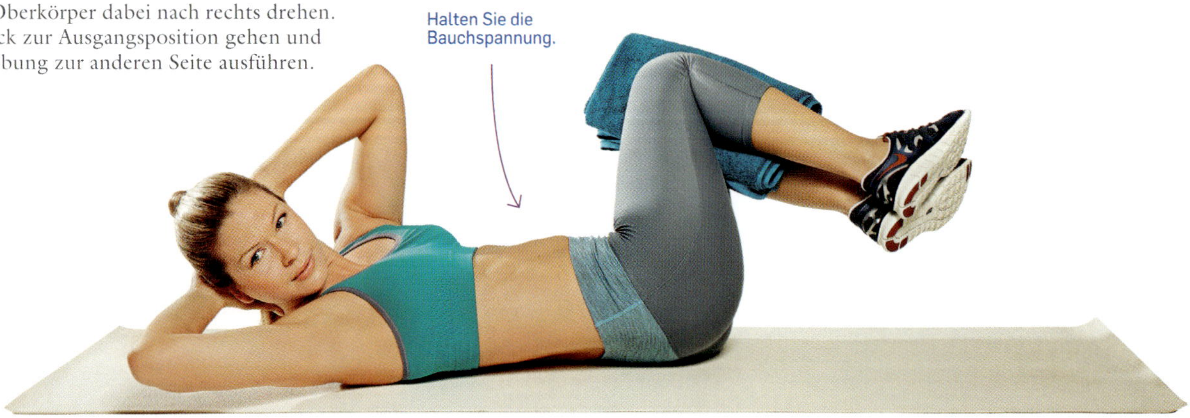

Zum Kennenlernen: Halten Sie den Kopf gerade und senken Sie nur die Beine seitlich ab.

Zur Steigerung: Strecken Sie die Beine in der Seitenlage aus, lassen Sie dabei das Handtuch nicht fallen.

Beinzüge

FORMEN: den unteren Teil der geraden Bauchmuskeln

BONUSEFFEKT: Dehnung im unteren Rücken

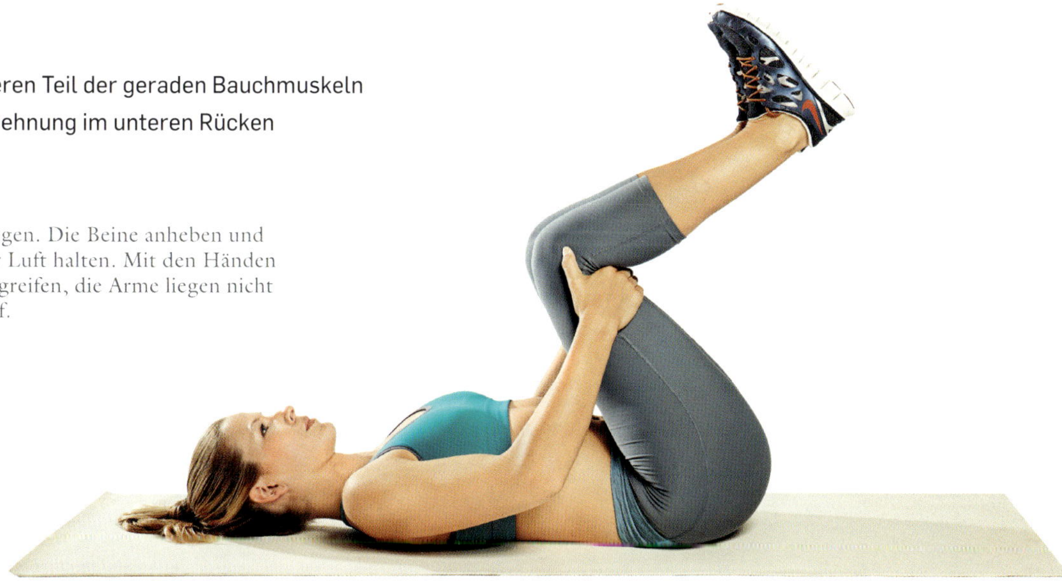

A

- Auf den Rücken legen. Die Beine anheben und angewinkelt in der Luft halten. Mit den Händen in die Kniekehlen greifen, die Arme liegen nicht auf dem Boden auf.

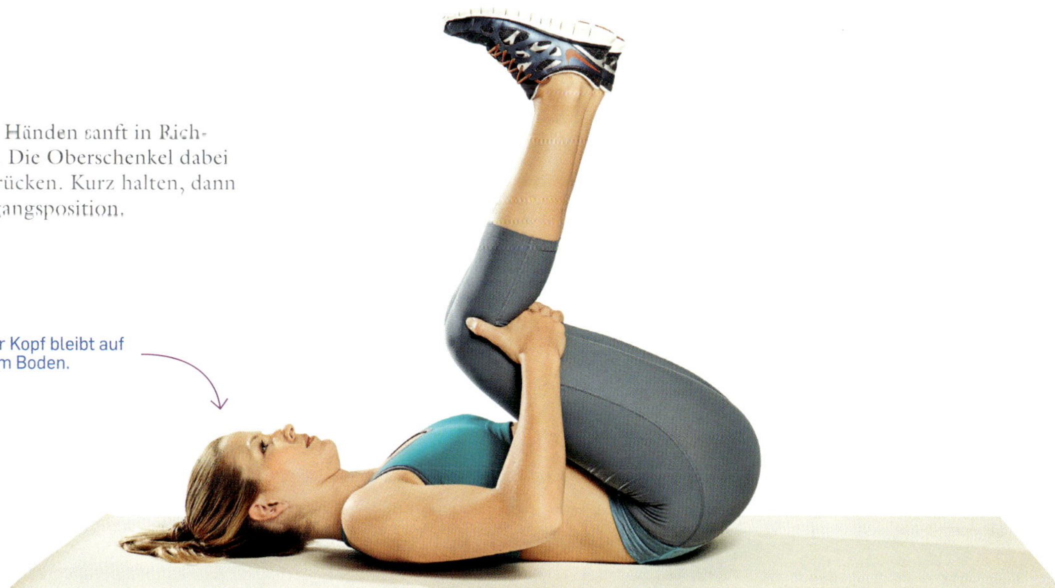

B

- Die Beine mit den Händen sanft in Richtung Brust ziehen. Die Oberschenkel dabei vom Körper wegdrücken. Kurz halten, dann zurück in die Ausgangsposition.

Der Kopf bleibt auf dem Boden.

Zum Kennenlernen: Führen Sie die Übung nur mit einem Bein aus, den Fuß des anderen Beins bequem aufstellen.

Zur Steigerung: Verdoppeln Sie die vorgegebene Haltezeit.

EXKURS

Bewahren Sie Haltung – für einen flachen Bauch!

Sie trainieren regelmäßig (mit diesem Buch), achten auf Ihre Ernährung (mit den Tipps aus diesem Buch, siehe Seite 282 bis 295) und trotzdem sind Sie unzufrieden mit Ihrer Mitte? Weil sie viel flacher sein könnte? Schuld sind nicht zwingend ein zu hoher Bauchfett- oder ein zu geringer Muskelanteil, sondern – gerade bei Frauen – das Becken. Häufiges, viel zu langes Sitzen und eine dadurch verkürzte Muskulatur können es in eine unschöne Vorlage bringen, die den Bauch immer dicker aussehen lässt, als er eigentlich ist. Gemein!

Auch wenn es nur ein schwacher Trost ist, mit diesem Problem sind Sie nicht allein: Arlow Pieniak, Bewegungstherapeut und Personal Trainer in Hamburg, weiß das aus seiner Praxis nur zu gut: „Selbst Promis, die viele Stunden im Studio verbringen, könnten erheblich besser dastehen – wenn sie auch gezielt an ihrer Haltung arbeiten würden." Der Fitness-Profi ist davon überzeugt: „Mit dem richtigen Training sind bei jeder Frau locker bis zu fünf Zentimeter weniger Bauchumfang drin."

Aber wie sieht gutes Dastehen überhaupt aus? Eigentlich ganz einfach: Idealerweise liegen alle Gelenke auf einer Linie. Stellen Sie sich seitlich vor einen Spiegel. Das Fußgelenk sollte unter dem Kniegelenk, dieses unter dem Hüftgelenk und dieses wiederum unter dem Schultergelenk sein. Fehlanzeige? Dann versuchen Sie einmal folgende Übung: Beugen Sie im hüftbreiten Stand Ihre Beine ganz leicht. Fahren Sie mit den Fingern der rechten Hand über den Hinterkopf nach oben und stellen Sie sich vor, der Kopf sei an einem Band befestigt. Ziehen Sie jetzt das Kinn zurück, wodurch sich der untere Bauch automatisch anspannt. Ohne den restlichen Körper zu bewegen, legen Sie nun die Hände an die Hüftknochen und beugen Sie sich so weit vor, dass Sie Ihre Schnürsenkel aus den Augenwinkeln sehen können. Sie haben das Gefühl, gleich vornüberzukippen? Keine Sorge, das tun Sie nicht. Denn eigentlich stehen Sie jetzt in einer idealen Position, nur hat Ihr Gehirn über die Jahre die gewohnte, aber falsche Haltung als richtig abgespeichert. Und darum fühlen Sie sich jetzt so unsicher. Bitten Sie einen Partner, Sie an den Schultern nach unten zu drücken. Sie werden feststellen, dass Sie viel stabiler stehen als in der gewohnten Stellung.

Damit die richtige Haltung dauerhaft im Bewegungsgedächtnis als solche verankert wird, sollten Sie rund drei Monate lang täglich üben. Pieniak rät: „Flexible Oberschenkel und Hüftmuskeln sind das A und O. Zudem sollte das Verhältnis zwischen Vorder- und Rückseite des Körpers ausgeglichen sein." Sprich: Trainieren Sie bei jedem Muskel gezielt auch dessen Gegenspieler. Also beispielsweise nicht nur den Bauch, sondern auch den unteren Rücken, nicht nur den Bizeps, sondern auch den Trizeps. Zudem wird die Oberschenkelrückseite beim Krafttraining häufig vernachlässigt. Übrigens: Dank einer aufrechten Haltung können Sie nicht nur größer, sondern auch leistungsfähiger durchs Leben gehen. „Arbeiten die Muskeln optimal zusammen, fühlt es sich für Sie viel leichter an, Dinge zu heben oder zu tragen", erklärt der Personal Trainer. Zusätzlich lassen sich organische Einschränkungen wie zum Beispiel Verdauungsstörungen sowie Schmerzen in den Knien, im unteren Rücken und im Nacken lindern – wenn nicht sogar beseitigen.

Die passenden Übungen für eine perfekte Körperhaltung finden Sie – natürlich – in diesem Buch. Besonders das „Training für die Top-Haltung" auf Seite 272 und das Training für „Richtig gute Rumpfstabilität" auf Seite 276 rücken Ihre Mitte wieder dorthin, wo sie hingehört – in den Mittelpunkt.

Beckenaufrichtung

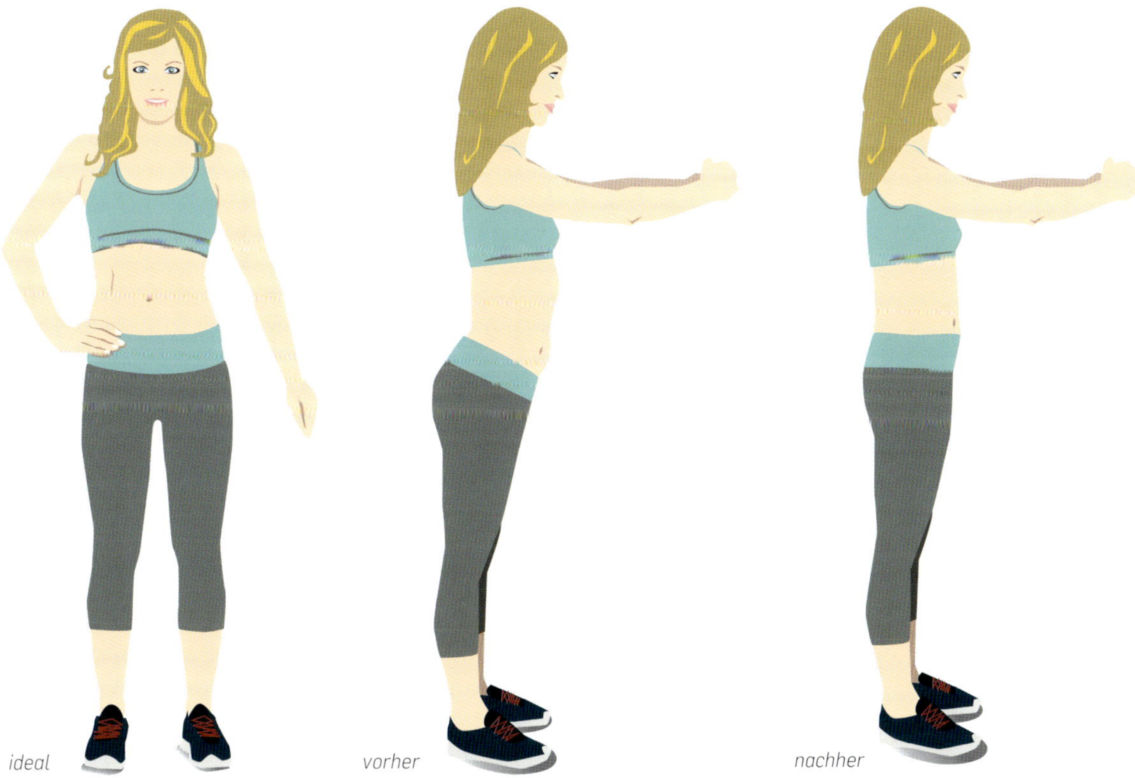

Schlanker ohne abzunehmen – ein aufgerichtetes Becken begradigt die Gürtellinie und lässt auf diese Weise den Bauch wesentlich flacher aussehen. Hier ein Mini-Training für Zwischendurch: Ziehen Sie den Bauchnabel nach innen und spannen Sie den Po an.

Flacher Bauch

Lange Crunches

FORMEN: den oberen und mittleren Teil der geraden Bauchmuskeln

A

- Auf den Boden legen. Die Füße bequem aufstellen. Die Arme über Kopf ausstrecken und ablegen. Die Handrücken berühren den Boden.

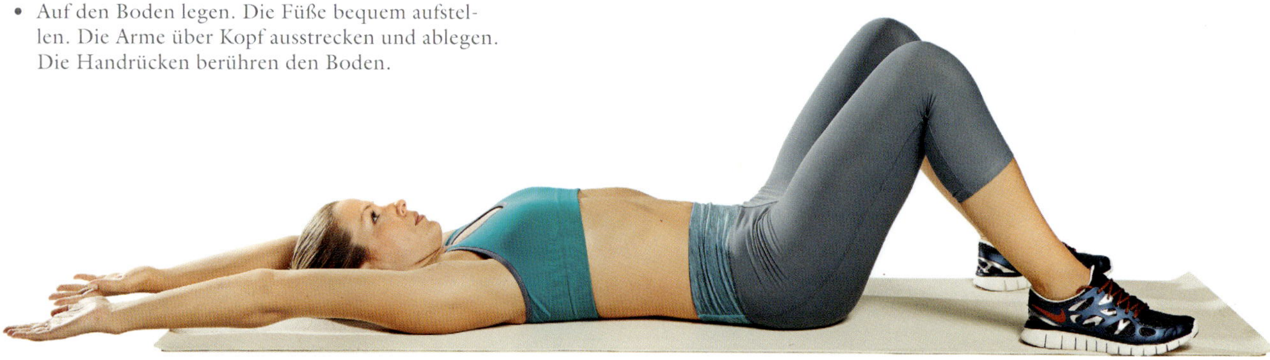

B

- Den Bauch anspannen. Den Oberkörper so weit wie möglich aufrichten und die gestreckten Arme zwischen die Beine führen. Mit gestreckten Armen wieder nach hinten ablegen.

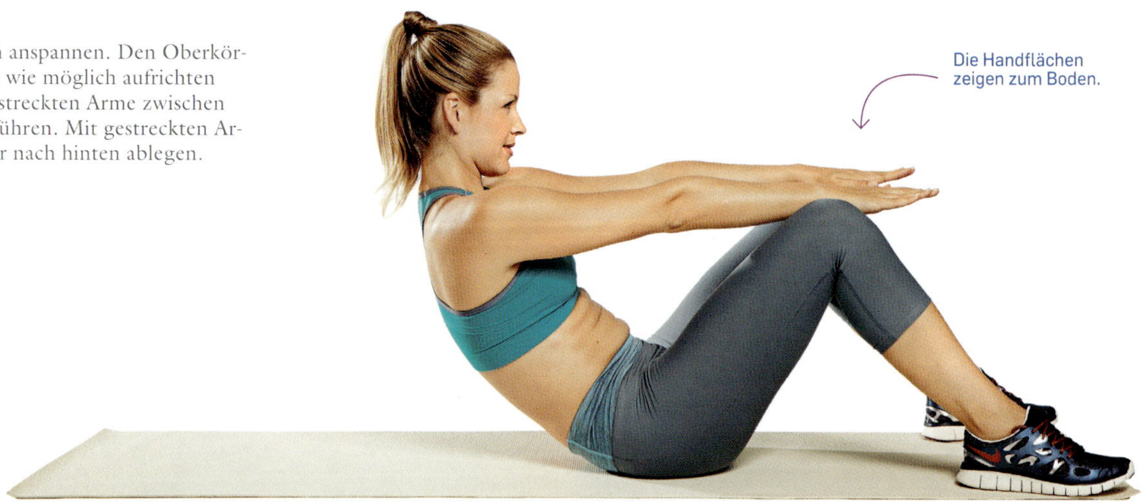

Zum Kennenlernen: Verschränken Sie die Hände im Nacken, die Ellbogen zeigen nach außen. Achtung: Ziehen Sie sich auf keinen Fall mit den Händen hoch, die Kraft zum Aufrichten kommt aus den Bauchmuskeln!

Zur Steigerung: Halten Sie die Füße einige Zentimeter über dem Boden.

Kletter-Crunches

FORMEN: den oberen Teil der geraden Bauchmuskeln

A

- Auf den Rücken legen. Die Füße bequem aufstellen. Die Hände so über dem Bauch halten, als ob Sie ein Seil greifen würden.

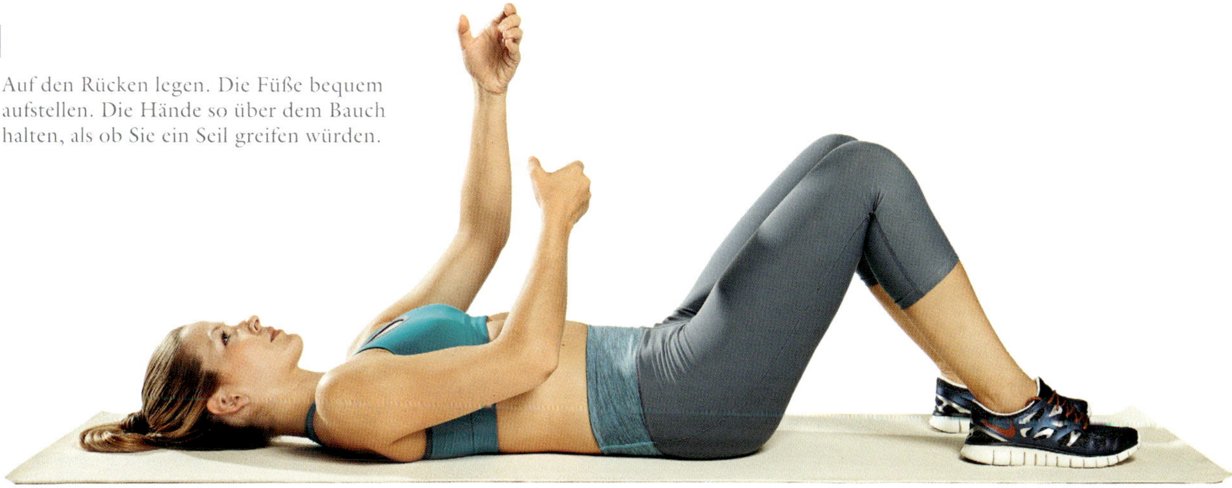

B

- Mit den Händen abwechselnd Stück um Stück weiter nach oben greifen, dabei den Oberkörper immer mehr anheben. Am höchstmöglichen Punkt kurz halten und die Bewegung umgekehrt zurück zur Ausgangsposition ausführen.

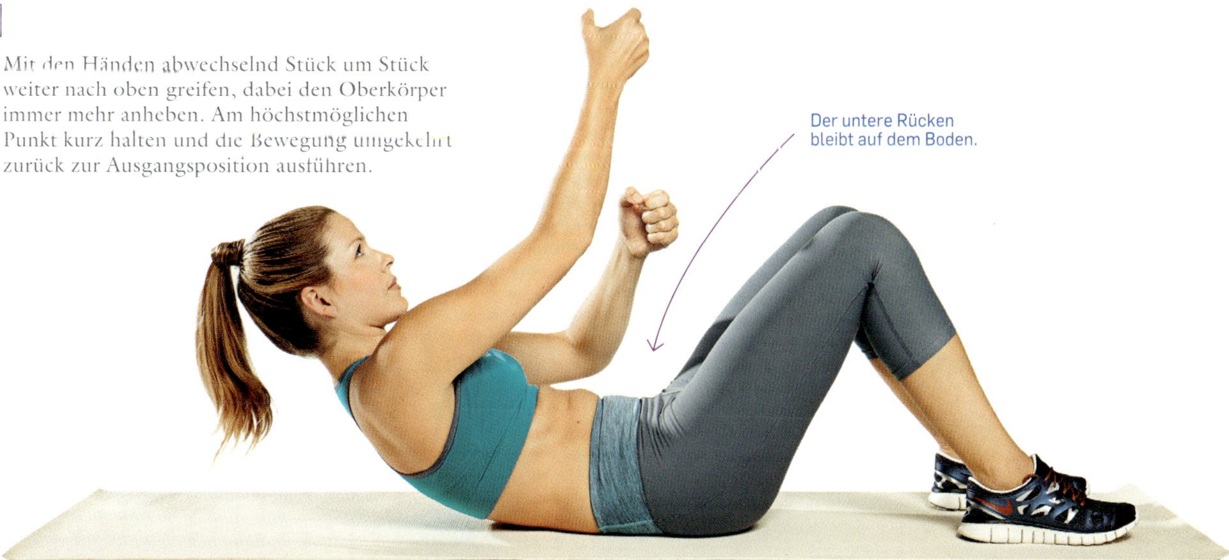

Zum Kennenlernen: Legen Sie den Oberkörper ab, nachdem Sie den höchsten Punkt erreicht haben.

Zur Steigerung: Halten Sie die Füße einige Zentimeter über dem Boden.

Flacher Bauch

Diagonal-Crunches

FORMEN: die seitlichen Bauchmuskeln

A

- Auf den Rücken legen, die Hände sind unter dem Kopf, die Arme berühren den Boden. Die Füße bequem aufstellen. Den rechten Unterschenkel mit der Außenseite auf den linken Oberschenkel legen, das rechte Knie zeigt nach außen.

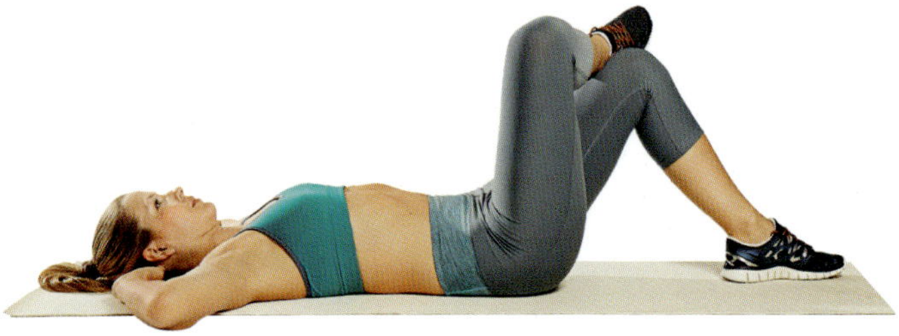

B

- Den Kopf und den oberen Rücken anheben, die Hände liegen dabei locker am Kopf. Dann den linken Ellbogen in Richtung des rechten Knies drehen. Wieder zur Mitte (aber nicht zur Ausgangsposition) bewegen und die Übung erneut ausführen. Nach den vorgegebenen Wiederholungen die Seite wechseln.

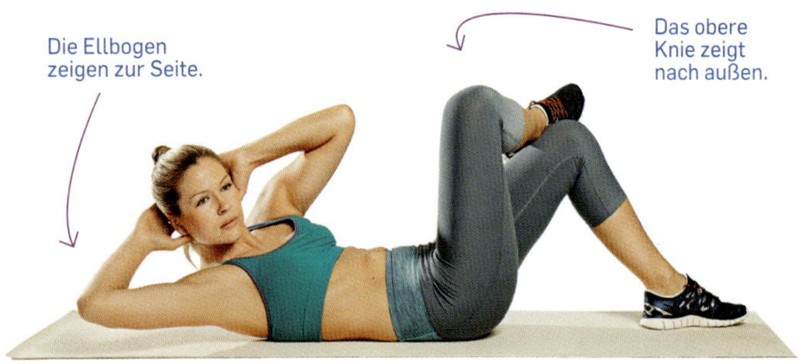
Die Ellbogen zeigen zur Seite.
Das obere Knie zeigt nach außen.

Zum Kennenlernen: Legen Sie den Kopf nach jeder (oder jeder zweiten) Wiederholung kurz ab.

Zur Steigerung: Halten Sie das untere Bein angewinkelt in der Luft, der Oberschenkel zeigt dabei senkrecht nach oben.

Radfahren

FORMT: den unteren Teil der geraden sowie die seitlichen Bauchmuskeln

Ausführung

- Rückenlage. Die Hände am Hinterkopf halten, die Ellbogen zeigen nach außen. Das linke Bein ausstrecken und einige Zentimeter über dem Boden halten. Das rechte Knie zur Brust ziehen. Gleichzeitig den Oberkörper anheben und den linken Ellbogen zum rechten Knie führen. Dann direkt die Seiten wechseln: Das linke Knie anziehen, das rechte Bein strecken und den rechten Ellbogen zum linken Knie ziehen. Wechselseitig wiederholen, ohne die Füße oder die Schulterpartie abzulegen.

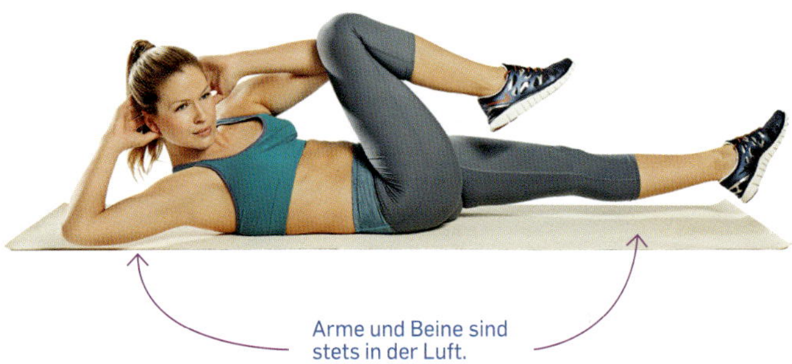
Arme und Beine sind stets in der Luft.

Zum Kennenlernen: Legen Sie das jeweils untere Bein auf dem Boden ab.

Zur Steigerung: Erhöhen Sie das Tempo, achten Sie aber dennoch auf eine saubere Ausführung.

Igel-Crunches

FORMEN: den oberen Teil der geraden Bauchmuskeln

A

- Rücklings auf den Boden legen. Die Arme parallel zum Körper in der Luft halten, die Handflächen zeigen zum Boden. Die Zehen strecken.

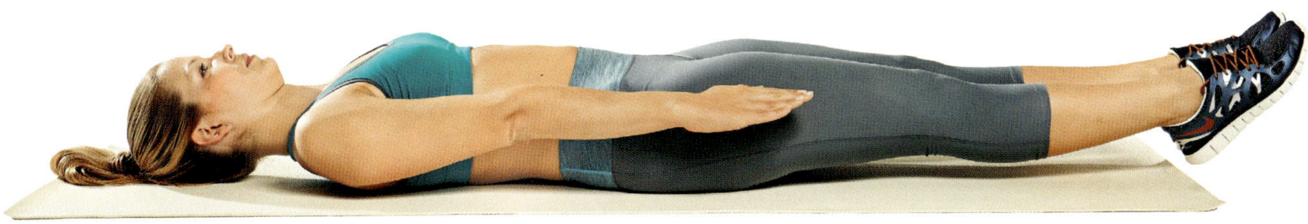

B

- Den Bauch anspannen. Den oberen Rücken anheben und gleichzeitig die Beine in Richtung Körper anwinkeln. Die Hüfte ist nun direkt unter den Knien. Die Zehen zu den Schienbeinen ziehen. Zurück zur Ausgangsposition. Füße und Kopf wieder ablegen.

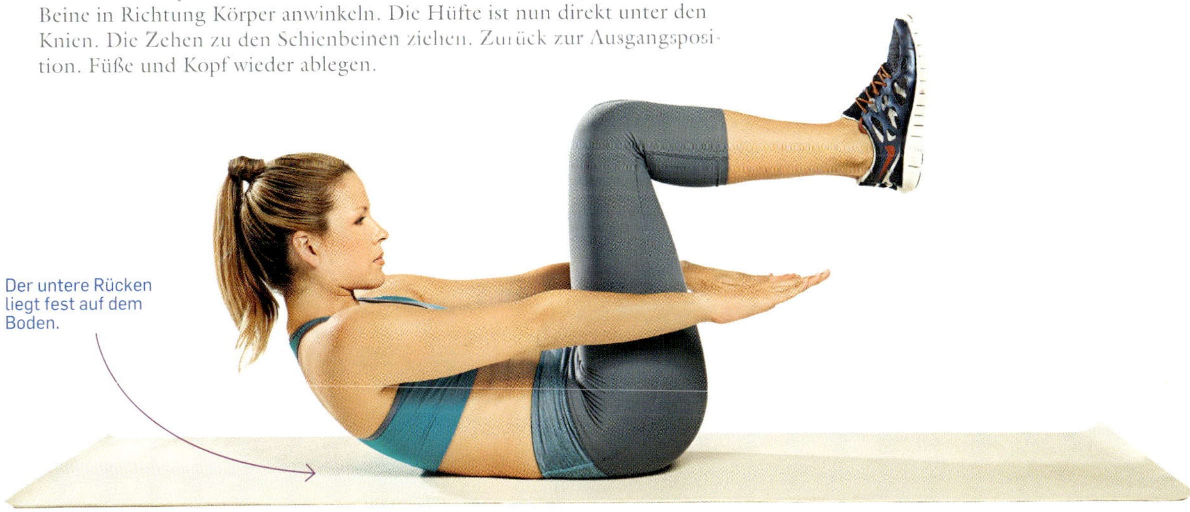

Zum Kennenlernen: Legen Sie die Hände an den Hinterkopf, die Ellbogen zeigen nach außen.

Zur Steigerung: Legen Sie – zurück in der Ausgangsposition – die Füße und den Kopf nicht ab, sondern halten Sie sie einige Zentimeter über dem Boden.

Flacher Bauch

Druckmoment

FORMT: den oberen, mittleren und unteren Teil der geraden Bauchmuskeln

A

- In Rückenlage die Beine angewinkelt anheben. Die Knie stehen über der Hüfte, die Unterschenkel sind parallel zum Boden. Die Zehen anziehen. Den oberen Rücken anheben und mit den Händen fest gegen die Oberschenkel drücken. Diese halten dagegen.

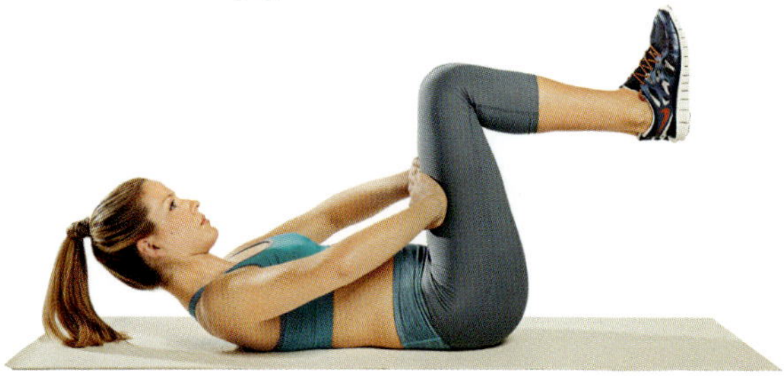

B

- Die Hände auf den rechten Oberschenkel legen. Das linke Bein lang ausstrecken und einige Zentimeter über dem Boden halten. Dann das linke Knie zurück zur Ausgangsposition führen, die Hände wechseln auf den linken Oberschenkel. Das rechte Bein strecken.

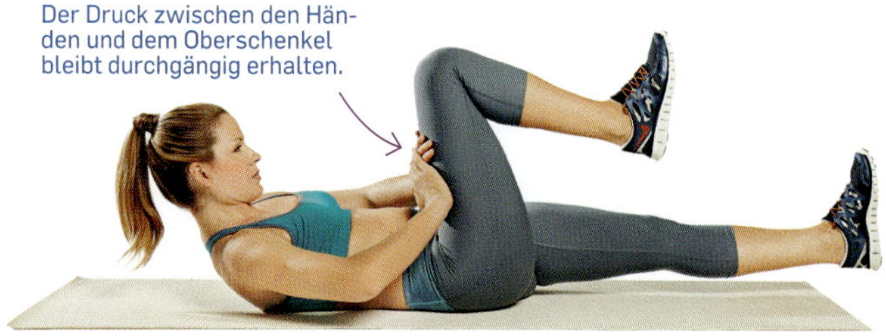
Der Druck zwischen den Händen und dem Oberschenkel bleibt durchgängig erhalten.

Zum Kennenlernen: Bleiben Sie in Position A. **Zur Steigerung:** Strecken Sie die Unterschenkel zusätzlich aus.

Gezogene Crunches

FORMEN: den oberen Teil der geraden Bauchmuskeln

A

- In Rückenlage die Beine angewinkelt anheben, die Hüfte ist unter den Knien. Die Zehen anziehen. Ein gerolltes Handtuch um die Oberschenkel legen und die Enden mit beiden Händen greifen. Die Oberarme bleiben auf dem Boden. Den Kopf anheben und das Handtuch mit den Händen ziehen und mit den Oberschenkeln dagegendrücken.

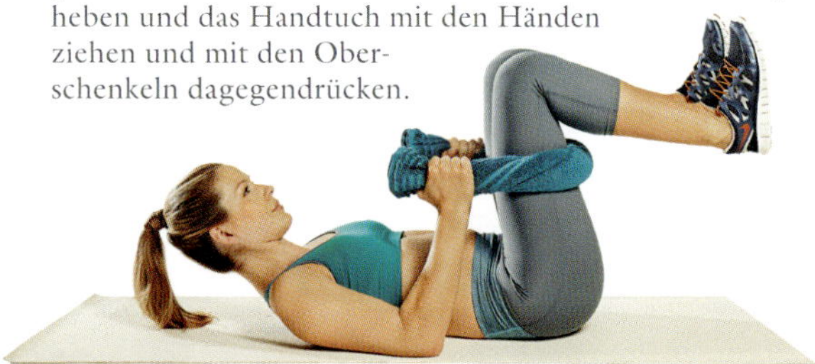

B

- Den Bauch anspannen und den Oberkörper anheben. Dazu mit den Händen am Handtuch hochziehen und die Oberarme vom Boden lösen. Die Position halten. Anschließend zurück zur Ausgangsposition.

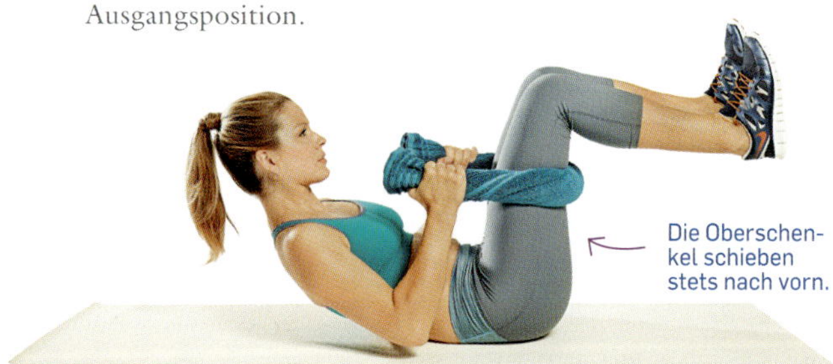
Die Oberschenkel schieben stets nach vorn.

Zum Kennenlernen: Setzen Sie die Füße auf.

Zur Steigerung: Führen Sie das Handtuch nur um ein Bein und halten Sie das andere ausgestreckt über dem Boden.

Angehobene Crunches

FORMEN: den oberen und mittleren Teil der geraden Bauchmuskeln, Bizeps

A

- Ein Handtuch zur Rolle drehen. In Rückenlage die Beine nach oben ausstrecken. Die Zehen zu den Schienbeinen ziehen. Das Handtuch um die Kniekehlen legen und mit beiden Händen die Handtuchenden umfassen. Die Oberarme dabei über dem Boden halten. Den Kopf ablegen und das Handtuch unter Spannung setzen, dazu mit den Händen ziehen und mit den Oberschenkeln drücken.

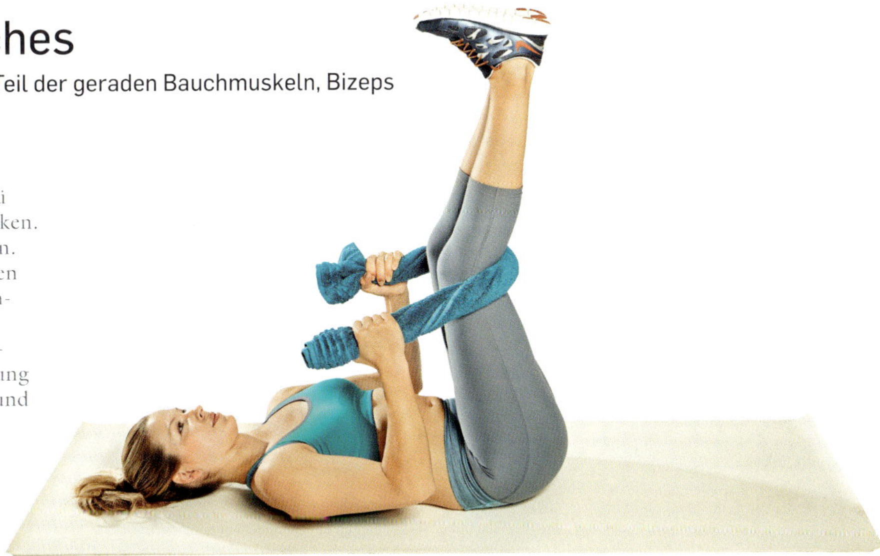

B

- Den Bauch anspannen und den Oberkörper anheben. Ziehen Sie sich dazu mit den Händen am Handtuch hoch. Die Oberarme dabei auf den Boden legen und den Kopf anheben. Die Position halten. Zurück zur Ausgangsposition.

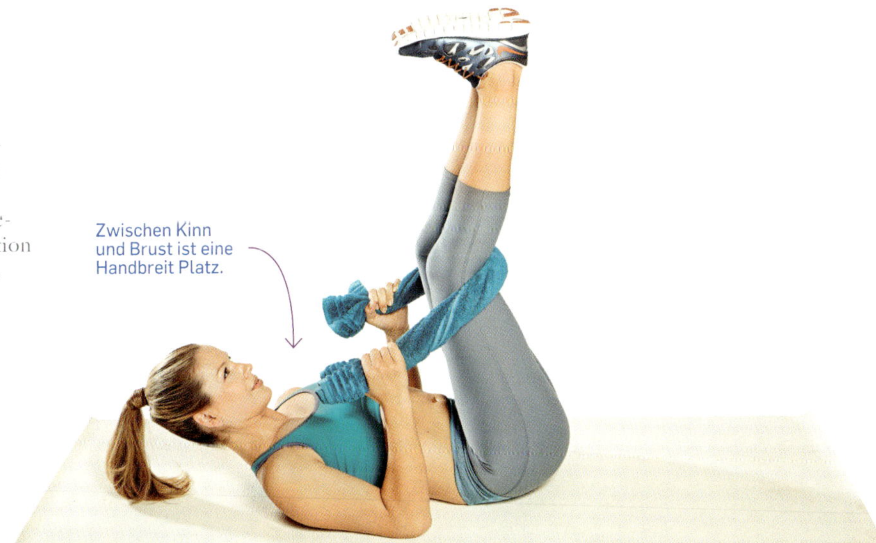

Zum Kennenlernen: Lösen Sie die Position nach drei Atemzügen und legen Sie den Kopf kurz ab, um dann zur nächsten Wiederholung anzusetzen.

Zur Steigerung: Führen Sie das Handtuch nur um einen Oberschenkel und halten Sie das andere Bein ausgestreckt über dem Boden.

Flacher Bauch

Hochgezogene Crunches

FORMEN: den oberen und mittleren Teil der geraden Bauchmuskeln

BONUSEFFEKT: Dehnung im unteren Rücken und auf der Oberschenkelrückseite

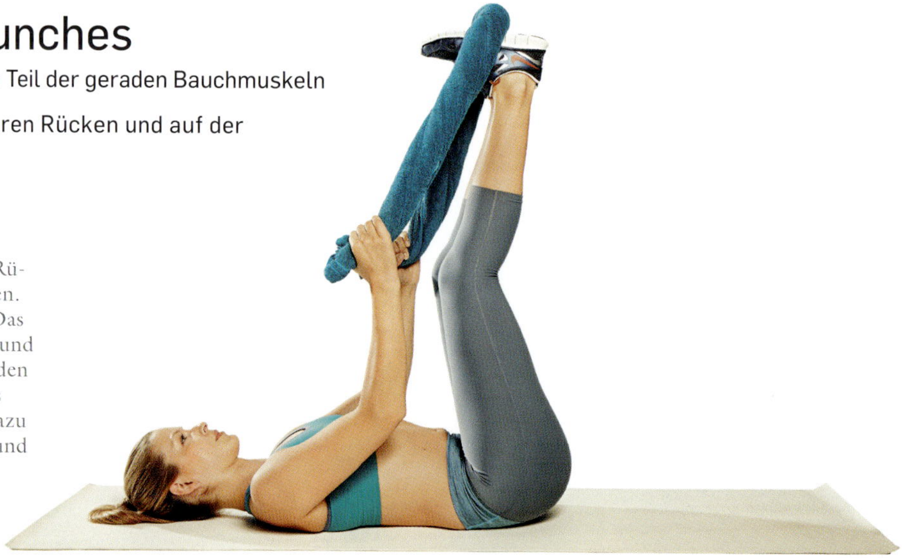

A

- Ein Handtuch zur Rolle drehen. In Rückenlage die Beine nach oben strecken. Die Zehen zum Schienbein ziehen. Das Handtuch über die Fußsohlen legen und mit beiden Händen die Handtuchenden umfassen. Den Kopf ablegen und das Handtuch unter Spannung setzen, dazu mit den Händen nach unten ziehen und mit den Füßen nach oben drücken.

B

- Den Bauch anspannen und den Oberkörper anheben. Dazu mit den Händen am Handtuch hochziehen. Kopf und oberen Rücken anheben. Die Position halten. Dann zurück zur Ausgangsposition.

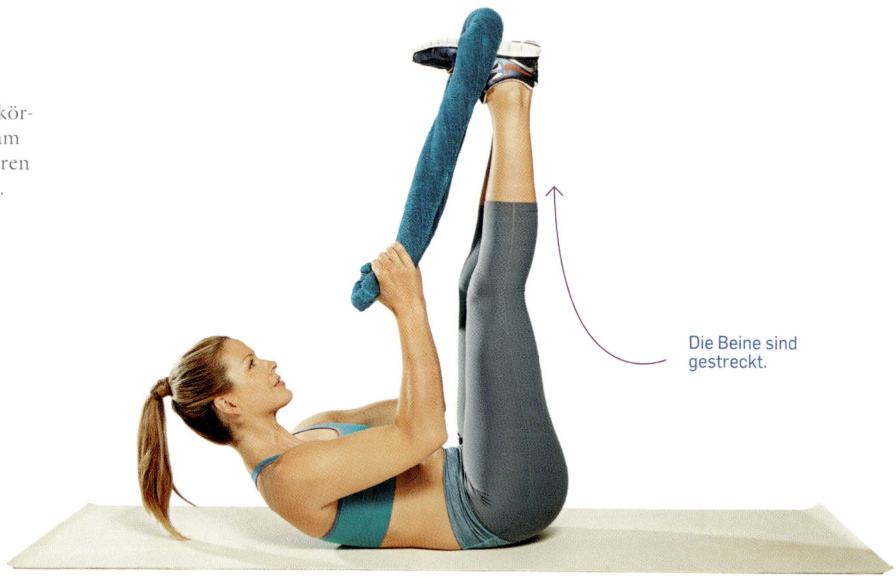

Die Beine sind gestreckt.

Zum Kennenlernen: Strecken Sie in Position B die Beine nicht ganz durch.

Zur Steigerung: Heben Sie in Position B zusätzlich das Becken an.

Crunches am Stuhl

FORMEN: den oberen Teil der geraden Bauchmuskeln

A

- Vor einem Stuhl auf den Rücken legen und die Füße auf der Sitzfläche positionieren. Den Kopf etwas anheben und die Arme parallel zum Boden in der Luft halten, die Handflächen zeigen zueinander.

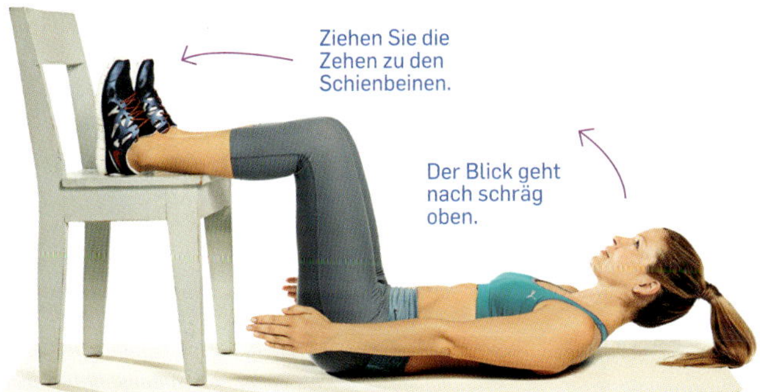
Ziehen Sie die Zehen zu den Schienbeinen.
Der Blick geht nach schräg oben.

B

- Den Bauch anspannen und die Hände zu den Stuhlbeinen führen. Dazu den oberen Rücken so weit wie möglich anheben. Wieder absenken, den Kopf aber nicht ablegen.

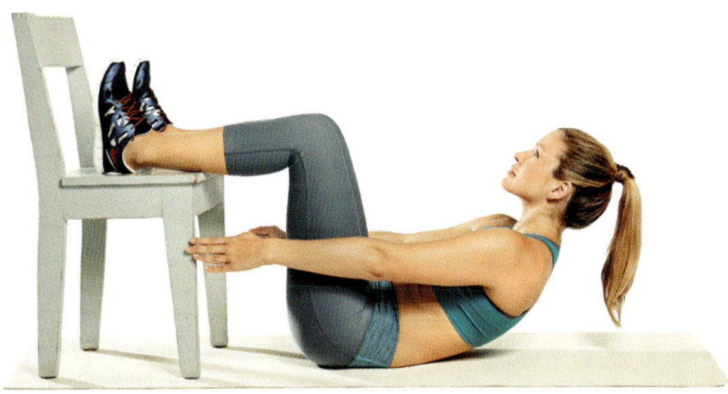

Zum Kennenlernen: Stellen Sie Füße auf den Boden und schieben Sie die Hände in Richtung der Fußknöchel.

Zur Steigerung: Führen Sie in Position B kleine Vor- und Rückbewegungen mit Händen und Oberkörper aus.

Schräge Crunches am Stuhl

FORMEN: den oberen Teil der geraden und die seitlichen Bauchmuskeln

Ausführung

- In Rückenlage vor einen Stuhl legen (je weiter entfernt, desto schwerer wird die Übung). Die Beine gestreckt nach oben anheben. Die Unterschenkel kreuzen. Den oberen Rücken vom Boden lösen. Die Arme strecken und auf die linke Seite führen, bis beide Handflächen das vordere Stuhlbein berühren. Den Oberkörper etwas absenken und die Arme über die Mitte zum rechten vorderen Stuhlbein führen. Die Übung zügig wiederholen.

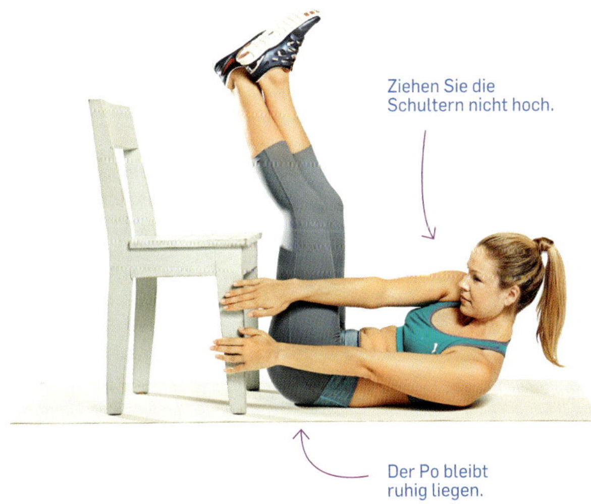
Ziehen Sie die Schultern nicht hoch.
Der Po bleibt ruhig liegen.

Zum Kennenlernen: Legen Sie die Unterschenkel auf der Sitzfläche ab.

Zur Steigerung: Heben Sie zusätzlich den Po mit an, wenn Sie die Arme zur Seite führen – das fordert auch die unteren Bauchmuskeln.

Flacher Bauch

Seitliche Crunches am Stuhl

FORMEN: die seitlichen Bauchmuskeln

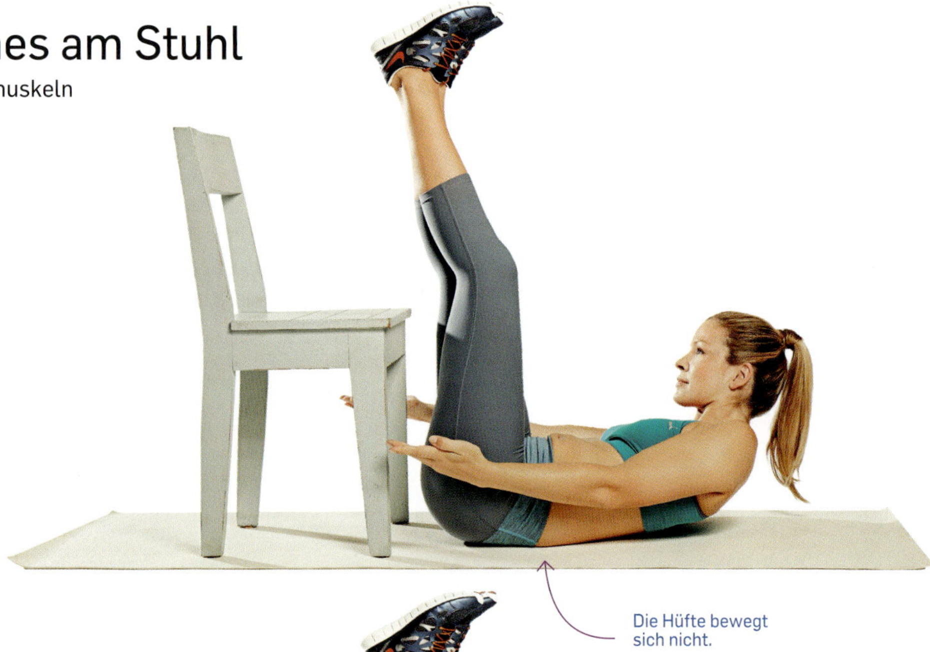

A

- In Rückenlage vor einen Stuhl legen (je weiter entfernt, desto schwerer wird die Übung) und die Beine gestreckt nach oben anheben. Die Zehen zu den Schienbeinen ziehen. Die Arme gestreckt neben dem Körper über dem Boden halten. Den oberen Rücken anheben und die rechte Hand in Richtung des rechten hinteren Stuhlbeins führen. Dazu den Oberkörper zur Seite beugen.

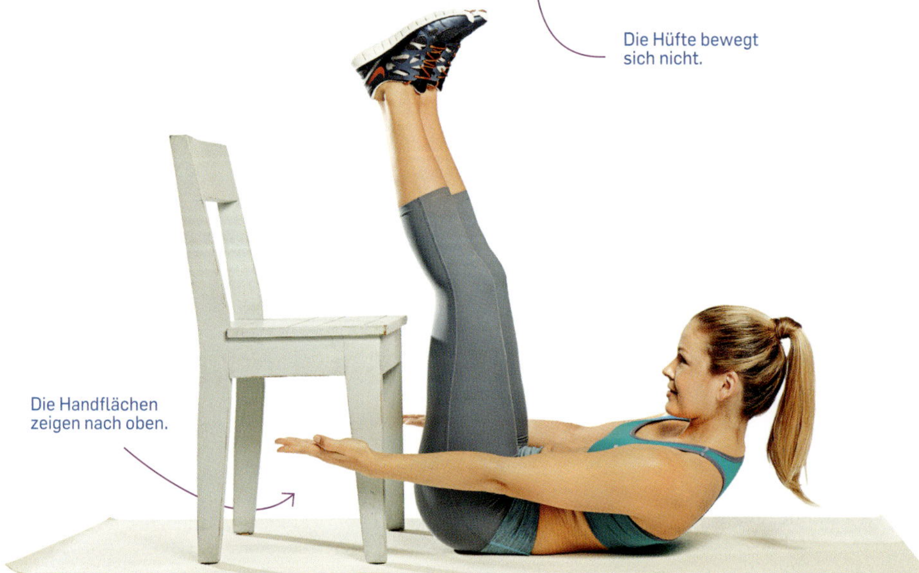

B

- Zurück zur Mitte bewegen (dabei den oberen Rücken nicht ablegen) und die linke Hand in Richtung des linken hinteren Stuhlbeins führen. Den Oberkörper auch hier zur Seite beugen.

Zum Kennenlernen: Legen Sie die jeweils nicht arbeitende Hand an den Hinterkopf, um die (häufig zu schwache) Nackenmuskulatur zu entlasten.

Zur Steigerung: Führen Sie erst alle Wiederholungen auf einer Seite aus, ehe Sie zur anderen Seite übergehen.

Seitliche Crunches auf dem Boden

FORMEN: die seitlichen Bauchmuskeln **BONUSEFFEKT:** Dehnung im Po

A

- Rückenlage. Den Hinterkopf in den Handflächen ablegen, die Arme liegen auf dem Boden auf. Die Füße aufstellen, die Beine schließen und zur rechten Seite fallen lassen. Die Zehen ziehen zu den Schienbeinen.

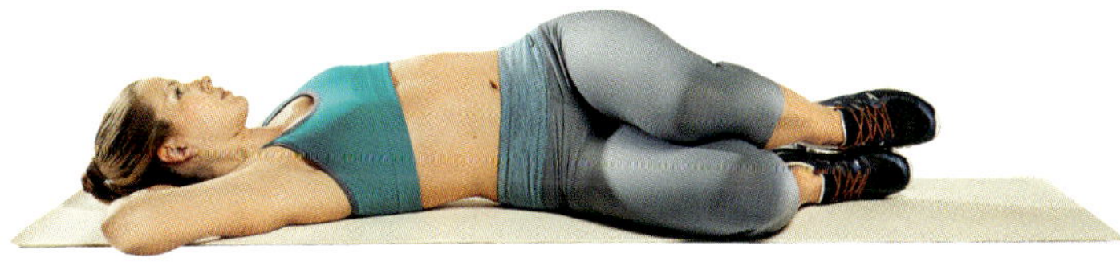

B

- Den Bauch anspannen und den Oberkörper gerade nach vorn anheben. Wieder absenken, aber nicht ablegen. Nach den vorgegebenen Wiederholungen die Beine auf die linke Seite fallen lassen, um die Übung erneut auszuführen.

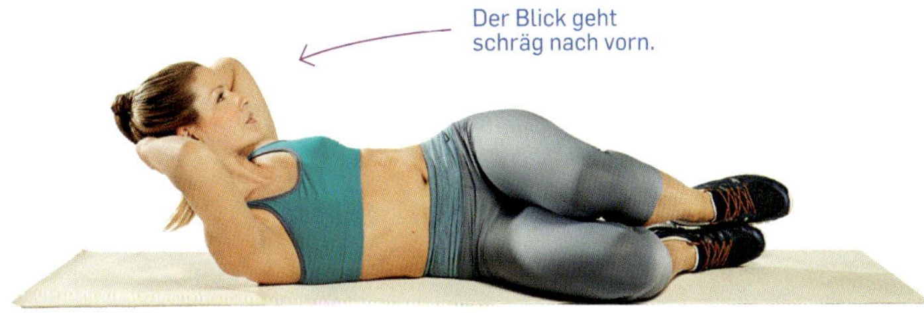
Der Blick geht schräg nach vorn.

Zum Kennenlernen: Strecken Sie das obere Bein aus, um bequemer liegen zu können.

Zur Steigerung: Ziehen Sie das obere Knie in Richtung Kinn, wenn Sie den Oberkörper anheben.

Flaches Aufrichten

FORMT: den oberen Teil der geraden Bauchmuskeln

A

- Auf den Rücken legen und die Hände unter den unteren Rücken schieben, die Arme liegen auf dem Boden auf. Das linke Bein ausstrecken, das rechte bequem aufstellen. Der Blick geht Richtung Decke.

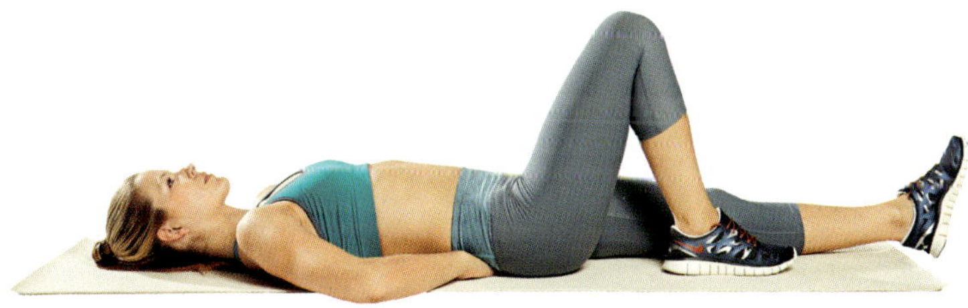

B

- Die Unterarme in den Boden drücken, den Bauch anspannen und den oberen Rücken anheben. Kurz halten und wieder absenken, den Kopf aber nicht ablegen. Nach den vorgegebenen Wiederholungen die Beinstellung wechseln, die Übung dann erneut ausführen.

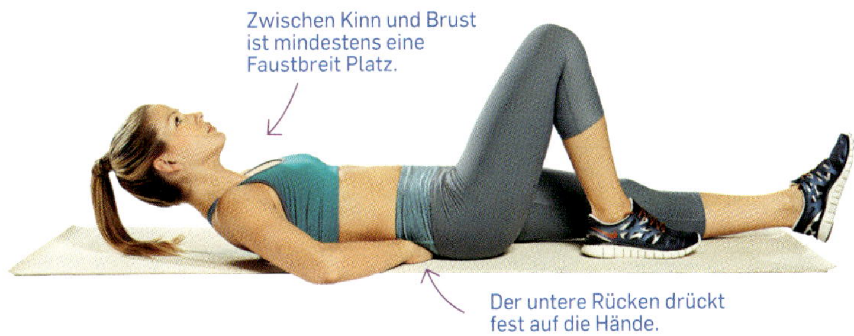
Zwischen Kinn und Brust ist mindestens eine Faustbreit Platz.
Der untere Rücken drückt fest auf die Hände.

Zum Kennenlernen: Stellen Sie beide Füße auf.

Zur Steigerung: Lösen Sie beim Aufrichten die Ellbogen vom Boden.

Flacher Bauch

Scherenschwünge

FORMEN: den oberen, mittleren und unteren Teil der geraden Bauchmuskeln

A

- Rückenlage. Die Hände locker an den Hinterkopf legen und den Kopf in der Luft halten. Der Blick geht schräg zur Decke. Die Beine gestreckt anheben und einige Zentimeter über dem Boden halten. Dann den linken Fuß noch weiter anheben.

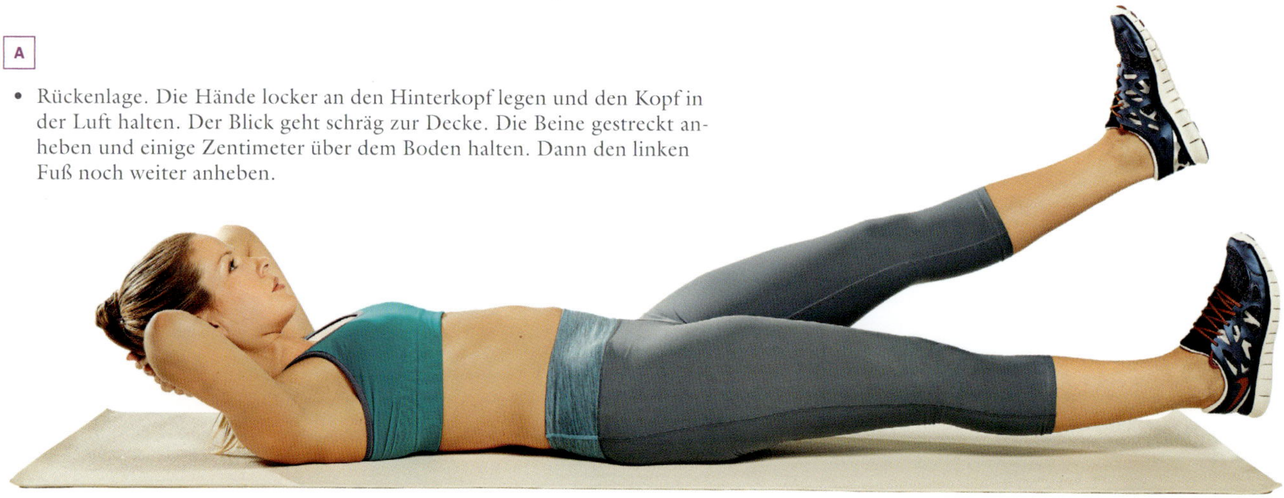

B

- Den linken Fuß wieder absenken und den rechten anheben. Darauf achten, dass der untere Rücken dabei auf dem Boden bleibt.

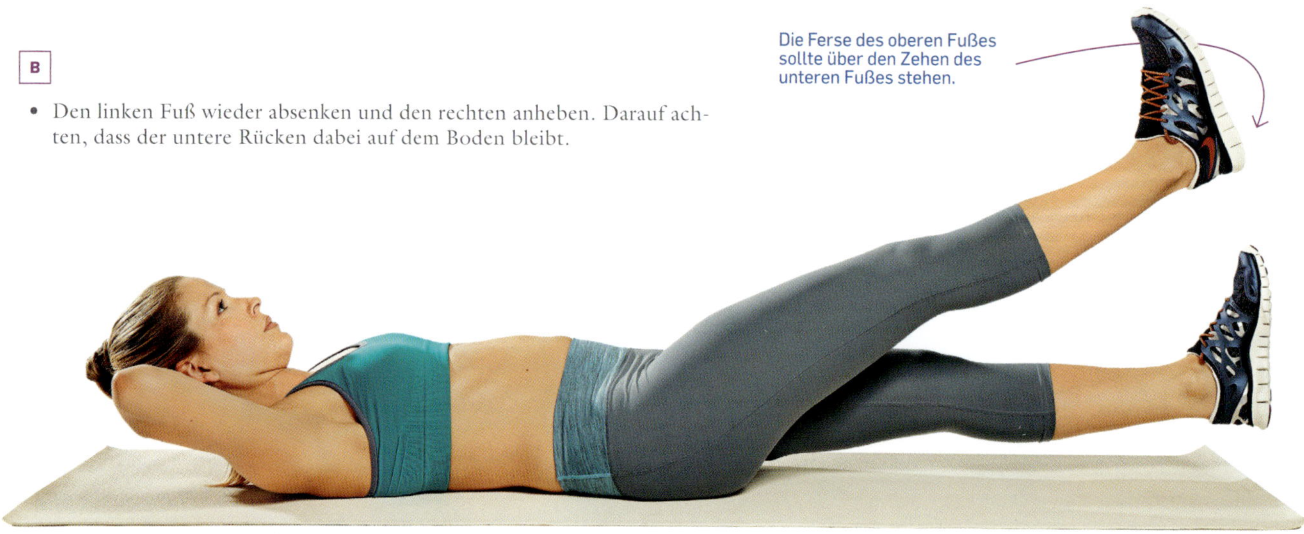
Die Ferse des oberen Fußes sollte über den Zehen des unteren Fußes stehen.

Zum Kennenlernen: Lassen Sie den Kopf auf dem Boden und legen Sie die Handrücken unter den unteren Rücken.
Zur Steigerung: Kreuzen Sie die Füße zusätzlich übereinander.

Umgekehrte Crunches

FORMEN: den unteren Teil der geraden Bauchmuskeln

A

- Rückenlage. Die Arme neben dem Körper ausstrecken. Die Beine schließen und im 90-Grad-Winkel anheben. Die Knie stehen über der Hüfte, die Zehen zu den Schienbeinen ziehen.

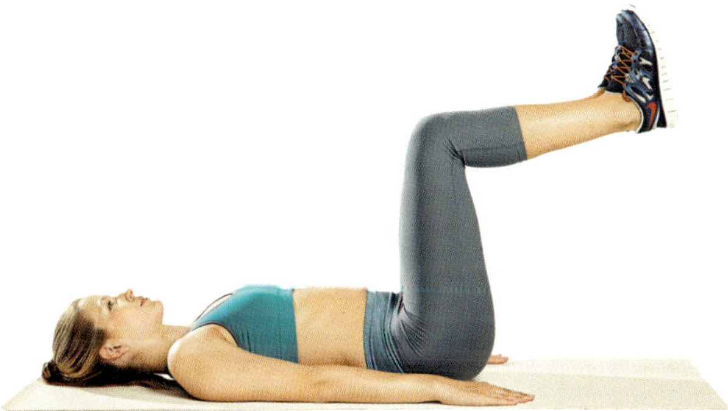

B

- Beide Füße absenken. Kurz über dem Boden stoppen und die Beine wieder bis zur Ausgangsposition anheben. Ruhig und kontrolliert wiederholen.

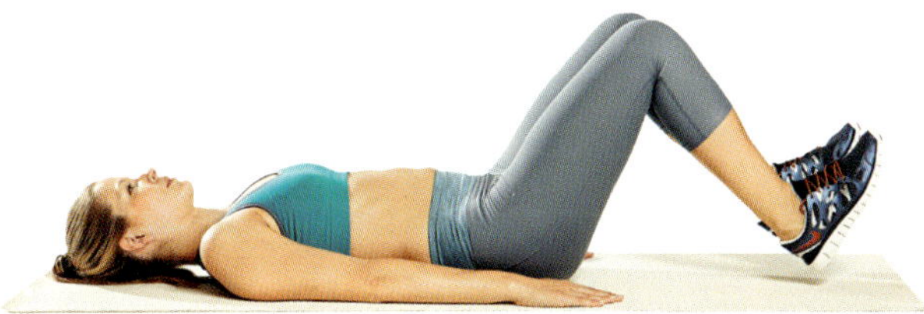

Zum Kennenlernen: Senken Sie jeweils nur ein Bein ab.

Zur Steigerung: Strecken Sie in Position B ein Bein aus und ziehen Sie es direkt wieder zurück. Mit dem anderen Bein wiederholen, erst dann heben Sie beide Beine wieder zusammen an.

Beinpendel

FORMT: den oberen und mittleren Teil der geraden sowie die seitlichen Bauchmuskeln

BONUSEFFEKT: Dehnung im unteren Rücken, am Po und an den Oberschenkel-Rückseiten

A

- Rückenlage. Die Arme auf Schulterhöhe seitlich ausstrecken, die Handflächen liegen auf dem Boden. Die Beine schließen und im rechten Winkel anheben. Die Knie stehen über der Hüfte, die Zehen sind gestreckt.

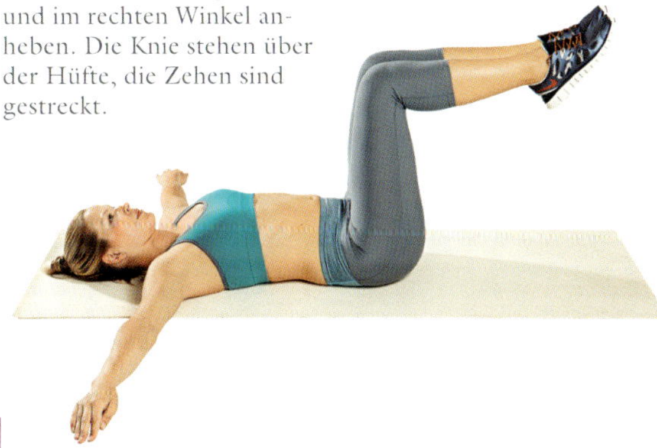

B

- Den Bauch anspannen, die Arme fest in den Boden drücken und beide Beine zur rechten Seite absenken. Einige Zentimeter über dem Boden halten, dann wieder aufrichten. Zur linken Seite wiederholen.

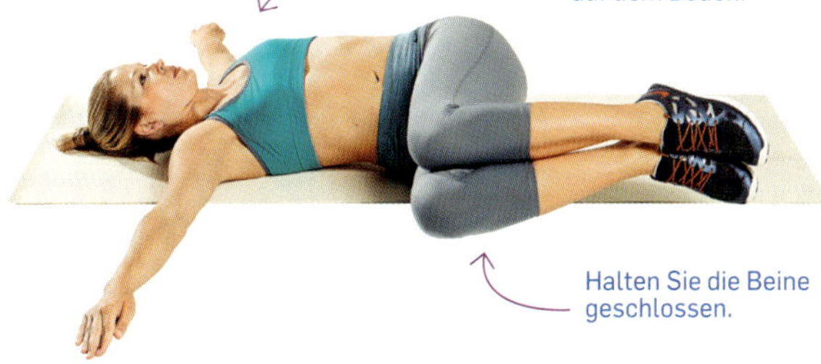

Zum Kennenlernen: Legen Sie sich ein Kissen unter den unteren Rücken, um die Spannung besser halten zu können.

Zur Steigerung: Führen Sie die Übung mit gestreckten Beinen aus.

Crunches mit ausgestellten Beinen

FORMEN: den oberen und mittleren Teil der geraden Bauchmuskeln

BONUSEFFEKT: Dehnung der Oberschenkel-Innenseiten

A

- Auf den Rücken legen. Die Fußsohlen gegeneinanderdrücken und die Fersen so nah wie möglich zum Po ziehen. Die Knie fallen nach außen. Die Arme gestreckt zwischen den Beinen in der Luft halten.

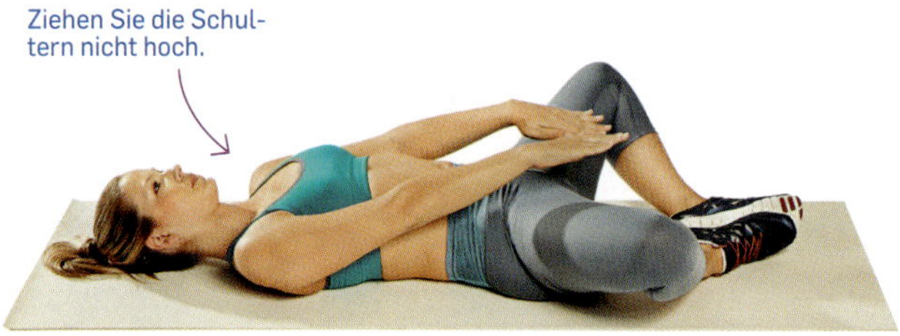
Ziehen Sie die Schultern nicht hoch.

B

- Den oberen Rücken so weit wie möglich anheben und die Fingerspitzen vom Körper wegschieben. Kurz halten, dann absenken, aber nicht ablegen.

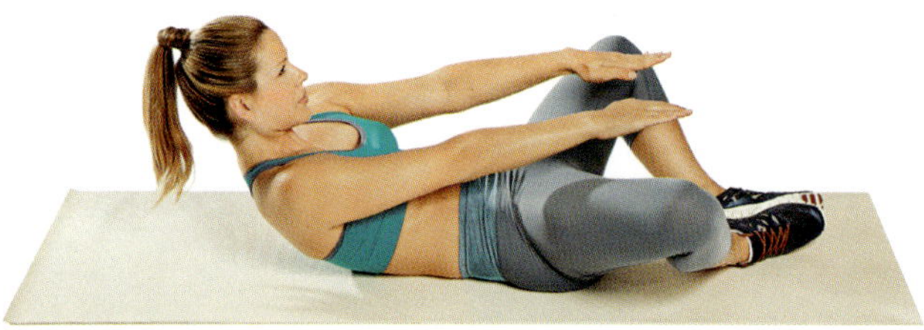

Zum Kennenlernen: Schieben Sie die Füße weiter vom Körper weg, sodass die Beinhaltung bequem ist.

Zur Steigerung: Führen Sie die Arme beim Absenken in einem Halbkreis gestreckt nach hinten, um mit einem längeren Hebel zu arbeiten (das aktiviert die oberen geraden Bauchmuskeln noch intensiver).

Crunches mit wechselseitig gestreckten Beinen

FORMEN: den oberen und mittleren Teil der geraden Bauchmuskeln

Ausführung

- Auf den Rücken legen. Die Arme gestreckt neben dem Körper in der Luft halten, die Handflächen zeigen nach unten. Auch die Beine ausstrecken und einige Zentimeter über dem Boden halten. Den oberen Rücken anheben und gleichzeitig das linke Bein gestreckt so weit wie möglich nach oben führen. Halten. Oberkörper und oberes Bein nicht absinken lassen. Nach der vorgegebenen Wiederholungszeit die Beinstellung wechseln, dann die Übung erneut ausführen.

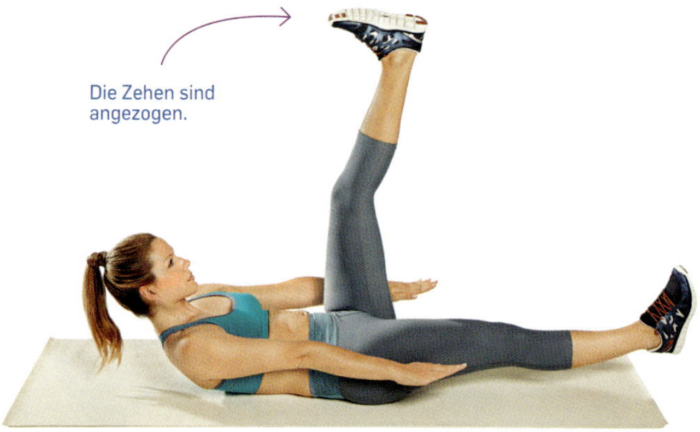
Die Zehen sind angezogen.

Zum Kennenlernen: Legen Sie eine Hand an den Hinterkopf, um die Nackenmuskulatur zu entlasten.

Zur Steigerung: Führen Sie mit den Armen kleine Bewegungen nach oben und unten aus.

Crunches mit wechselseitigem Beinheben

FORMEN: den oberen und mittleren Teil der geraden Bauchmuskeln

A

- Rückenlage. Die Hände locker an den Hinterkopf legen und den Kopf in der Luft halten. Die Ellbogen zeigen nach außen. Beide Beine gestreckt anheben und einige Zentimeter über dem Boden halten. Die Zehen anziehen.

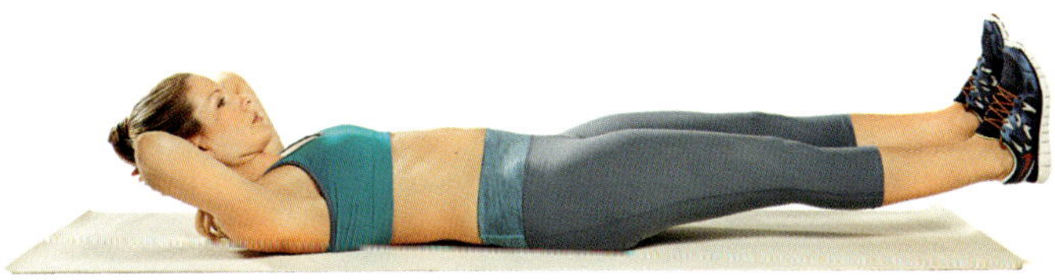

Zum Kennenlernen: Stellen Sie den unteren Fuß auf.

Zur Steigerung: Heben Sie beide Beine an.

B

- Das linke Bein so weit wie möglich anheben und gleichzeitig das Kinn in Richtung des linken Oberschenkels führen. Das Bein und die obere Rückenpartie wieder absenken, jedoch nicht ablegen. Mit dem anderen Bein wiederholen.

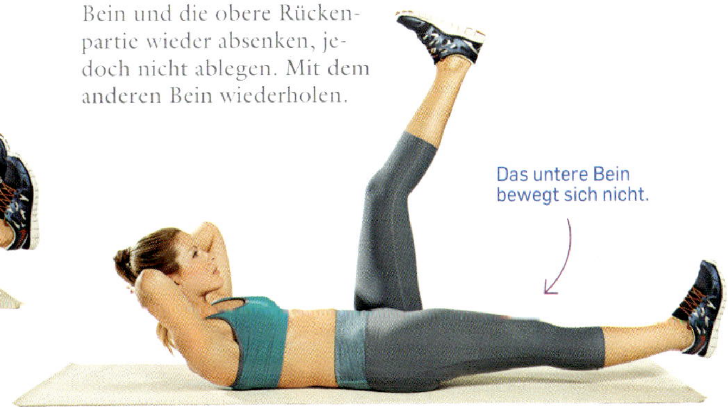
Das untere Bein bewegt sich nicht.

Käfer-Crunches

FORMEN: den oberen, mittleren und unteren Teil der geraden Bauchmuskeln

Ausführung

- Auf den Rücken legen. Die Arme neben dem Kopf nach hinten ausstrecken und die Hände verschränken. Den Hinterkopf auf den Oberarmen ablegen. Die Arme anheben. Beide Beine gestreckt über dem Boden halten. Das linke Knie so weit wie möglich anziehen. Sofort wieder strecken, jedoch nicht ablegen. Das rechte Knie anziehen.

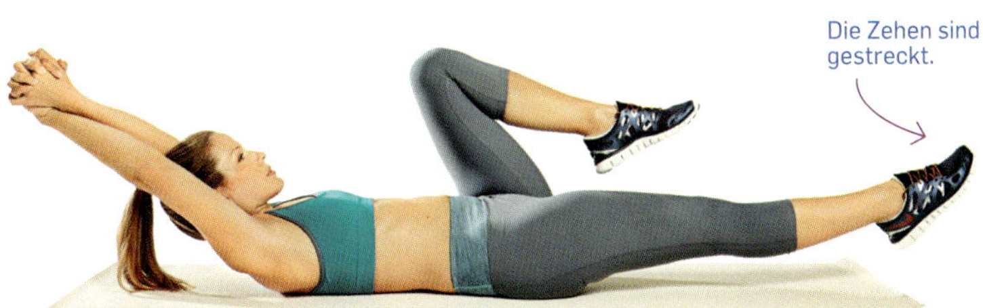
Die Zehen sind gestreckt.

Zum Kennenlernen: Legen Sie die Hände an den Hinterkopf, die Arme sind seitlich angewinkelt.

Zur Steigerung: Heben Sie den oberen Rücken an, während Sie das Knie anziehen.

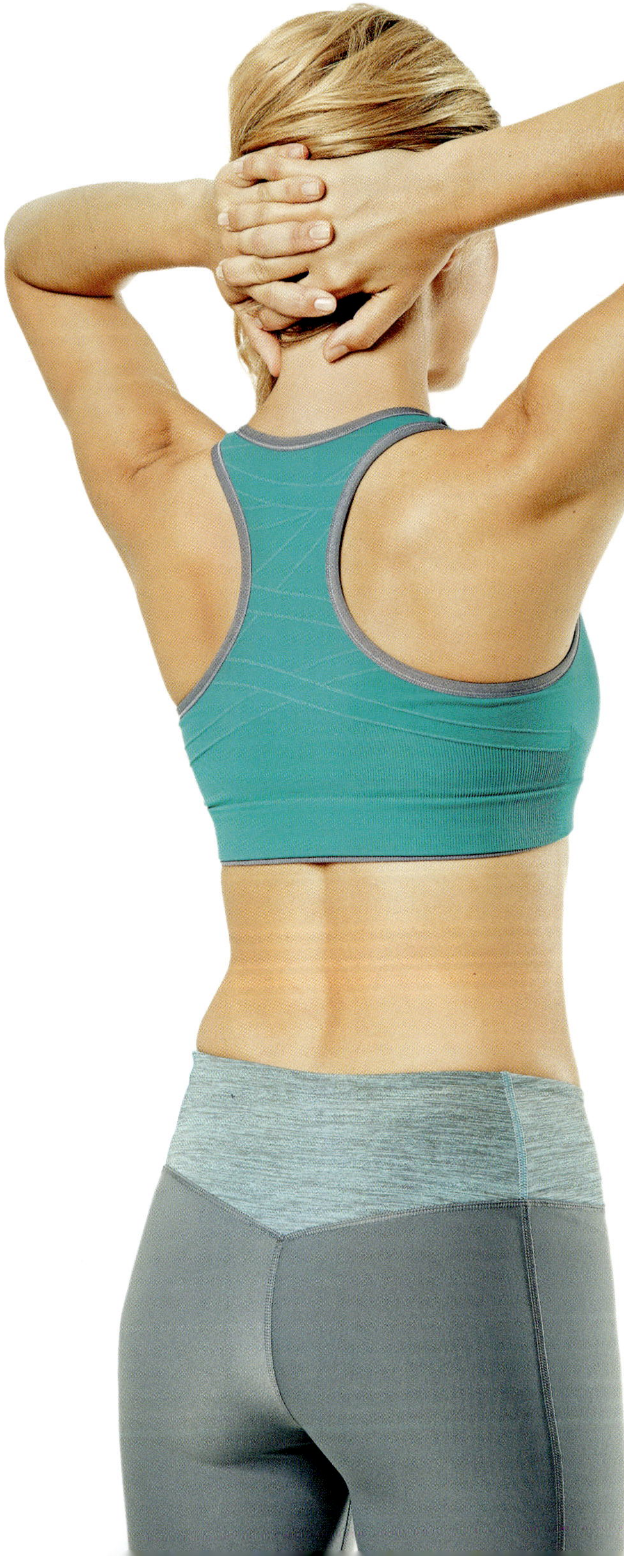

Kapitel 6:

Starker Rücken

Wirbel für Wirbel ein attraktiver Anblick: Ein starker Rücken schützt vor Schmerzen und schlechter Haltung. Auch Verspannungen können Sie dank der folgenden Übungen nicht mehr so leicht hinterrücks überfallen.

Starker Rücken

Umgekehrtes Rudern

FORMT: oberen Rücken, Bizeps

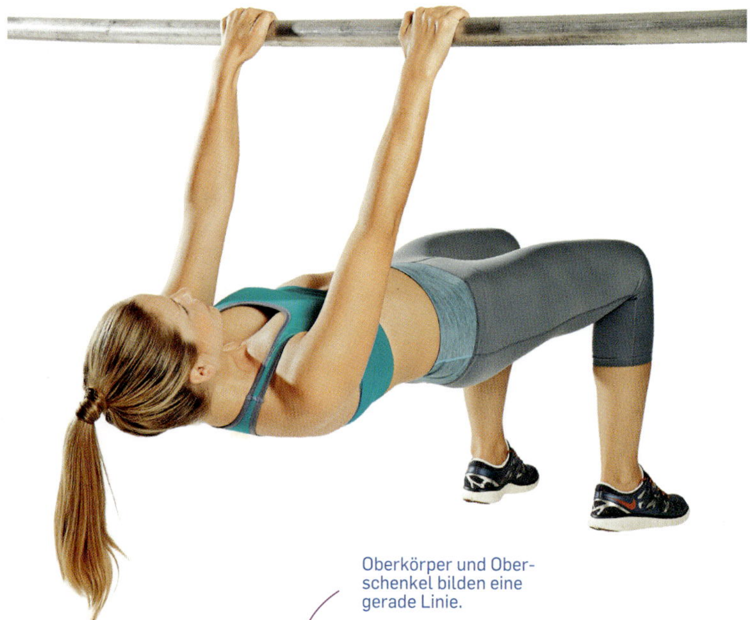

A

- Eine etwa auf Hüfthöhe angebrachte Stange (zum Beispiel auf einem Spielplatz) mit beiden Händen von oben umgreifen und mit den Füßen so weit nach vorn gehen, dass sich die Brust unterhalb der Stange befindet. Die Füße hüftbreit aufstellen. Den Bauch fest anspannen, die Oberschenkel und der Oberkörper bilden eine gerade Linie.

B

- Die Schulterblätter zusammendrücken und den Oberkörper zur Stange ziehen. Die Ellbogen zeigen dabei nach außen. Kurz halten und langsam wieder absenken.

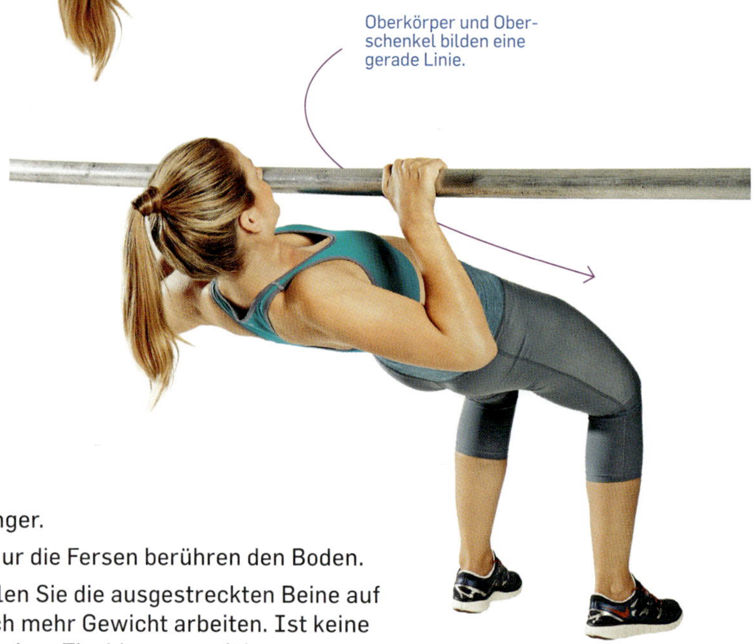

Zum Kennenlernen: Fassen Sie die Stange enger.

Zur Steigerung: Strecken Sie die Beine aus, nur die Fersen berühren den Boden.

Kleine Hilfsmittel für größere Effekte: Stellen Sie die ausgestreckten Beine auf einem Bücherstapel ab, so müssen Sie mit noch mehr Gewicht arbeiten. Ist keine Stange in Sicht, können Sie die Übung auch an einer Tischkante ausführen.

Umgekehrtes Rudern im Untergriff

FORMT: oberen Rücken, Bizeps

A

- Eine etwa auf Hüfthöhe angebrachte Stange (Sie können auch einen stabilen Besenstil zwischen zwei Tische legen) von unten mit beiden Händen umgreifen und mit den Füßen so weit nach vorn gehen, dass die Brust unterhalb der Stange ist. Die Beine ausstrecken, nur die Fersen setzen auf. Den Bauch fest anspannen, die Oberschenkel und der Oberkörper bilden eine gerade Linie.

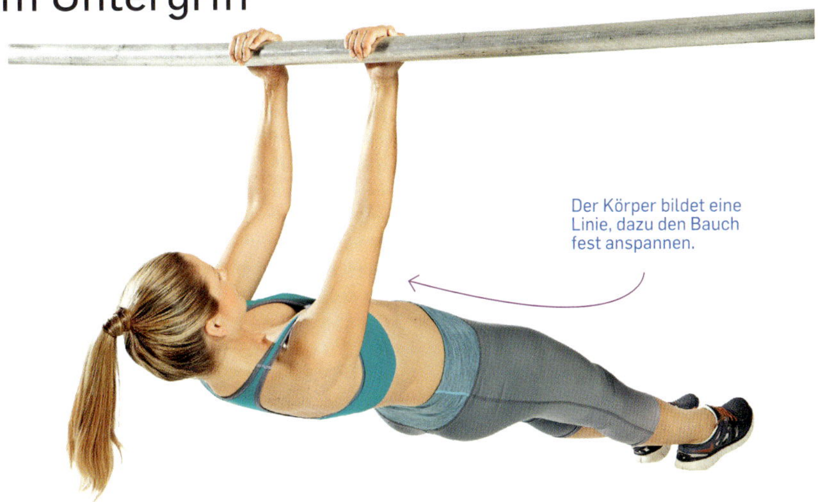
Der Körper bildet eine Linie, dazu den Bauch fest anspannen.

B

- Die Schulterblätter zusammendrücken und den Oberkörper mit der Kraft der Arme in Richtung Stange ziehen. Kurz halten, wieder absenken.

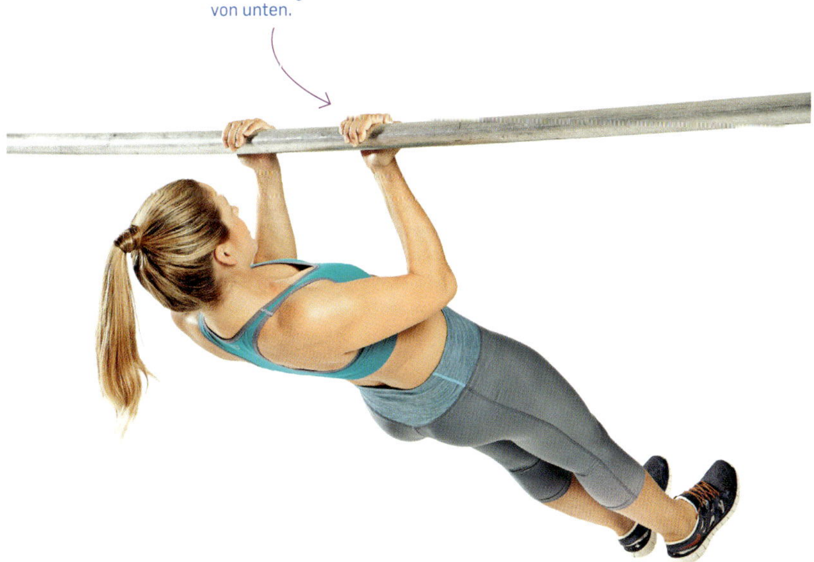
Die Hände greifen von unten.

TIPP: *Platzieren Sie ein Buch auf Ihrem Bauch, das nicht herunterfallen darf – das zwingt Sie dazu, den Körper gerade zu halten.*

Zum Kennenlernen: Stellen Sie die Füße so auf, dass die Beine einen rechten Winkel bilden.

Zur Steigerung: Legen Sie die Fersen auf einer Erhöhung wie einem Bücherstapel ab.

Starker Rücken

Rudern an der Wand

FORMT: den oberen Rücken

Ausführung

- Einen Schritt entfernt vor eine Wand stellen. Mit dem oberen Rücken und den Oberarmen anlehnen. Die Unterarme zeigen nach vorn, die Hände bilden eine Faust. Die Schulterblätter fest zusammenziehen und den oberen Rücken von der Wand wegdrücken. Halten.

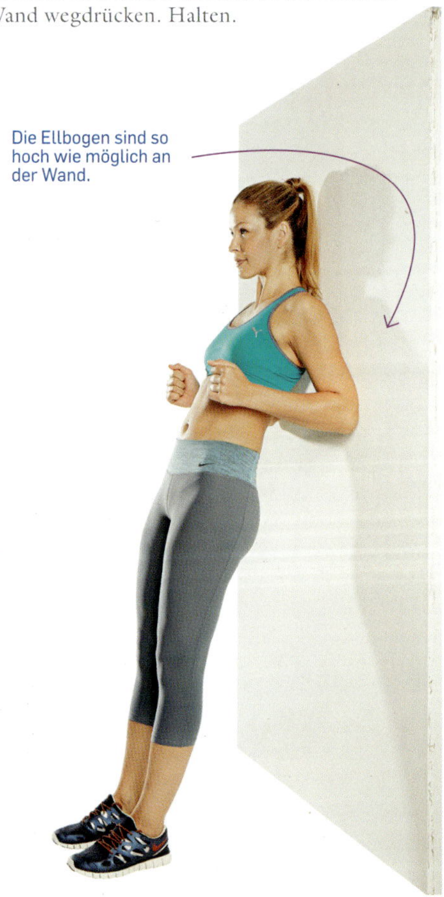
Die Ellbogen sind so hoch wie möglich an der Wand.

Zum Kennenlernen: Führen Sie die Bewegung sitzend auf dem Boden aus.

Zur Steigerung: Strecken Sie einen Fuß nach vorn.

Gedrehte Seilzüge

FORMEN: den oberen und unteren Rücken

A

- Hüftbreiter Stand. Die Fingerspitzen auf Brusthöhe zusammenführen. Die Unterarme sind parallel zum Boden, die Arme angewinkelt. Die Schultern stets in Richtung Boden drücken.

B

- Den Oberkörper so weit wie möglich auf die linke Seite drehen. Dazu den Bauch fest anspannen und die Füße in den Boden drücken. Zurück zur Ausgangsposition und zur anderen Seite wiederholen.

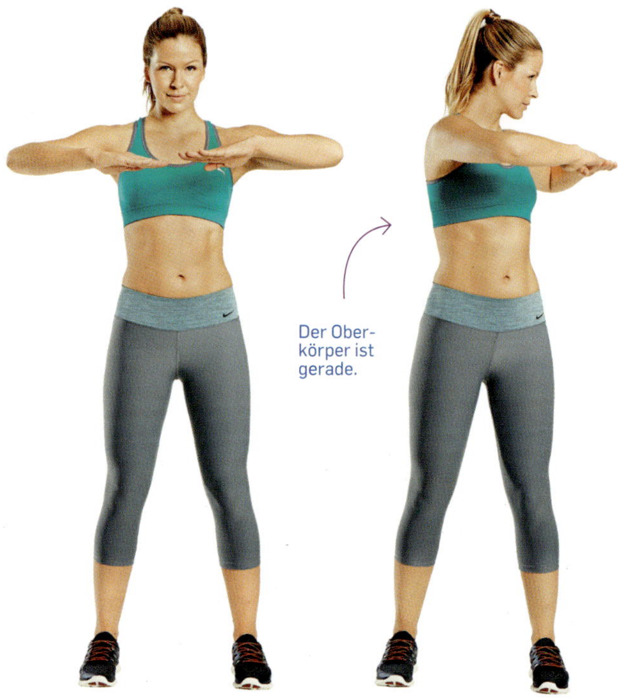
Der Oberkörper ist gerade.

Zum Kennenlernen: Setzen Sie sich auf die vordere Kante eines Stuhls und stellen Sie die Füße so auf, dass die Beine einen rechten Winkel bilden.

Zur Steigerung: Pressen Sie die Handflächen auf Brusthöhe fest zusammen – das trainiert zusätzlich Ihre Brustmuskeln.

Vor- und Rückbeugen

FORMEN: den unteren Rücken **BONUSEFFEKT:** Dehnung der Brust- und Hüftmuskeln

A

- Hüftbreiter Stand. Die Hände neben dem Kopf senkrecht nach oben strecken. Die Schultern tief halten.

B

- Mit geradem Rücken nach vorn beugen. Den Bauch anspannen, die Beine minimal beugen.

C

- Aufrichten und den Oberkörper mit den geraden Armen so weit wie möglich nach hinten strecken. Den Ablauf zügig wiederholen.

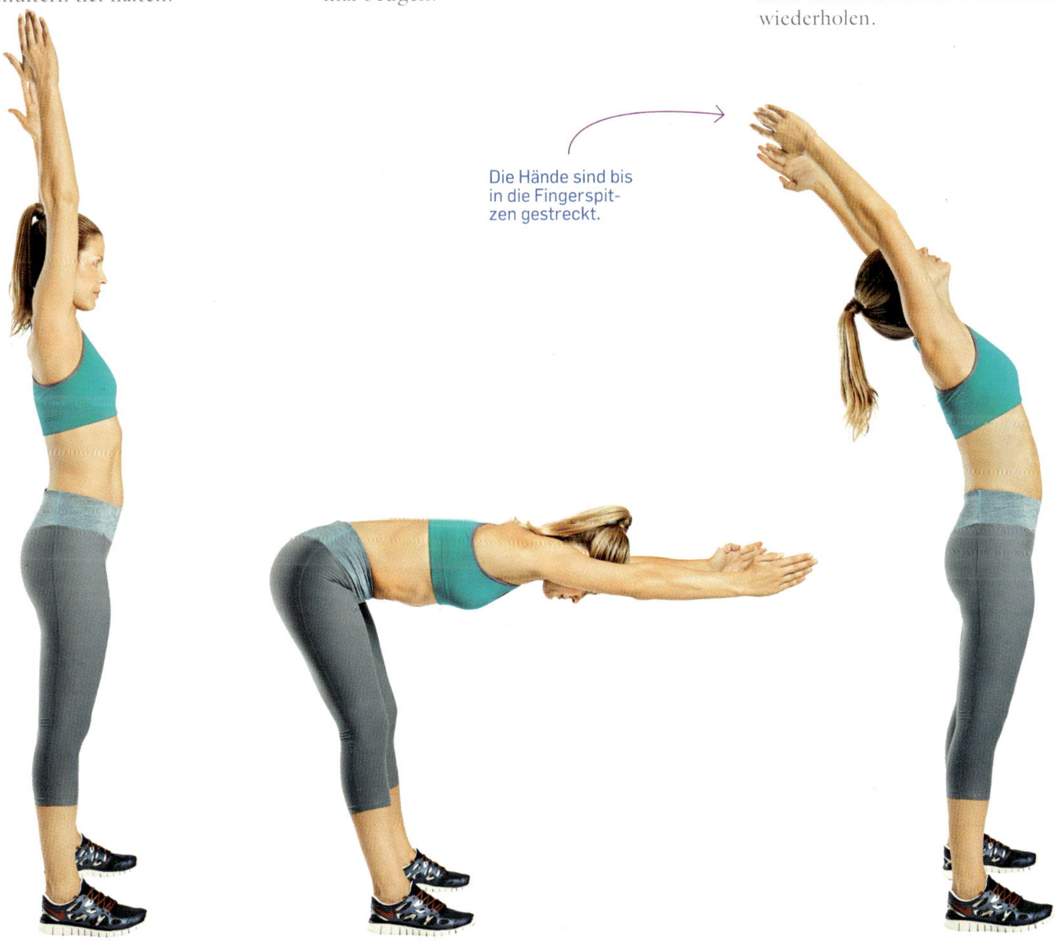

Zum Kennenlernen: Führen Sie den Ablauf im Sitzen aus.

Zur Steigerung: Drehen Sie den Oberkörper in Position B nach rechts und links auf, ehe Sie zu Position C übergehen.

Starker Rücken

Gedrehtes W

FORMT: oberen und unteren Rücken, Bauch

A

- Etwas weiter als hüftbreit hinstellen. Die Arme auf Schulterhöhe seitlich anheben, die Unterarme senkrecht nach oben führen. Die Finger zeigen zur Decke. Die Schultern tief halten.

B

- Den Oberkörper nach vorn neigen und so weit wie möglich zur linken Seite drehen. Den Bauch dabei anspannen. Zurück zu Position A gehen.
- In der nächsten Wiederholung den Oberkörper so weit wie möglich nach rechts drehen.

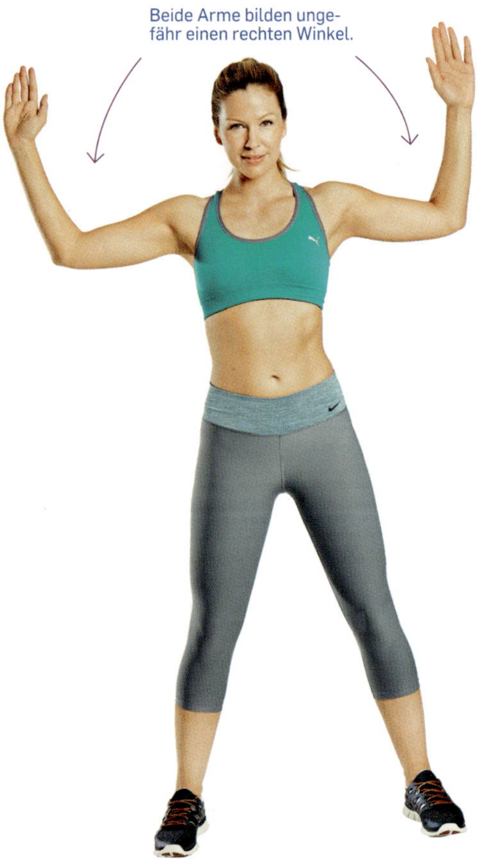

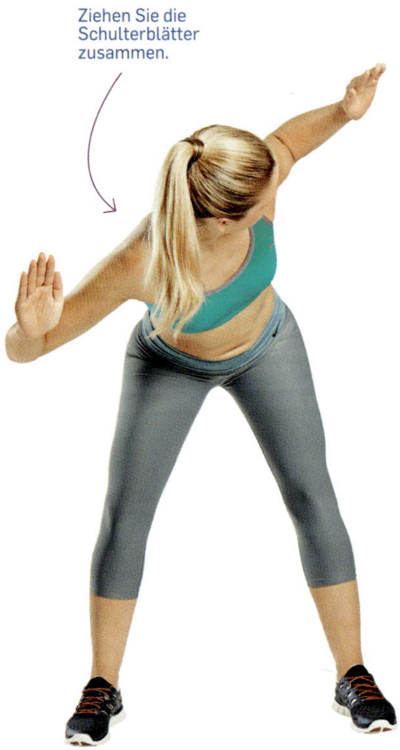

Zum Kennenlernen: Führen Sie die Übung auf den Knien aus.

Zur Steigerung: Führen Sie in Position B zusätzlich fünf bis zehn kleine Armbewegungen nach oben und unten aus.

Rückzug im Ausfallschritt

FORMT: oberen Rücken, Beine, Po

A

- Schrittstellung, der rechte Fuß ist vorn. Das vordere Bein leicht beugen, das Knie steht über dem Fußgelenk. Die Arme neben dem Kopf nach oben ausstrecken.

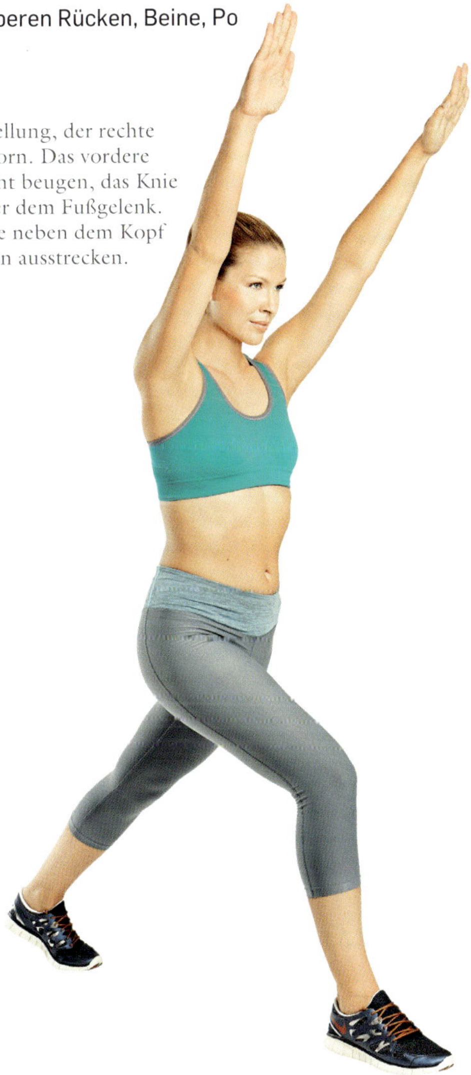

B

- Beide Beine stark beugen und den Po absenken, bis der hintere Unterschenkel parallel zum Boden ist. Dabei die Schulterblätter zusammendrücken und die Ellbogen nach unten ziehen. Kurz halten, dann zurück zu Position A. Nach den vorgegebenen Wiederholungen die Schrittstellung wechseln und die Übung erneut ausführen.

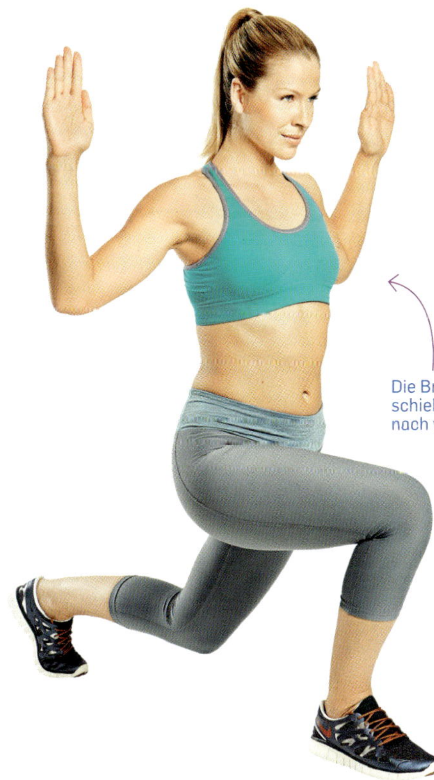

Zum Kennenlernen: Verzichten Sie auf den Ausfallschritt und führen Sie die Übung im hüftbreiten Stand aus.

Zur Steigerung: Ziehen Sie in Position B die Schulterblätter in zehn kleinen Bewegungen noch weiter zusammen und wieder auseinander.

Propeller

FORMT: oberen Rücken, Arme

Ausführung

- Große Schrittstellung, der rechte Fuß ist vorn. Das vordere Bein leicht beugen und den Oberkörper etwas vorlehnen. Den linken Arm nach vorn oben und den rechten nach hinten unten ausstrecken, sodass beide Arme eine Diagonale bilden. Die Schultern nach unten ziehen und mit den Händen kleine Kreisbewegungen ausführen. Die Richtung wechseln. Nach den vorgegebenen Wiederholungen Schrittstellung und Armhaltung wechseln.

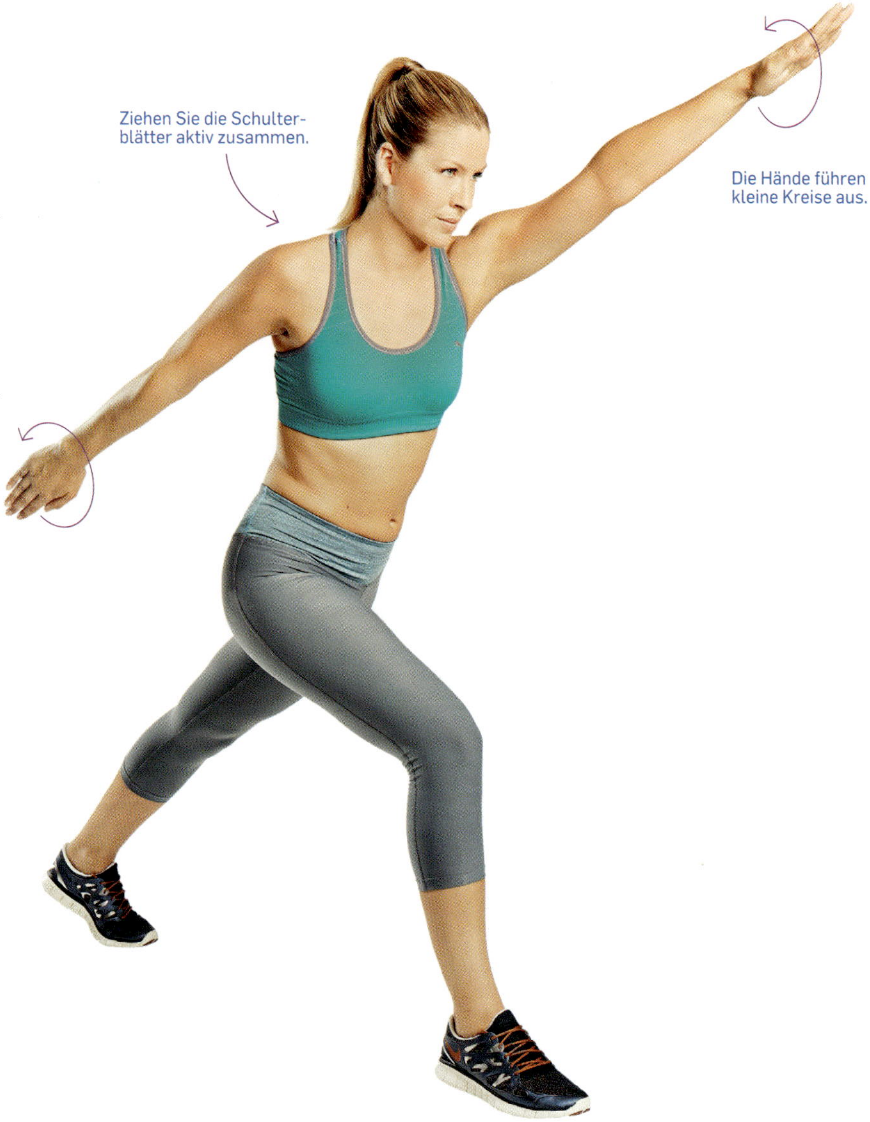
Ziehen Sie die Schulterblätter aktiv zusammen.
Die Hände führen kleine Kreise aus.

Zum Kennenlernen: Führen Sie die Übung – den Oberköper leicht vorgebeut – im Sitzen aus.

Zur Steigerung: Verlagern Sie das Gewicht auf das vordere Bein und heben Sie den hinteren Fuß nach hinten an – das fordert das Balancegefühl heraus.

Halbe Standwaage

FORMT: unteren Rücken, Bauch

A

- Hüftbreiter Stand, leicht in die Knie gehen. Den Oberkörper mit geradem Rücken vorbeugen, bis er parallel zum Boden ist. Den Bauch anspannen. Die Arme senkrecht nach unten strecken. Der Kopf ist in der Verlängerung der Wirbelsäule.

B

- Die Arme gestreckt nach vorn anheben, bis sie eine Linie mit dem Rücken bilden. Die Schultern bleiben dabei tief. Kurz halten, dann die Arme gestreckt absenken, zurück zu Position A.

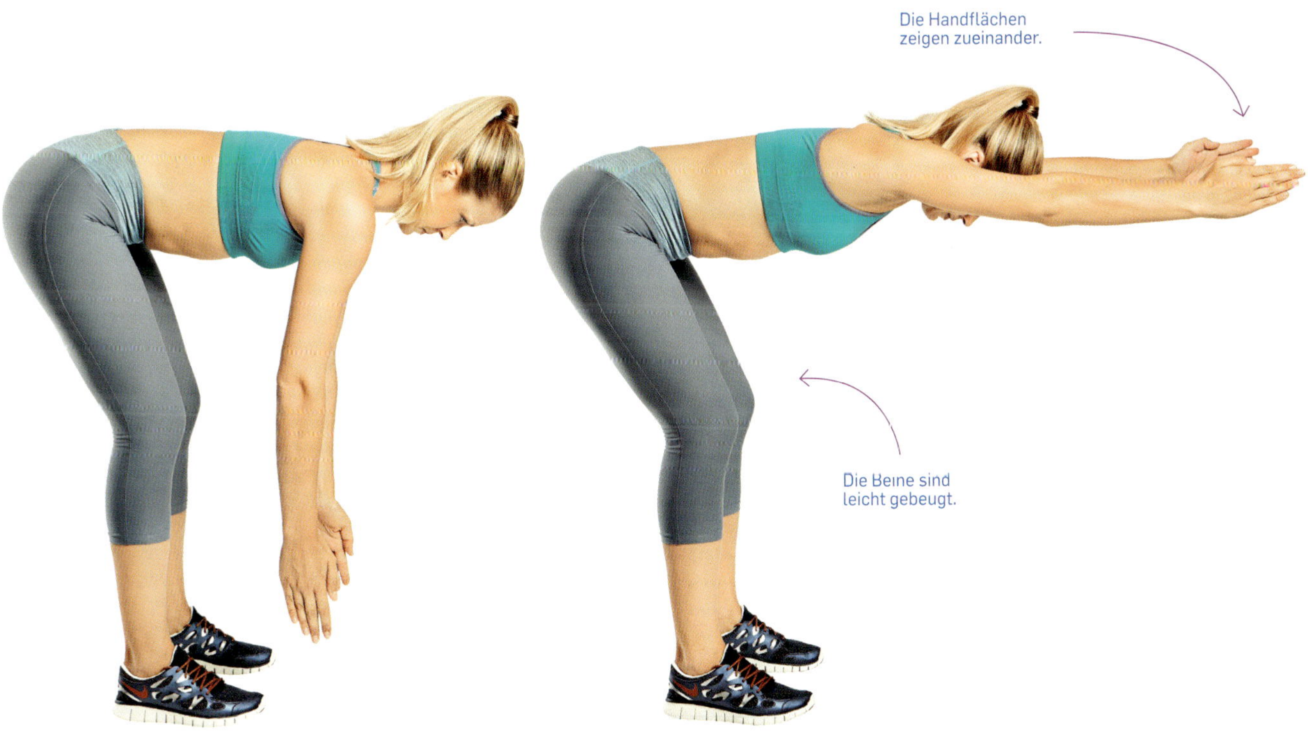

Zum Kennenlernen: Heben Sie jeweils nur einen Arm an, der andere bleibt in Position A.

Zur Steigerung: Legen Sie sich bäuchlings auf einen Tisch und rutschen Sie so weit nach vorn, dass Sie den Oberkörper in der Luft halten können. Dabei sollte ein Partner Ihre Beine fixieren. Führen Sie jetzt die Übung aus.

Standwaage mit W-Heben

FORMT: oberen und unteren Rücken, Beine, Po

BONUSEFFEKT: Balancetraining

Ausführung

- Das Gewicht auf den rechten Fuß verlagern und das linke Bein so weit anheben, dass Sie eine deutliche Spannung im Po spüren. Gleichzeitig den Bauch anspannen und den Oberkörper nach vorn lehnen. Den Kopf in der Verlängerung der Wirbelsäule halten. Die Arme auf Schulterhöhe zur Seite ausstrecken und die Unterarme in Richtung Kopf anwinkeln, die Finger sind gestreckt. Jetzt die Arme in kleinen Bewegungen nach oben und unten führen. Nach den vorgegebenen Wiederholungen das Standbein wechseln und die Übung erneut ausführen.

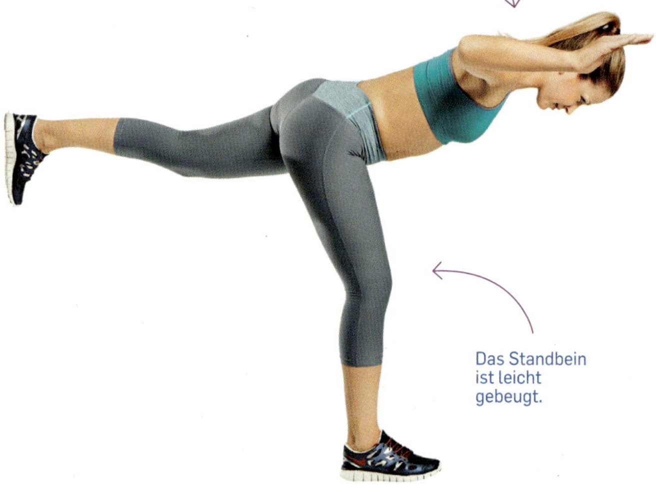
Die Arme bilden einen rechten Winkel.
Das Standbein ist leicht gebeugt.

Zum Kennenlernen: Lassen Sie das zweite Bein ebenfalls auf dem Boden, nur die Zehen sind aufgestellt.

Zur Steigerung: Strecken Sie die Arme nach vorn aus und ziehen Sie sie wieder in die Startposition zurück.

Kippfigur

FORMT: oberen Rücken, Trizeps

BONUSEFFEKT: Balancetraining

Ausführung

- Ein Handtuch zur Rolle drehen und hinter dem Rücken halten. Dazu das obere Ende mit der rechten Hand über dem Kopf greifen und das untere Ende mit der linken Hand auf Pohöhe fassen. Das Handtuch fest auseinanderziehen. Diese Spannung halten und den Oberkörper leicht nach vorn lehnen. Das linke Bein dabei nach hinten ausstrecken. Die Zehen anziehen. Kurz halten, wieder aufrichten und das Bein absenken, aber nur die Zehen aufstellen. Sofort zur nächsten Wiederholung übergehen. Nach den vorgegebenen Wiederholungen das Standbein wechseln und die Übung mit der anderen Seite wiederholen.

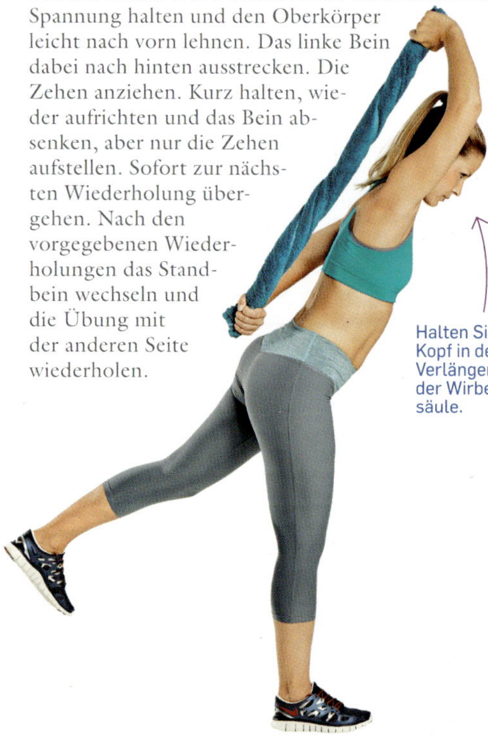
Der obere Arm ist leicht gebeugt.
Halten Sie den Kopf in der Verlängerung der Wirbelsäule.

Zum Kennenlernen: Führen Sie die Übung auf beiden Füßen aus – achten Sie dabei in der Vorbeuge auf Ihre Bauchspannung!

Zur Steigerung: Heben Sie das Bein und senken Sie gleichzeitig den Oberkörper bis zur Standwaage. In der Endposition bildet der Körper eine waagerechte Linie.

Einseitiges Rudern mit Wasserflaschen

FORMT: oberen und unteren Rücken, Bizeps

A

- Hüftbreiter Stand. In jeder Hand eine kleine Wasserflasche mittig halten. Den Bauch anspannen. Die Knie leicht beugen und den Oberkörper mit geradem Rücken nach vorn lehnen. Die Arme hängen gerade herab. Die Flaschendeckel zeigen zueinander. Den Kopf in der Verlängerung der Wirbelsäule halten, der Blick geht zum Boden.

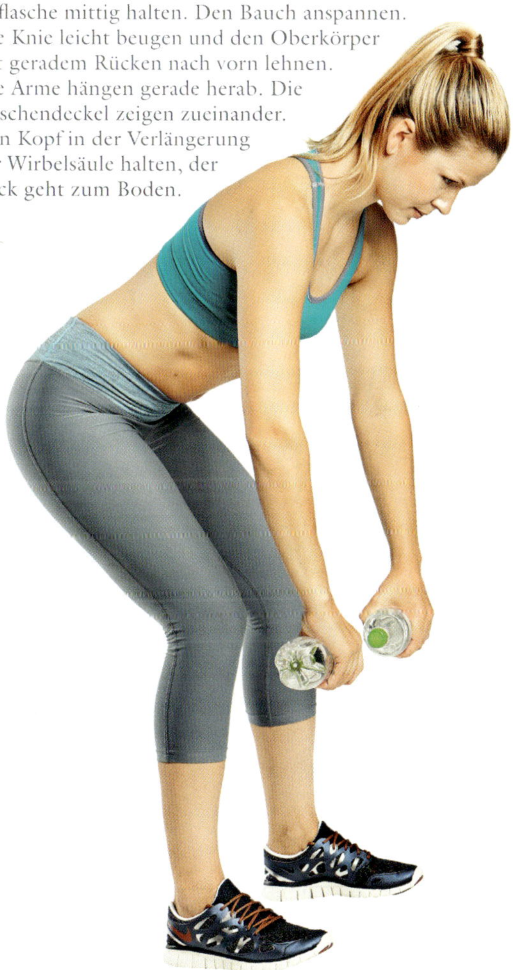

B

- Ohne die übrige Körperhaltung zu verändern, die rechte Flasche auf Brusthöhe anheben. Dazu den Ellbogen nach hinten ziehen, die rechte Hand drückt die Flasche fest zusammen. Wieder absenken und gleichzeitig die linke Flasche auf Brusthöhe anheben.

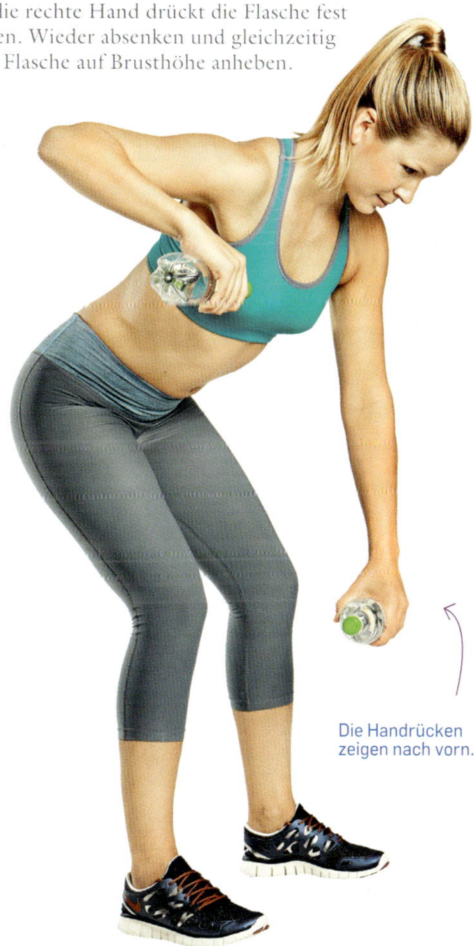

Die Handrücken zeigen nach vorn.

Zum Kennenlernen: Führen Sie die Übung im Sitzen aus, der Oberkörper ist auch hier nach vorn gebeugt.

Zur Steigerung: Führen Sie erst alle Wiederholungen auf der einen Seite aus, dann auf der anderen.

Starker Rücken

Eingedrehtes Rudern

FORMT: oberen und unteren Rücken, Bizeps

A

- Hüftbreiter Stand. Mit der rechten Hand eine kleine Wasserflasche mittig greifen. Der Flaschendeckel zeigt nach vorn. Die Beine leicht beugen, den Bauch anspannen und den Oberkörper nach vorn lehnen. Die linke Hand auf dem linken Oberschenkel aufstützen. Der rechte Arm ist gestreckt unter der rechten Schulter.

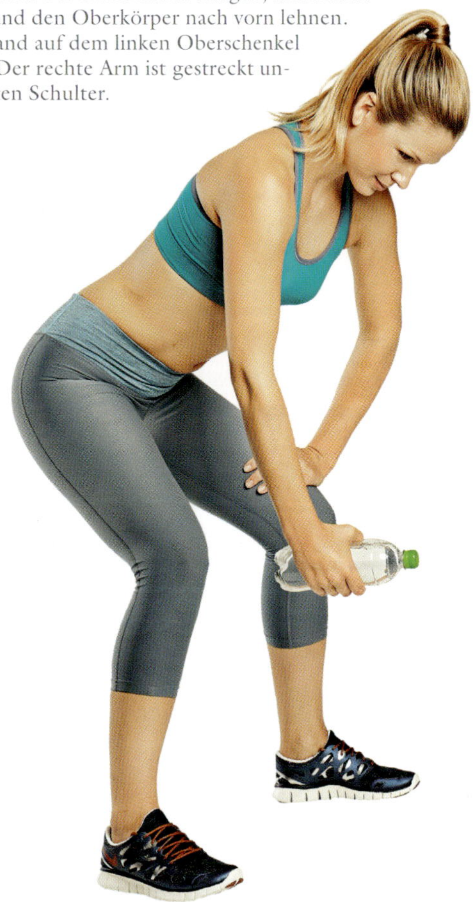

B

- Die Flasche auf Brusthöhe anheben. Dazu den Ellbogen nach hinten ziehen, die Hand drückt die Flasche fest zusammen. Gleichzeitig den Oberkörper zur rechten Seite aufdrehen. Zurück zu Position A gehen. Nach den vorgegebenen Wiederholungen zur anderen Seite ausführen.

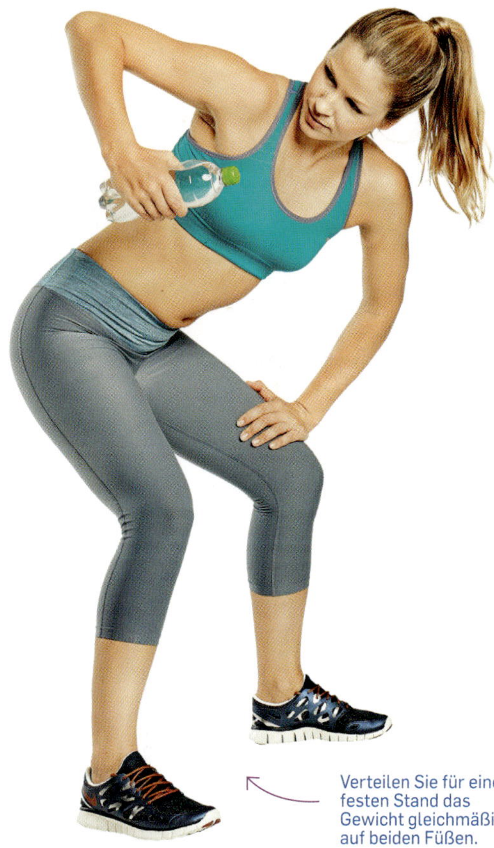

Verteilen Sie für einen festen Stand das Gewicht gleichmäßig auf beiden Füßen.

Zum Kennenlernen: Benutzen Sie eine leere Flasche.

Zur Steigerung: Strecken Sie den Unterarm an der höchsten Stelle nach hinten aus – das fordert zusätzlich den Trizeps.

Kleine Hilfsmittel für größere Effekte: Füllen Sie die Flasche mit (nassem) Sand.

Gestreckte Butterflys

FORMEN: den oberen und unteren Rücken

A

- Hüftbreiter Stand. Mit jeder Hand eine Flasche mittig greifen, die Deckel zeigen nach vorn. Die Knie leicht beugen und den Oberkörper nach vorn lehnen. Dazu den Bauch fest anspannen. Die Handgelenke befinden sich unter den Schultern, der Kopf in der Verlängerung der Wirbelsäule.

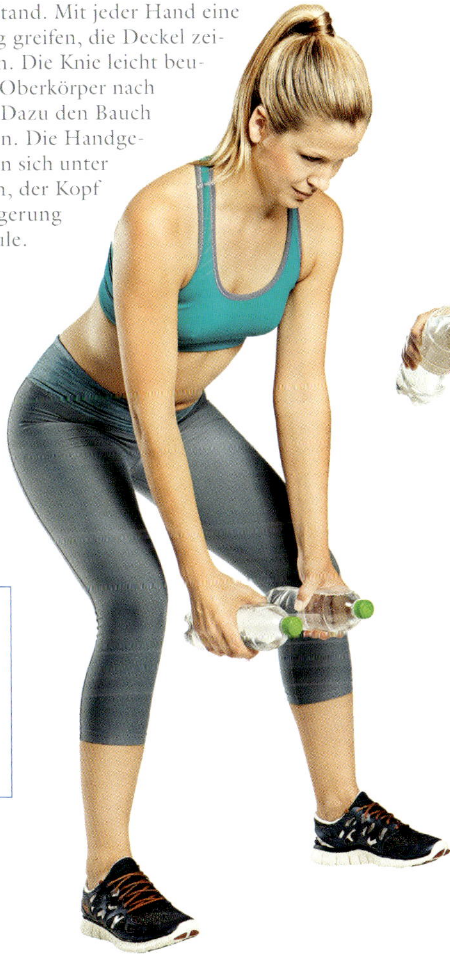

TIPP:
Arbeiten Sie ohne Schwung und bremsen Sie die Bewegung beim Herablassen der Flaschen bewusst ab.

B

- Die Flaschen fest zusammendrücken und die Arme auf Schulterhöhe zur Seite anheben. Die Schultern bleiben tief. Die Arme langsam wieder absenken.

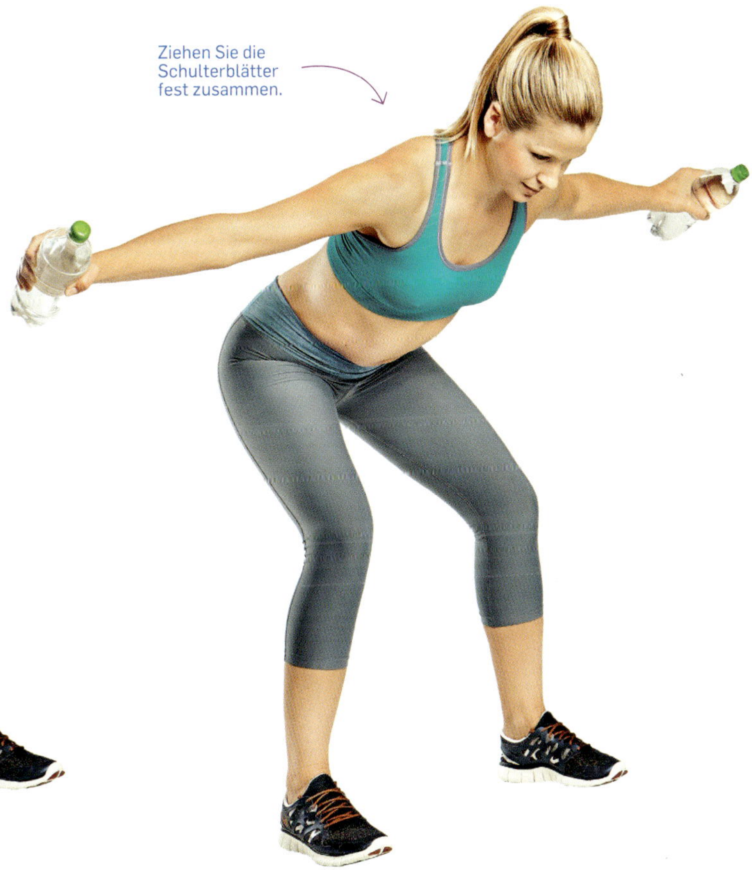

Zum Kennenlernen: Setzen Sie sich zur Ausführung der Übung auf die vordere Kante eines Stuhls.

Zur Steigerung: Drehen Sie die Flaschen so, dass Ihre Daumen vom Körper weg zeigen. Diese Handposition fordert die Schulterpartie noch stärker.

Starker Rücken

Variierte Yoga-Katze

FORMT: den oberen und unteren Rücken

BONUSEFFEKT: Dehnung des Pos

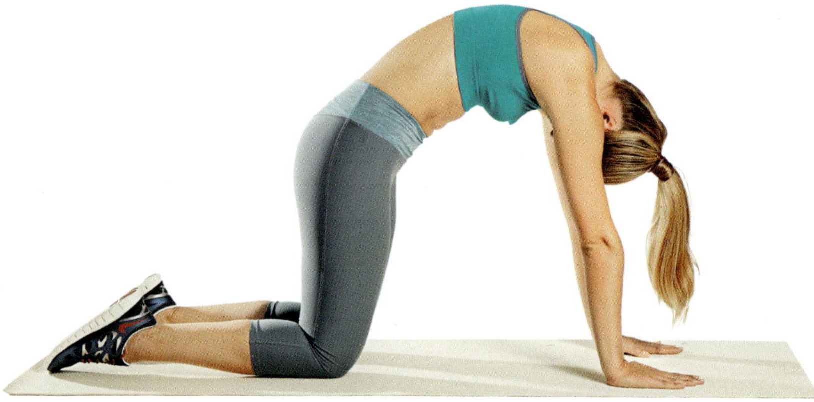

A

- In den Vierfüßlerstand gehen: Die Knie befinden sich unter der Hüfte, die Handgelenke sind unter den Schultern. In dieser Position den Rücken so stark wie möglich runden, den Kopf dabei zwischen die Arme führen.

B

- Jetzt den Rücken durchhängen lassen und den Blick nach oben richten.

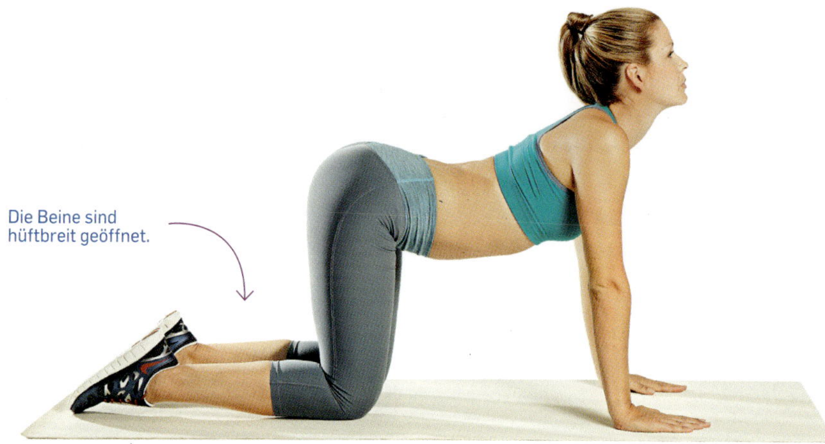

C

- Druck auf die Hände ausüben und den Po auf den Fersen absetzen. Die Arme sind gestreckt, die Stirn liegt auf dem Boden auf. Die Übung zügig wiederholen.

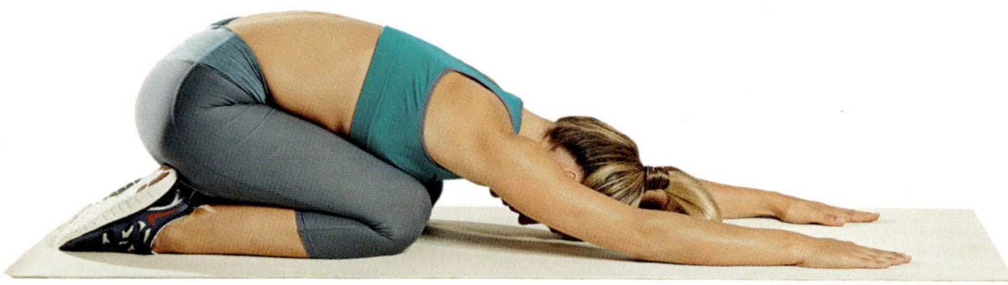

Zum Kennenlernen: Führen Sie die Übung auf einem weichen Untergrund wie einem Bett oder Sofa aus – das entlastet die Knie und die Handgelenke.

Zur Steigerung: Halten Sie jede Position fünf Atemzüge lang.

Super(wo)man

FORMT: den oberen und unteren Rücken

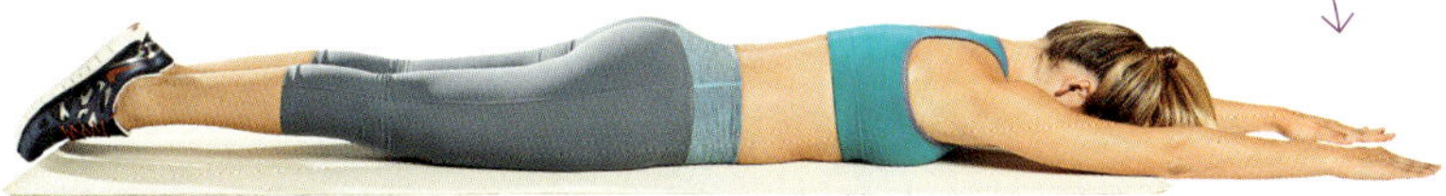

A

- Bäuchlings auf den Boden legen. Arme und Beine lang ausstrecken, die Zehen sind ebenfalls gestreckt. Die Stirn liegt auf dem Boden.

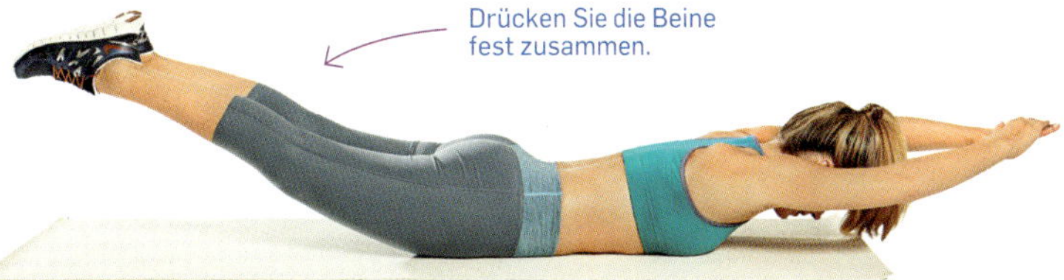

B

- Gleichzeitig die Beine, die Arme und den Kopf so hoch wie möglich anheben. Der Blick geht zum Boden. Die Hände übereinanderlegen. Kurz halten, absenken, aber nicht ablegen.

Zum Kennenlernen: Heben Sie Arme und Beine nacheinander und nicht gleichzeitig an.

Zur Steigerung: Lassen Sie den linken Arm und das rechte Bein in Position B und senken Sie nur das linke Bein und den rechten Arm ab. Nicht ablegen und wieder anheben. Dann senken Sie das rechte Bein und den linken Arm ab.

Super(wo)man in der Diagonalen

FORMT: Rücken, Po

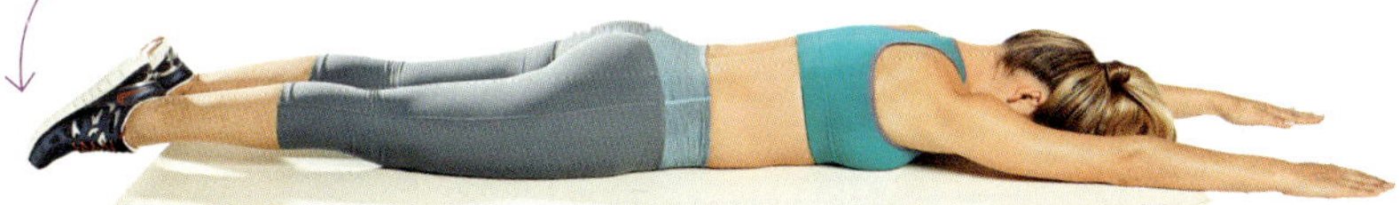

A

- Auf den Bauch legen. Arme und Beine ausstrecken, die Handflächen liegen auf dem Boden. Auch die Zehen sind lang. Die Stirn ruht zwischen den Armen.

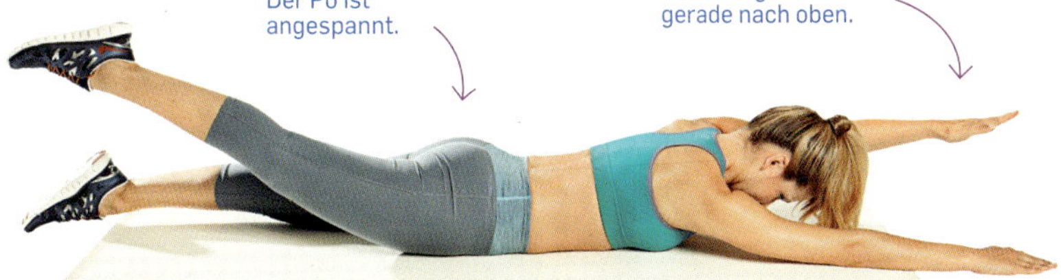

B

- Den linken Arm und das rechte Bein gleichzeitig so weit wie möglich nach oben führen. Dabei den Kopf etwas anheben, der Blick geht in Richtung Boden. Arm und Bein wieder ablegen und die Seite wechseln.

Zum Kennenlernen: Führen Sie die Bewegung nacheinander aus: Heben Sie jeweils nur ein Bein und einen Arm an.

Zur Steigerung: Federn Sie zusätzlich fünfmal mit der angehobenen Hand und dem angehobenen Fuß auf und ab.

Starker Rücken

Diagonales I-Heben

FORMT: den oberen und unteren Rücken

A

- Bäuchlings auf den Boden legen. Arme und Beine lang ausstrecken, die Zehen sind gestreckt. Die Arme einige Zentimeter über dem Boden halten. Der Kopf ist in der Verlängerung der Wirbelsäule. Den rechten Arm über die Seite nach hinten neben den Körper führen. Dabei die Handfläche nach oben aufdrehen.

B

- Den rechten Arm wieder über die Seite nach vorn führen und gleichzeitig den linken Arm über die Seite nach hinten bringen. Auch hier die Handfläche aufdrehen. Zügig, aber kontrolliert wiederholen.

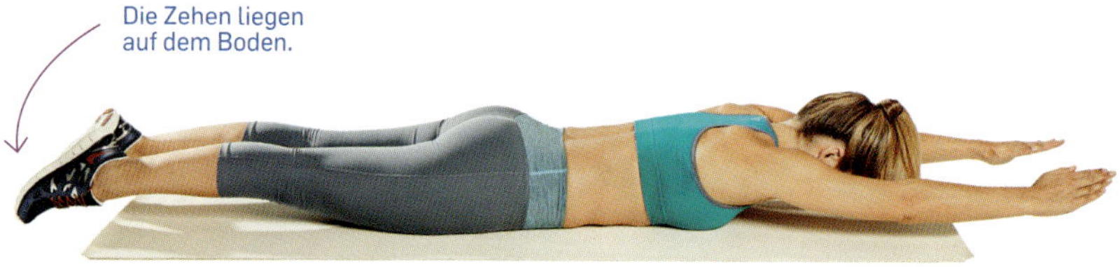

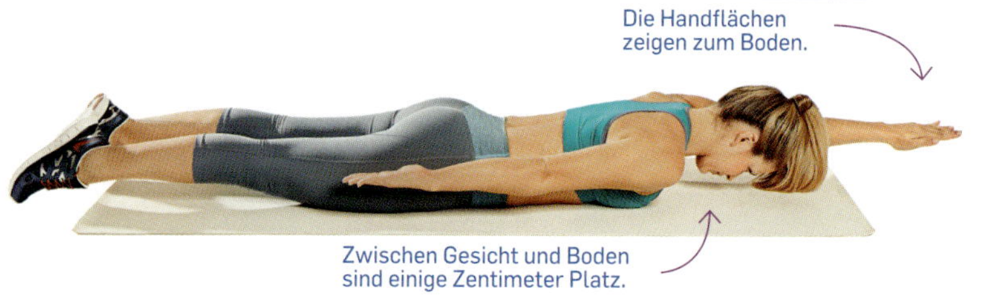

Zum Kennenlernen: Stellen Sie die Zehen auf – die Füße übernehmen so einen Teil der Haltearbeit.

Zur Steigerung: Berühren Sie in Position B mit dem Handrücken kurz die entsprechende Pobacke – das Anheben intensiviert die Arbeit des oberen Rückens.

Heben des Oberkörpers mit verschränkten Armen

FORMT: den unteren Rücken **BONUSEFFEKT:** Beweglichkeitstraining

A

- Auf den Bauch legen. Die Beine ausstrecken und die Zehen aufstellen. Die Hände im Nacken verschränken, die Ellbogen zeigen nach außen. Den Kopf anheben und in der Verlängerung der Wirbelsäule über dem Boden halten.

B

- Den Oberkörper so weit wie möglich anheben. Wieder absenken, aber nicht ablegen.

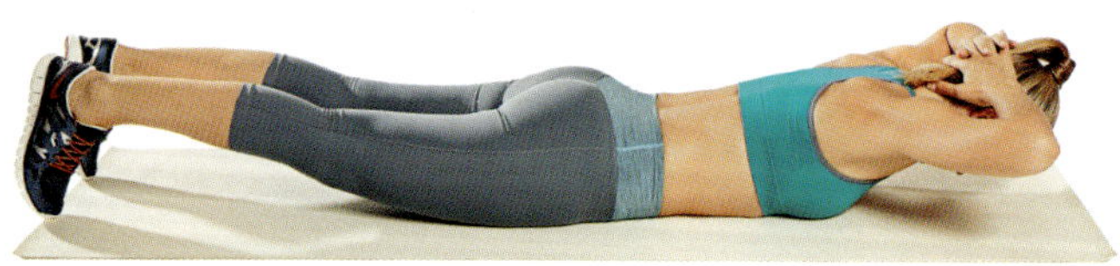

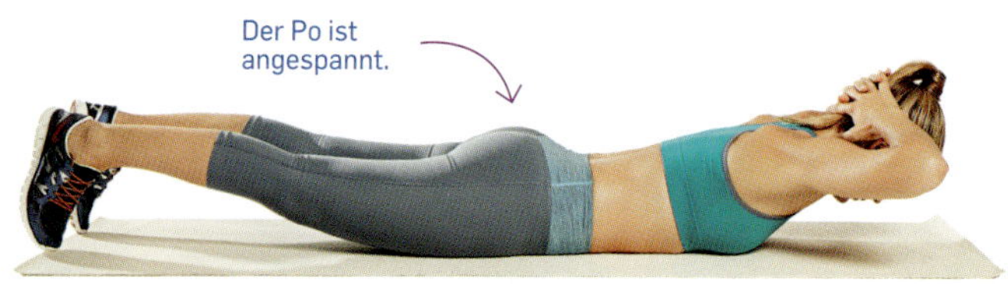

Zum Kennenlernen: Legen Sie die Arme gestreckt neben dem Körper nach hinten ab und lösen Sie sie vom Boden, wenn Sie den Oberkörper anheben. Die Handflächen zeigen nach unten.

Zur Steigerung: Legen Sie sich bäuchlings auf einen Tisch und rutschen Sie so weit nach vorn, bis der Oberkörper in der Luft ist. Ein Partner fixiert Ihre Füße, bevor Sie die Übung in dieser Position ausführen.

Aufgedrehtes Heben des Oberkörpers

FORMT: den unteren Rücken **BONUSEFFEKT:** Beweglichkeitstraining

A

- Auf den Bauch legen. Die Beine lang ausstrecken und die Zehen aufstellen. Die Hände im Nacken verschränken, die Ellbogen zeigen nach außen. Den Kopf anheben und in der Verlängerung der Wirbelsäule über dem Boden halten.

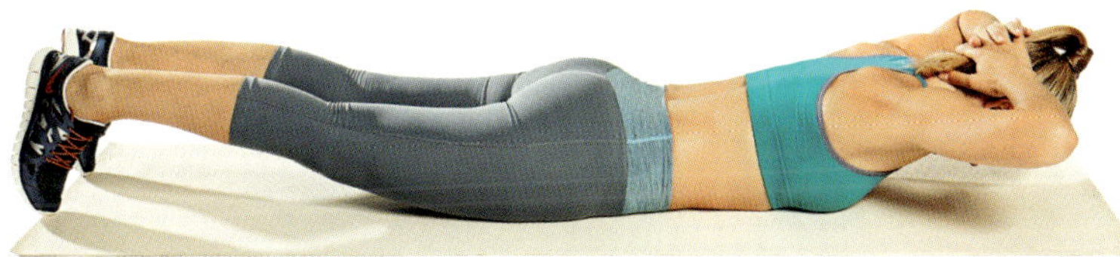

B

- Den Oberkörper nach rechts aufdrehen. Der Blick geht zur Seite. Zurück zur Mitte gehen und zur anderen Seite wiederholen.

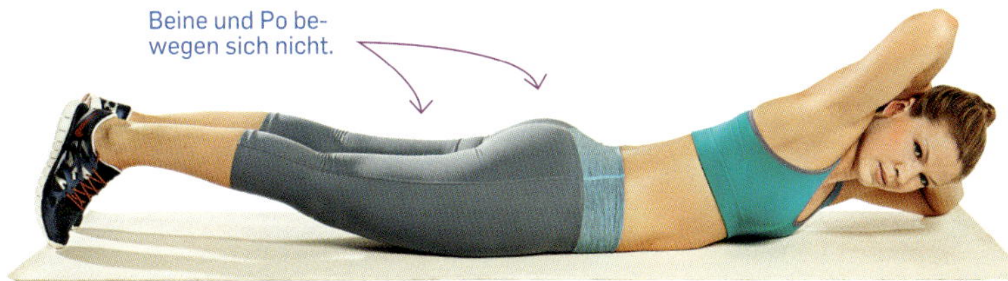

Zum Kennenlernen: Legen Sie die Stirn zwischen den Seitenwechseln kurz ab.

Zur Steigerung: Strecken Sie den oberen Arm in Position B aus. Ziehen Sie den Arm wieder zurück und drehen Sie sich erst dann zur Mitte.

Heben des Oberkörpers mit gestreckten Armen

FORMT: den oberen und unteren Rücken

A

- Auf den Bauch legen. Die Beine ausstrecken und die Zehen aufstellen. Die Arme neben dem Körper nach hinten strecken und einige Zentimeter über dem Boden halten, die Handflächen zeigen dabei nach oben. Die Stirn liegt auf dem Boden.

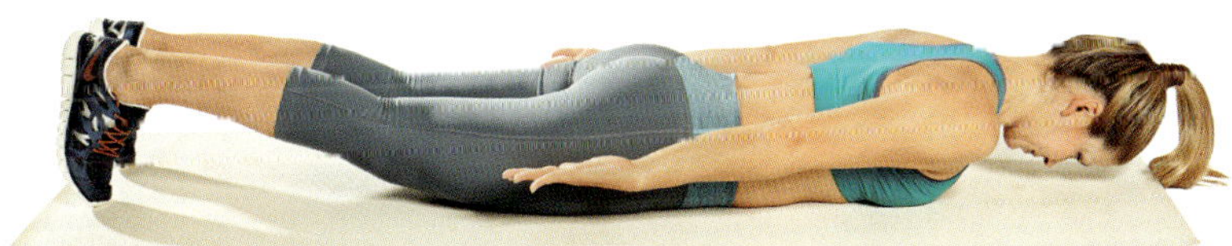

B

- Die Schulterblätter zusammenziehen und die Arme so weit wie möglich anheben. Dazu den Kopf vom Boden lösen. Kurz halten, wieder absenken, den Kopf jedoch nicht ablegen.

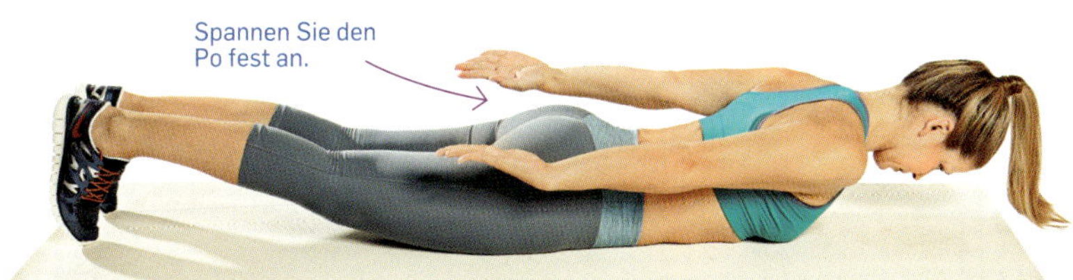

Zum Kennenlernen: Klemmen Sie die Füße unter eine Sofakante oder Ähnliches.

Zur Steigerung: Klatschen Sie vor und hinter dem Kopf in die Hände, ohne die Arme abzulegen. Führen Sie dazu die gestreckten Arme in einem Halbkreis über die Seite nach vorn und hinten.

Starker Rücken

Schwimmerin

FORMT: den oberen und unteren Rücken

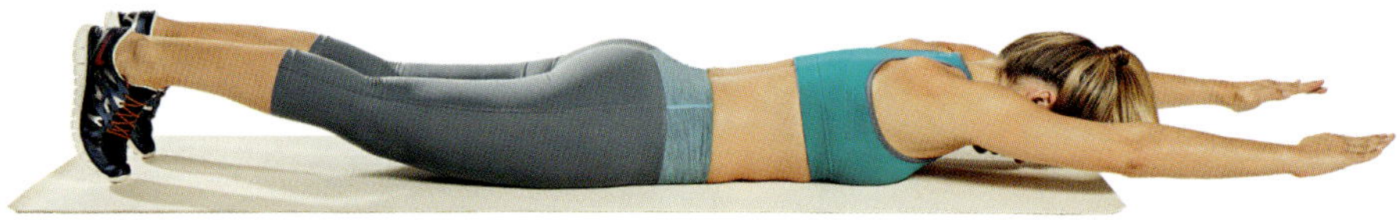

A

- Bäuchlings auf den Boden legen. Arme und Beine ausstrecken, die Zehen sind aufgestellt. Die Arme einige Zentimeter über dem Boden halten. Der Kopf ist in der Verlängerung der Wirbelsäule.

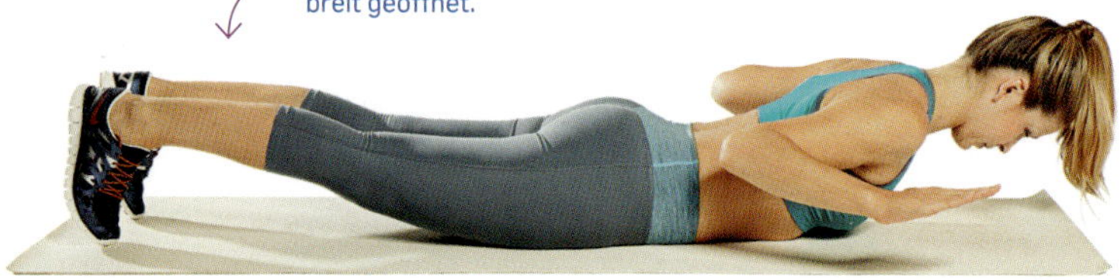

B

- Die Schulterblätter zusammendrücken und dabei die Ellbogen nach hinten führen. Dazu den Kopf und die Schulterpartie anheben. Der Blick geht zum Boden. Kurz halten und zurück zu Position A gehen.

Zum Kennenlernen: Legen Sie die Stirn und die Arme zwischen den Wiederholungen kurz ab.

Zur Steigerung: Halten Sie auch die Füße einige Zentimeter über dem Boden.

T-Heben auf dem Boden

FORMT: den oberen Rücken

Ausführung

- Auf den Bauch legen. Die Beine ausstrecken, die Zehen aufstellen. Die Stirn ruht auf dem Boden. Die Arme auf Schulterhöhe zur Seite ausstrecken und einige Zentimeter über dem Boden halten. Die Hände zu Fäusten ballen, nur die Daumen zeigen senkrecht nach oben. Die Schulterblätter zusammenziehen und die Daumen nach oben und unten bewegen. Dabei berühren die Arme nicht den Boden.

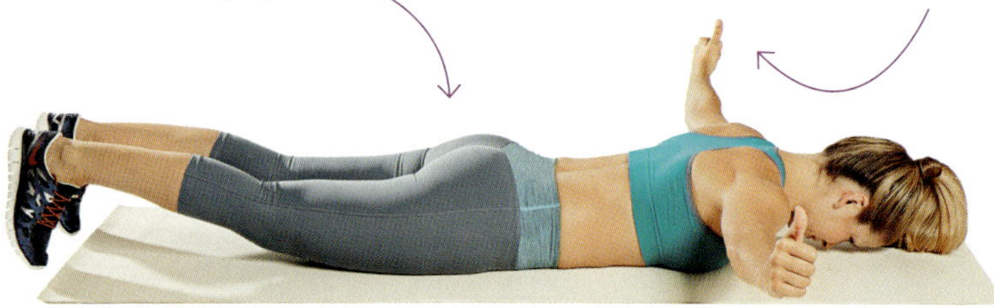

Zum Kennenlernen: Bilden Sie mit den Armen ein V.

Zur Steigerung: Halten Sie gleichzeitig auch die Füße einige Zentimeter über dem Boden.

Rückwärtiges Beinheben

FORMT: den unteren Rücken

A

- Bäuchlings auf den Boden legen. Arme und Beine lang ausstrecken, die Zehen sind gestreckt. Die Stirn liegt auf dem Boden. Die Hände aufdrehen und die äußeren Handkanten auf dem Boden aufstellen.

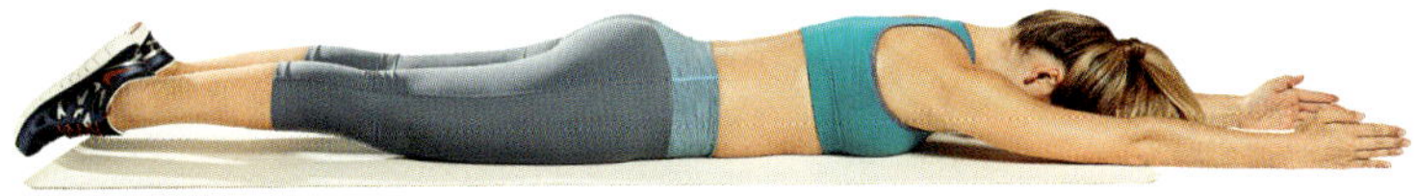

B

- Die Handkanten fest in den Boden drücken, den Po anspannen und die Beine so hoch wie möglich heben. Die Zehen dabei zu den Schienbeinen ziehen.

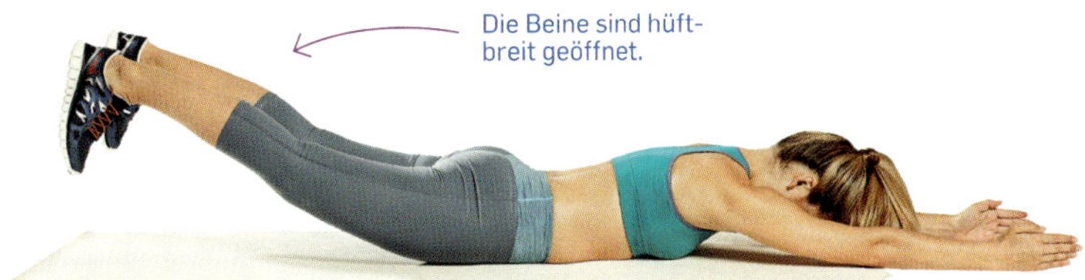

Zum Kennenlernen: Heben Sie nur ein Bein an.

Zur Steigerung: Pressen Sie die Beine beim Anheben fest zusammen.

Diagonales Y-Heben auf dem Boden

FORMT: den oberen und unteren Rücken

A

- Ein Gästehandtuch zur Rolle drehen und an beiden Enden greifen. Auf den Bauch legen, beide Beine – auch die Zehen – lang ausstrecken. Das Handtuch mit gestreckten Armen einige Zentimeter über dem Boden halten. Auch den Kopf vom Boden lösen. Jetzt das linke Bein und den rechten Arm so hoch wie möglich anheben.

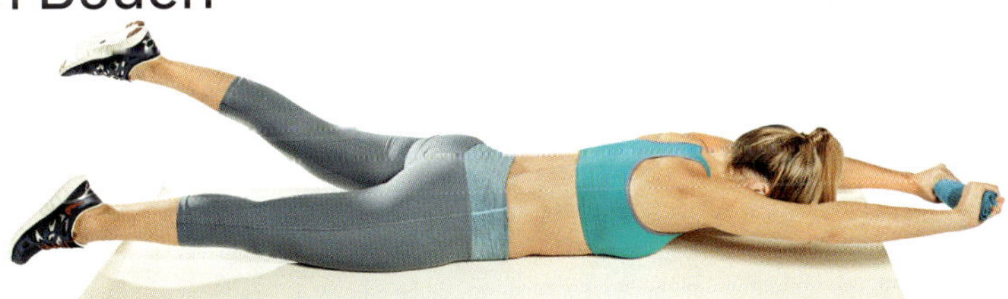

B

- Den rechten Arm und das linke Bein wieder absenken, aber nicht ablegen. Gleichzeitig den linken Arm und das rechte Bein anheben.

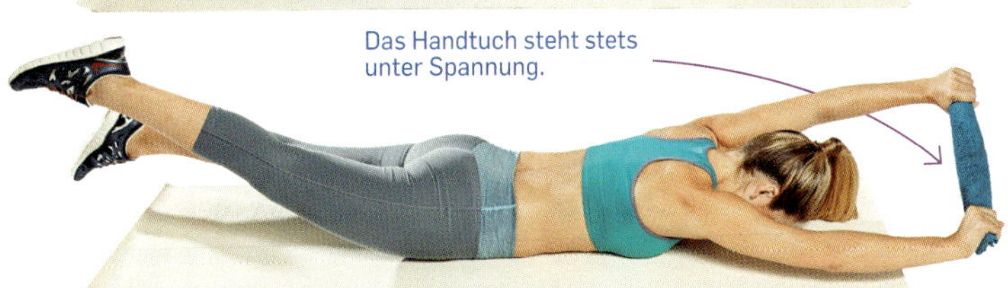

Zum Kennenlernen: Lassen Sie immer einen Arm und das gegengleiche Bein auf dem Boden.

Zur Steigerung: Ziehen Sie die Zehen in Richtung Schienbein.

Kleine Hilfsmittel für größere Effekte: Halten Sie statt des Handtuchs Boccia-Kugeln oder ein dickes Taschenbuch in den Händen – das fordert die Muskeln noch mehr.

Starker Rücken

Beinheben in der Kobra-Haltung

FORMT: oberen und unteren Rücken, Po **BONUSEFFEKT:** Beweglichkeitstraining

A

- Auf den Bauch legen, die Beine sind bis in die Zehen gestreckt. Die Unterarme eng neben dem Körper aufstützen, den Oberkörper anheben und die Ellbogen so weit wie möglich nach hinten schieben. Der Blick geht zum Boden.

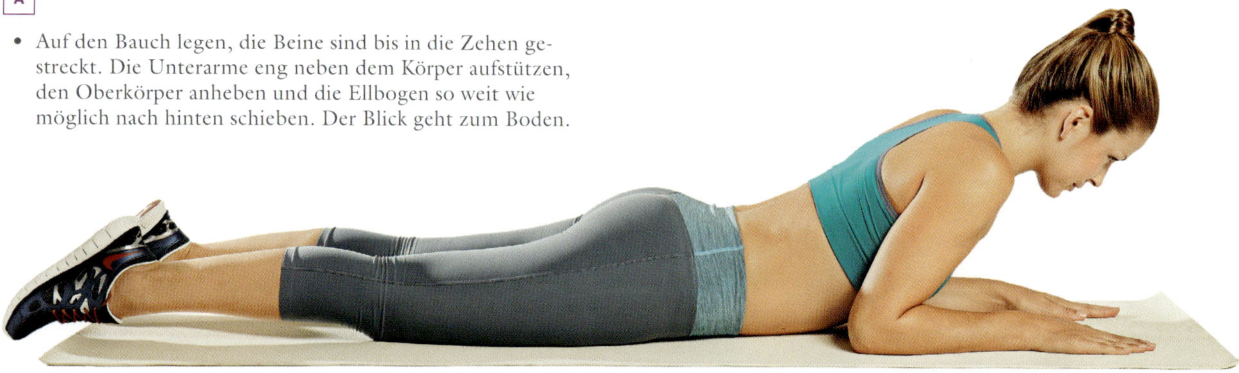

B

- Die Unterarme kräftig in den Boden drücken, den Oberkörper noch mehr aufrichten und gleichzeitig das rechte Bein so weit wie möglich anheben. Wieder absenken und das linke Bein anheben. Der Oberkörper bleibt in der aufgerichteten Position.

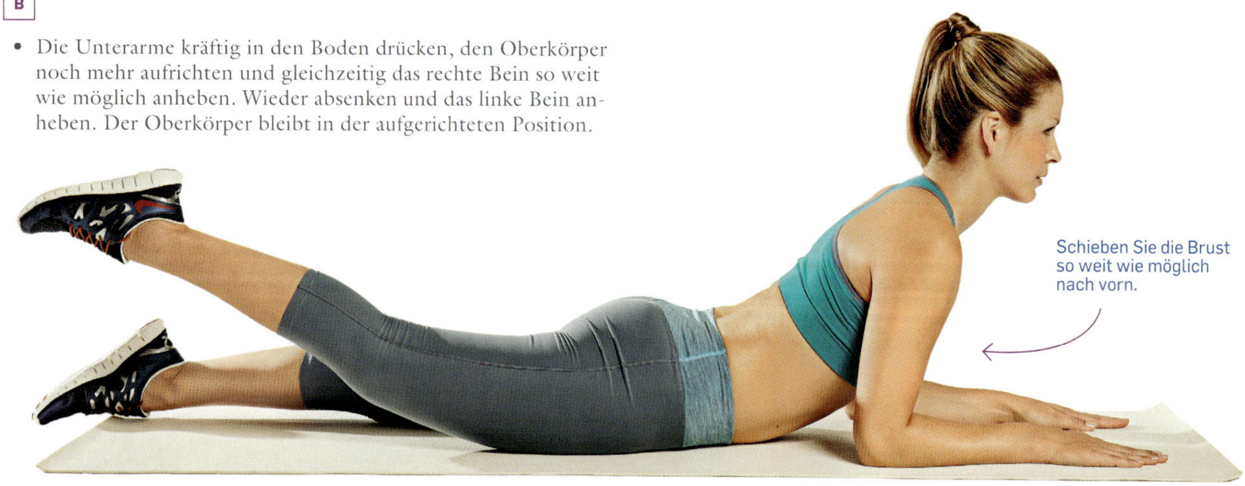
Schieben Sie die Brust so weit wie möglich nach vorn.

Zum Kennenlernen: Lösen Sie die Spannung im Oberkörper zwischen den einzelnen Beinbewegungen, indem Sie zurück zu Position A gehen.

Zur Steigerung: Heben Sie beide Füße gleichzeitig an – aber nur, wenn dabei der untere Rücken nicht schmerzt.

Fußgelenksapplaus

FORMT: oberen und unteren Rücken, Po

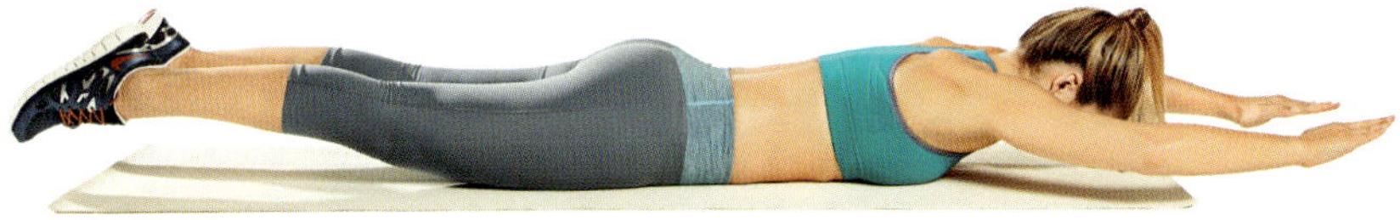

A

- Auf den Bauch legen, beide Beine bis in die Zehen strecken und anheben. Die Handflächen zeigen zum Boden. Die gestreckten Arme und den Kopf einige Zentimeter über dem Boden halten.

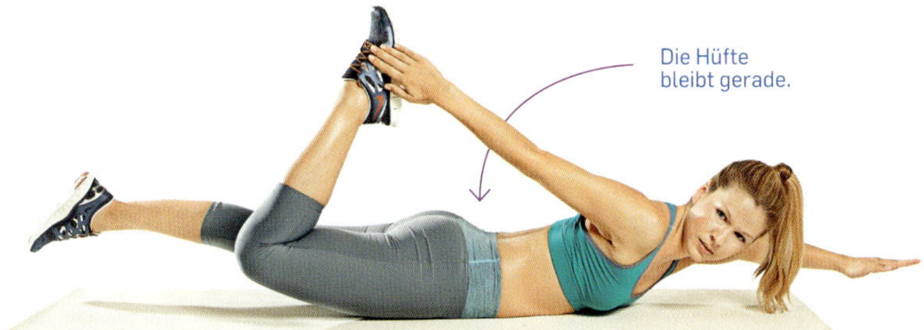
Die Hüfte
bleibt gerade.

B

- Den Oberkörper anheben, den rechten Unterschenkel anwinkeln und mit der rechten Hand das rechte Fußgelenk berühren. Den Kopf dazu zur Seite drehen. Zurück in die Ausgangsposition gehen und zur anderen Seite wiederholen.

Zum Kennenlernen: Führen Sie die Hand in Richtung des Fußgelenks (sie muss es nicht berühren).

Zur Steigerung: Winkeln Sie beide Unterschenkel an und bewegen Sie die Hände abwechselnd in Richtung der Fußgelenke, indem Sie den Oberkörper gerade anheben.

Rückenbrücke

FORMT: den unteren Rücken

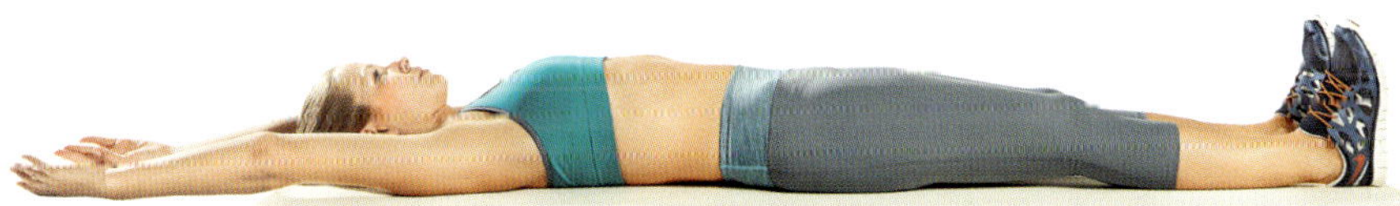

A

- Lang auf den Rücken legen. Die Arme liegen nach hinten gestreckt auf dem Boden, die Zehen ziehen in Richtung der Schienbeine.

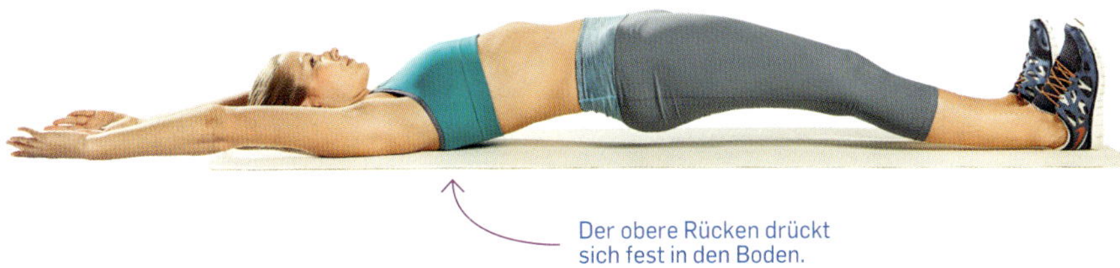
Der obere Rücken drückt
sich fest in den Boden.

B

- Den Po fest anspannen und den Körper von den Schulterblättern bis zu den Kniekehlen so weit wie möglich anheben. Kurz halten, wieder ablegen.

Zum Kennenlernen: Legen Sie die Arme seitlich auf Schulterhöhe ab und drücken Sie sie zur Unterstützung fest in den Boden.

Zur Steigerung: Legen Sie das rechte Bein etwas weiter links ab und heben Sie das linke Bein in Position B leicht an.

Kapitel 7:

Schöne Arme, sexy Schultern, feste Brust

Aber hallo! Auf den nächsten Seiten erwarten Sie die besten Übungen für sexy Schultern, eine straffe Brust und definierte Arme, die garantiert nicht mitwinken.

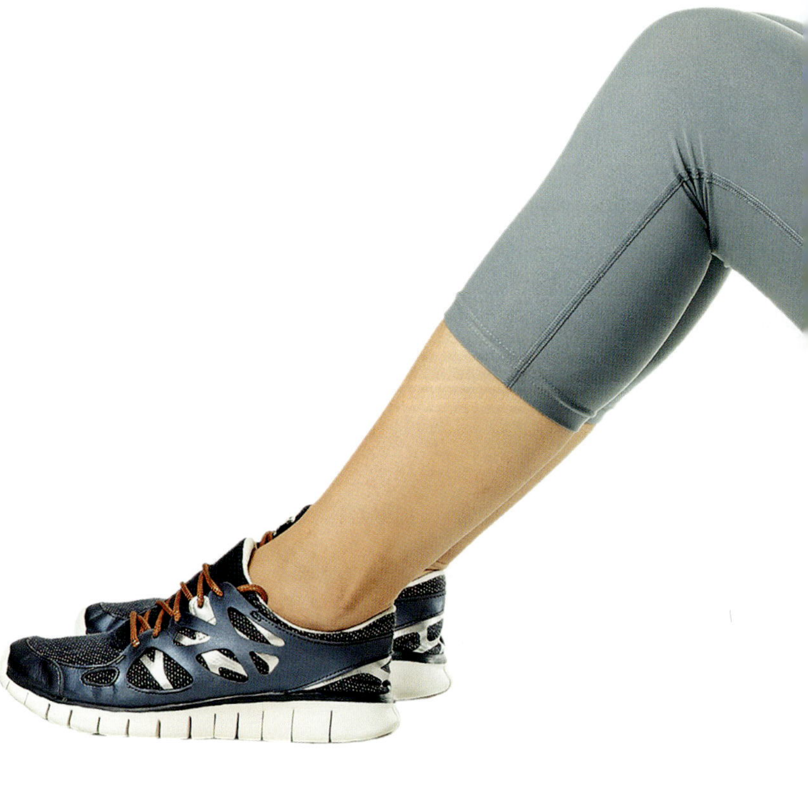

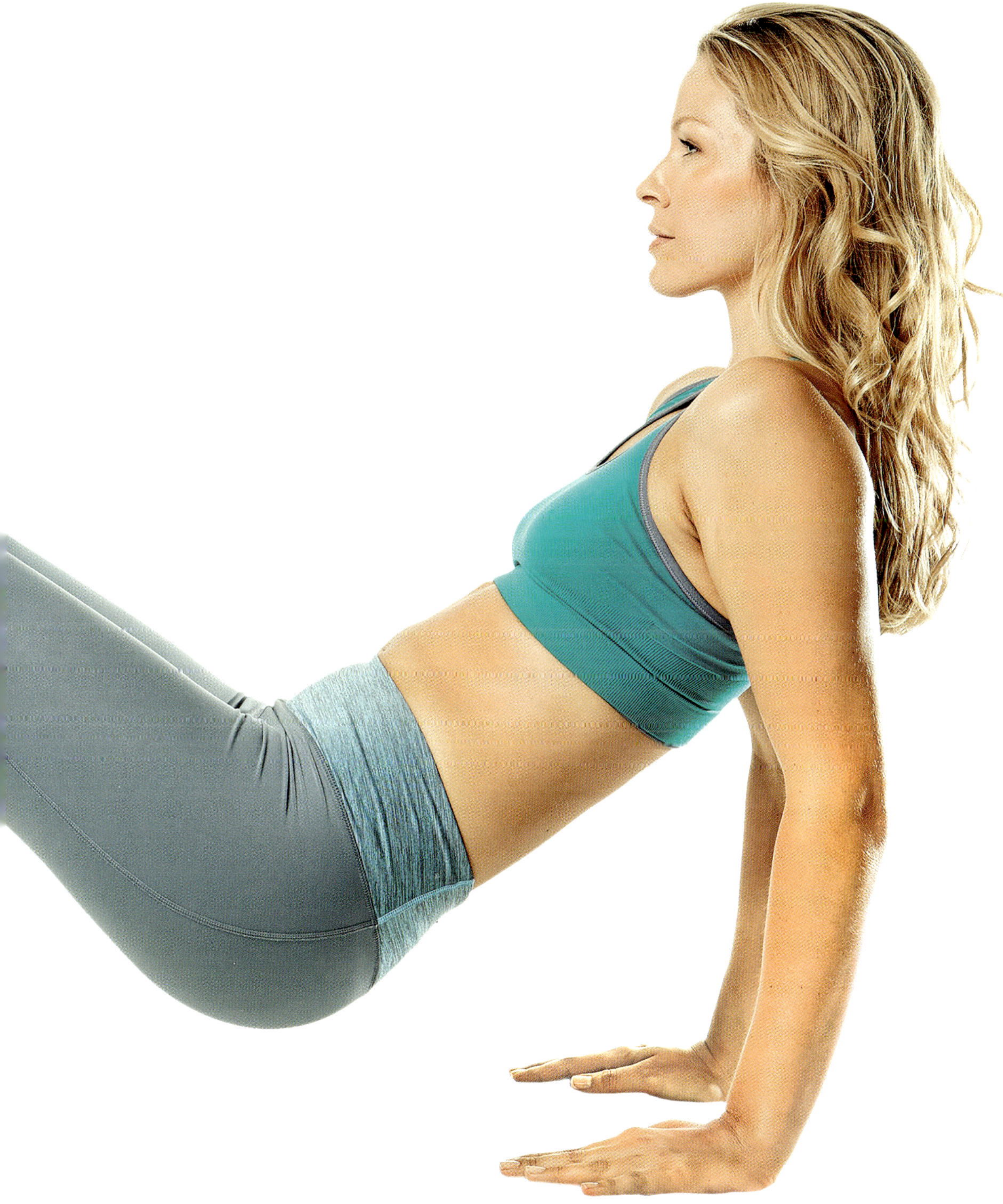

Arme, Schultern & Brust

Jubelpose

FORMT: Bizeps, Trizeps, Schultern

A

- Etwas weiter als hüftbreit stehen. Die rechte Hand locker neben dem Oberschenkel halten. Den linken Arm anspannen und über die Seite nach oben führen. Der Bauch ist unter Spannung.

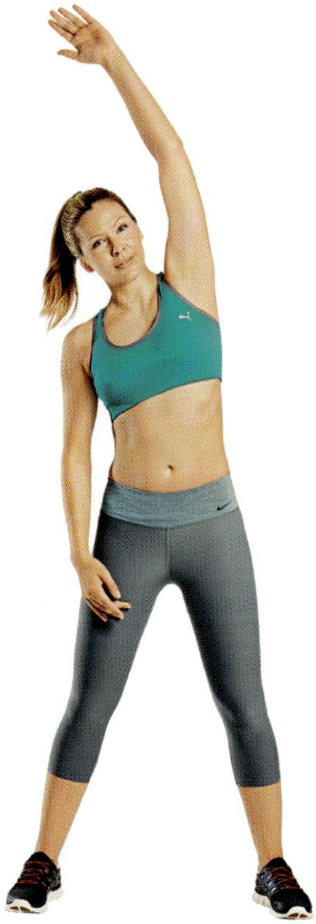

B

- Auch den rechten Arm anspannen und über die Seite nach oben führen.

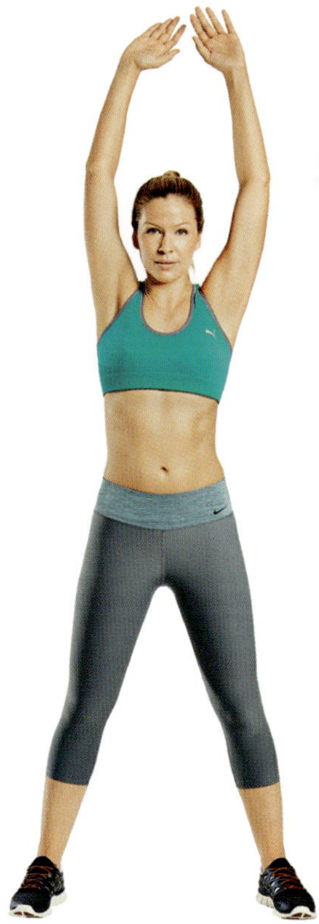

C

- Die Arme beugen und die Ellbogen langsam in Richtung Boden ziehen. Zurück in die Ausgangsposition gehen und die Übung wiederholen, dabei aber auf der anderen Seite beginnen.

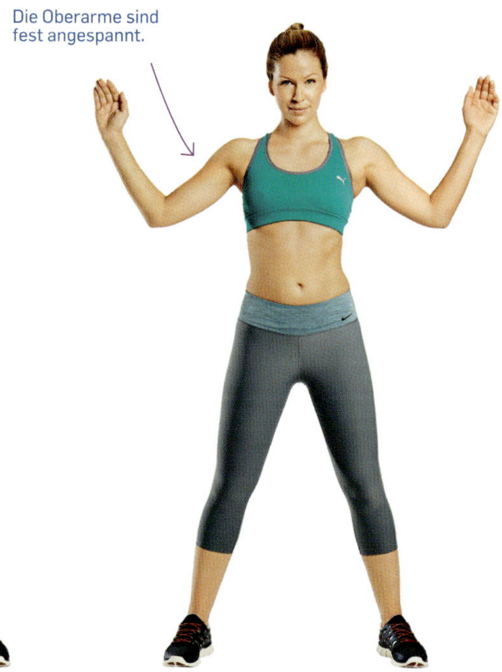

Zum Kennenlernen: Führen Sie die Übung nur mit einem Arm aus. In der nächsten Wiederholung lassen Sie den anderen Arm aktiv werden.

Zur Steigerung: Bilden Sie mit beiden Händen eine Faust.

Kleine Hilfsmittel für größere Effekte: Benutzen Sie kleine Wasserflaschen oder andere schwere(re) Gegenstände, die Sie gut in der Hand halten können.

Gekippte W-Haltung

FORMT: Schultern, Bizeps, Brust

A

- Etwas weiter als hüftbreit stehen. Die Arme auf Schulterhöhe zur Seite anheben, die Unterarme senkrecht nach oben führen. Die Finger sind gestreckt, die Schultern bleiben tief. Die Arme anspannen und zehn kleine Bewegungen nach vorn und hinten ausführen – ohne die Arme absinken zu lassen.

B

- Die Oberarme nach vorn drehen, bis die Unterarme parallel zum Boden sind. Die Oberarme dabei nicht absinken lassen und zehn kleine Bewegungen nach oben und unten ausführen.

C

- Nun die Unterarme in Richtung Boden zeigen lassen, ohne den Winkel in den Armen zu verändern. Wieder zehn kleine Bewegungen nach oben und unten ausführen.

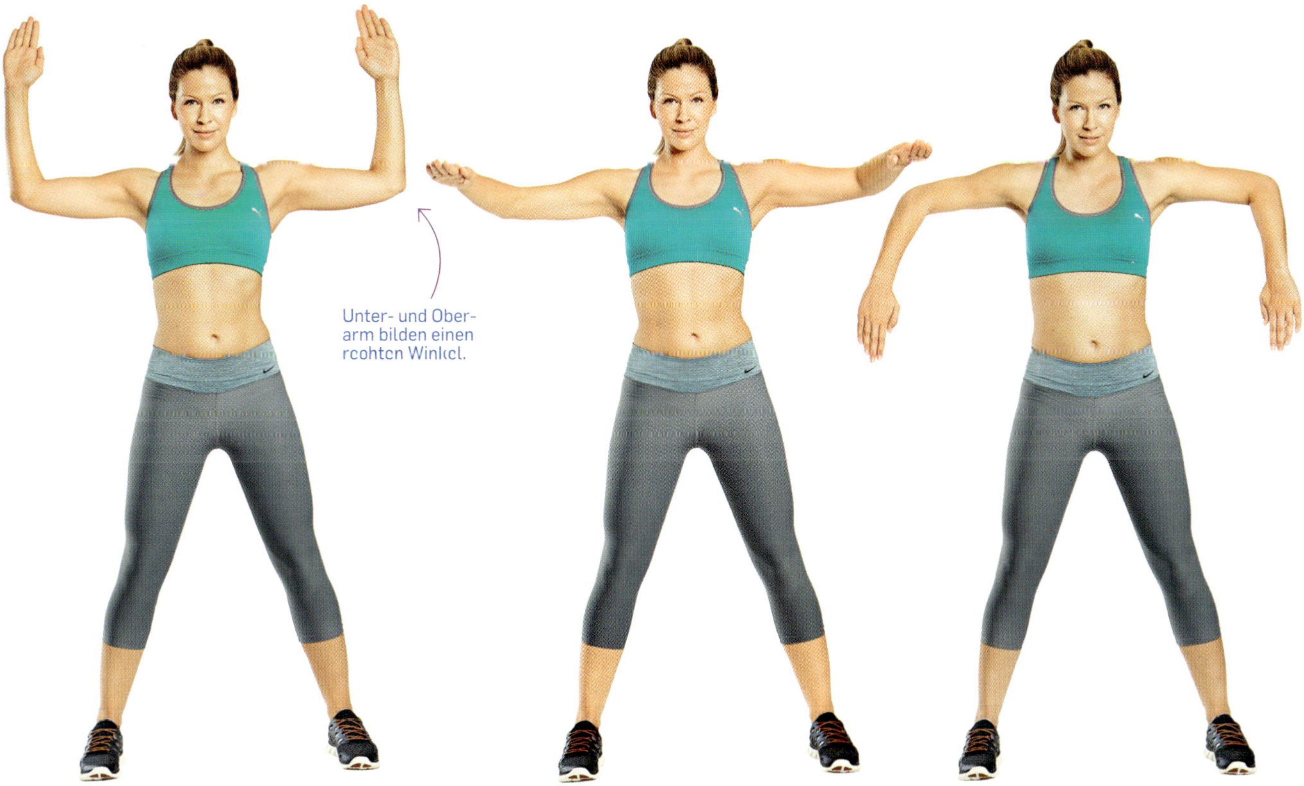

Zum Kennenlernen: Schütteln Sie die Arme nach jeder Position kurz aus und gehen Sie dann in die nächste Haltung.

Zur Steigerung: Kleine Gewichte wie große Äpfel oder dicke Kerzen lassen die Muskeln noch mehr arbeiten.

Arme, Schultern & Brust

Unterdruck

FORMT: Unterarme, Bizeps, Brust

Ausführung

- Zur Lehne gewandt auf einen Stuhl setzen. Die Füße fest aufstellen, der Rücken ist gerade. Die Handflächen unter die Stuhllehne legen, die Finger sind gestreckt. Nun so fest wie möglich mit beiden Händen unter die Lehne drücken. Die Spannung halten, aber dabei die Atmung nicht vergessen.

TIPP: *Diese Übung funktioniert auch unter jeder Tischkante – Sie können sie deshalb jederzeit zwischendurch im Büro oder unbemerkt im Café ausführen.*

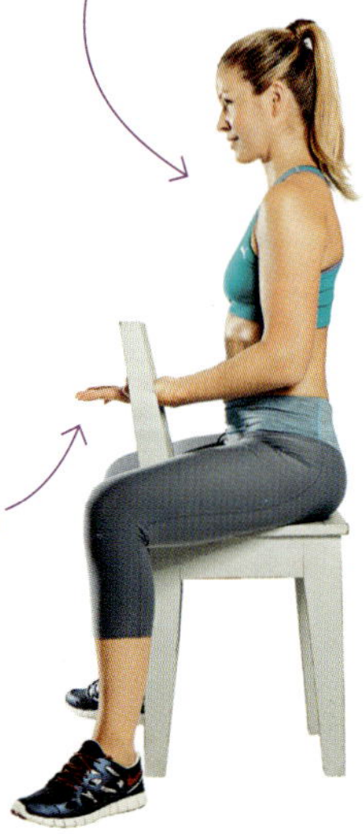
Die Schultern bleiben tief.
Die Handflächen zeigen nach oben.

Zum Kennenlernen: Beginnen Sie mit einer Hand, die andere liegt locker auf dem Oberschenkel.

Zur Steigerung: Führen Sie die Übung mit einem Partner aus. Er drückt Ihre Hände nach unten und Sie seine nach oben.

S-Haltung

FORMT: Schultern, Bizeps, Trizeps

BONUSEFFEKT: Koordinationstraining, Mobilisation

A

- Überhüftbreit stehen. Die Arme seitlich auf Schulterhöhe anheben. Den rechten Unterarm senkrecht nach oben halten, den linken nach unten. Die Finger sind gestreckt, die Schultern bleiben tief. Die Arme anspannen und dann zehn kleine Bewegungen nach oben und unten ausführen.

B

- Die Armstellung wechseln und die Übung erneut ausführen.

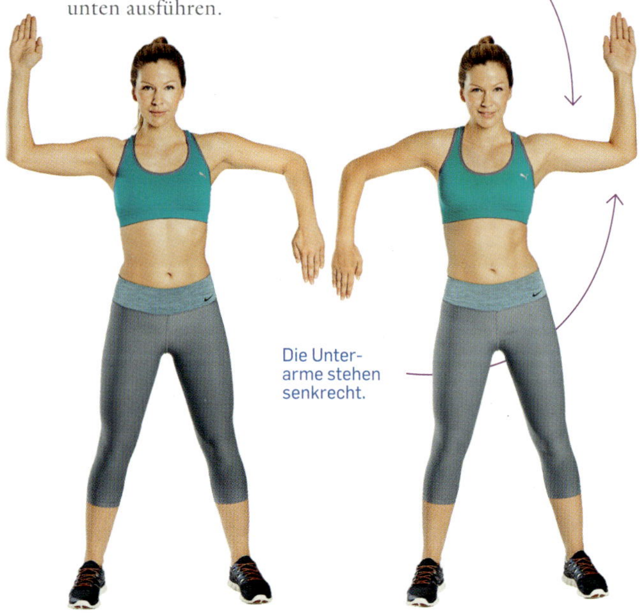
Die Oberarme bleiben stets parallel zum Boden.
Die Unterarme stehen senkrecht.

Zum Kennenlernen: Verzichten Sie auf die Zusatzbewegungen. Wechseln Sie die Armhaltung ohne Absinken der Oberarme so schnell wie möglich.

Zur Steigerung: Kleine Gewichte wie dicke Kerzen lassen die Muskeln noch mehr arbeiten.

Einweiserin

FORMT: Schultern, Trizeps

A

- Etwas weiter als hüftbreit stehen. Die Arme auf Schulterhöhe zur Seite ausstrecken, die rechte Hand dann mit gestreckten Fingern zum rechten Ohr führen. Der Blick folgt der linken Hand. Den linken Arm anspannen und zehn kleine Bewegungen nach oben und unten ausführen – ohne den Arm absinken zu lassen. Die Schultern bleiben dabei tief.

B

- Die Armstellung wechseln und die Übung zur rechten Seite ausführen. Der Blick folgt nun der rechten Hand.

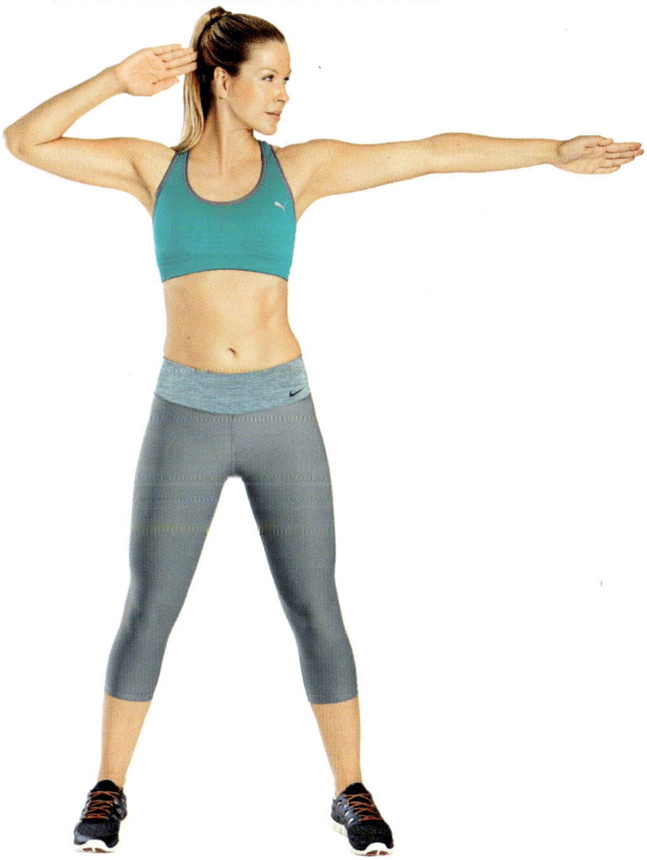

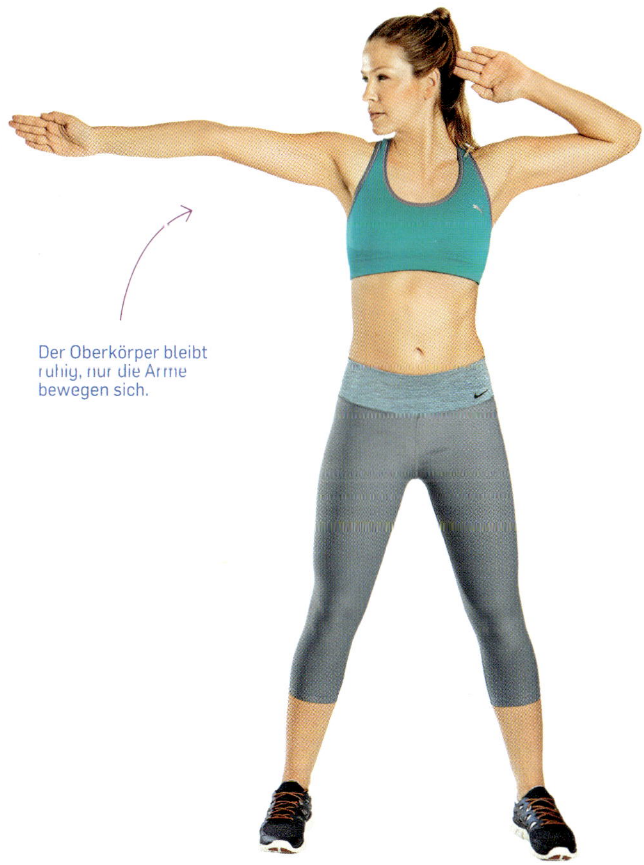

Zum Kennenlernen: Absolvieren Sie die Übung im Sitzen.

Zur Steigerung: Ballen Sie die Hände zur Faust, um die Armspannung zu vergrößern.

Arme, Schultern & Brust

Seilzüge

FORMEN: Bizeps, Unterarme, Hände

A

- Etwas weiter als hüftbreit stehen. Beide Hände auf Brusthöhe halten, die rechte Hand ist weiter vorn, die linke direkt vor der Brust. Stellen Sie sich vor, Sie würden ein dickes Tau greifen.

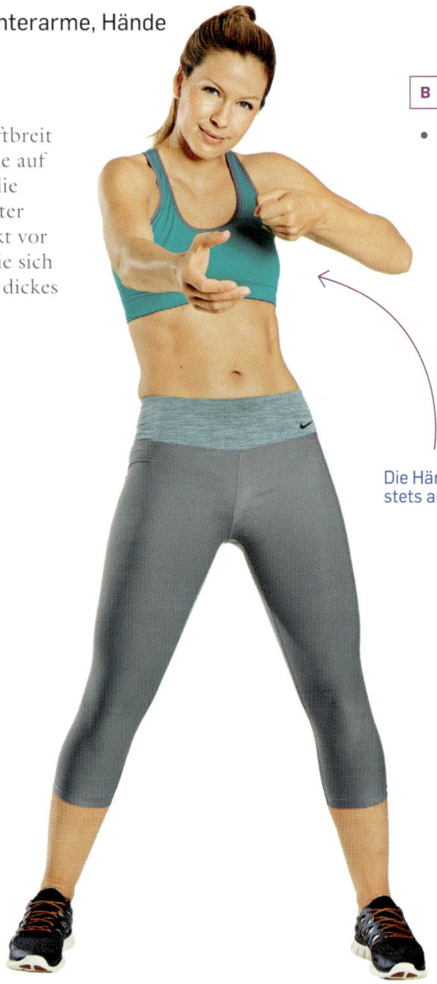

B

- Abwechselnd mit jeweils einer Hand nach vorn greifen und diese dann zur Faust geballt zur Brust ziehen. Im Oberkörper mit der Bewegung mitgehen.

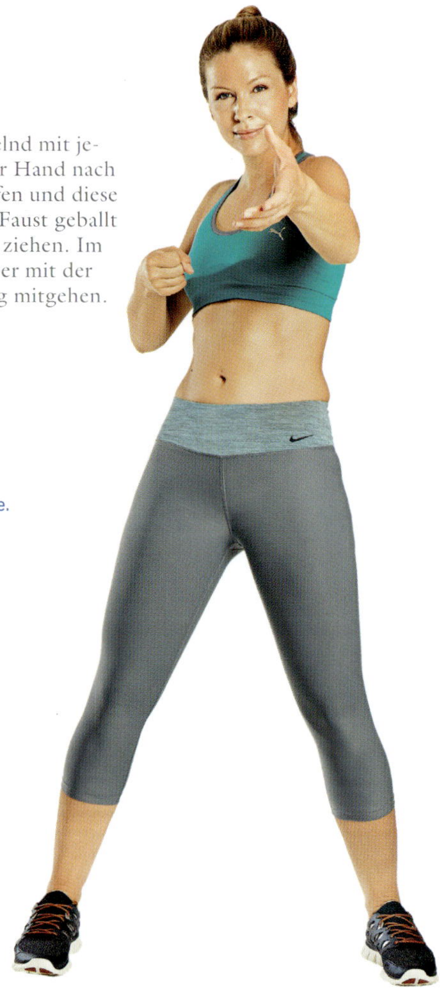

Zum Kennenlernen: Greifen Sie gleichzeitig mit beiden Händen nach vorn und ziehen Sie sie zusammen in Richtung Brust, ohne den Oberkörper zu bewegen.

Zur Steigerung: Greifen Sie auch nach oben und zur Seite.

Kleine Hilfsmittel für größere Effekte: Binden Sie ein längeres Handtuch an einem schweren Gegenstand auf Brusthöhe fest und greifen Sie stetig nach, ohne dabei die Fußstellung zu verändern. Alternativ können Sie einen Partner bitten, eine Art Tauziehen mit Ihnen zu veranstalten, bei dem Sie beide von jeweils einer Handtuchseite nachgreifen.

Stoßdämpfer

FORMT: Bizeps, Brust, Oberschenkel

BONUSEFFEKT: Koordination, Selbstüberwindung

A

- Hüftbreiter Stand. Das linke Bein nach hinten anwinkeln und die Zehen in Richtung Schienbein ziehen. Den Oberkörper nach vorn beugen, die Arme auf Brusthöhe leicht angewinkelt halten und die Hände anziehen.

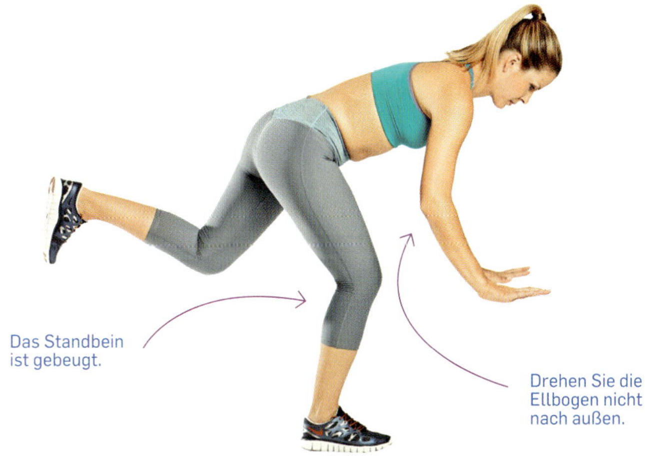
Das Standbein ist gebeugt.
Drehen Sie die Ellbogen nicht nach außen.

B

- Nach vorn fallen lassen und das Gewicht mit den Händen auffangen. Dabei das Standbein noch weiter beugen.

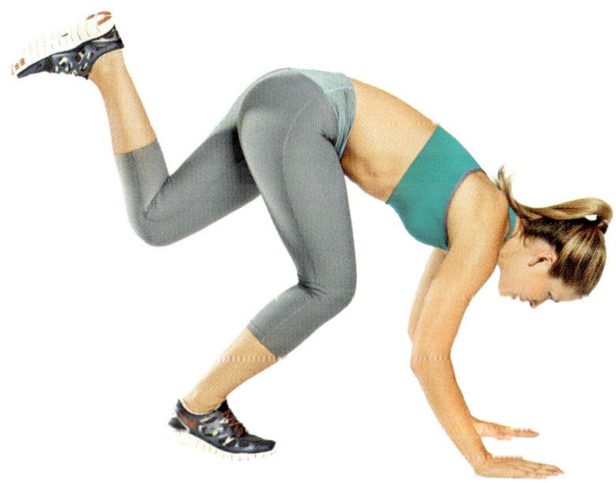

C

- Mit beiden Händen fest vom Boden abdrücken, zurück zu Position A. Das Standbein wechseln und die Übung erneut ausführen.

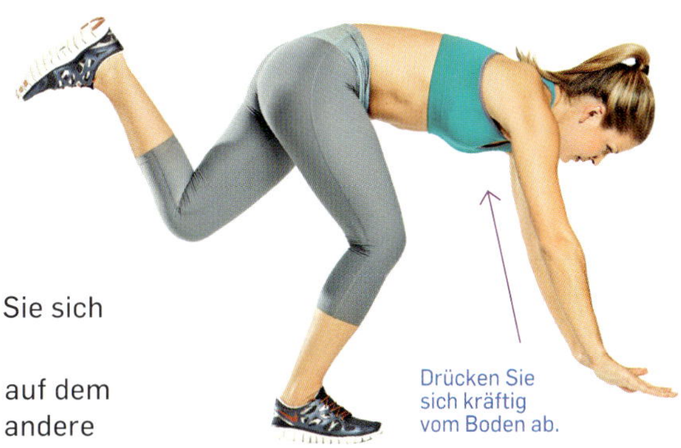
Drücken Sie sich kräftig vom Boden ab.

Zum Kennenlernen: Starten Sie in Position B und drücken Sie sich nur nach oben.

Zur Steigerung: Führen Sie zunächst alle Wiederholungen auf dem gleichen Standbein aus und wechseln Sie erst dann auf das andere Bein, um die Übung erneut auszuführen.

Arme, Schultern & Brust

Langer Federweg

FORMT: Schultern, Trizeps

A

- Hüftbreiter Stand. Die Arme auf Schulterhöhe nach vorn ausstrecken. Die Handflächen zeigen zueinander, die Schultern sind tief. Der Blick geht geradeaus. Den Bauch leicht anspannen und die Arme in schnellen, kleinen Kreisen nach rechts drehen.

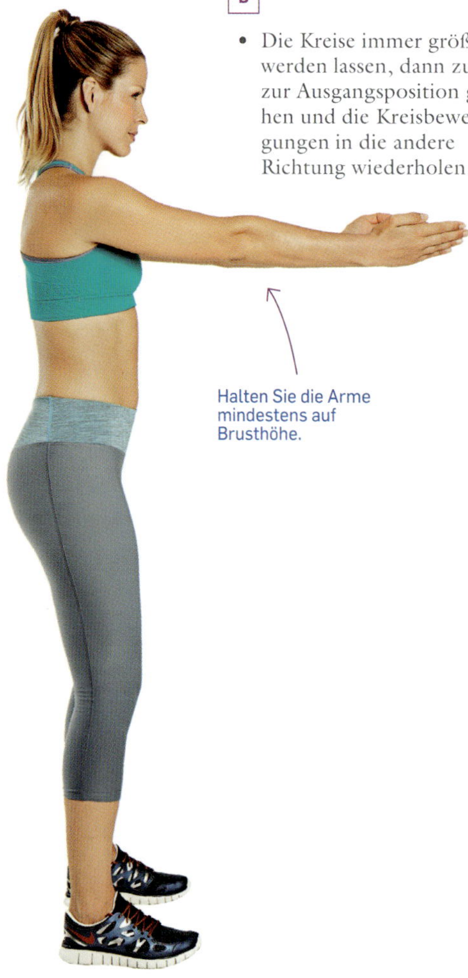

B

- Die Kreise immer größer werden lassen, dann zurück zur Ausgangsposition gehen und die Kreisbewegungen in die andere Richtung wiederholen.

Halten Sie die Arme mindestens auf Brusthöhe.

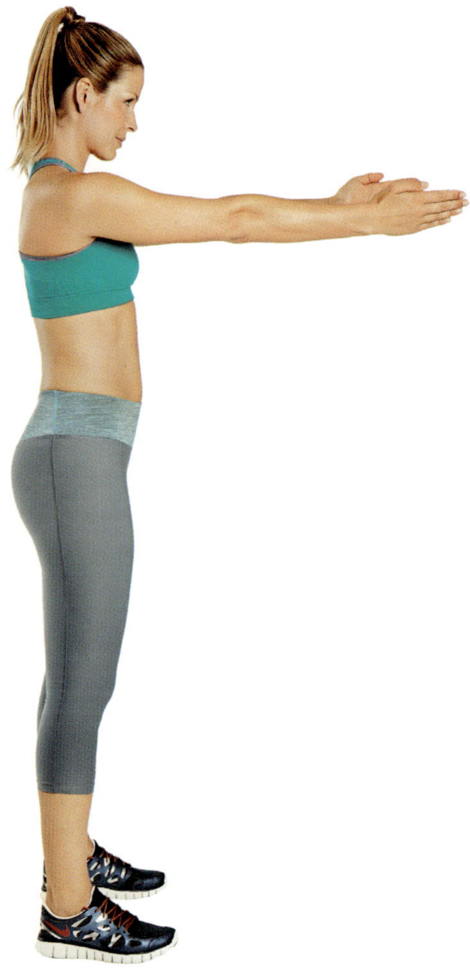

Zum Kennenlernen: Bleiben Sie bei den kleinen Kreisbewegungen.

Zur Steigerung: Halten Sie zusätzlich Gewichte wie Boccia-Kugeln oder Shampoo-Flaschen in den Händen.

Kleine Hilfsmittel für größere Effekte: Stellen Sie sich auf einen instabilen Untergrund wie eine Matratze oder Ihr Sofa – das schult zusätzlich das Balancegefühl.

Umgekehrtes einarmiges Rudern

FORMT: Bizeps, Unterarme, oberen Rücken

A

- Eine etwa auf Hüfthöhe angebrachte Stange (zum Beispiel auf einem Spielplatz) mit beiden Händen umfassen und mit den Füßen so weit nach vorn gehen, dass die Brust unterhalb der Stange ist. Die Füße hüftbreit aufstellen, den Bauch fest anspannen. Die Oberschenkel und der Oberkörper bilden eine gerade Linie. Jetzt die linke Hand lösen und den linken Arm angewinkelt neben dem Kopf halten. Die Fingerspitzen zeigen senkrecht nach oben.

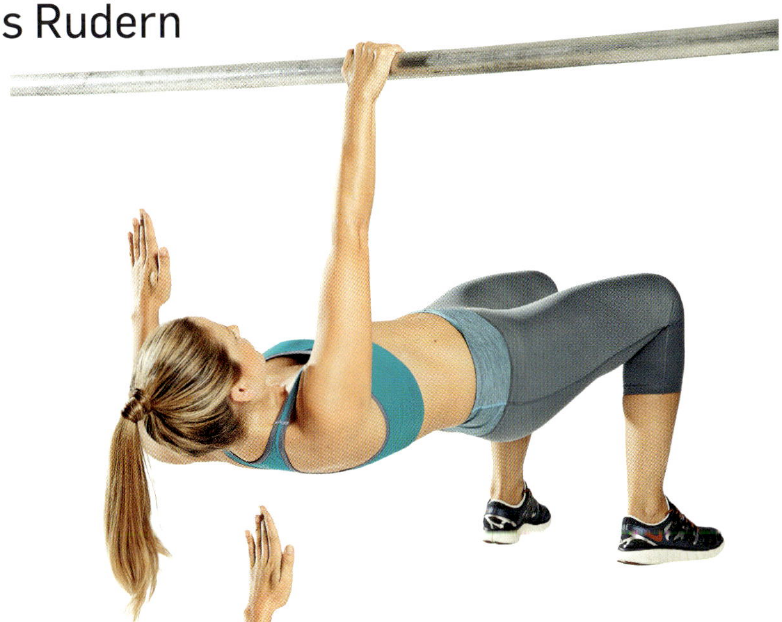

TIPP: *Legen Sie zwei kleine Handtücher längs über die Stange und fassen Sie die Enden. Ziehen Sie sich an den Handtüchern nach oben – das spricht die Unterarmmuskeln noch stärker an.*

B

- Mit dem rechten Arm den Oberkörper so weit wie möglich in Richtung Stange ziehen und den linken Arm gerade nach oben ausstrecken. Langsam in die Ausgangsposition zurückgehen. Nach den vorgegebenen Wiederholungen die Arme wechseln und die Übung erneut ausführen.

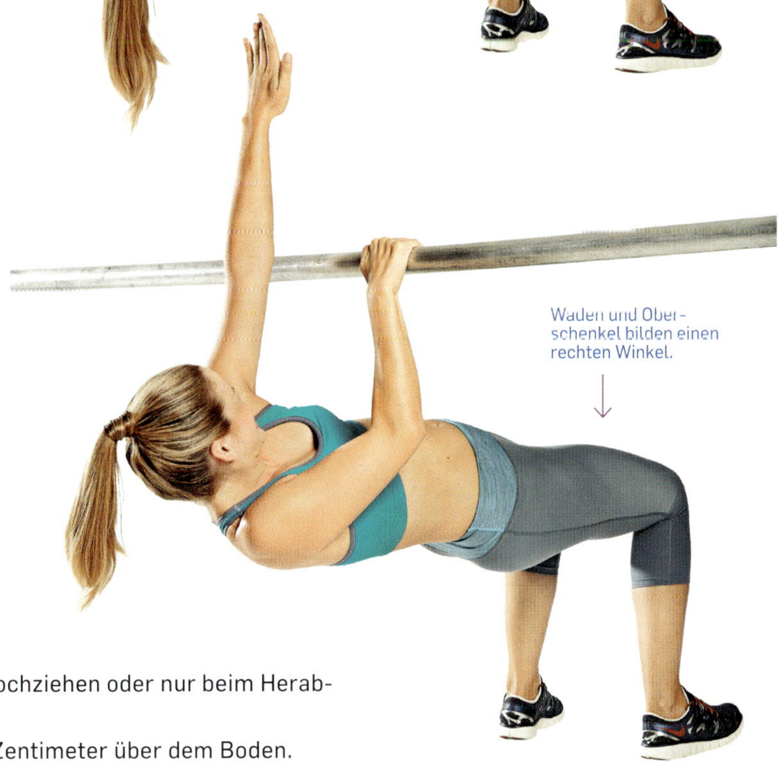

Zum Kennenlernen: Arbeiten Sie nur beim Hochziehen oder nur beim Herablassen mit einem Arm.

Zur Steigerung: Halten Sie einen Fuß einige Zentimeter über dem Boden.

Einarmiges Rudern im Untergriff

FORMT: Bizeps, Unterarme, oberen Rücken

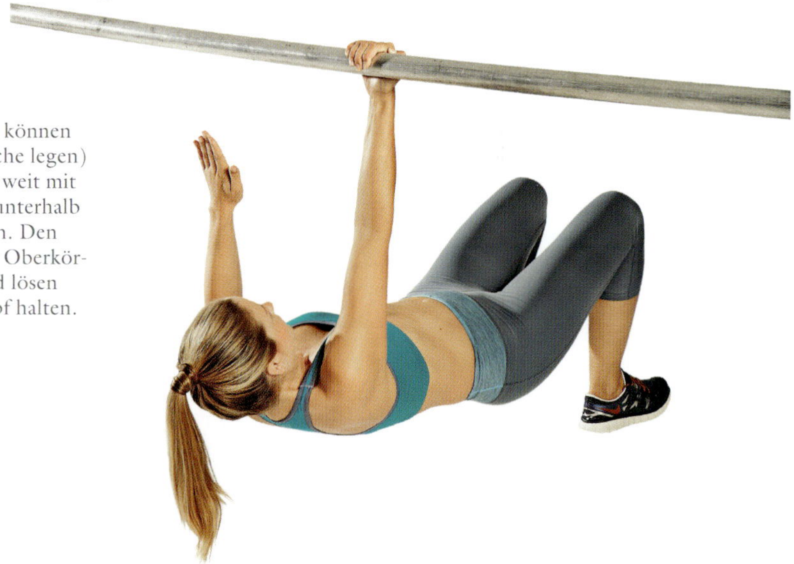

A

- Eine etwa auf Hüfthöhe angebrachte Stange (Sie können auch einen stabilen Besenstiel zwischen zwei Tische legen) mit beiden Händen von unten umgreifen und so weit mit den Füßen nach vorn gehen, dass sich die Brust unterhalb der Stange befindet. Die Füße hüftbreit aufstellen. Den Bauch fest anspannen, die Oberschenkel und der Oberkörper bilden eine gerade Linie. Jetzt die linke Hand lösen und den linken Arm angewinkelt neben dem Kopf halten. Die Fingerspitzen zeigen zur Decke.

B

- Mit dem rechten Arm so weit wie möglich in Richtung Stange ziehen und den linken Arm gerade nach oben ausstrecken. Langsam in die Ausgangsposition zurückgehen. Nach den vorgegebenen Wiederholungen die Arme wechseln und die Übung erneut ausführen.

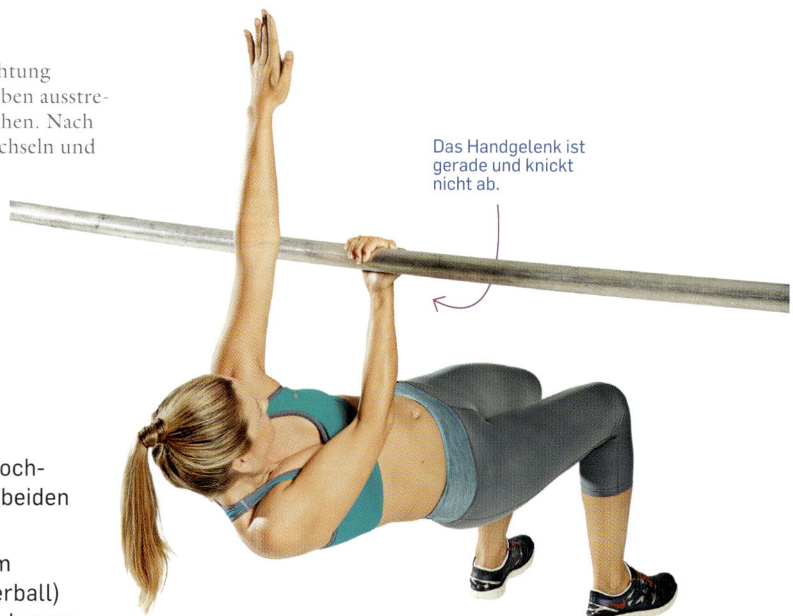

Zum Kennenlernen: Arbeiten Sie nur beim Hochziehen mit einem Arm und lassen Sie sich mit beiden Armen ab – oder umgekehrt.

Zur Steigerung: Legen Sie die Füße auf einem instabilen Untergrund (wie etwa einem Wasserball) ab – das fordert die Rumpfmuskeln zusätzlich heraus.

Zugsitz

FORMT: Bizeps, Unterarme, Po, Beine

A

- Hüftbreiter Stand. Ein Handtuch zur Rolle drehen und unterhalb des Pos um den Körper legen, mit den Händen auf Hüfthöhe je ein Ende greifen.

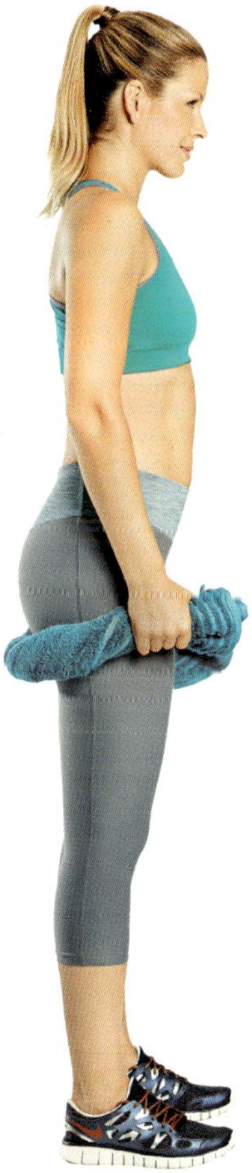

B

- Den Oberkörper mit geradem Rücken leicht nach vorn lehnen. Dabei den Po nach hinten schieben und die Beine beugen, als ob Sie sich auf einen Stuhl setzen wollten. Achten Sie darauf, die Knie nicht über die Zehen hinauszuschieben. Gleichzeitig mit den Händen das Handtuch kräftig nach oben ziehen und versuchen, den Po noch weiter abzusenken. Die Spannung halten, aber die Atmung nicht vergessen! Wieder aufrichten.

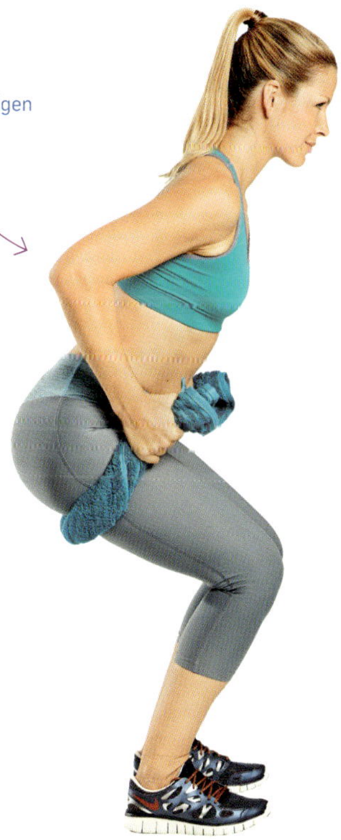

Zum Kennenlernen: Setzen Sie sich auf einen Stuhl und führen Sie das Handtuch unter der Sitzfläche hindurch. Ziehen Sie es dann mit beiden Händen senkrecht nach oben. Halten Sie dabei die Spannung.

Zur Steigerung: Je tiefer Sie in die Knie gehen, desto stärker müssen die Bein- und Pomuskeln arbeiten.

Genug zu trinken verbessert das Training

Stehen drei Sätze bevor, sind bis zu 17 Prozent mehr Wiederholungen möglich, wenn Sie ausreichend Flüssigkeit im Körper haben. Zu diesem Ergebnis kam die University of Connecticut in den USA. Beachten Sie: Bereits ein Wasserverlust von zwei Prozent Ihres Körpergewichts verringert die Ausdauerleistung, ein Verlust bis vier Prozent schränkt die Kraftleistung ein. Starker Durst meldet sich aber erst, wenn Sie sechs Prozent im Minus sind. Trinken Sie daher regelmäßig über den Durst!

Einbeiniger Zugsitz

FORMT: Bizeps, Unterarme, Po, Beine **BONUSEFFEKT:** Balancetraining

Ausführung

- Hüftbreiter Stand. Ein Handtuch zur Rolle drehen und unterhalb des Pos um den Körper legen, mit beiden Händen auf Hüfthöhe die Enden greifen. Den linken Fuß anheben und einige Zentimeter über dem Boden halten. Den Oberkörper mit geradem Rücken leicht nach vorn lehnen. Dabei den Po nach hinten schieben und die Beine beugen, als ob Sie sich auf einen Stuhl setzen wollten. Achten Sie darauf, das Knie des Standbeins nicht über die Zehen hinauszuschieben. Gleichzeitig mit den Händen das Handtuch kräftig nach oben ziehen und versuchen, den Po noch weiter abzusenken. Die Spannung halten, aber die Atmung nicht vergessen! Wieder aufrichten und das Standbein wechseln.

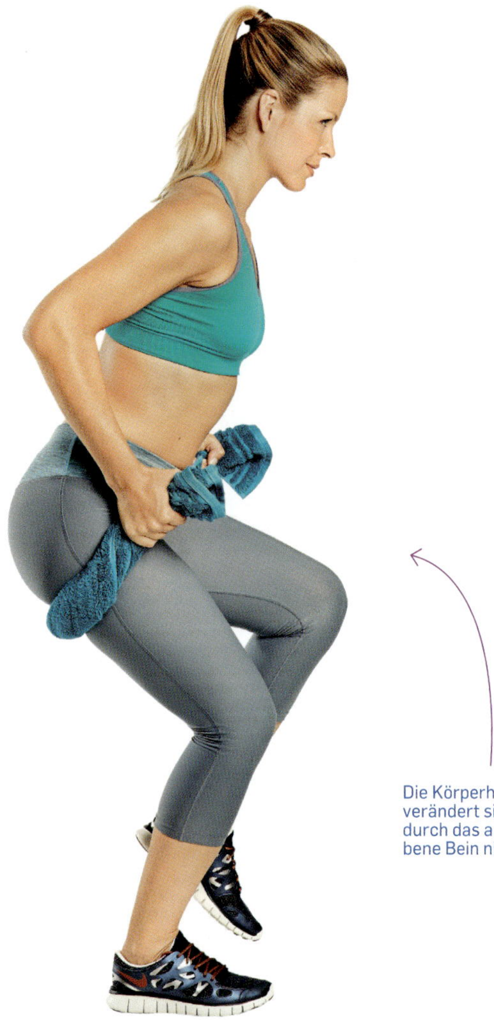

Die Körperhaltung verändert sich durch das angehobene Bein nicht.

Zum Kennenlernen: Lassen Sie die Zehen des angehobenen Fußes auf dem Boden.

Zur Steigerung: Führen Sie zunächst alle Wiederholungen auf dem einen Standbein aus, bevor Sie auf den anderen Fuß wechseln.

Dips am Stuhl

FORMEN: Trizeps, Bauch, Brust

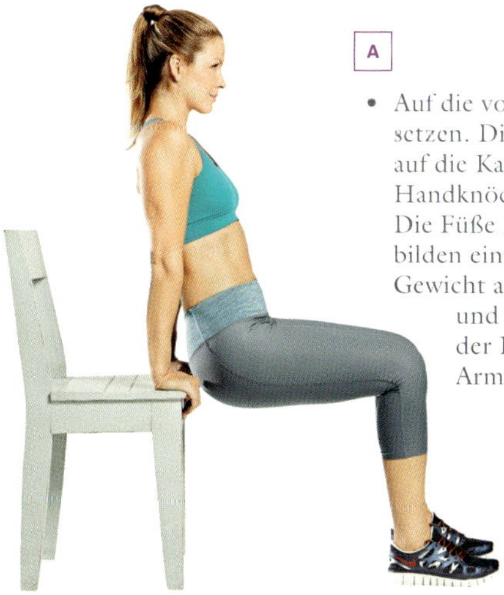

A

- Auf die vordere Kante eines Stuhls setzen. Die Hände neben dem Po auf die Kante aufstützen, die Handknöchel zeigen nach vorn. Die Füße fest aufstellen, die Beine bilden einen rechten Winkel. Das Gewicht auf die Hände verlagern und den Po vor der Kante in der Luft halten. Dazu die Arme durchstrecken.

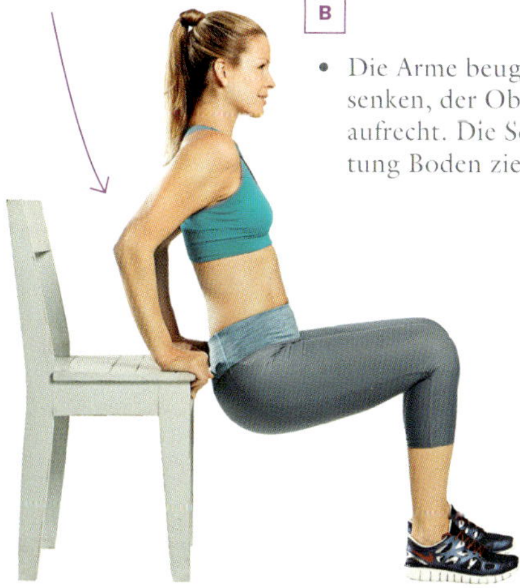

B

- Die Arme beugen und den Po absenken, der Oberkörper bleibt aufrecht. Die Schultern in Richtung Boden ziehen.

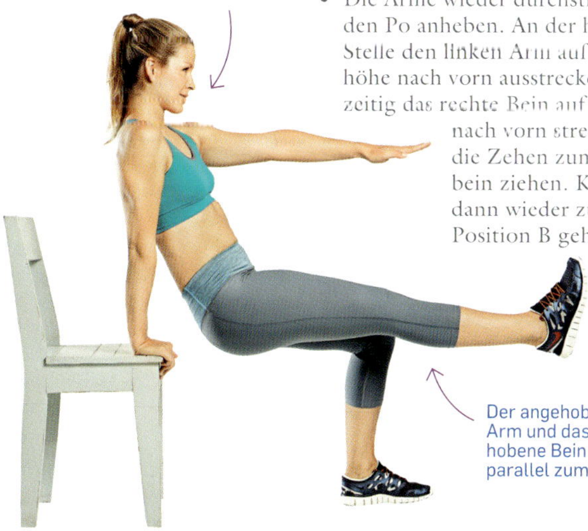

C

- Die Arme wieder durchstrecken und den Po anheben. An der höchsten Stelle den linken Arm auf Schulterhöhe nach vorn ausstrecken. Gleichzeitig das rechte Bein auf Hüfthöhe nach vorn strecken und die Zehen zum Schienbein ziehen. Kurz halten, dann wieder zurück zu Position B gehen.

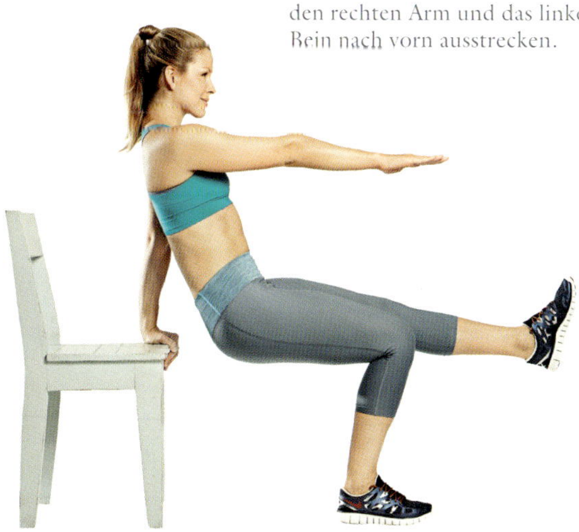

D

- Bei der nächsten Wiederholung den rechten Arm und das linke Bein nach vorn ausstrecken.

Zum Kennenlernen: Heben Sie in Position C und D nur das Bein an.

Zur Steigerung: Führen Sie die Übung mit gestreckten Beinen durch, nur die Fersen setzen auf.

Arme, Schultern & Brust

Schulterdrücken am Stuhl

FORMT: Schultern, Trizeps

A

- Auf die vordere Kante eines Stuhls setzen. Die Hände neben dem Po auf die Kante stützen, die Handknöchel zeigen nach vorn. Die Füße fest aufstellen, die Beine bilden einen rechten Winkel. Das Gewicht auf die Hände verlagern und den Po vor der Kante in der Luft halten. Die Arme strecken.

B

- Den Oberkörper nach oben schieben und die Schultern dabei nach unten ziehen (denken Sie an einen Schildkrötenhals). Kurz halten und zurück zu Position A gehen. Dabei sinkt der Kopf zwischen die Schultern.

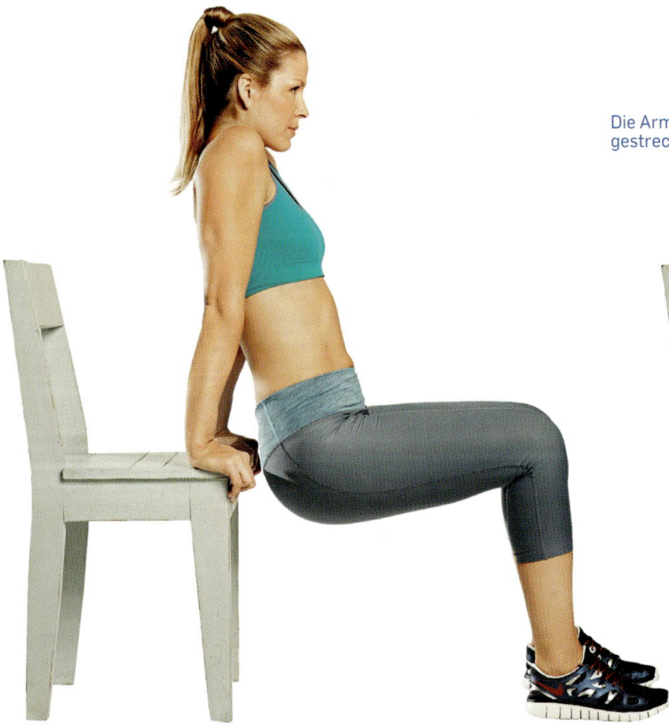

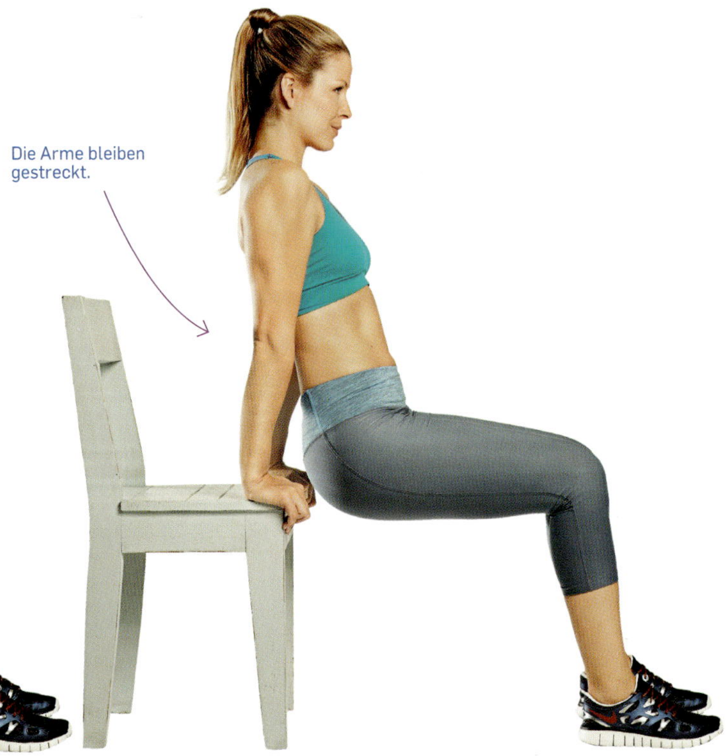

Zum Kennenlernen: Stellen Sie die Füße näher zum Stuhl auf, um mit weniger Körpergewicht zu arbeiten.

Zur Steigerung: Strecken Sie die Beine aus, nur die Fersen berühren den Boden.

Umgekehrtes Schulterdrücken

FORMT: Trizeps, Schultern, Brust

A

- Die Füße auf einen Stuhl stellen. Die Hände wandern auf dem Boden so weit in Richtung Stuhl, dass der Oberkörper fast senkrecht in der Luft steht. Die Arme sind gestreckt, der Bauch ist angespannt.

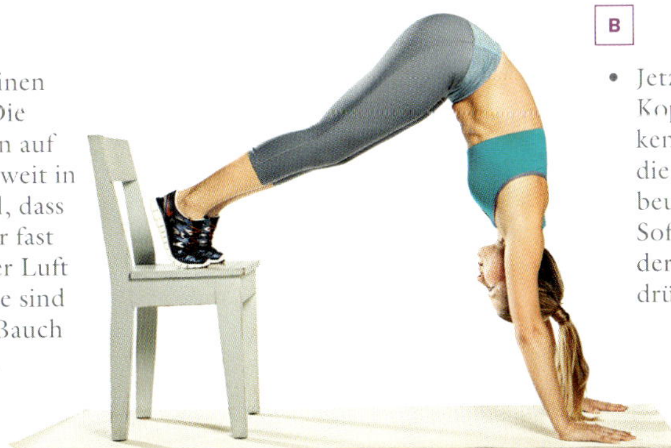

B

- Jetzt den Kopf absenken. Dazu die Arme beugen. Sofort wieder hochdrücken.

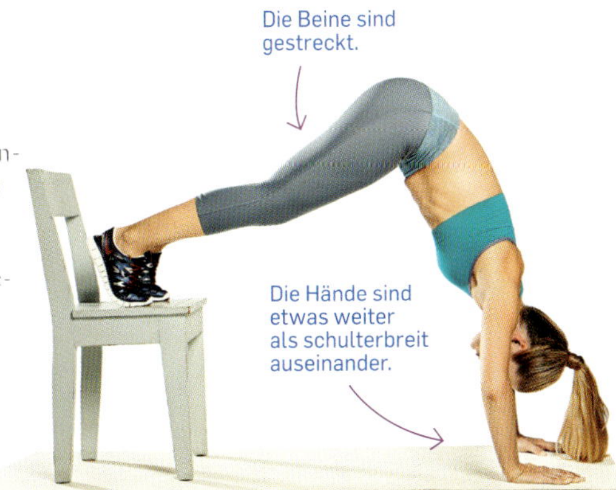
Die Beine sind gestreckt.
Die Hände sind etwas weiter als schulterbreit auseinander.

Zum Kennenlernen: Platzieren Sie Ihre Füße auf einer Stufe.

Zur Steigerung: Setzen Sie die Hände weiter vom Stuhl entfernt auf und führen Sie die Übung aus dieser Position heraus aus – so beziehen Sie auch die Brustmuskeln mit ein.

Umgekehrtes Schulterdrücken auf dem Boden

FORMT: Trizeps, Schultern, Brust

A

- Aus der Liegestützposition mit den Füßen so weit nach vorn wandern, dass die Beine etwa einen 45-Grad-Winkel zum Boden bilden.

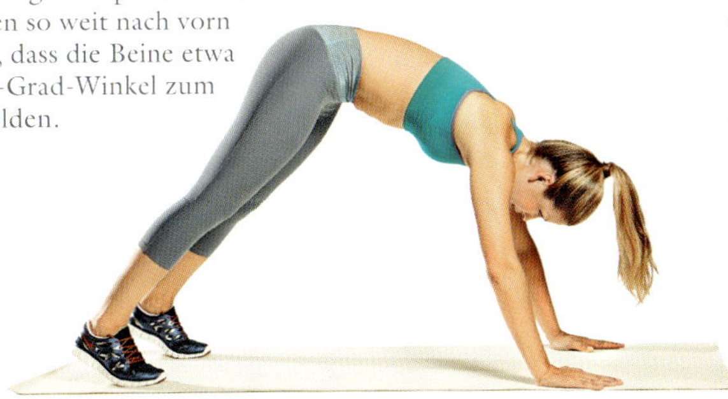

B

- Aus dieser Position heraus den Kopf näher zum Boden bringen. Dazu die Arme beugen. Sofort wieder hochdrücken.

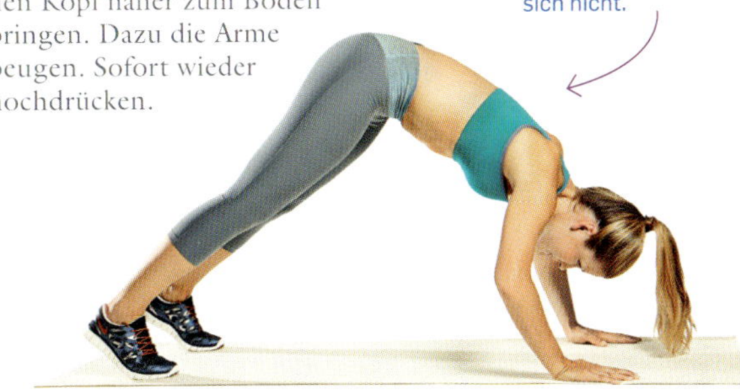
Die Haltung von Beinen und Oberkörper verändert sich nicht.

Zum Kennenlernen: Führen Sie die Bewegung bäuchlings auf einem Stuhl liegend aus.

Zur Steigerung: Heben Sie einen Fuß an und halten Sie diesen während der Übung einige Zentimeter über dem Boden.

Arme, Schultern & Brust

Rückbeuge auf dem Boden

FORMT: Trizeps, Bauch, unteren Rücken

A

- Auf den Boden setzen. Die Füße bequem aufstellen. Die Hände hinter dem Po aufstützen, die Finger zeigen zum Körper. Die Füße anheben und die Unterschenkel in der Luft halten. Die Zehen strecken. Den Oberkörper dabei leicht nach hinten lehnen und die Arme beugen.

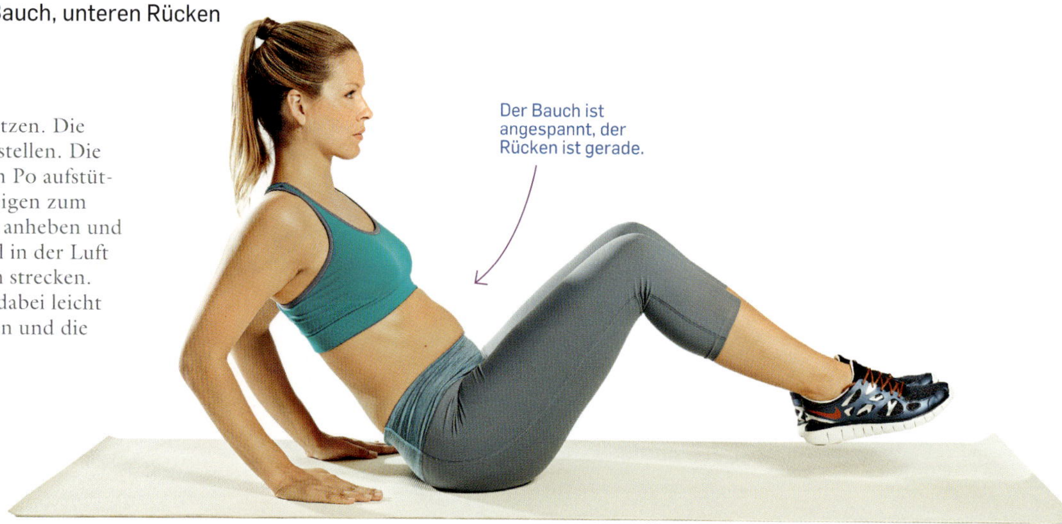
Der Bauch ist angespannt, der Rücken ist gerade.

B

- Die Arme noch stärker beugen und den Oberkörper so weit wie möglich nach hinten lehnen. Wieder aufrichten, dazu die Arme strecken.

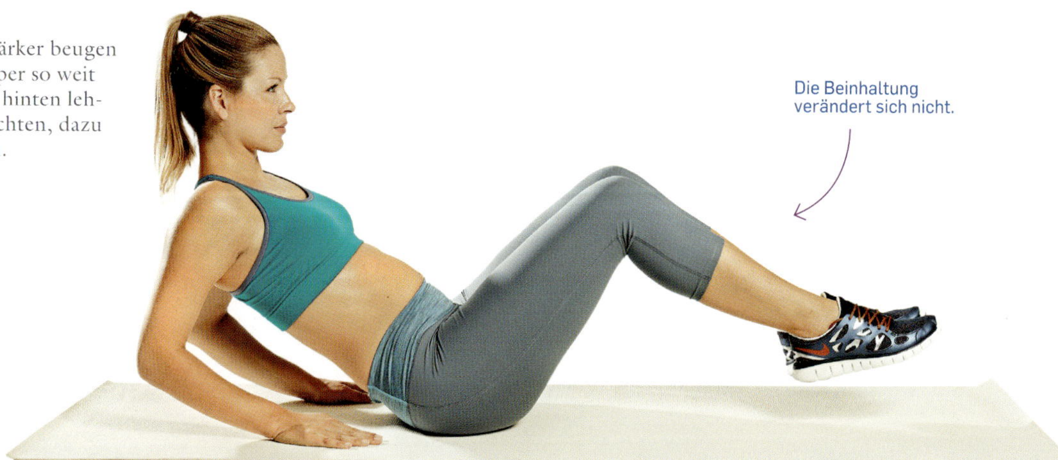
Die Beinhaltung verändert sich nicht.

Zum Kennenlernen: Lassen Sie die Füße mit angewinkelten Beinen auf dem Boden und führen Sie die Bewegung in dieser Position aus.

Zur Steigerung: Absolvieren Sie jede zweite Wiederholung mit nur einer Hand. Wechseln Sie die Hand bei jedem Mal.

Liegestütze in Rückenlage

FORMEN: Trizeps, unteren Rücken

A

- Mit ausgestreckten Beinen auf den Boden setzen. Die Hände hinter dem Po aufstützen, die Finger zeigen zur Seite. Das Gewicht auf die Hände verlagern und den Körper in einer geraden Linie hochdrücken. Dazu Bauch und Po fest anspannen und eventuell mit den Füßen einige Schritte nach vorn wandern. Die Zehen sind gestreckt.

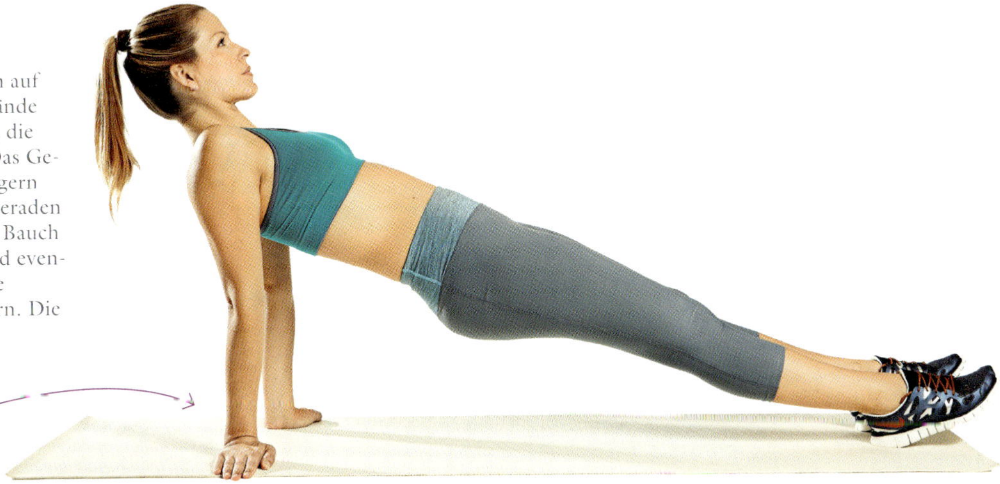
Die Handgelenke sind unterhalb der Schultern.

B

- Die Arme beugen und das Gewicht so weit wie möglich absenken. Kurz halten, dann die Arme wieder strecken.

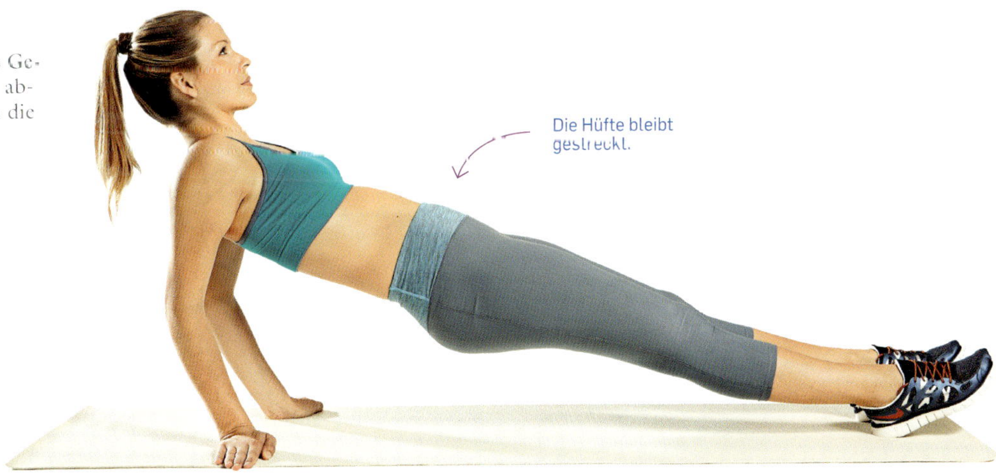
Die Hüfte bleibt gestreckt.

Zum Kennenlernen: Lassen Sie den Po auf dem Boden.

Zur Steigerung: Strecken Sie die Arme nach dem ersten Absenken zunächst nur halb, senken Sie dann das Gewicht erneut ab und heben Sie den Körper erst danach ganz an.

Timing ist alles

Laufen, Seilspringen, Treppenlaufen – wer gern eine Ausdauereinheit einlegt, sollte dies nach und nicht vor dem Krafttraining tun. Eine im *Journal of Applied Physiology* (dem Magazin der American Physiological Society) veröffentlichte Studie erklärt, warum: Die Kraft der Arme steigt um bis zu 19 Prozent an, wenn diese Reihenfolge eingehalten wird.

Seitlicher Gegendruck

FORMT: Bizeps, Trizeps, Brust

Ausführung

- Hinsetzen. Die übereinandergelegten Beine zur linken Seite vor dem Körper anwinkeln. Mit der rechten Hand auf dem Boden aufstützen, den Oberkörper leicht nach rechts lehnen. Das obere Bein anheben und den linken Handrücken unter die linke Wade legen.
- Drücken Sie nun das Bein gegen den Widerstand des Arms nach unten. In der untersten Position die Hand auf die Unterschenkel-Außenseite legen und das Bein dann gegen den Widerstand des Arms anheben. Nach den vorgegebenen Wiederholungen die Beine auf die rechte Seite legen und die Übung erneut ausführen.

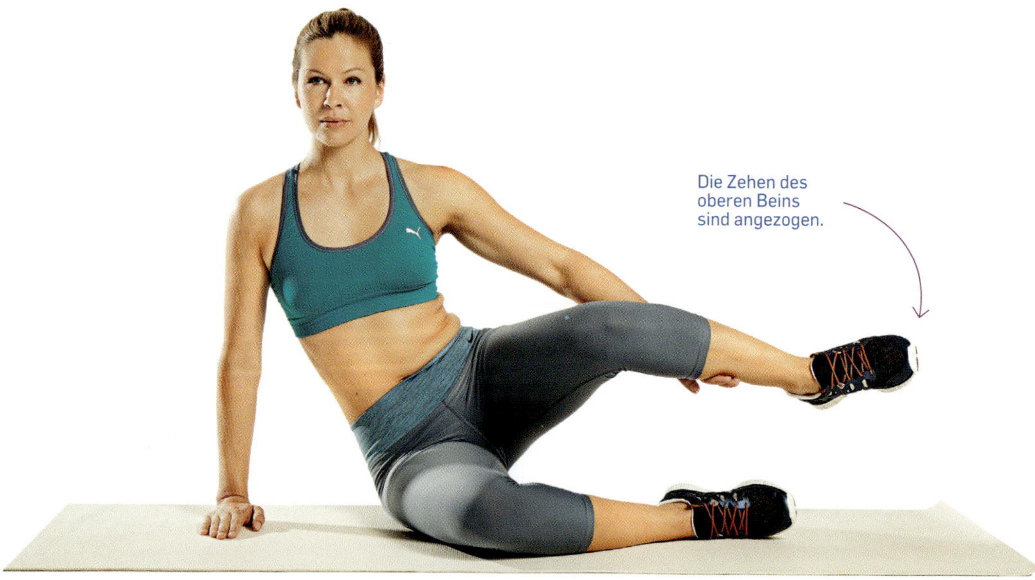

Zum Kennenlernen: Arbeiten Sie mit wenig Beindruck.

Zur Steigerung: Strecken Sie das obere Bein aus – so wird das Gewicht noch größer.

Enge Liegestütze

FORMEN: Trizeps, Brust

A

- Auf die Knie gehen und die Hände direkt unterhalb der Schultern auf den Boden setzen. Die Unterschenkel anwinkeln. Den Bauch anspannen und den Rücken gerade halten. Der Blick geht zum Boden.

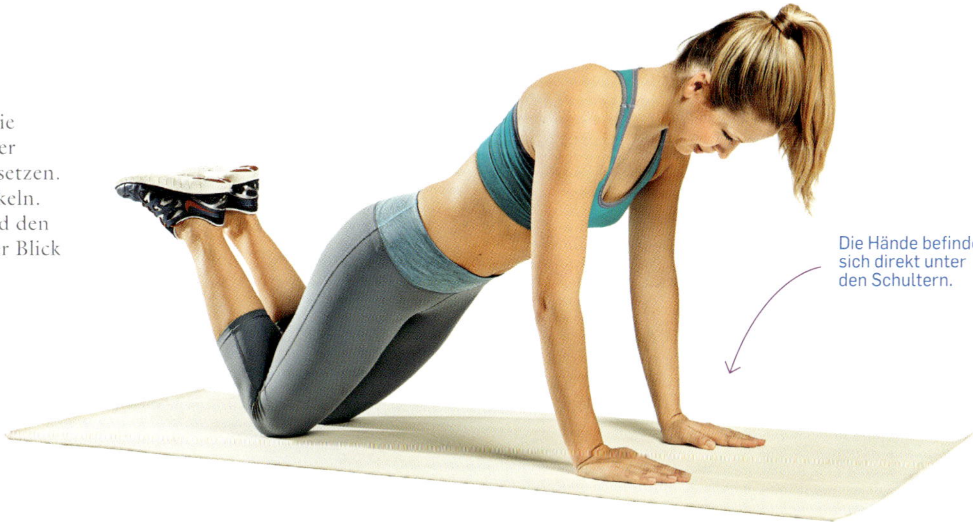

B

- Die Arme stark beugen, dabei den Oberkörper so weit wie möglich absenken. Achten Sie darauf, dass die Ellbogen die ganze Zeit nach hinten zeigen. Wieder hochdrücken.

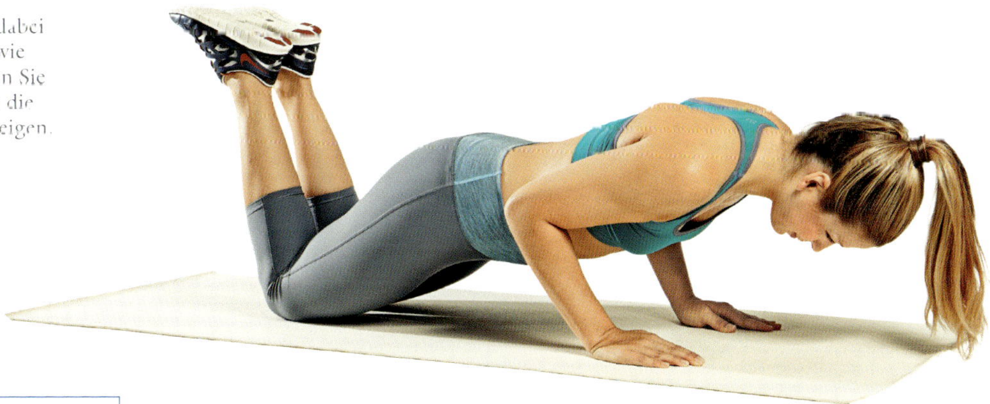

TIPP: *Kreuzen Sie die Unterschenkel, wenn Sie Probleme mit Ihren Knien haben.*

Zum Kennenlernen: Führen Sie nur den halben Weg aus und drücken Sie sich dann wieder hoch.

Zur Steigerung: Führen Sie die Übung mit gestreckten Beinen aus, der Körper bildet eine Linie, nur die Zehen setzen auf.

Erhöhte Liegestütze

FORMEN: Trizeps, Brust, Schultern, Po

A

- Ein Handtuch mehrfach zusammenfalten und direkt unter den Schultern auf den Boden legen. Die Hände schulterbreit darauf platzieren. Der Körper ist gestreckt, nur die Zehen berühren den Boden. Den Bauch fest anspannen. Der Blick geht zu den Händen.

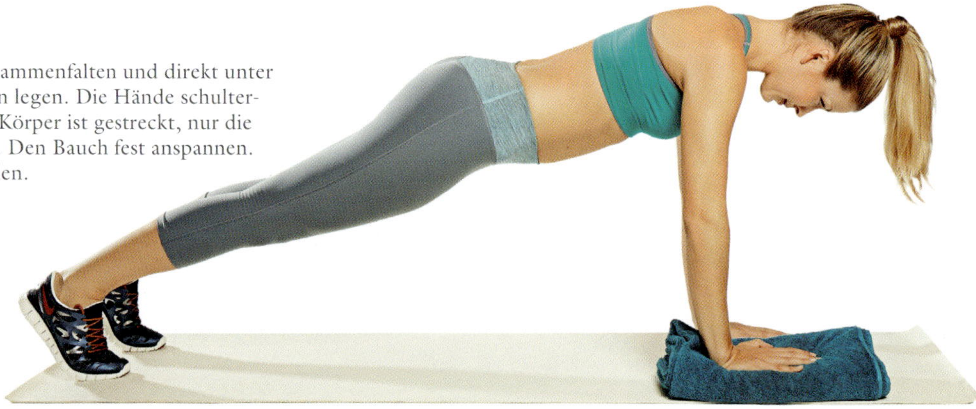

Die Hände liegen mittig auf dem Handtuch.

B

- Die Arme beugen und den Oberkörper so weit wie möglich absenken. Gleichzeitig das linke Bein gestreckt anheben, bis Sie ein deutliches Ziehen im Po spüren. Die Arme wieder strecken und den linken Fuß absetzen. Bei der nächsten Wiederholung den rechten Fuß anheben.

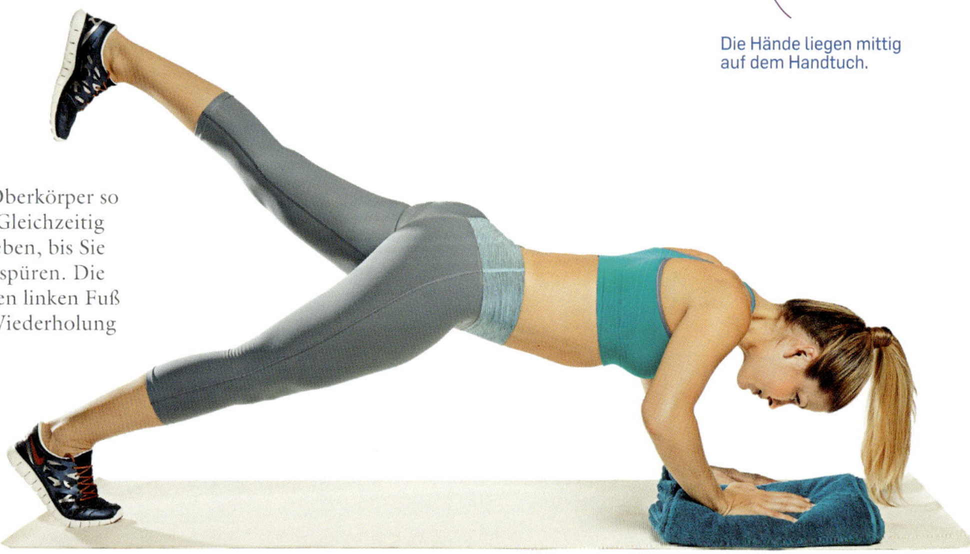

Zum Kennenlernen: Führen Sie die Übung auf den Knien aus, heben Sie aber trotzdem in Position B ein Bein an.

Zur Steigerung: Machen Sie auf der Hälfte der Strecke eine Pause und zählen Sie bis drei. Erst dann senken oder heben Sie das Bein wieder.

Liegestütze mit Übergriff

FORMEN: Trizeps, Brust, Taille, Bauch, Rücken, Schultern **BONUSEFFEKT:** Dehnung in der Hüfte

A

- Liegestützposition: Die Hände sind unter den Schultern, der Körper ist gestreckt. Den Bauch fest anspannen. Der Blick geht in Richtung Boden.

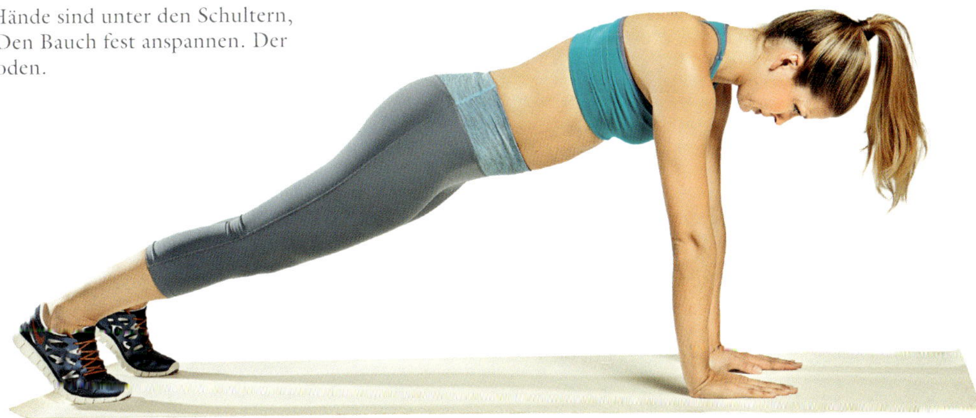

B

- Die linke Hand vom Boden lösen und in einem großen Bogen auf die rechte Seite führen. Dazu die Füße über die Zehen nach rechts drehen und die Fußkanten aufsetzen. Zurück in die Ausgangsposition gehen und die Übung zur anderen Seite wiederholen.

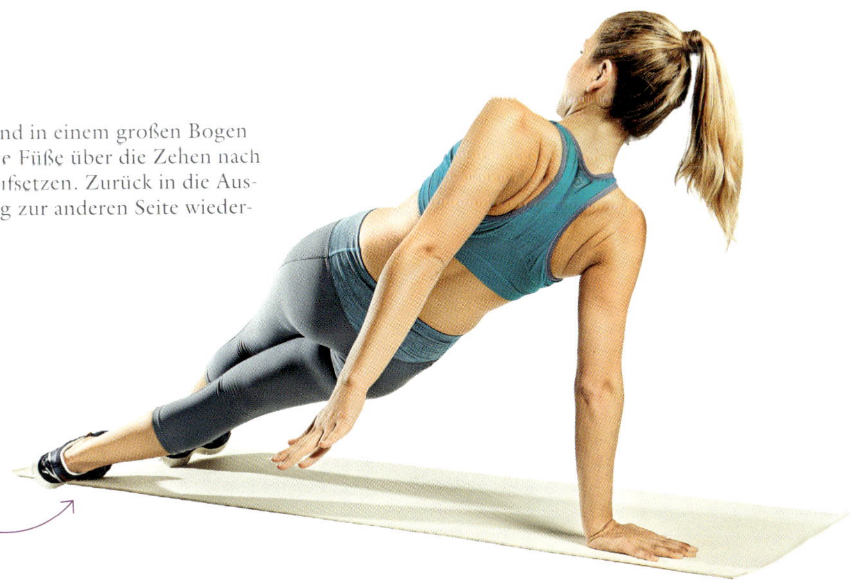

Nur die Fußkanten setzen auf.

Zum Kennenlernen: Führen Sie die Bewegung auf den Knien aus.

Zur Steigerung: Bauen Sie jeweils einen Liegestütz zwischen den einzelnen Wiederholungen ein.

Arme, Schultern & Brust

Aufgedrehte Liegestütze

FORMEN: Trizeps, Brust, Taille, Schultern

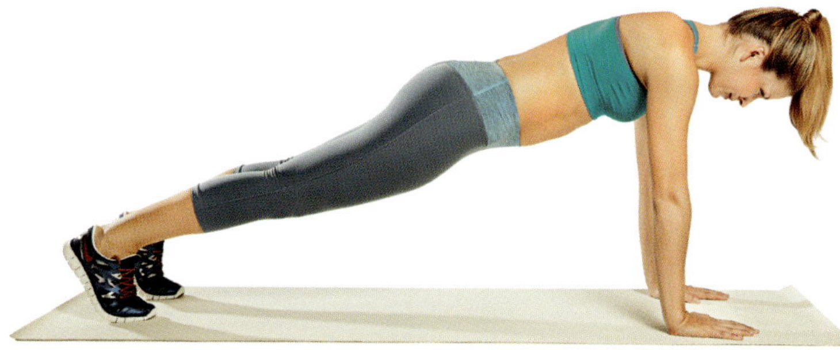

A

- Liegestützposition: Die Hände sind unter den Schultern, der Körper ist gestreckt. Den Bauch fest anspannen. Der Blick geht in Richtung Boden.

B

- Das Gewicht auf die linke Hand verlagern und den Körper zur rechten Seite aufdrehen. Dabei den rechten Arm senkrecht nach oben strecken, der Blick folgt der Hand.

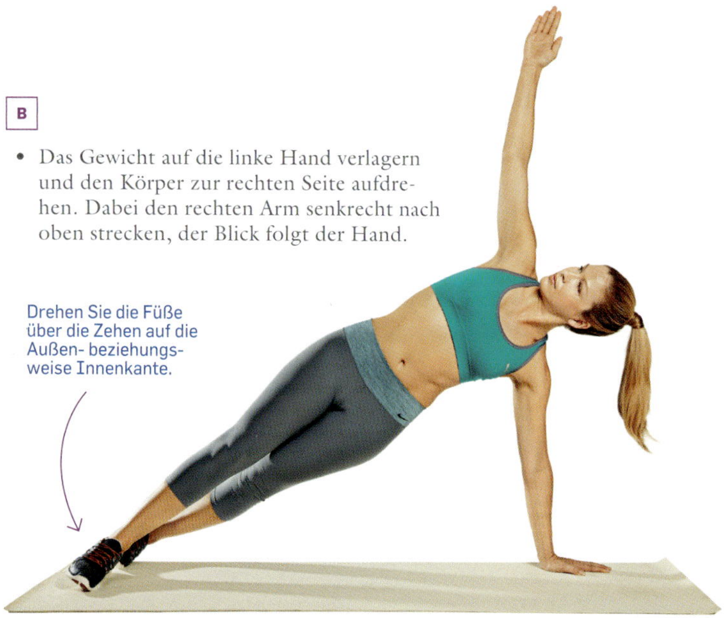

Drehen Sie die Füße über die Zehen auf die Außen- beziehungsweise Innenkante.

C

- Zurück zu Position A gehen und die Übung zur linken Seite wiederholen.

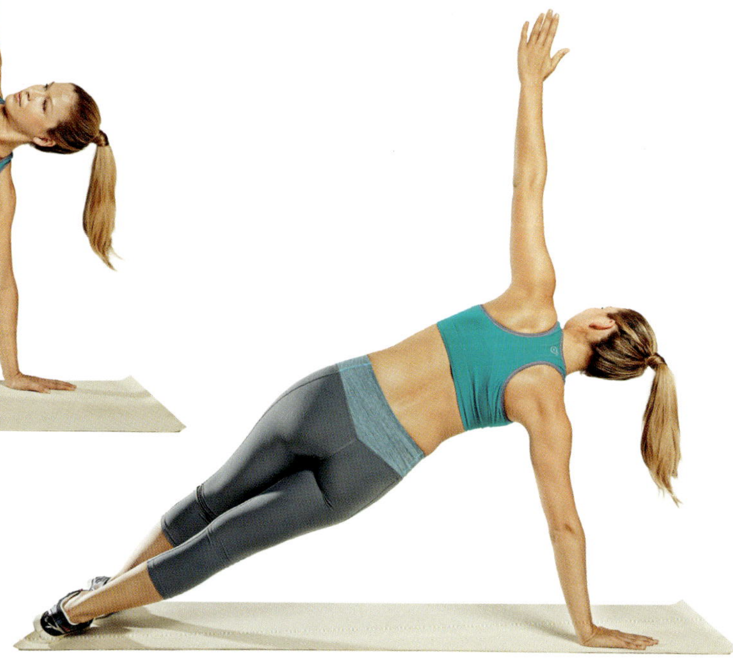

Zum Kennenlernen: Stützen Sie in Position B die obere Hand in die Taille.

Zur Steigerung: Führen Sie alle Wiederholungen zu einer Seite aus. Wechseln Sie erst danach auf die andere Hand.

Bärengang

FORMT: Bizeps, Trizeps, Schultern, Brust, Bauch, Rücken, Oberschenkel

BONUSEFFEKT: Beweglichkeit

A

- Auf die Knie gehen und die Hände unterhalb der Schultern aufstützen. Die Fersen aufstellen. Jetzt die linke Hand und den linken Fuß gleichzeitig einen Schritt nach vorn setzen. Dazu das linke Knie vom Boden lösen.

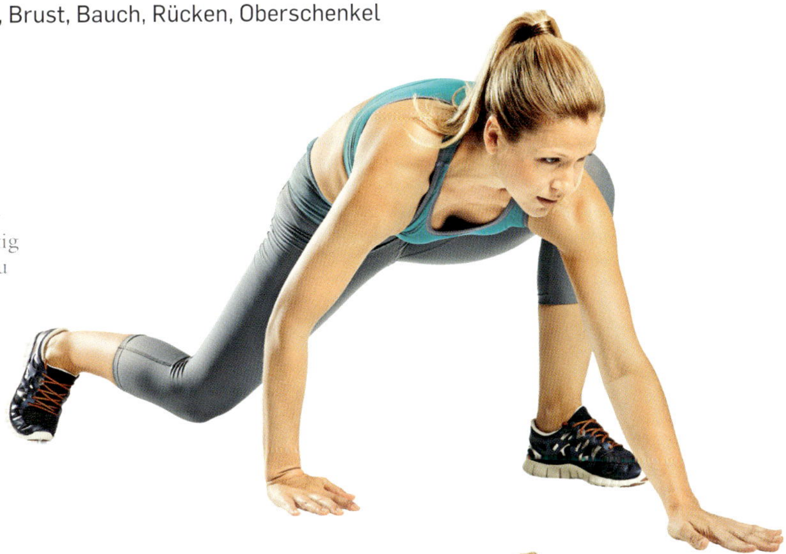

B

- Nun die rechte Hand und den rechten Fuß gleichzeitig nach vorn setzen. Auf diese Weise zehn Schritte pro Seite nach vorn laufen. Dann die Übung rückwärts wiederholen, bis die Ausgangsposition erreicht ist.

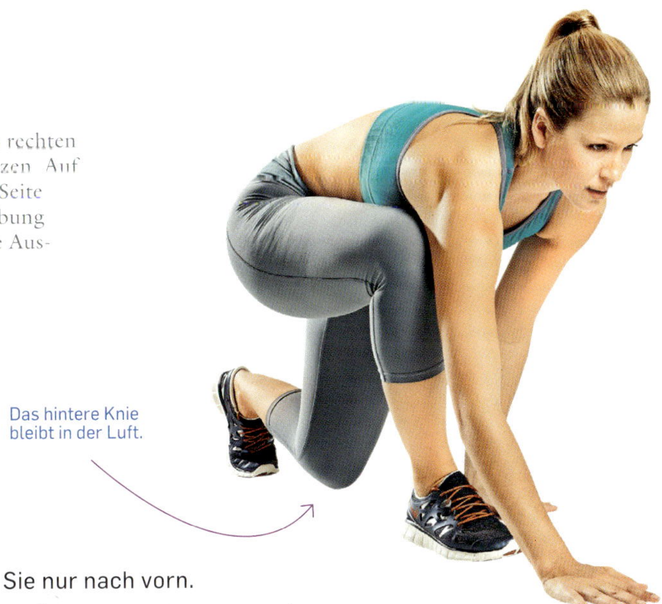

Zum Kennenlernen: Laufen Sie nur nach vorn.

Zur Steigerung: Führen Sie die Übung beim Treppensteigen aus (Mutige mit starken Armen tun dies auch auf dem Rückweg).

Arme, Schultern & Brust

Trizeps-Liegestütze mit angehobenem Bein

FORMEN: Trizeps, Po, unteren Rücken

A

- In den Vierfüßlerstand gehen: Die Knie sind unter der Hüfte, die Handgelenke befinden sich unter den Schultern. Den Kopf in der Verlängerung der Wirbelsäule halten. Den Bauch anspannen und dann das rechte Bein gestreckt auf Hüfthöhe heben.

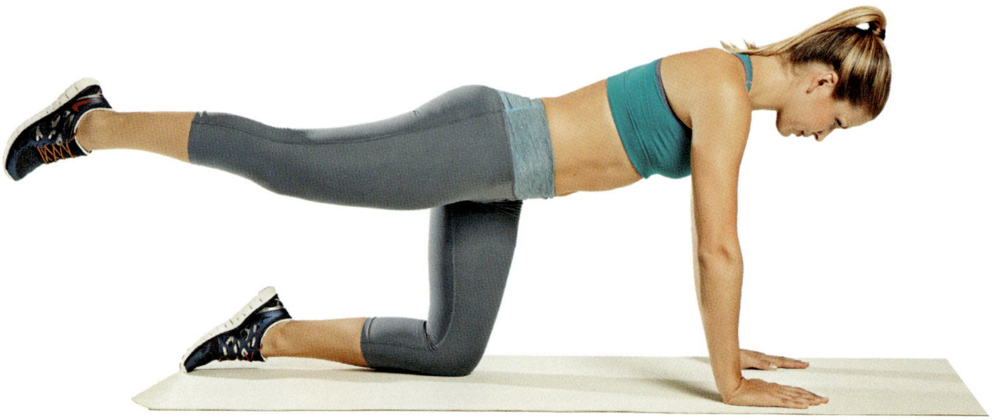

B

- Die Arme beugen und den Oberkörper absenken, bis die Stirn dicht über dem Boden ist. Die Ellbogen dabei bewusst eng am Körper halten. Wieder hochdrücken. Nach den vorgegebenen Wiederholungen das linke Bein anheben und die Übung erneut ausführen.

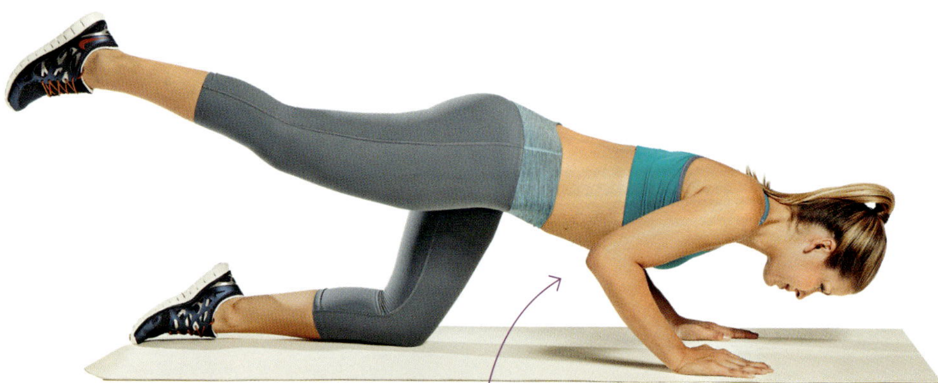

Die Ellbogen zeigen nach hinten.

Zum Kennenlernen: Drücken Sie sich auf dem halben Weg nach unten wieder hoch.

Zur Steigerung: Stellen Sie die Zehen des Standbeins auf, lösen Sie das Knie vom Boden und halten Sie das Schienbein parallel zum Boden.

Einarmige Liegestütze

FORMEN: Trizeps, Brust, Schultern, Bauch, Rücken

A

- Liegestützposition. Die Beine grätschen, die Handgelenke stehen unter den Schultern. Den Bauch fest anspannen und das Gewicht auf die rechte Hand verlagern. Die linke Hand auf den unteren Rücken legen.

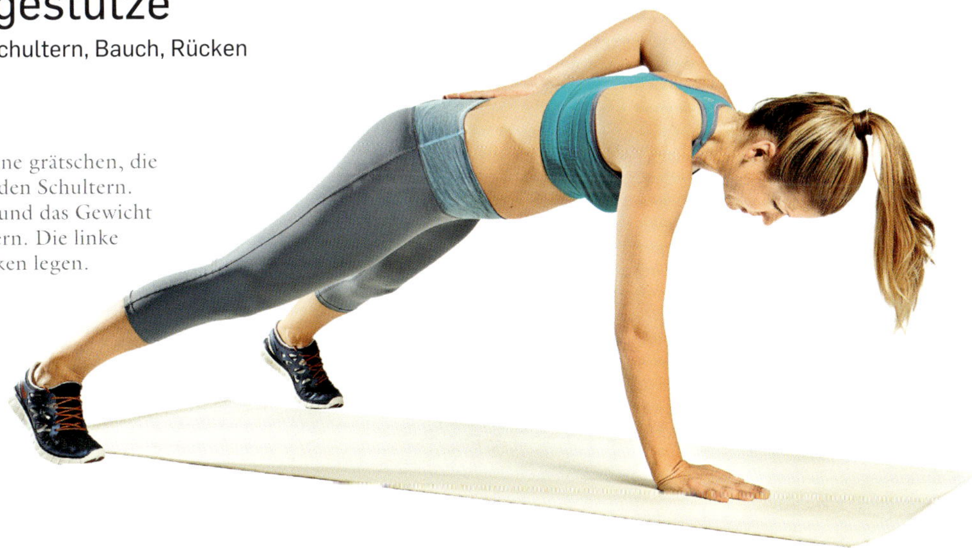

B

- Den rechten Arm so weit wie möglich beugen und den Oberkörper absenken. Wieder hochdrücken. Nach den vorgegebenen Wiederholungen die Übung auf der linken Hand erneut ausführen.

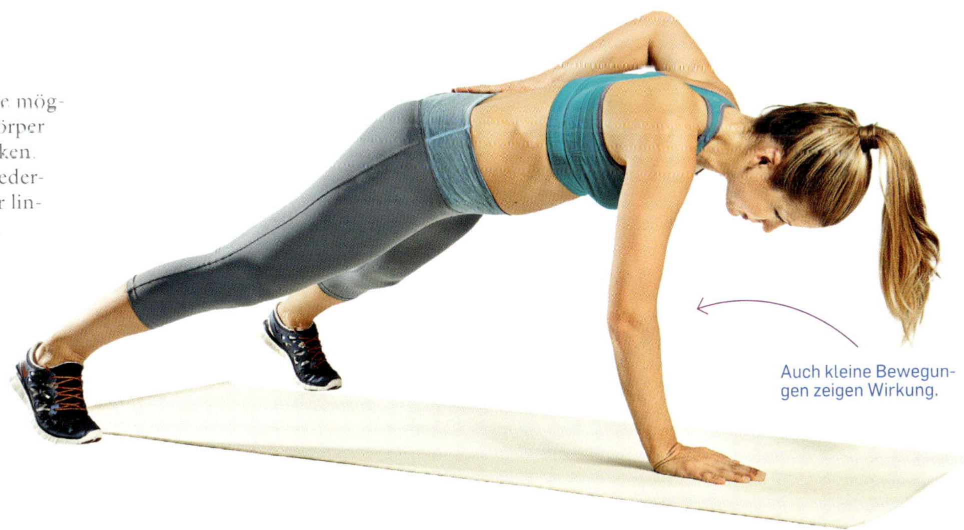

Zum Kennenlernen: Führen Sie die Bewegung auf den Knien aus.

Zur Steigerung: Bauen Sie jeweils einen Liegestütz zwischen den einzelnen Wiederholungen ein.

Arme, Schultern & Brust

Unterarm-Pushes

FORMEN: Unterarme, Trizeps, Schultern, Brust, Bauch, Rücken

BONUSEFFEKT: Dehnung der Beinrückseite und des Rückens

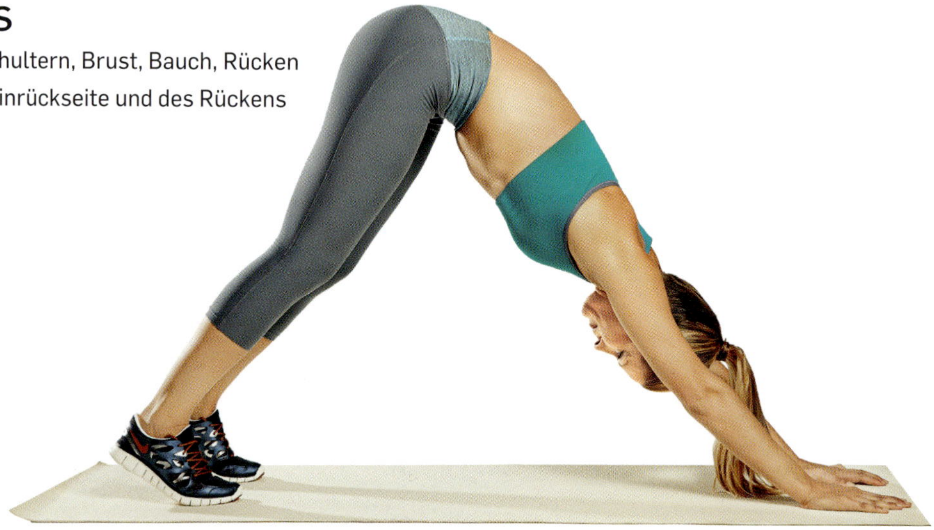

A

- In den Vierfüßlerstand gehen: Die Knie sind unter der Hüfte, die Hände stehen unter den Schultern. Jetzt die Knie vom Boden abheben und den Po so weit wie möglich nach oben strecken. Dazu den Kopf zwischen die Arme führen. Auf einen geraden Rücken achten.

TIPP: *Beugen Sie die Beine stärker, wenn Sie Probleme haben, den Rücken gerade zu halten.*

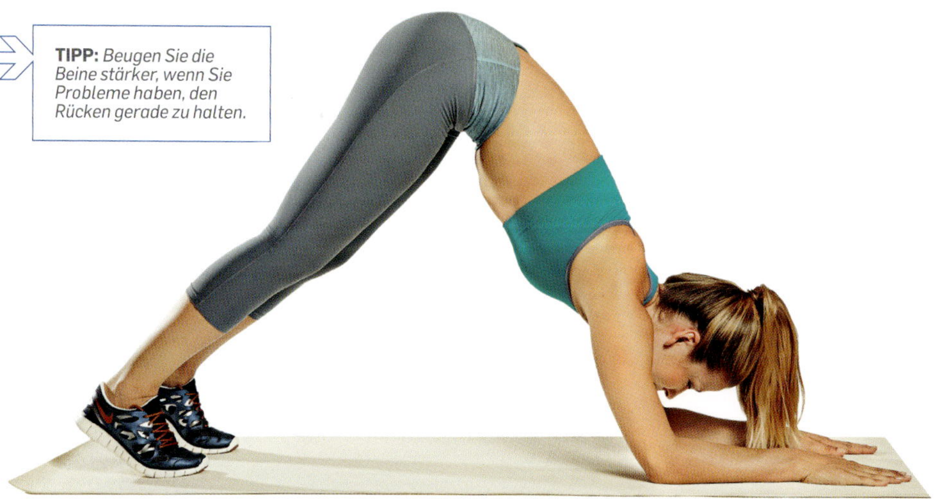

Die Unterarme liegen parallel zueinander auf dem Boden.

B

- Aus dieser Haltung heraus die Unterarme auf dem Boden ablegen. Druck aufbauen und direkt wieder in die Ausgangsposition hochdrücken.

Zum Kennenlernen: Führen Sie die Übung auf den Knien aus. Diese sollten auf einem weichen Untergrund wie etwa zwei Kissen abgelegt werden.

Zur Steigerung: Legen Sie beim Hochdrücken der Unterarme auf halbem Weg eine kurze Pause ein.

Boxerstütz

FORMT: Schultern, Bizeps, Trizeps, Brust, Bauch, Rücken

A

- In den Unterarmstütz gehen: Die Unterarme liegen auf dem Boden, die Ellbogen stehen unter den Schultern. Die Fußspitzen aufstellen, den Bauch anspannen und den Körper auf einer Linie halten.

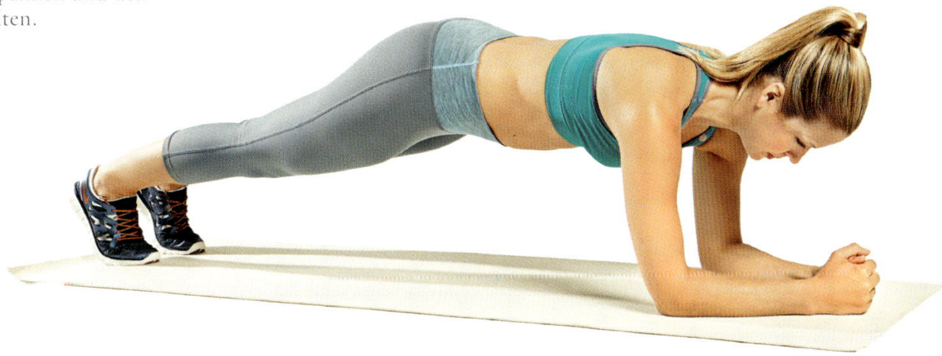

B

- Den rechten Arm gerade nach vorn ausstrecken. Die Hand dabei zur Faust ballen. Den Unterarm wieder absetzen und die Bewegung direkt mit dem linken Arm wiederholen. Darauf achten, dass sich außer den Armen nichts bewegt.

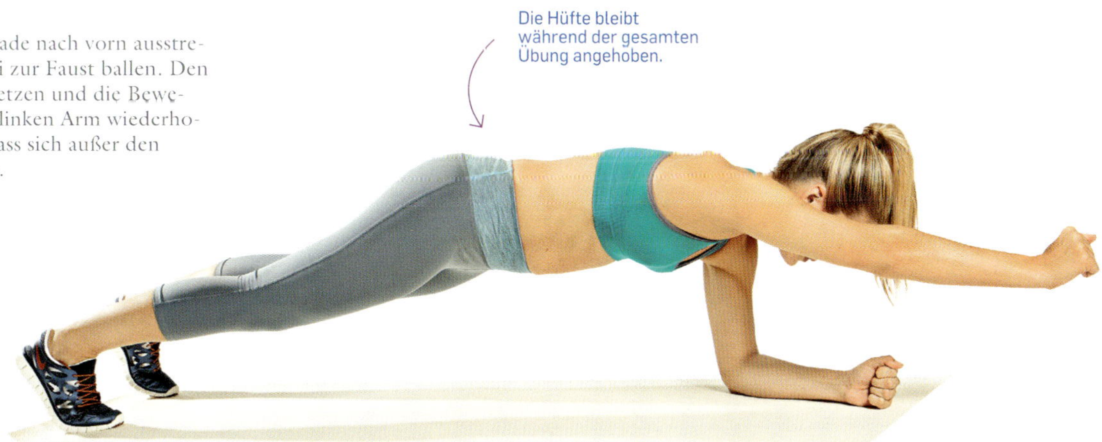

Zum Kennenlernen: Führen Sie die Bewegung auf den Knien aus.

Zur Steigerung: Heben Sie zusätzlich zur Boxbewegung das gegengleiche Bein an.

Kleine Hilfsmittel für größere Effekte: Boxen Sie in ein Kissen oder einen weicheren Gegenstand wie etwa ein Sofa oder einen Sessel.

Arme, Schultern & Brust

Military-Seitstütz

FORMT: Brust, Bizeps, Trizeps, Schultern, Bauch, Rücken

A

- In den Unterarmstütz gehen: Die Unterarme liegen auf dem Boden, die Ellbogen stehen unter den Schultern. Die Zehen aufstellen, den Bauch anspannen und den Körper in einer Linie halten.

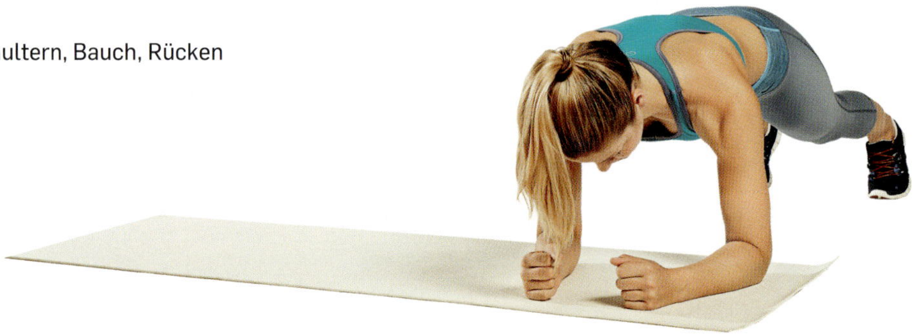

B

- In dieser Haltung so schnell wie möglich zur Seite bewegen. Dazu den rechten Unterarm und den rechten Fuß gleichzeitig nach rechts setzen. Dann den linken Unterarm an den rechten Unterarm heranziehen und den linken Fuß nachsetzen.

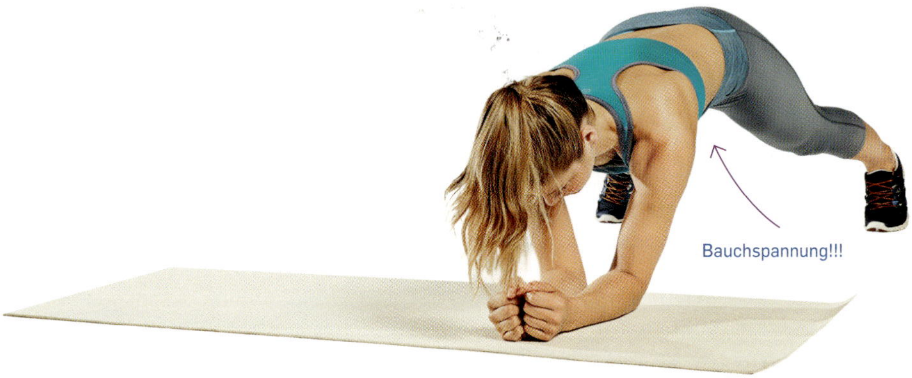

C

- Nach Ablauf den vorgegebenen Wiederholungen die Übung zur anderen Seite wiederholen: Dazu den linken Unterarm und den linken Fuß gleichzeitig nach links setzen. Dann den rechten Unterarm an den linken Unterarm heranziehen und den rechten Fuß nachsetzen.

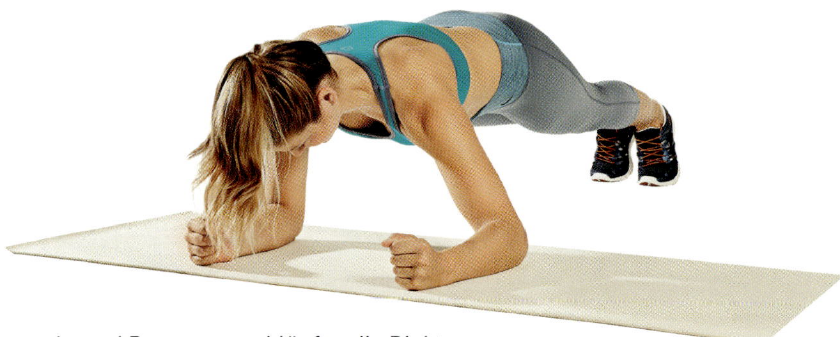

Zum Kennenlernen: Wechseln Sie immer nach zwei Bewegungsabläufen die Richtung.

Zur Steigerung: Erhöhen Sie das Tempo.

Durchtauchen

FORMT: Brust, Trizeps, Bizeps, Schultern, oberen und unteren Rücken

BONUSEFFEKT: Dehnung der Rumpfmuskulatur

A

- Aus der Liegestützposition mit den Füßen so weit nach vorn wandern, dass die Beine etwa einen 45-Grad-Winkel zum Boden bilden. Den Bauch fest anspannen.

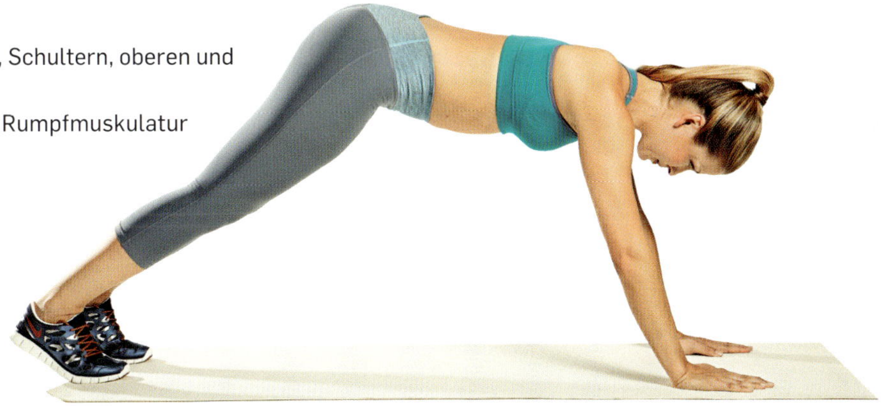

B

- Den Po rausstrecken und den Kopf zwischen die Arme führen. Dann den Körper so tief wie möglich senken und das Gesicht dicht über dem Boden nach vorn schieben, bis Sie eine enge Liegestützposition erreicht haben.

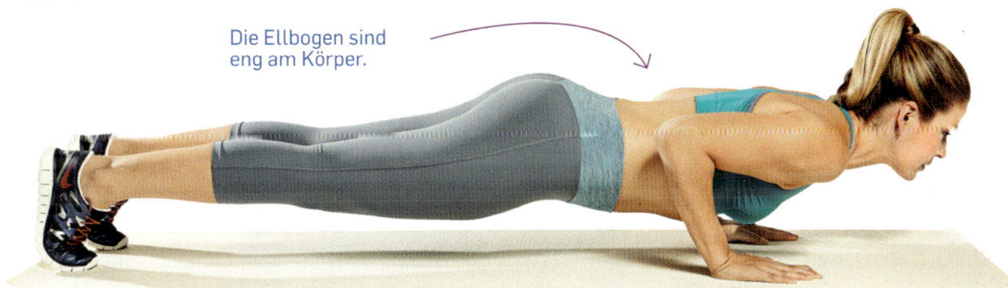

C

- Die Arme strecken und den Oberkörper so weit wie möglich anheben. Dabei bewusst in ein Hohlkreuz gehen. Der Blick wandert schräg nach oben. Zurück in die Ausgangsposition. Dazu den Po anheben.

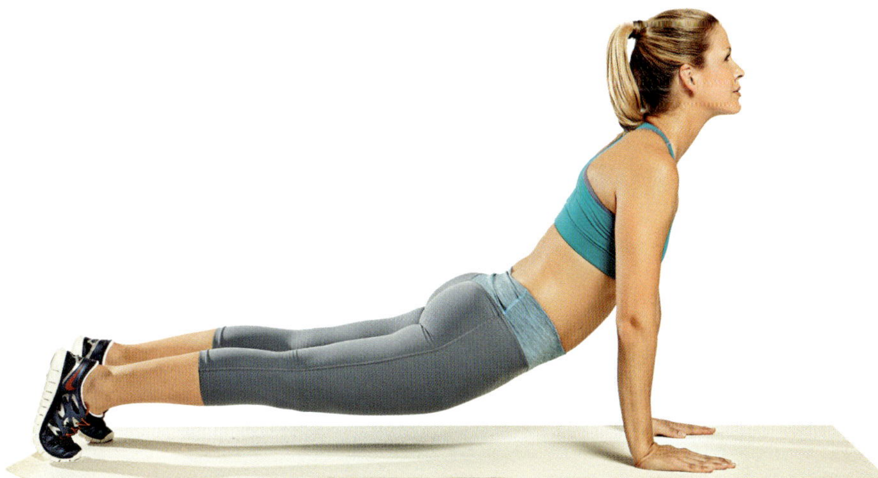

Zum Kennenlernen: Führen Sie die Übung auf den Knien aus.

Zur Steigerung: Halten Sie jede Position fünf Atemzüge lang.

Arme, Schultern & Brust

Brücke mit Übergriff

FORMT: Schultern, Trizeps, Taille, unteren und oberen Rücken, Po

BONUSEFFEKT: Dehnung im Hüftbeuger

A

- Auf den Boden setzen. Die Hände hinter dem Po auf den Boden stützen. Die Finger zeigen zur Seite. Die Füße aufstellen und das Becken hochdrücken, bis der Oberkörper und die Oberschenkel eine gerade Linie bilden. Dazu den Po fest anspannen. Der Blick geht schräg nach oben.

Die Hüfte ist so weit wie möglich angehoben.

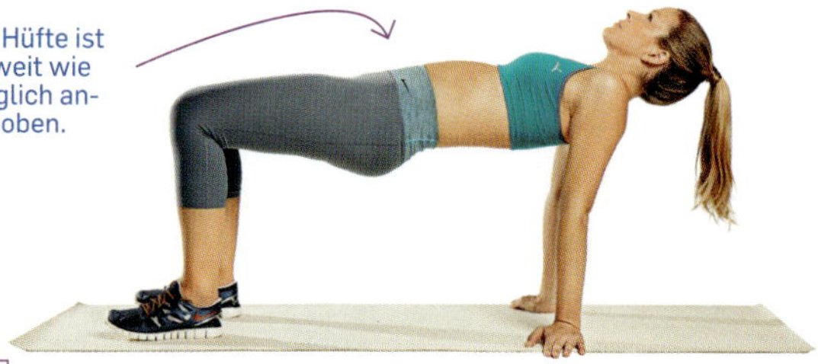

B

- Die rechte Hand vom Boden lösen und in einem Halbkreis in Richtung der linken Hand führen. Dabei den Oberkörper mit aufdrehen. Zurück in die Ausgangsposition gehen. Dann die Übung zur anderen Seite wiederholen.

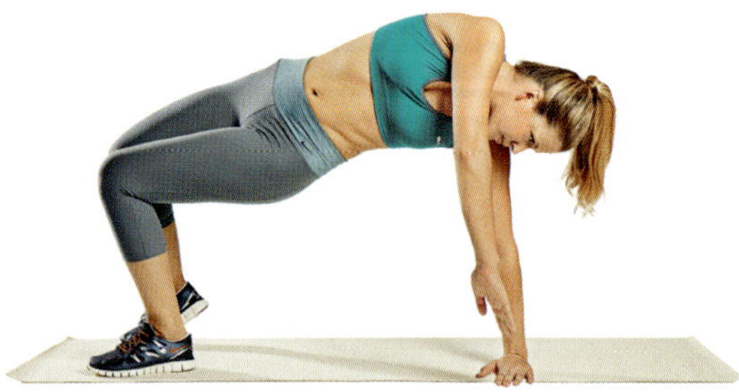

Zum Kennenlernen: Führen Sie die Übung im Sitzen aus und lehnen Sie den Oberkörper dabei leicht zurück.

Zur Steigerung: Bauen Sie einen Dip zwischen den Armwechseln ein. Dazu beugen Sie beide Arme und senken das Gewicht ab. Halten Sie den Körper dicht über dem Boden und richten Sie sich dann wieder auf.

Einbeinige Brücke mit Übergriff

FORMT: Trizeps, Schultern, Taille, Po, Rücken

A

- Hinsetzen. Die Hände hinter dem Po aufstützen. Die Finger zeigen zur Seite. Die Füße aufstellen und das Becken hochdrücken, bis Oberkörper und Oberschenkel eine gerade Linie bilden. Dazu den Po fest anspannen. Der Blick geht schräg nach oben. Jetzt den linken Unterschenkel anheben und oberhalb des Knies auf dem rechten Bein ablegen.

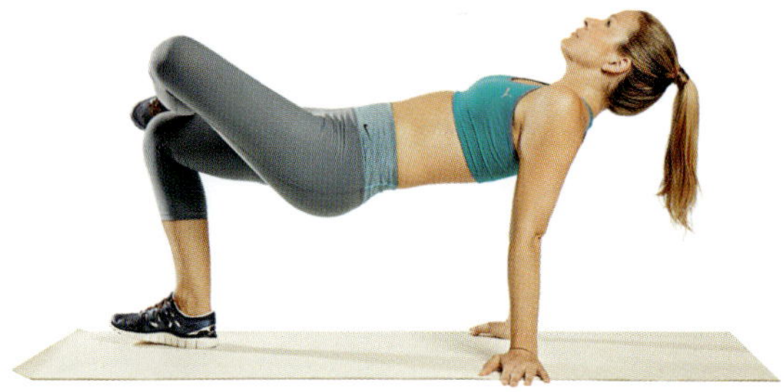

B

- Die rechte Hand vom Boden lösen und in einem Halbkreis in Richtung der linken Hand führen. Dabei den Oberkörper mit aufdrehen. Zurück in die Ausgangsposition gehen und wiederholen. Nach den vorgegebenen Wiederholungen die Beinstellung wechseln.

Das obere Knie zeigt nach außen.

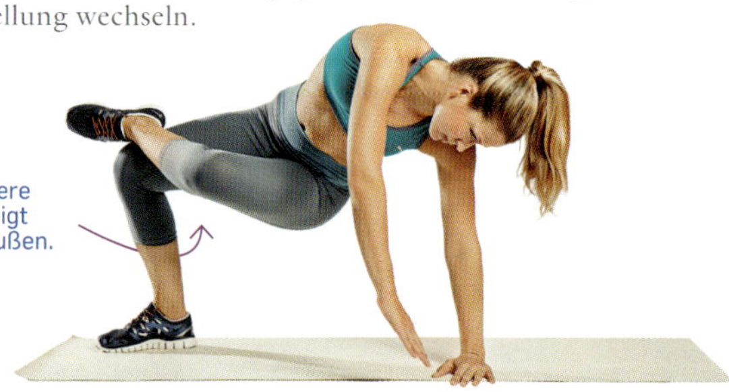

Zum Kennenlernen: Führen Sie die Übung im Sitzen aus und lehnen Sie den Oberkörper dabei leicht zurück.

Zur Steigerung: Bauen Sie einen Dip zwischen den Armwechseln ein.

Trizeps-Press

FORMT: Trizeps, Schultern

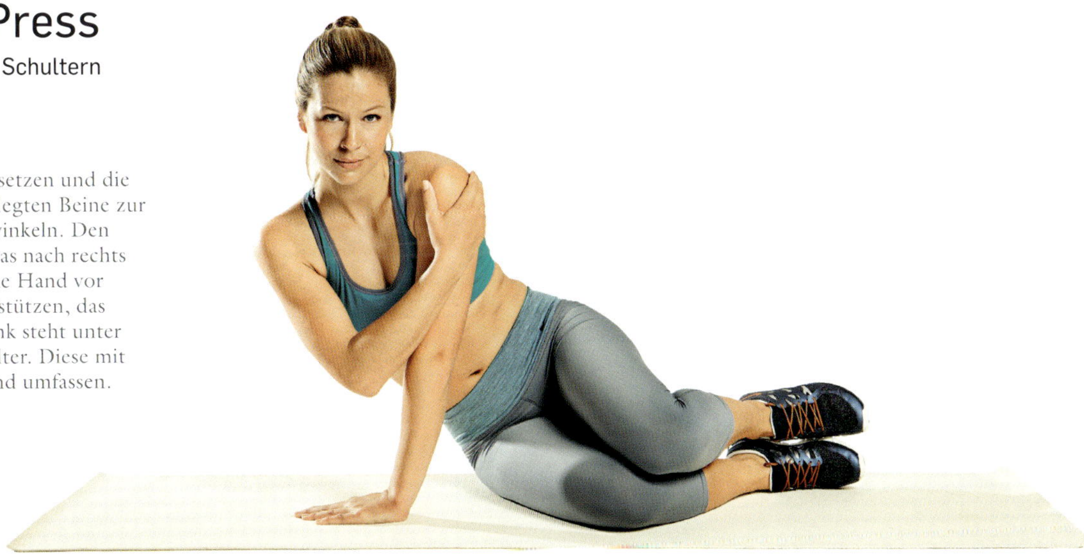

A

- Auf den Boden setzen und die übereinandergelegten Beine zur linken Seite anwinkeln. Den Oberkörper etwas nach rechts lehnen. Die linke Hand vor dem Körper aufstützen, das linke Handgelenk steht unter der linken Schulter. Diese mit der rechten Hand umfassen.

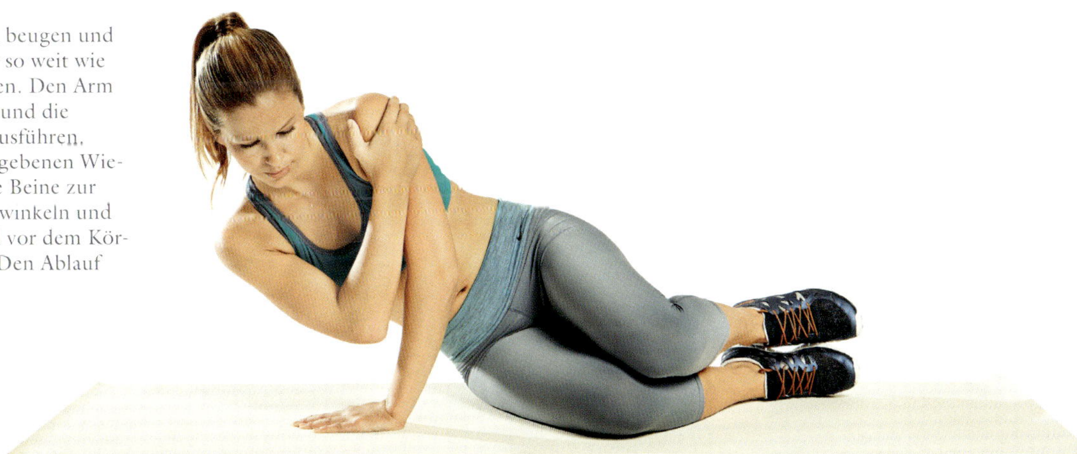

B

- Den linken Arm beugen und den Oberkörper so weit wie möglich absenken. Den Arm wieder strecken und die Übung erneut ausführen. Nach den vorgegebenen Wiederholungen die Beine zur rechten Seite anwinkeln und die rechte Hand vor dem Körper aufstützen. Den Ablauf wiederholen.

Die Finger sind parallel zum Körper.

Zum Kennenlernen: Ziehen Sie die Knie weiter nach hinten.

Zur Steigerung: Ziehen Sie die Knie weiter nach vorn.

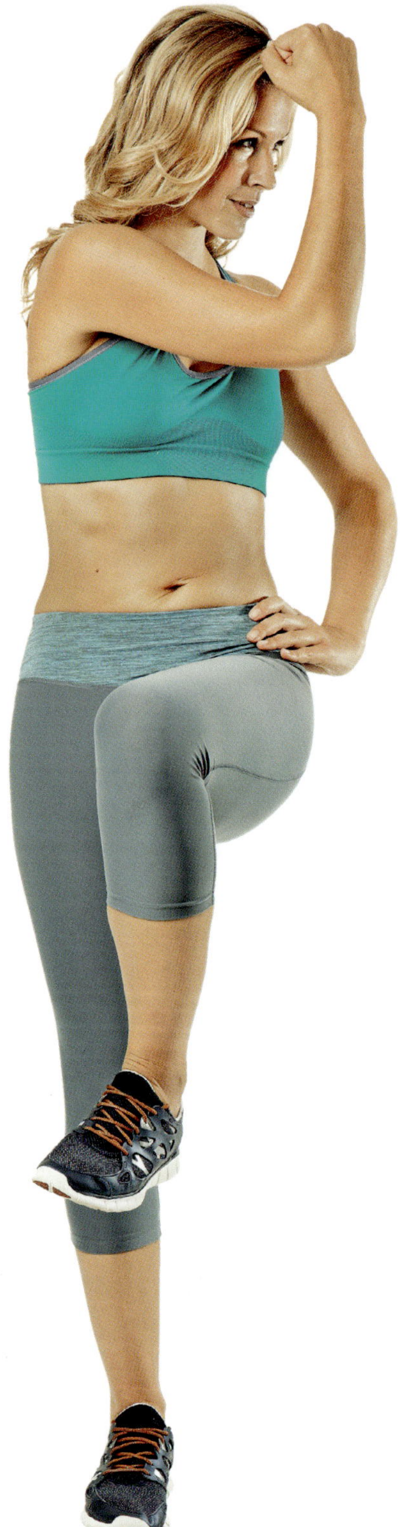

Kapitel 8:

Rundum in Form: Ganzkörperübungen

Wenig Zeit, viel Effekt: Ganzkörperübungen trainieren jede Körperpartie in einer Bewegung. Zudem verbessern sie Ihre Koordination und das Balancegefühl, auch Ihre Ausdauer profitiert. Denn diese Kraftübungen können ordentlich Herzklopfen verursachen!

Dynamische Froschsprünge

BONUSEFFEKT: Sprungkrafttraining

A

- Eine Liegestützposition einnehmen: Die Handgelenke stehen unter den Schultern, der Bauch ist angespannt. Den Blick zum Boden richten.

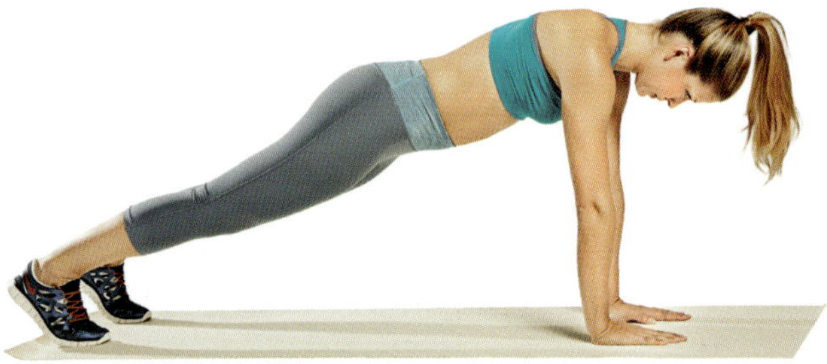

B

- Die Arme beugen und den Körper bis auf wenige Zentimeter über dem Boden absenken. Die Ellbogen dabei nah am Oberkörper halten.

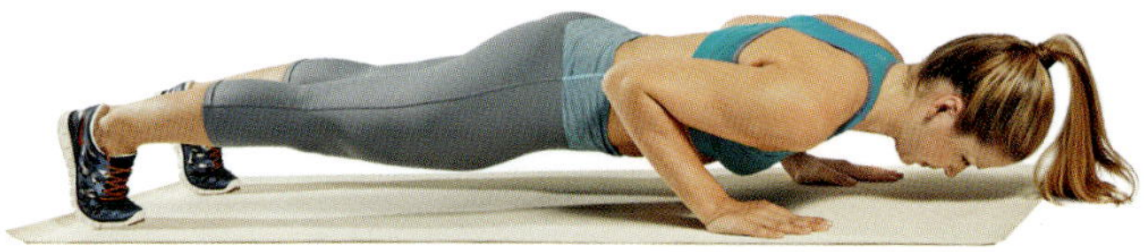

C

- Wieder hochdrücken. Sobald die Arme gestreckt sind, mit beiden Beinen zum Sprung nach vorn ansetzen. Die Hände bewegen sich nicht.

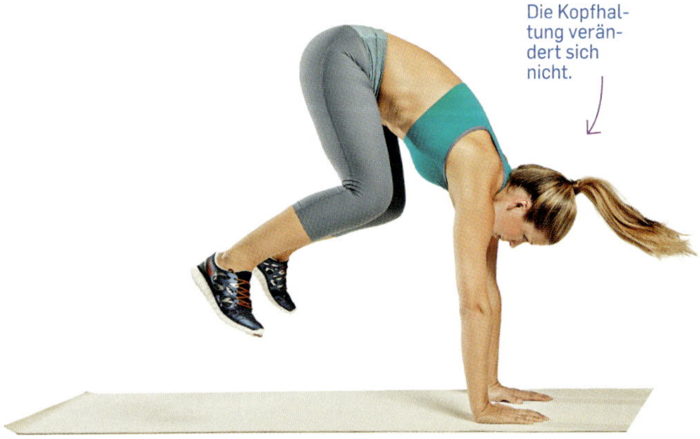

D

- Auf der ganzen Fußsohle neben den Händen landen. Der Rücken ist rund, die Arme bleiben gestreckt. Erneut mit beiden Füßen vom Boden abdrücken und zurück in die Liegestützposition springen.

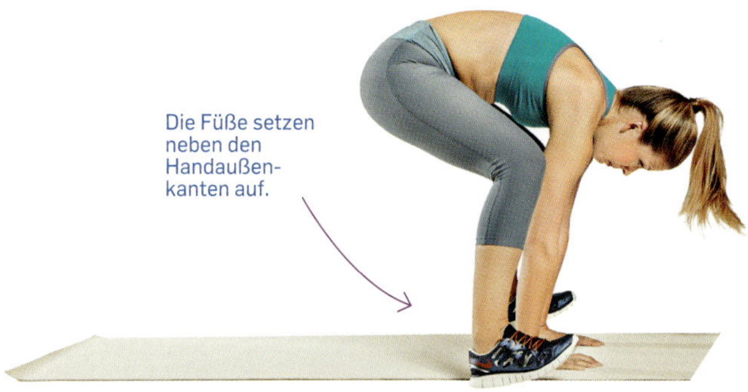

Zum Kennenlernen: Anstatt zu springen, setzen Sie einen Fuß nach dem anderen neben den Handaußenkanten auf.

Zur Steigerung: Bauen Sie in Position D zusätzlich einen Strecksprung nach oben ein.

Liegestützsprünge zur Seite

BONUSEFFEKT: Sprungkrafttraining

A

- Eine Liegestützposition einnehmen: Die Handgelenke sind unter den Schultern, der Bauch ist angespannt. Die Beine schließen. Den Blick zum Boden richten.

B

- Den Bauch anspannen und mit beiden Füßen fest vom Boden abdrücken. So weit wie möglich nach rechts springen. Die Armstellung verändert sich dabei nicht.

C

- Nach der Landung ohne Pause wieder zum Sprung zurück in die Mitte ansetzen. Sofort weiter nach links springen.

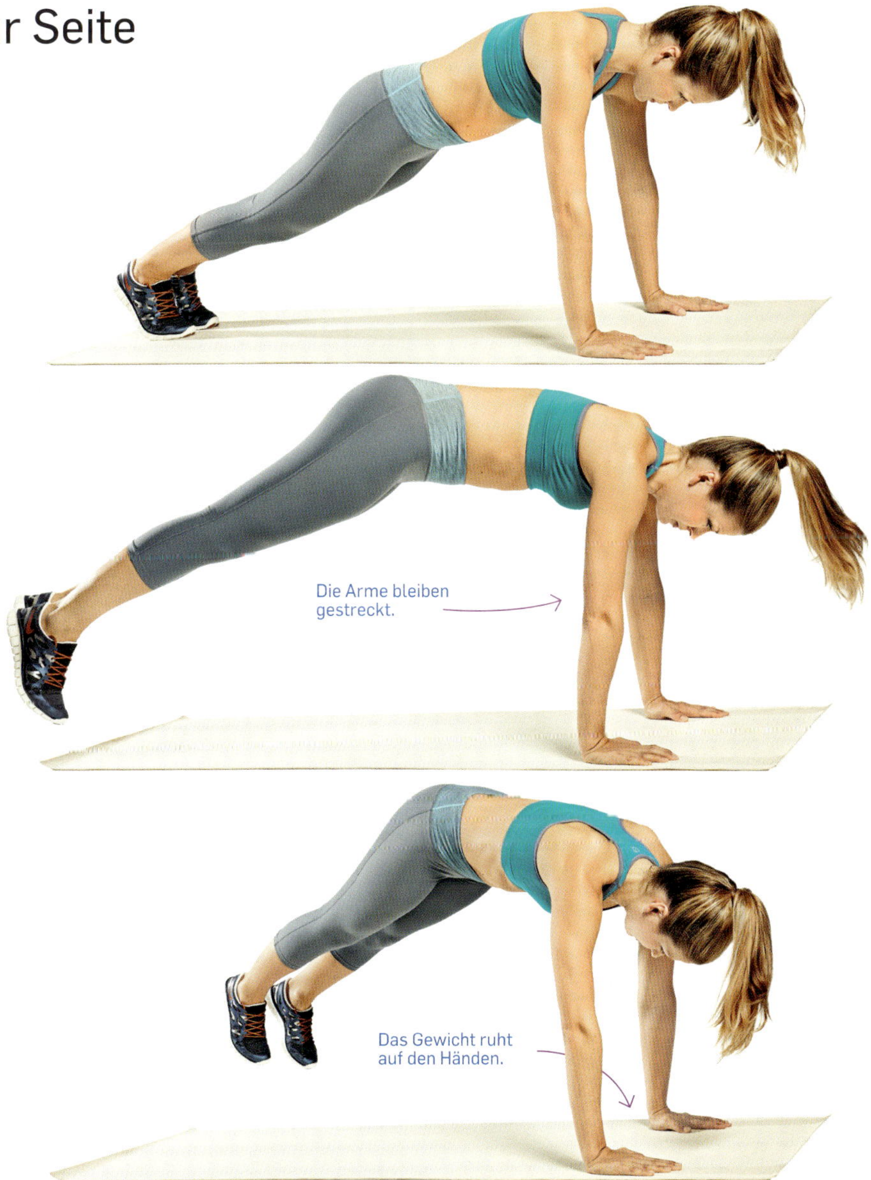
Die Arme bleiben gestreckt.
Das Gewicht ruht auf den Händen.

Zum Kennenlernen: Führen Sie die Übung auf den Unterarmen aus. Legen Sie sich dazu ein dünnes Kissen unter.

Zur Steigerung: Springen Sie erst fünfmal nach links und anschließend fünfmal nach rechts.

Ganzkörperübungen

Burpees

BONUSEFFEKT: Sprungkrafttraining

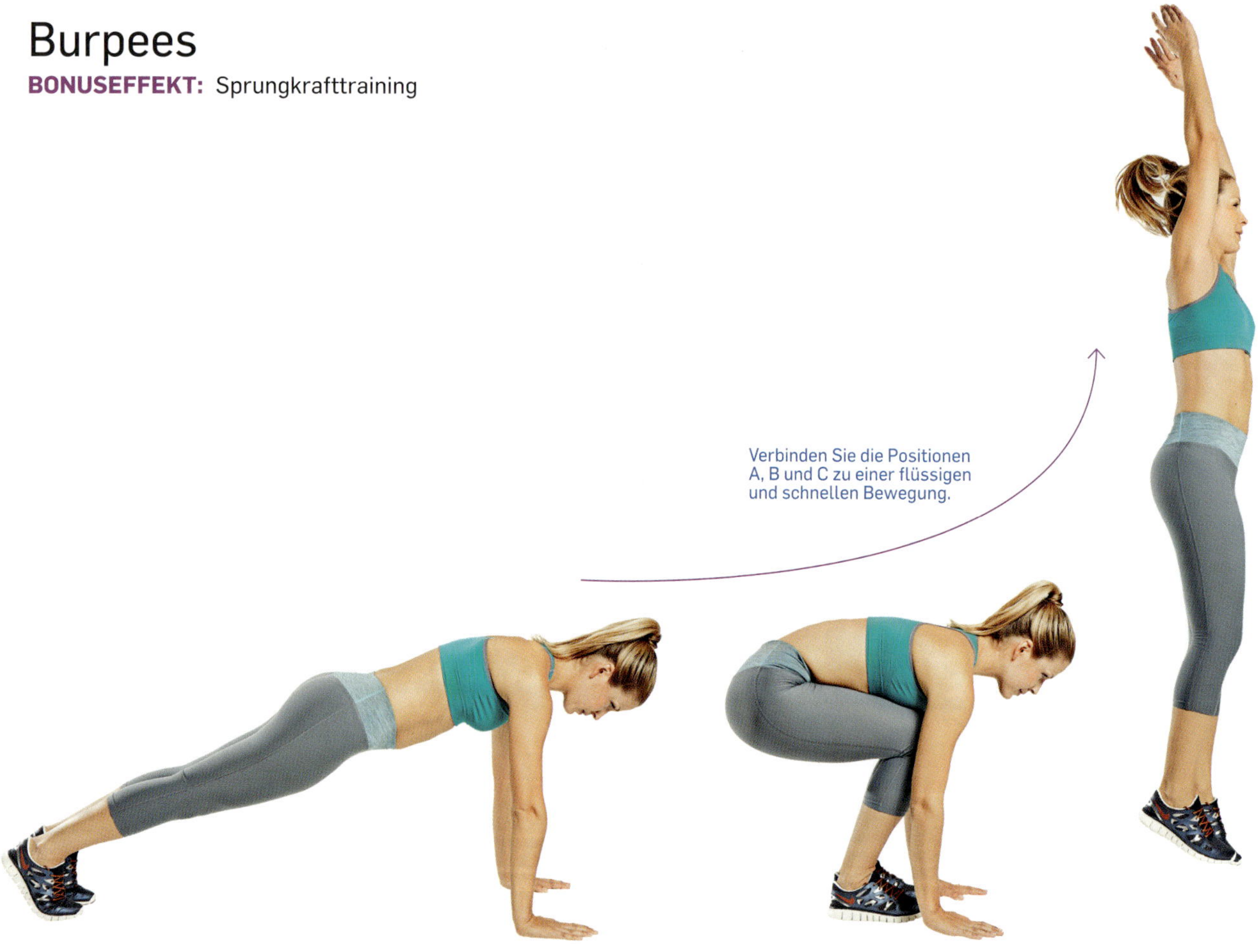
Verbinden Sie die Positionen A, B und C zu einer flüssigen und schnellen Bewegung.

A

- Eine Liegestütz-Position einnehmen: Die Handgelenke sind unter den Schultern, der Bauch ist angespannt. Den Blick zum Boden richten.

B

- Mit beiden Füßen vom Boden abdrücken und zwischen die Hände springen.

C

- In einer flüssigen Bewegung so hoch wie möglich senkrecht in die Luft springen. Dabei die Arme über die Seite mit nach oben führen. Nach der Landung sofort über Position B zurück in die Position A springen. Das Tempo ist durchgängig so hoch wie möglich.

Zum Kennenlernen: Setzen Sie einen Fuß nach dem anderen in die Position B und verzichten Sie auf den Sprung.

Zur Steigerung: Bauen Sie nach der Rückkehr zu Position A einen Liegestütz ein.

Rückwärtige Ausfallschritte mit einarmigem Drücken

A

- Enger Stand. In der linken Hand eine kleine Wasserflasche halten. Die rechte Hand in die Hüfte stützen. Den linken Arm auf Schulterhöhe zur Seite anheben, den Unterarm anwinkeln und die Flasche längs neben dem Kopf halten.

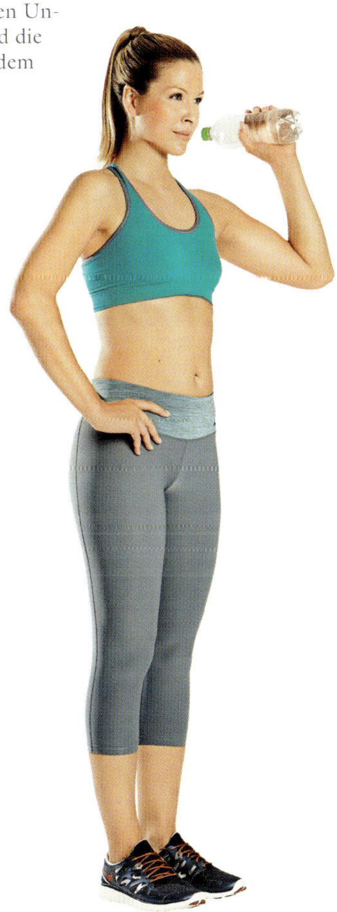

B

- Das Gewicht auf den rechten Fuß verlagern und den linken Fuß weit nach hinten setzen. Beide Beine beugen, den Po absenken und gleichzeitig den Arm mit der Flasche senkrecht nach oben strecken. Zurück in die Ausgangstellung gehen und mit demselben Fuß wiederholen. Nach den vorgegebenen Wiederholungen Seitenwechsel.

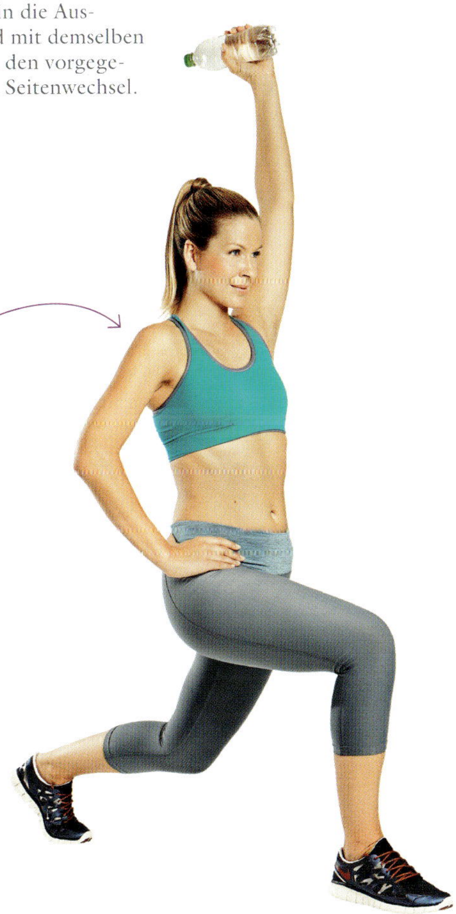

Zum Kennenlernen: Wechseln Sie nach jeder Wiederholung das Standbein.

Zur Steigerung: Füllen Sie die Wasserflasche mit (nassem) Sand oder Blumenerde.

Ganzkörperübungen

Seitliche Ausfallschritte mit beidseitigem Drücken

BONUSEFFEKT: Dehnung in den Oberschenkeln

A

- Hüftbreiter Stand. In beiden Händen eine kleine Wasserflasche halten. Die Arme senkrecht nach oben strecken und die Flaschen parallel zueinander halten. Den Bauch anspannen.

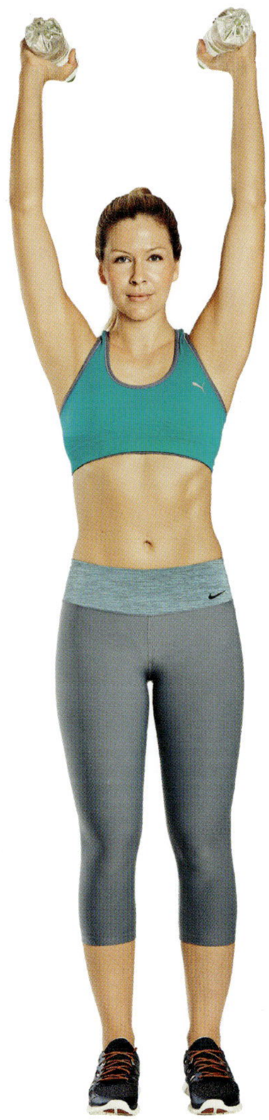

Drücken Sie die Flaschen fest zusammen.

B

- Den rechten Fuß einen großen Schritt nach rechts setzen. Das rechte Bein beugen, das linke Bein bleibt gestreckt und der Po sinkt nach unten. Gleichzeitig den rechten Ellbogen absenken und die Flasche auf Ohrhöhe halten. Zurück zu Position A gehen und die Übung zur anderen Seite wiederholen.

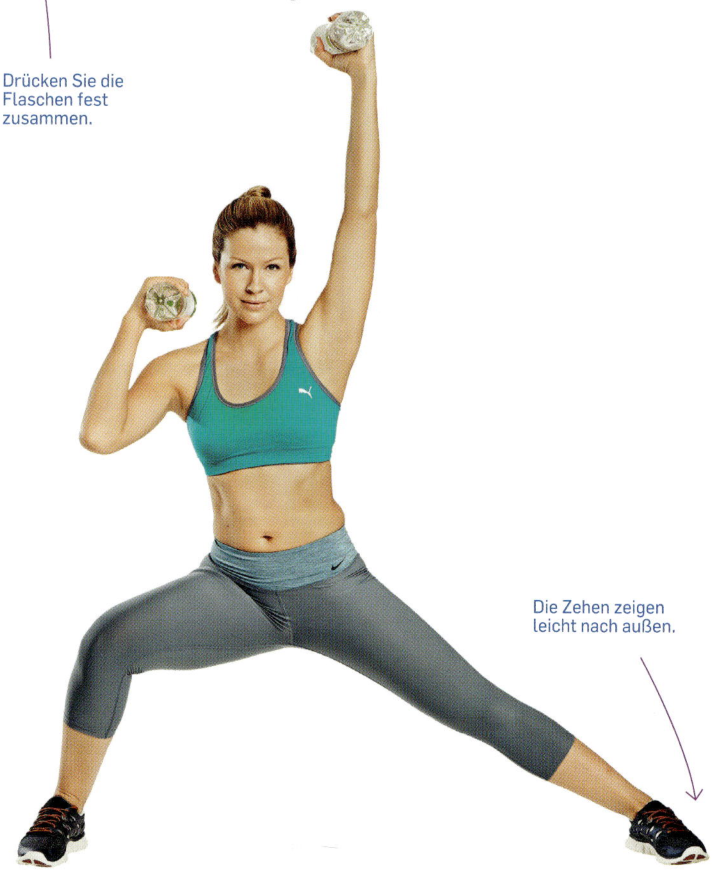

Die Zehen zeigen leicht nach außen.

Zum Kennenlernen: Arbeiten Sie nur mit der Armspannung. Dazu die Hände zur Faust ballen.

Zur Steigerung: Führen Sie zunächst alle Wiederholungen zu einer Seite aus und wechseln Sie dann zur anderen.

Einarmiges Reißen

BONUSEFFEKT: Schnellkrafttraining

A

- Breiter Stand. In der linken Hand eine kleine Flasche halten. Die Knie beugen, den Po absenken und den Oberkörper weit vorlehnen und mit dem rechten Unterarm auf dem rechten Oberschenkel oberhalb des Knies aufstützen. Den linken Arm gestreckt vor dem Körper halten. Die Handfläche zeigt nach hinten, die Flasche ist parallel zum Boden.

B

- Explosiv aufrichten, sodass sich die Füße kurz vom Boden lösen. Dabei den linken Ellbogen so hoch wie möglich nach oben ziehen.

C

- Im hüftbreiten Stand landen. Den linken Ellbogen absenken und den Arm senkrecht nach oben strecken. Zurück zu Position A gehen. Nach den vorgegebenen Wiederholungen die Übung mit dem rechten Arm wiederholen.

DIE RICHTIGE WAHL
Der University of Wisconsin (USA) zufolge sind gesprungene Umsetzübungen im Hinblick auf die Schnellkraft um 18 Prozent effektiver als Übungen ohne Sprung.

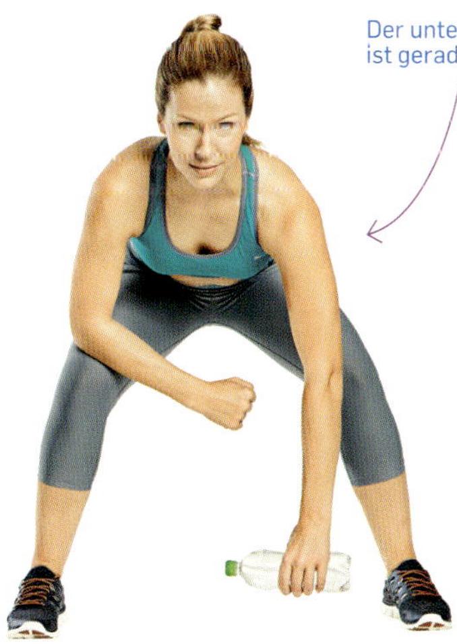
Der untere Rücken ist gerade.

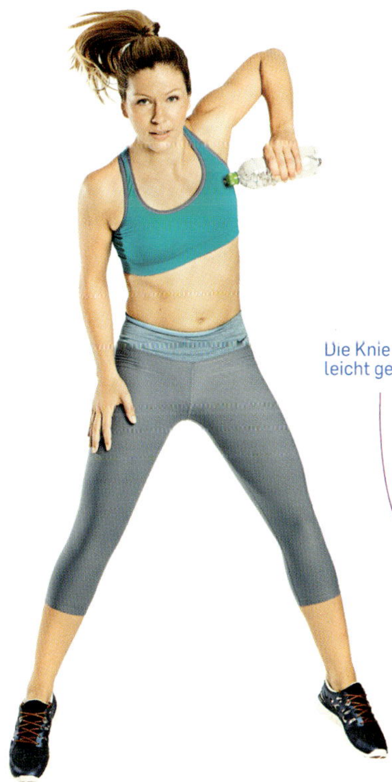

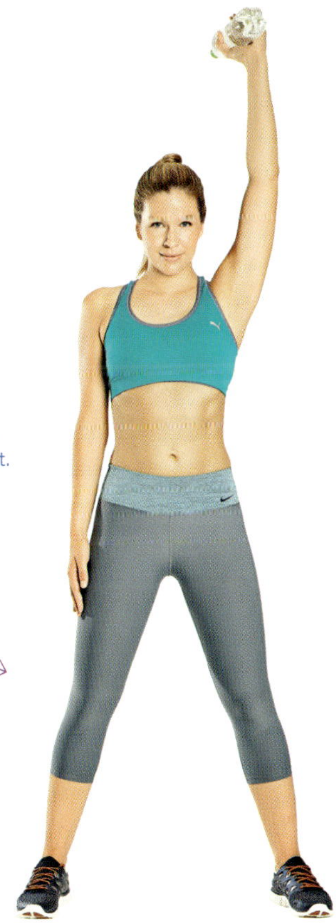
Die Knie sind leicht gebeugt.

Zum Kennenlernen: Heben Sie beim Aufrichten nur die Fersen an.

Zur Steigerung: Füllen Sie die Flasche mit (nassem) Sand oder Kieselsteinen.

Ganzkörperübungen

Schulterheben mit Sprung

BONUSEFFEKT: Schnellkrafttraining

A

- Hüftbreiter Stand. In beiden Händen eine Wasserflasche halten. Die Beine beugen, den Po absenken und den Oberkörper leicht nach vorn lehnen. Der Bauch ist angespannt.

B

- Mit beiden Füßen senkrecht nach oben springen und gleichzeitig die Schultern so hoch wie möglich in Richtung der Ohren ziehen. Die Arme bleiben gestreckt.

MEHR IST MEHR
Wer dreimal pro Woche Ganzkörperübungen ausführt, verliert mehr Fett als jemand, der die einzelnen Partien jeweils einmal pro Woche trainiert. Zu diesem Ergebnis kam eine Studie der University of Alabama (USA) mit übergewichtigen Personen.

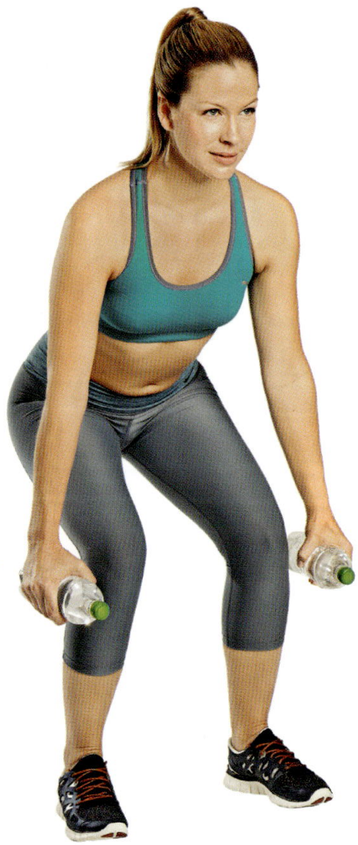

Die Handflächen zeigen zueinander.

Die Wasserflaschen befinden sich etwas unterhalb der Knie.

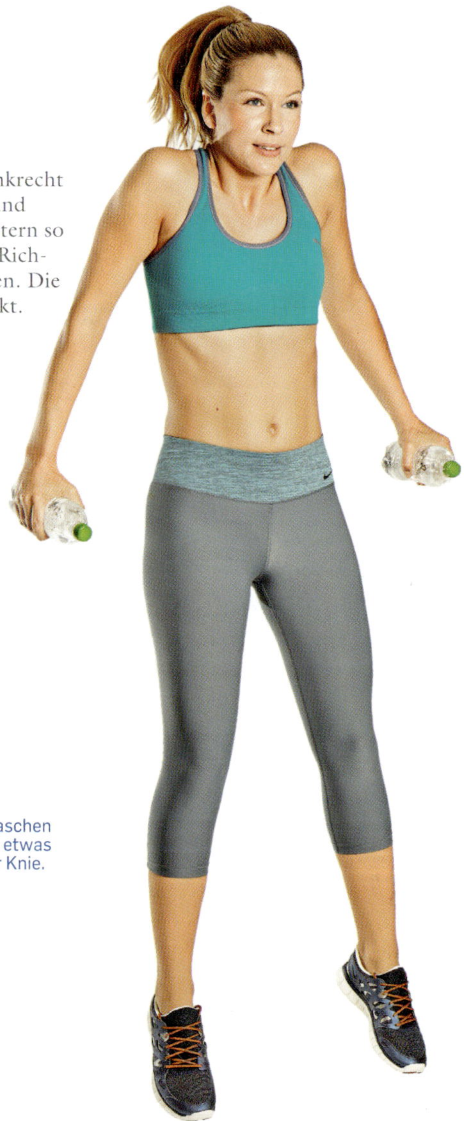

Zum Kennenlernen: Heben Sie in Position B nur die Fersen an.

Zur Steigerung: Füllen Sie die Flaschen mit (nassem) Sand oder Blumenerde.

Türkisches Aufstehen

A

- In der linken Hand eine kleine Wasserflasche halten. Auf den Rücken legen. Die Beine sind ausgestreckt, der rechte Arm liegt locker neben dem Körper auf dem Boden. Die Handfläche zeigt nach unten. Den linken Arm senkrecht nach oben ausstrecken.

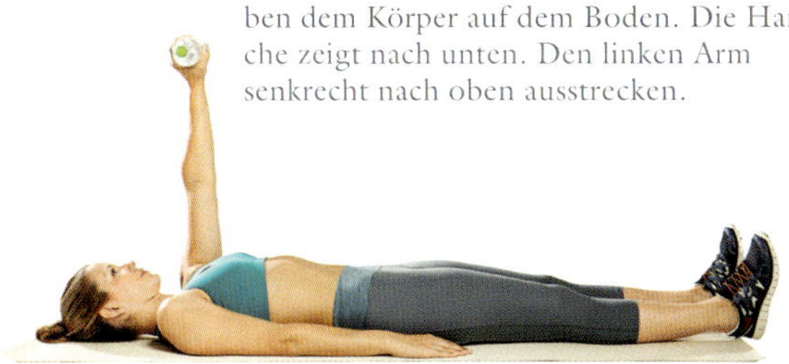

B

- Das Gewicht auf die rechte Seite verlagern und den rechten Unterarm aufstützen. Auf diese Weise den Oberkörper nach oben drücken. Das rechte Knie anwinkeln und die Fußsohle an die linke Wade stellen.

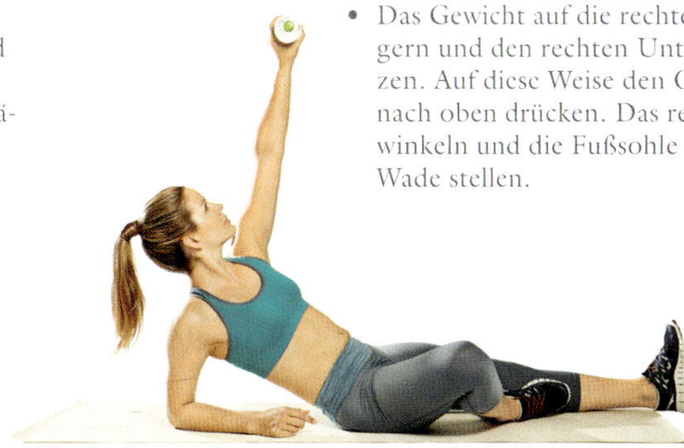

C

- Jetzt die rechte Hand aufstützen, den Oberkörper ganz aufrichten und den linken Fuß aufstellen.

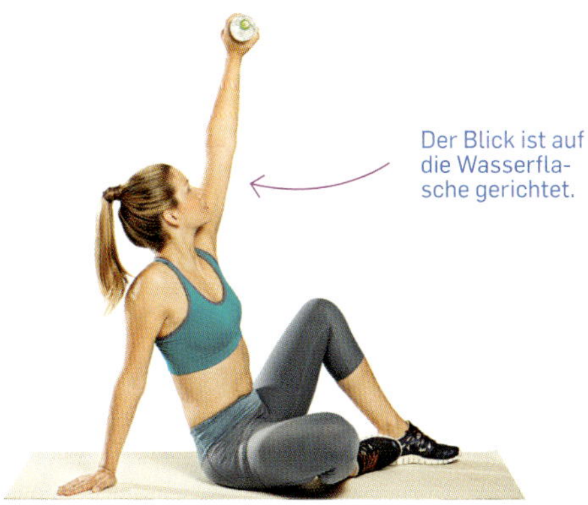
Der Blick ist auf die Wasserflasche gerichtet.

D

- Den Po anheben und das rechte Bein unter dem linken durchführen. Das rechte Knie aufstützen und den Oberkörper noch weiter nach oben bringen.

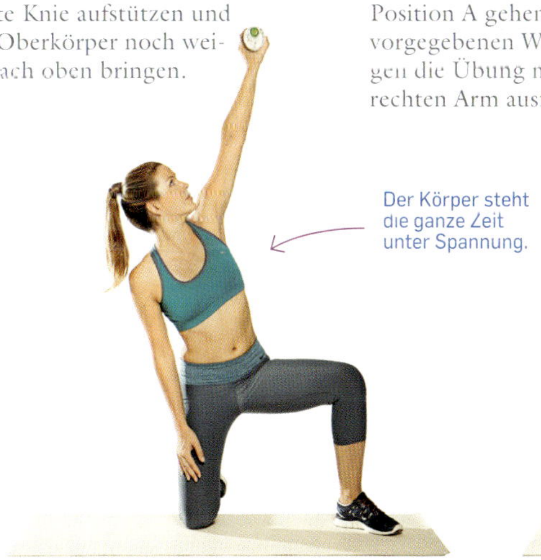
Der Körper steht die ganze Zeit unter Spannung.

E

- In den hüftbreiten Stand aufrichten. Dann auf dem gleichen Weg wieder zurück zu Position A gehen. Nach den vorgegebenen Wiederholungen die Übung mit dem rechten Arm ausführen.

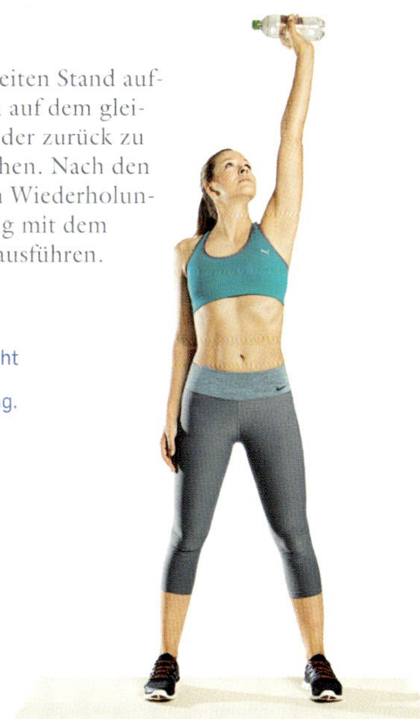

Zum Kennenlernen: Arbeiten Sie mit einer leeren Flasche, drücken Sie diese aber fest zusammen, um die notwendige Körperspannung aufrechtzuhalten.

Zur Steigerung: Benutzen Sie eine größere Flasche und / oder füllen sie diese mit (nassem) Sand oder Blumenerde.

Ganzkörperübungen

Kniebeugen mit Armstrecken

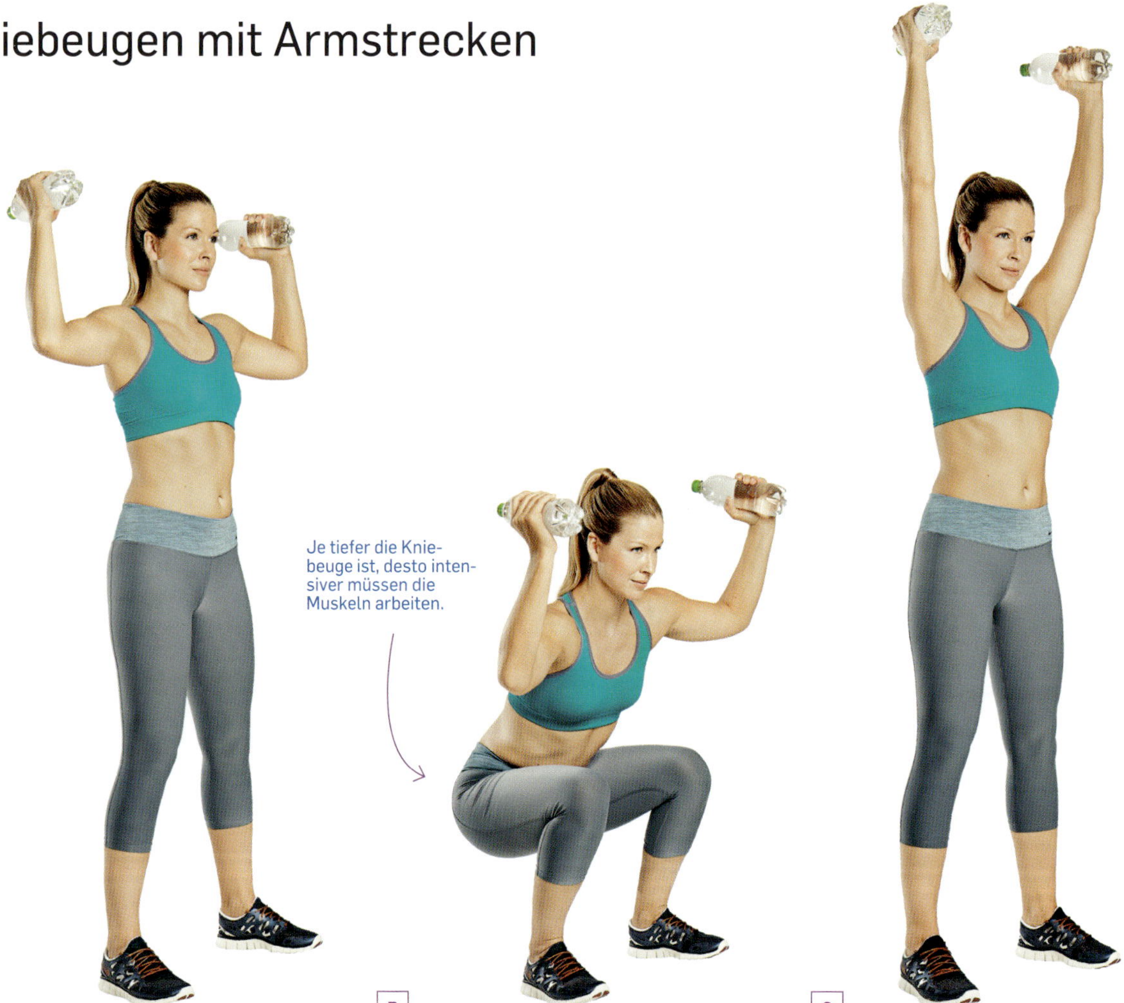
Je tiefer die Kniebeuge ist, desto intensiver müssen die Muskeln arbeiten.

A

- Etwas weiter als hüftbreit stehen. In beiden Händen eine kleine Wasserflasche halten. Die Arme auf Schulterhöhe zur Seite ausstrecken und die Unterarme anwinkeln. Die Handrücken zeigen nach außen.

B

- Den Bauch anspannen und tief in die Hocke gehen. Den Po dazu weit nach hinten schieben und den Oberkörper leicht nach vorn lehnen. Auf einen geraden Rücken achten. Die Armhaltung ändert sich nicht.

C

- Aufrichten, dazu die Beine dynamisch durchstrecken. Gleichzeitig die Wasserflaschen senkrecht nach oben drücken. Die Flaschen wieder absenken, zurück zu Position A.

Zum Kennenlernen: Arbeiten Sie ohne Flaschen und ballen Sie die Hände stattdessen fest zur Faust.

Zur Steigerung: Springen Sie in Position C hoch.

Ellbogenstand

Ausführung

- Einen Schritt entfernt vor eine Wand stellen. Mit dem oberen Rücken und den Oberarmen an die Wand lehnen. Jetzt den Bauch anspannen und den Po so weit absenken, dass die Beine einen rechten Winkel bilden. Die Schulterblätter fest zusammenziehen und den Rücken von der Wand lösen. Nur noch die Ellbogen berühren die Wand. Halten. Wieder aufrichten.

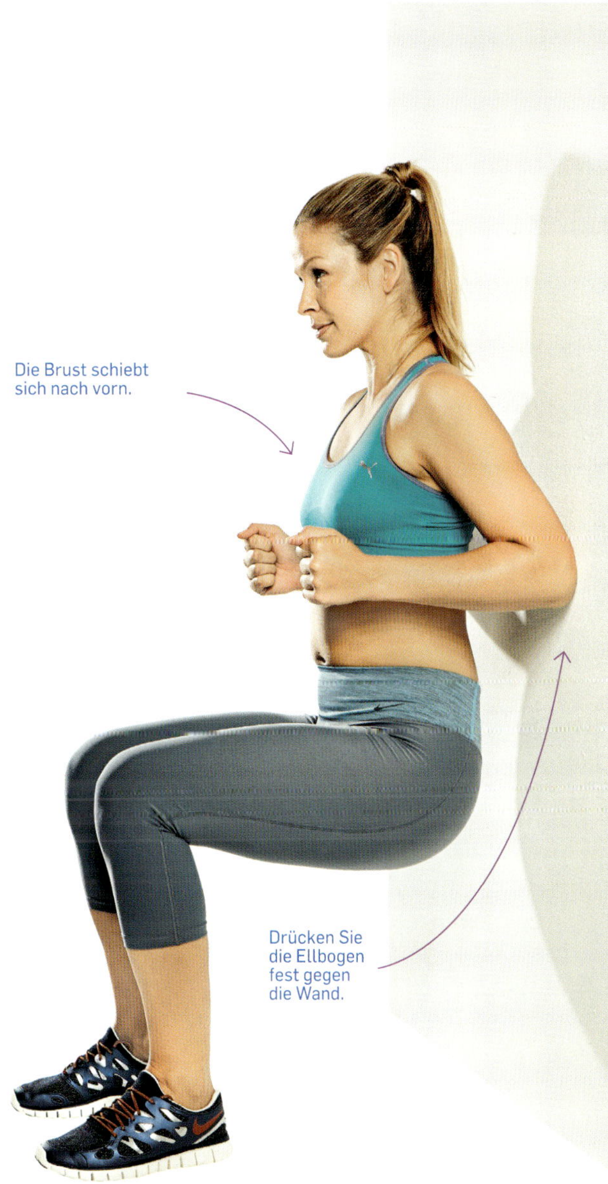
Die Brust schiebt sich nach vorn.
Drücken Sie die Ellbogen fest gegen die Wand.

Zum Kennenlernen: Lösen Sie den oberen Rücken nicht von der Wand. Pressen Sie ihn stattdessen fest dagegen.

Zur Steigerung: Halten Sie einen Fuß einige Zentimeter über dem Boden.

Ganzkörperübungen

Drehkreuzbewegungen

BONUSEFFEKT: Balancetraining

A

- Hüftbreiter Stand. Das Gewicht auf den rechten Fuß verlagern und den linken Fuß seitlich ausgestreckt in der Luft halten. Zur Unterstützung den rechten Arm diagonal nach oben zur Seite ausstrecken. Die linke Hand in die Hüfte stützen.

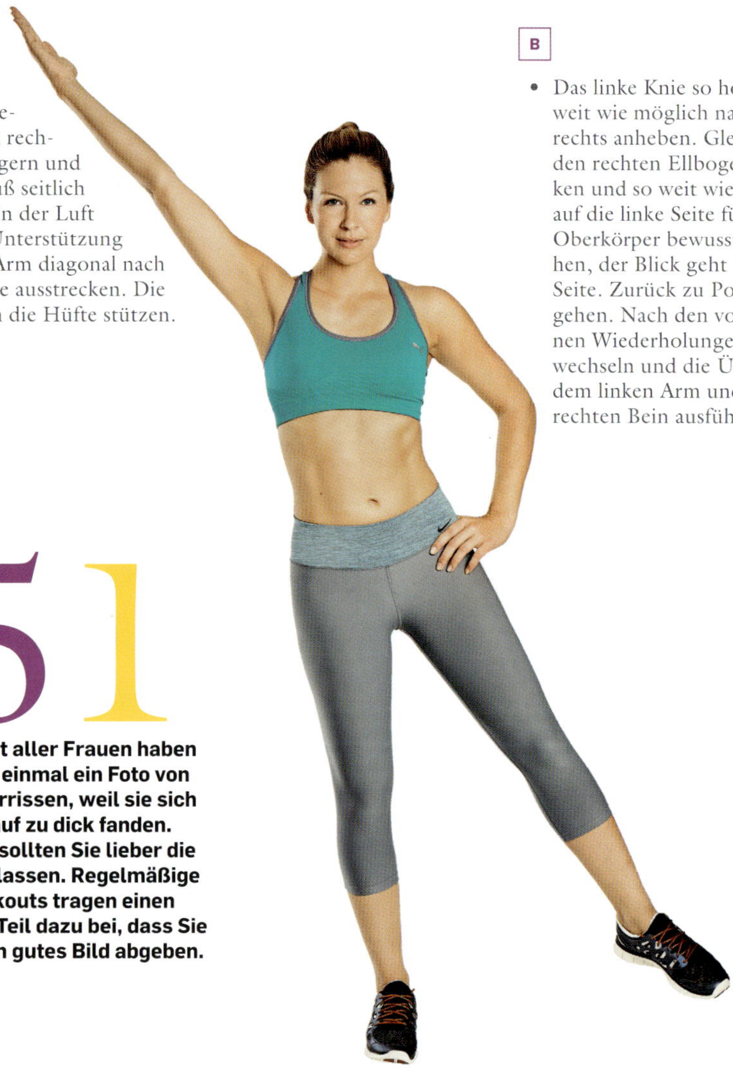

B

- Das linke Knie so hoch und weit wie möglich nach vorn rechts anheben. Gleichzeitig den rechten Ellbogen absenken und so weit wie möglich auf die linke Seite führen. Den Oberkörper bewusst mitdrehen, der Blick geht zur linken Seite. Zurück zu Position A gehen. Nach den vorgegebenen Wiederholungen die Seite wechseln und die Übung mit dem linken Arm und dem rechten Bein ausführen.

Der Oberkörper bleibt aufrecht.

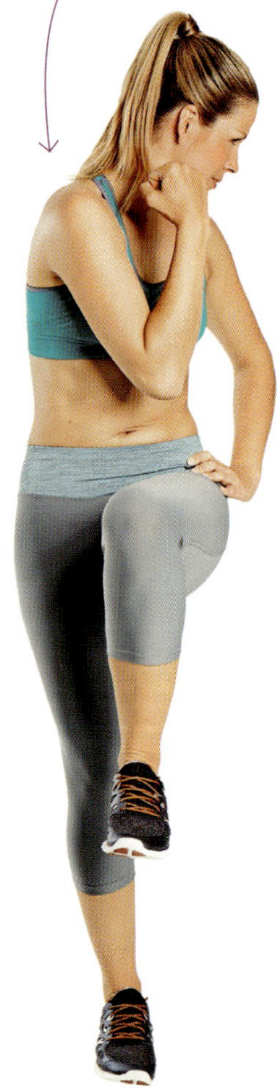

51

Prozent aller Frauen haben schon einmal ein Foto von sich zerrissen, weil sie sich darauf zu dick fanden. Davon sollten Sie lieber die Finger lassen. Regelmäßige Workouts tragen einen großen Teil dazu bei, dass Sie stets ein gutes Bild abgeben.

Zum Kennenlernen: Setzen Sie den Fuß nach jeder Wiederholung kurz ab, ehe Sie zur nächsten Ausführung ansetzen.

Zur Steigerung: Beugen Sie das Standbein.

Hundvariante

BONUSEFFEKT: Verbesserung der Flexibilität in den hinteren Oberschenkeln, in der Hüfte und in den Waden

A

- In den Vierfüßlerstand gehen: Die Knie sind unter den Hüften, die Handgelenke befinden sich unter den Schultern. Jetzt die Knie vom Boden abheben und den Po so weit wie möglich nach oben schieben. Dazu den Kopf zwischen die Arme führen. Oberkörper und Beine sind so weit gestreckt, wie es geht.

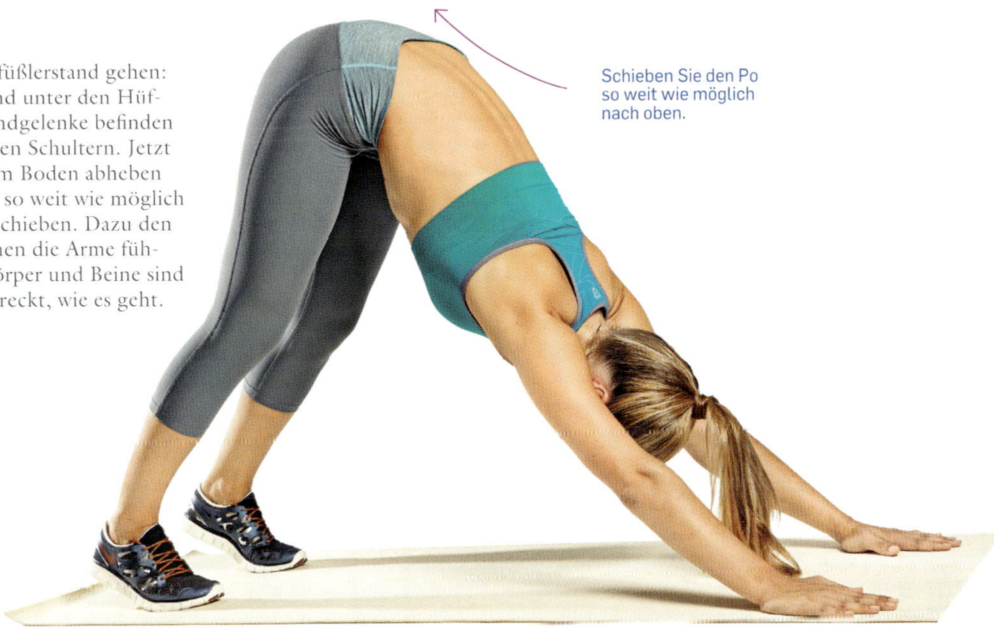

B

- Den Kopf zwischen den Armen in Bodennähe nach vorn führen, dabei den Po absenken und die Ellbogen nah am Körper halten, bis Sie eine enge Liegestützposition erreicht haben. Kurz halten, dann auf dem gleichen Weg zurück zu Position A.

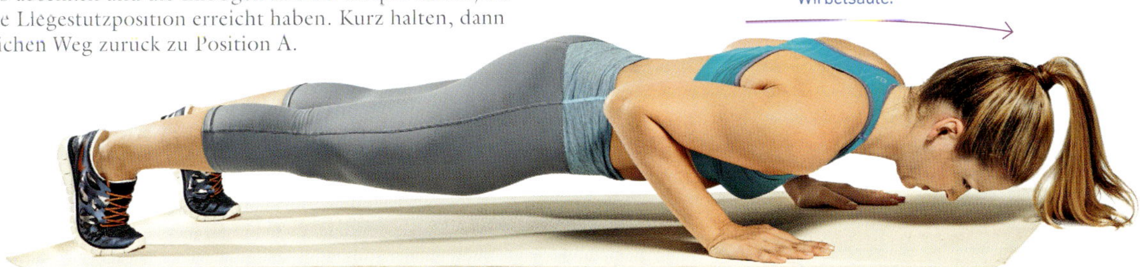

Zum Kennenlernen: Beugen Sie die Beine leicht (oder auch stark), um den Rücken in dieser Yoga-Position gerade halten zu können.

Zur Steigerung: Setzen Sie in Position A die Fersen auf dem Boden ab und heben Sie in Position B einen Fuß kurz an.

Ganzkörperübungen

Zwei-Punkt-Stütz

BONUSEFFEKT: Balancetraining

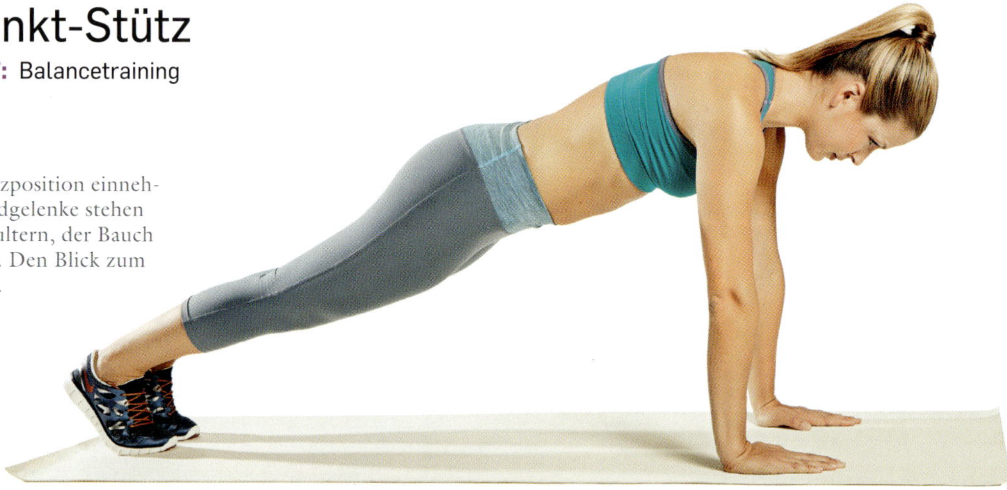

A

- Eine Liegestützposition einnehmen: Die Handgelenke stehen unter den Schultern, der Bauch ist angespannt. Den Blick zum Boden richten.

B

- Das Gewicht auf die rechte Hand und den linken Fuß verlagern. Nun gleichzeitig den linken Arm gestreckt nach vorn und das rechte Bein gestreckt nach hinten anheben.

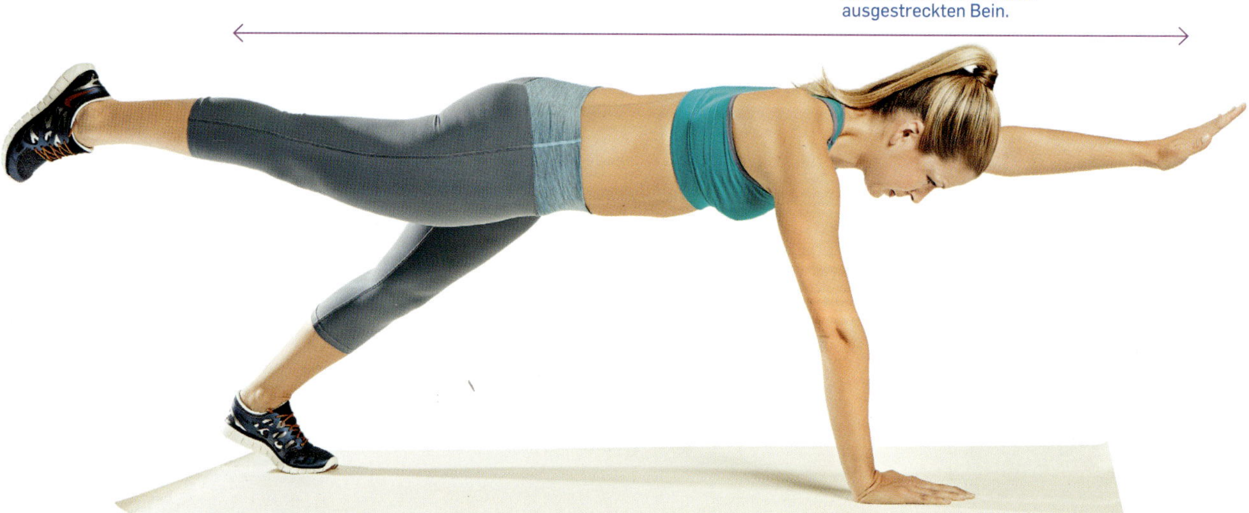
Der ausgestreckte Arm bildet eine Linie mit dem ausgestreckten Bein.

Zum Kennenlernen: Führen Sie die Übung auf den Knien aus.

Zur Steigerung: Führen Sie mit dem ausgestreckten Arm und dem ausgestreckten Bein kleine Bewegungen nach oben und unten aus.

Kleine Hilfsmittel für größere Effekte: Auf einem instabilen Untergrund wie einem Liegestuhlpolster müssen die Muskeln noch besser zusammenarbeiten, damit Sie nicht das Gleichgewicht verlieren.

Trainingsturbos

BONUSEFFEKT: Beweglichkeit

A

- Eine Liegestützposition einnehmen: Die Handgelenke sind unter den Schultern, der Bauch ist angespannt. Den Blick zum Boden richten.

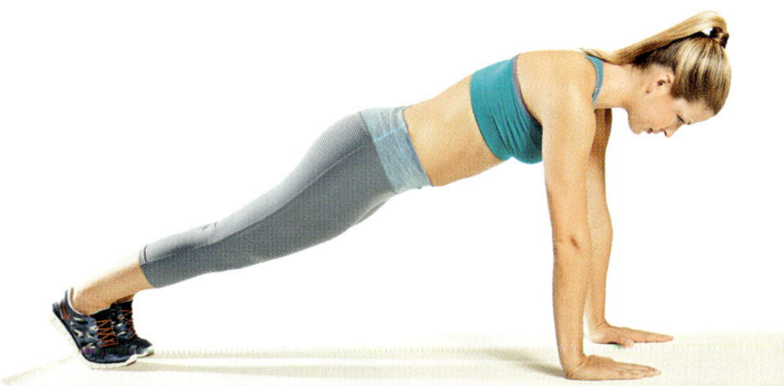

B

- Das rechte Knie in Richtung des rechten Unterarms ziehen. Die übrige Körperhaltung verändert sich nicht.

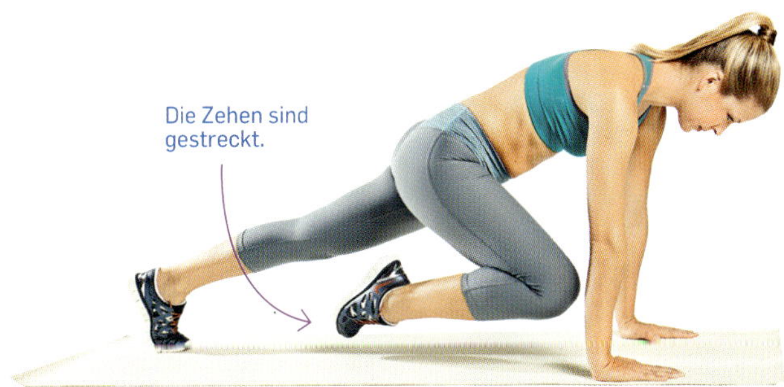

C

- Das rechte Bein so weit wie möglich nach oben führen. Dazu fest mit beiden Händen vom Boden abdrücken und den Oberkörper in Richtung Standbein führen. Der Kopf geht zwischen die gestreckten Arme.

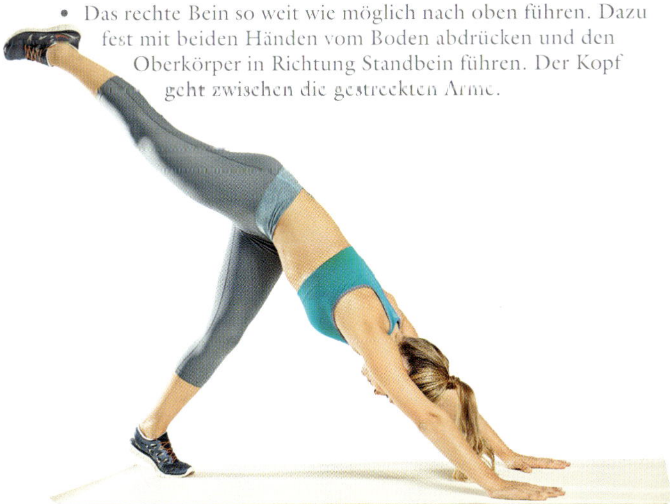

D

- Zurück zu Position B gehen, die Arme so weit wie möglich beugen. Wieder strecken und die Position C einnehmen. Den Ablauf zügig wiederholen. Anschließend die Übung mit dem anderen Bein erneut ausführen.

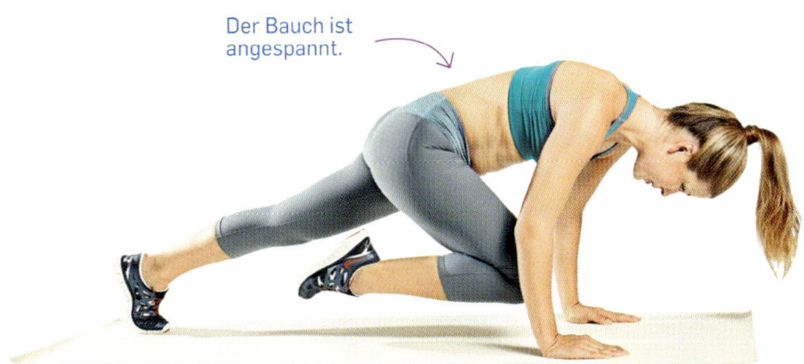

Zum Kennenlernen: Verzichten Sie auf den Liegestütz in Position D.

Zur Steigerung: Strecken Sie in Position D das angehobene Bein nach hinten aus und ziehen Sie es wieder heran. Erst dann strecken Sie die Arme.

Ganzkörperübungen

A

- Auf den Boden setzen. Die Füße hüftbreit aufstellen. Die Hände hinter dem Po auf dem Boden aufstützen, die Finger zeigen nach vorn. Die Hüfte so weit wie möglich nach oben drücken, das Gewicht liegt auf Händen und Füßen. Der Oberkörper und die Oberschenkel bilden eine Linie. Der Kopf ist in der Verlängerung der Wirbelsäule, der Blick geht zur Decke.

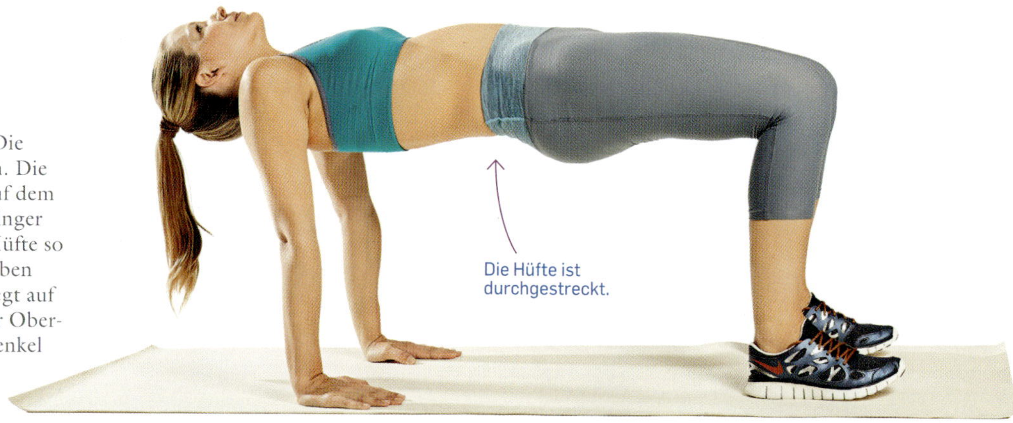

B

- Die Arme stark beugen, den Po absenken und das rechte Bein gestreckt so nah wie möglich zum Oberkörper ziehen. Der Blick geht dabei zum Knie. Zügig zurück zu Position A. Nach den vorgegebenen Wiederholungen die Übung mit dem linken Bein ausführen.

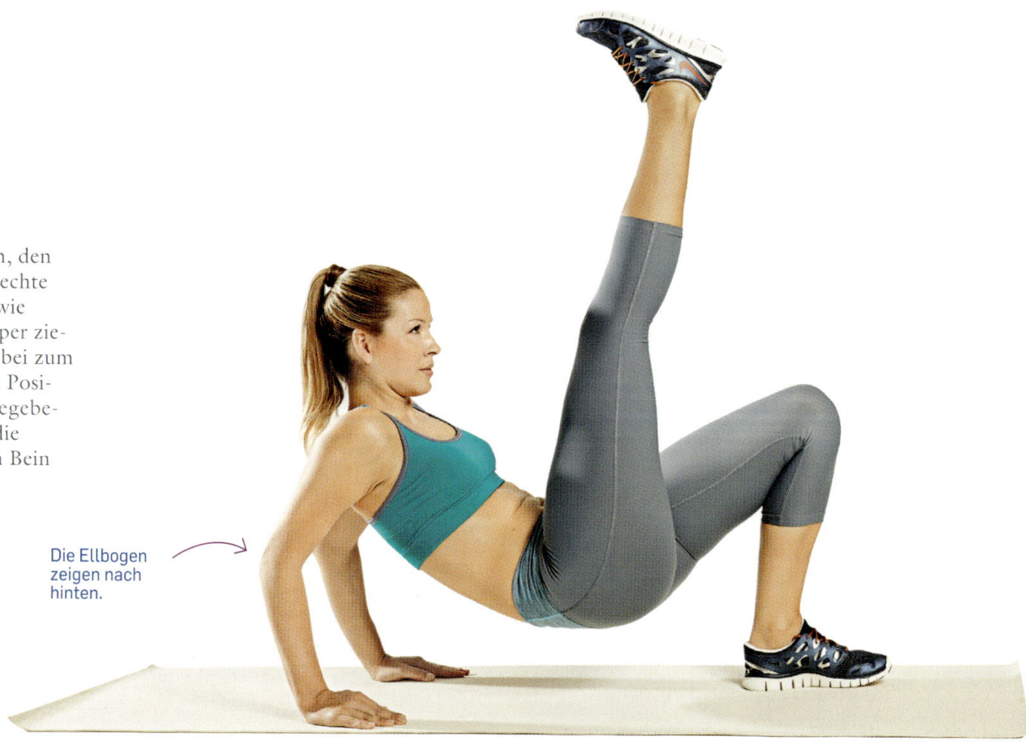

Zum Kennenlernen: Heben Sie das Bein nur auf die Höhe des anderen Oberschenkels an.

Zur Steigerung: Führen Sie in Position C zusätzlich fünf Dips aus. Dazu beugen und strecken Sie die Arme so weit es geht.

Dips mit diagonalem Druck

BONUSEFFEKT: Koordinationstraining

A

- Auf den Boden setzen. Die Füße mit geschlossenen Beinen aufstellen. Die Hände hinter dem Po auf dem Boden aufstützen, die Finger zeigen nach vorn. Die Arme sind leicht gebeugt. Jetzt den Po anheben und einige Zentimeter über dem Boden halten.

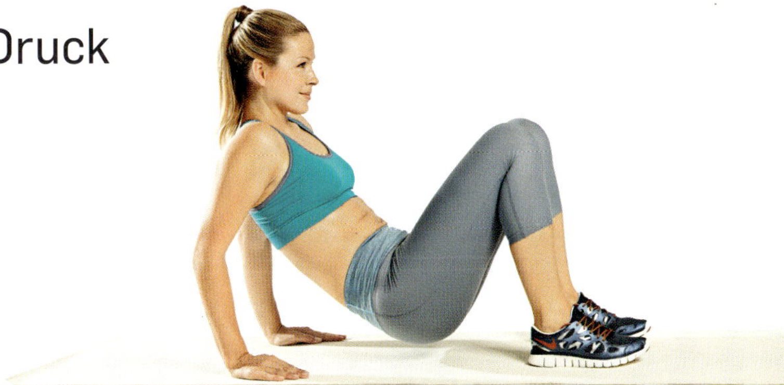

B

- Die Arme strecken, die rechte Hand vom Boden lösen und zum linken Unterschenkel führen. Dazu das linke Bein gleichzeitig angewinkelt in Richtung Oberkörper anheben.

Der stützende Arm ist gestreckt.

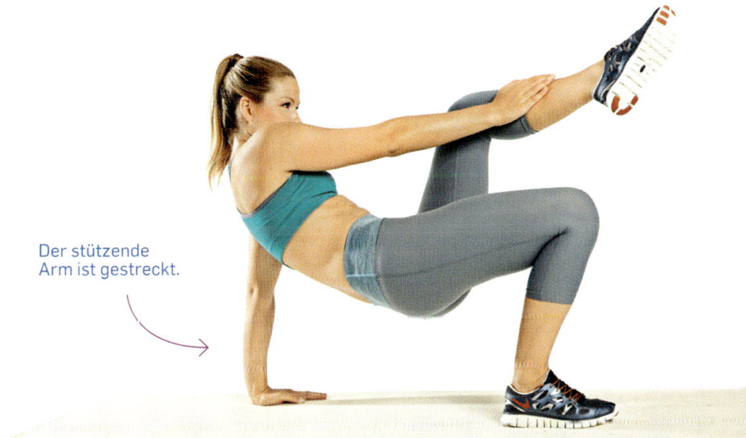

C

- Zurück zu Position A gehen, die Arme beugen und einen Dip ausführen. Erst danach die Übung zur anderen Seite wiederholen, die linke Hand geht also zum angehobenen rechten Unterschenkel.

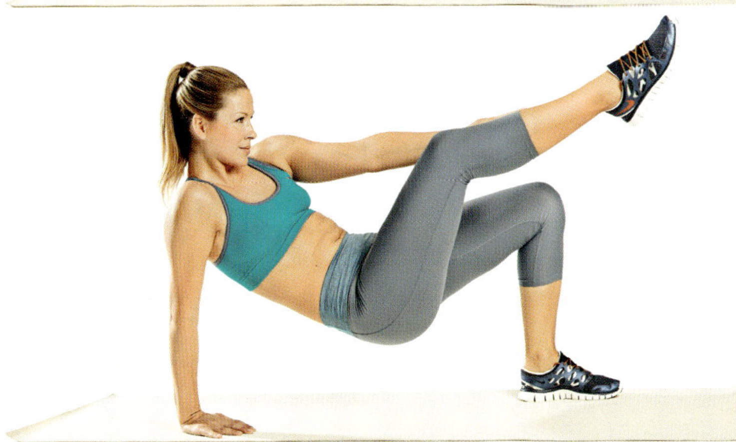

Zum Kennenlernen: Setzen Sie den Po nach jeder Wiederholung kurz ab.

Zur Steigerung: Lassen Sie das angehobene Bein auch beim Absenken der Arme in der Luft.

Gedrehter Seestern

BONUSEFFEKT: Balancetraining

A

- Auf den Bauch legen. Die Arme nach vorn ausstrecken und gleichzeitig mit den gestreckten Beinen so hoch wie möglich anheben.

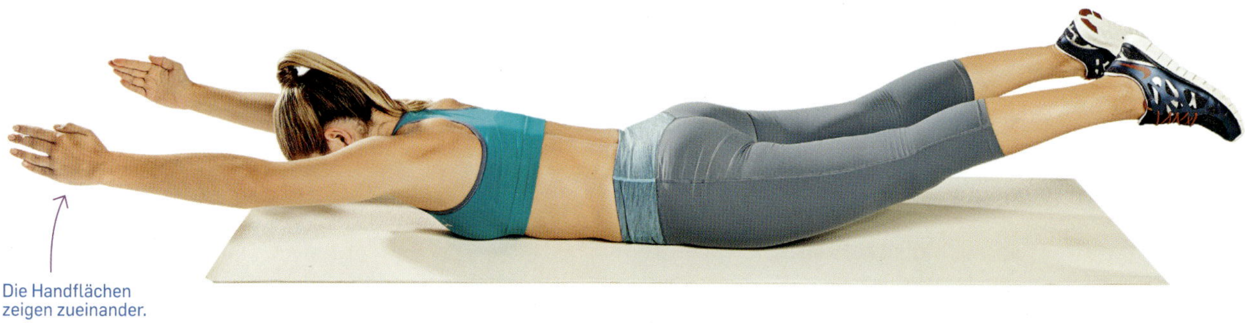
Die Handflächen
zeigen zueinander.

B

- Die Ellbogen nach hinten führen und die Schulterblätter kräftig zusammenziehen. Gleichzeitig die Unterschenkel senkrecht anheben. Dazu den Po so fest wie möglich anspannen. Zurück zu Position A gehen.

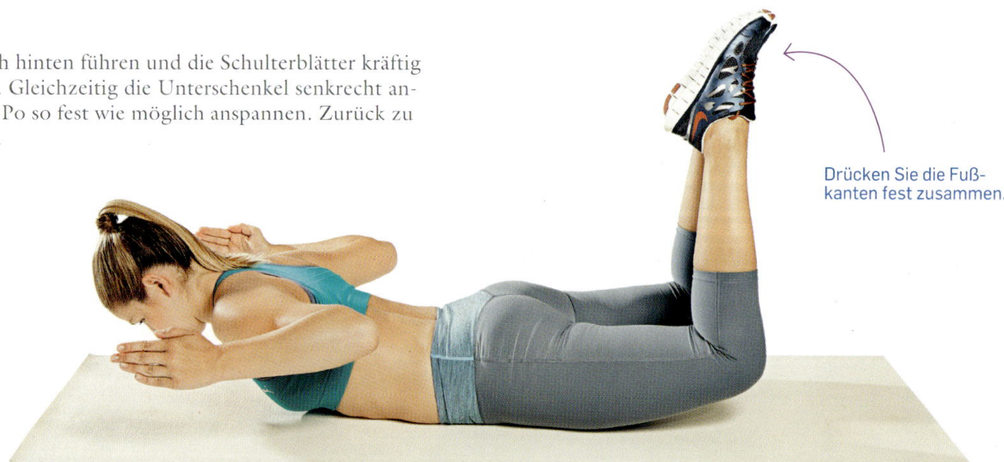
Drücken Sie die Fuß-
kanten fest zusammen.

Zum Kennenlernen: Legen Sie Beine und Arme nach jeder Wiederholung kurz ab.

Zur Steigerung: Heben Sie in Position B die Knie fünfmal noch ein Stück höher und senken Sie sie, ohne sie abzulegen.

Angewinkelter Unterarmstütz

A

- In den Unterarmstütz gehen: Die Ellbogen sind unter den Schultern. Den Bauch anspannen und den Rücken gerade halten.

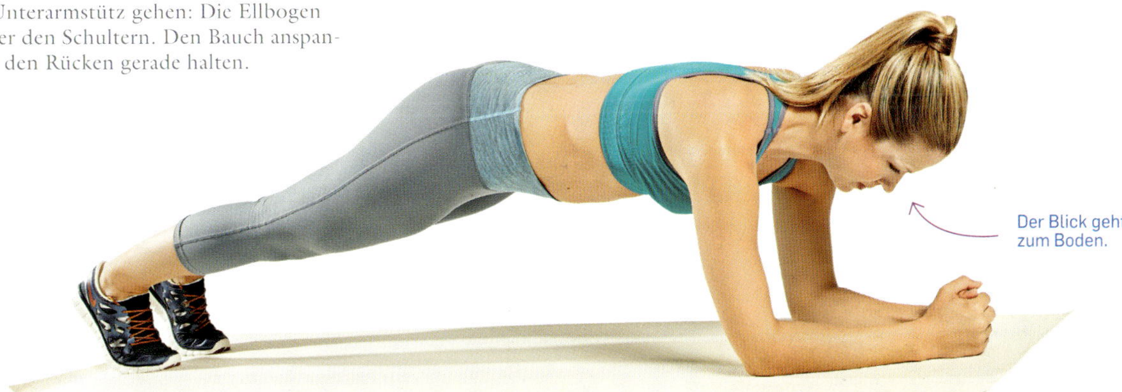

B

- Das Gewicht auf den linken Unterarm verlagern und den rechten Arm angewinkelt zur Seite anheben. Die Hand zur Faust ballen und den Arm stark anspannen. Kurz halten, dann wieder absetzen. Auf der anderen Seite wiederholen. Die übrige Körperhaltung verändert sich nicht.

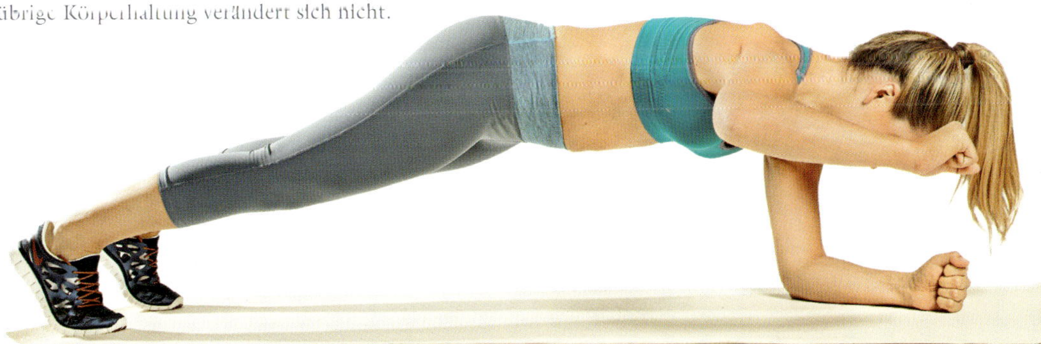

Zum Kennenlernen: Führen Sie die Übung auf den Knien aus und heben Sie in Position B das gegengleiche Bein im rechten Winkel zur Seite an.

Zur Steigerung: Ziehen Sie das Knie des gegengleichen Beins über die Seite zur Taille, sodass das Bein ebenfalls im rechten Winkel in der Luft ist, wenn Sie den Arm anheben.

Halbe Seitenrollen

BONUSEFFEKT: Balancetraining

A

- Auf den Rücken legen. Die Arme sind nach hinten ausgestreckt, die Hände liegen übereinander. Die Beine sind bis in die Zehen gestreckt. Jetzt Arme und Beine anheben und einige Zentimeter über dem Boden halten.

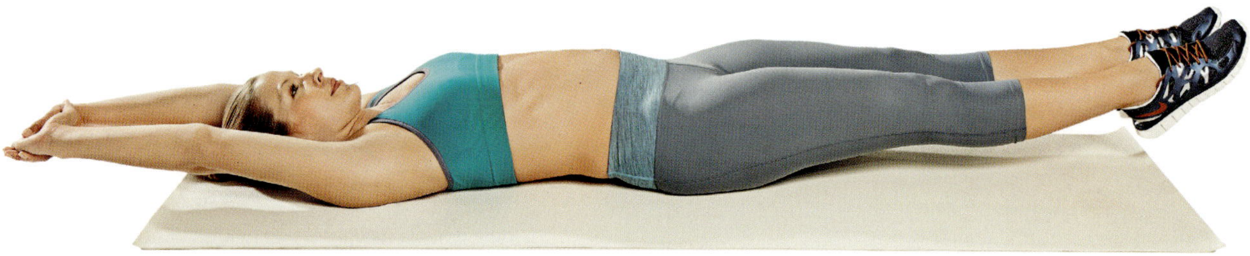

B

- Ohne die Hände oder die Füße zu benutzen, auf die rechte Seite rollen. Zurück in die Rückenlage gehen und dann auf die linke Seite rollen. Hände und Füße bleiben die gesamte Zeit in der Luft.

Der Körper bleibt in einer Linie und kippt weder nach vorn noch nach hinten.

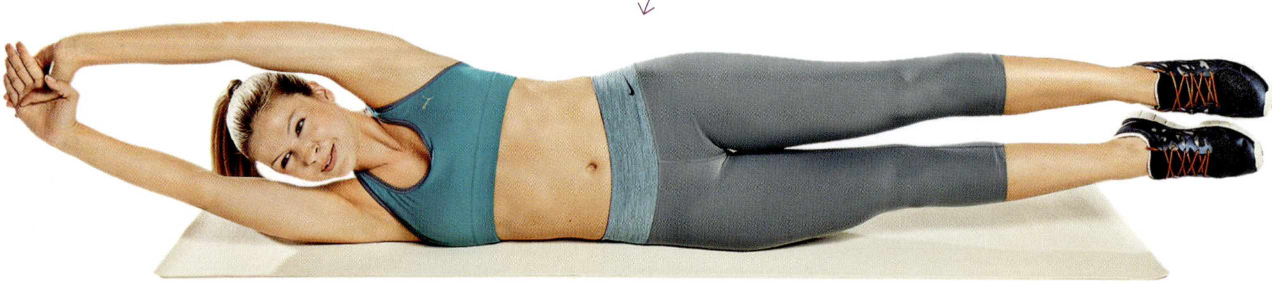

Zum Kennenlernen: Legen Sie Arme und Beine in der Rückenlage kurz ab.

Zur Steigerung: Ziehen Sie Arme und Beine in Position B seitlich nach oben, ohne nach vorn oder hinten umzukippen.

Ganze Seitenrollen

BONUSEFFEKT: gute Laune

A

- Auf den Bauch legen. Ein Handtuch zur Rolle drehen, beide Handtuchenden umfassen und mit gestreckten Armen einige Zentimeter über dem Boden halten. Gleichzeitig die Beine anheben und ebenfalls in der Luft halten. Den Po fest anspannen.

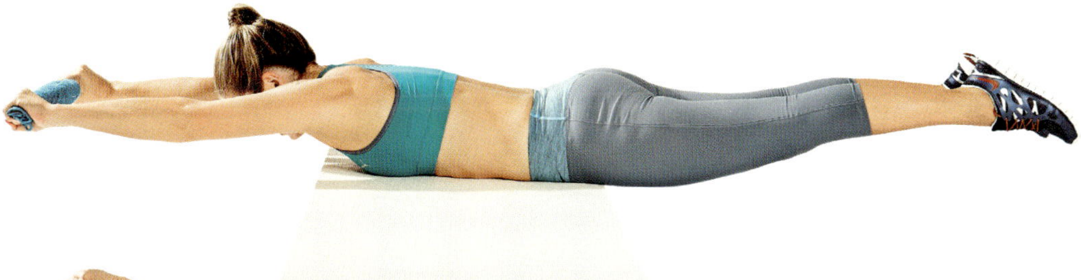

B

- Über die linke Seite in die Rückenlage rollen, ohne mit den Händen oder den Füßen den Boden zu berühren.

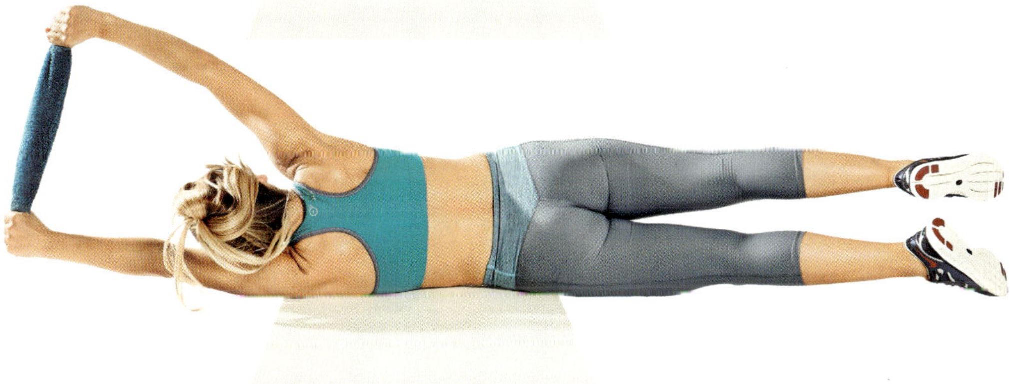

C

- Nach den vorgegebenen Wiederholungen die Bewegung zur anderen Seite ausführen. Hände und Füße bleiben in der Luft.

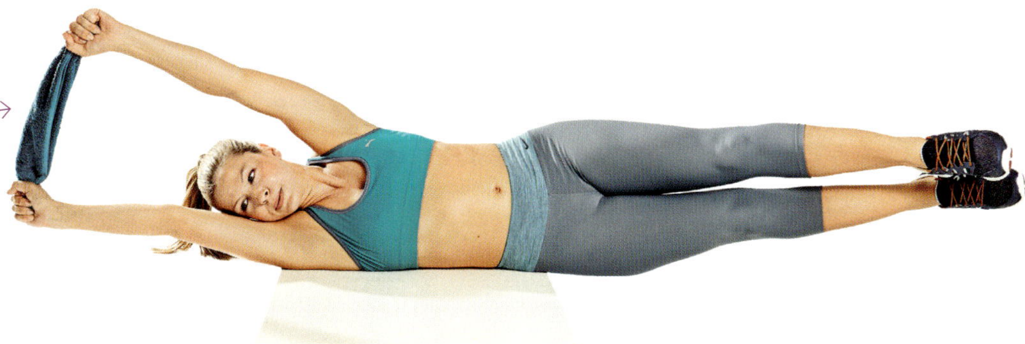

Das Handtuch steht stets unter Spannung.

Zum Kennenlernen: Rollen Sie nach einer Umdrehung direkt zurück und legen Sie dann Arme und Füße kurz ab.

Zur Steigerung: Klemmen Sie sich zusätzlich ein Handtuch zwischen die Füße und pressen Sie es fest zusammen.

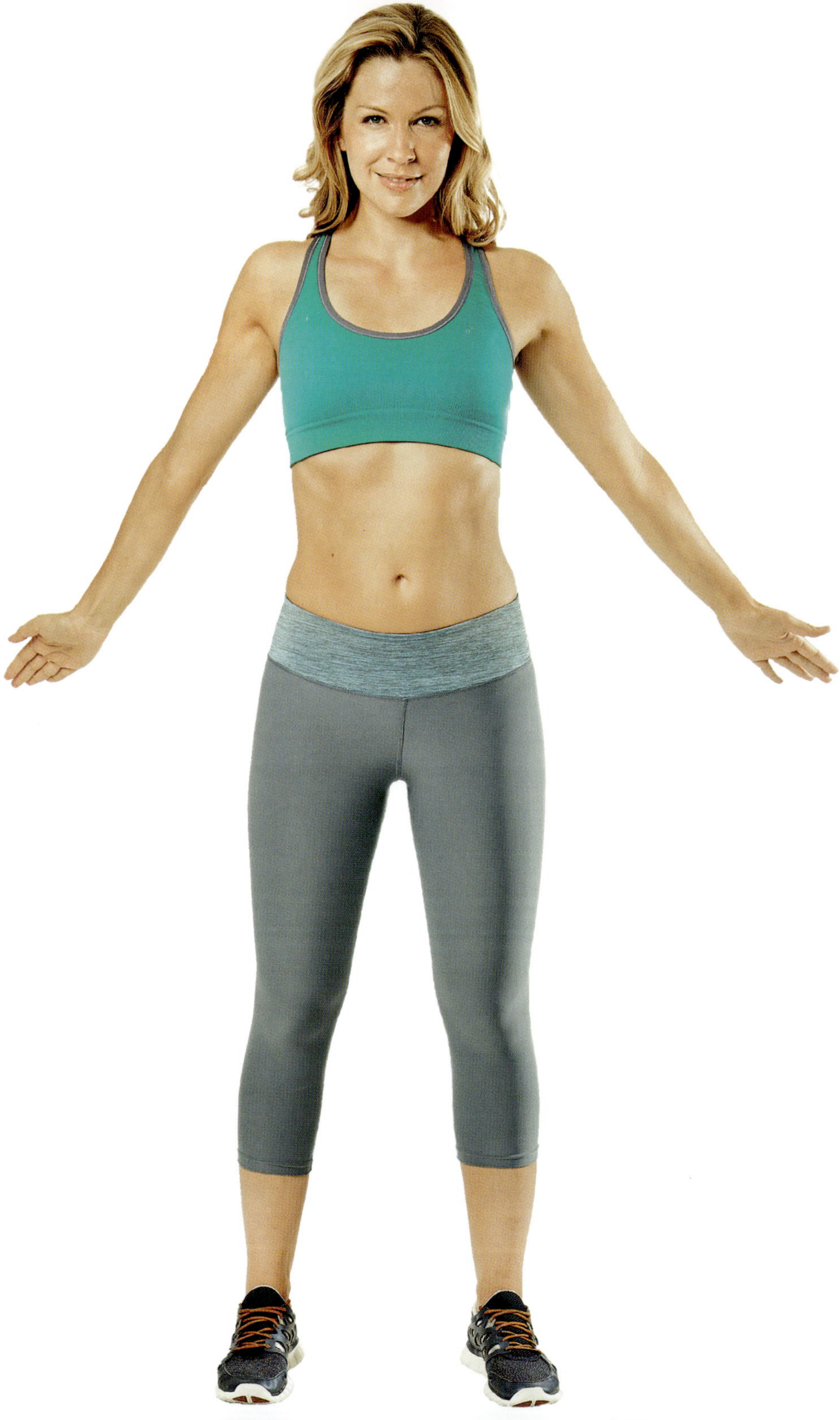

Kapitel 9:

Warm-up & Cool-down

Die Gelenke mobilisieren, den Kreislauf in Schwung bringen und nach dem Workout durch das richtige Stretching die Regenerationsphase verkürzen – die folgenden Übungen rahmen Ihr Training perfekt ein.

Warm-up

Hampelmann

MOBILISIERT: den gesamten Körper **BONUSEFFEKT:** Koordinationstraining

A

- Hüftbreiter Stand. Die Hände auf Höhe des Beckens zur Faust ballen. Die Arme anspannen, der Oberkörper ist aufrecht.

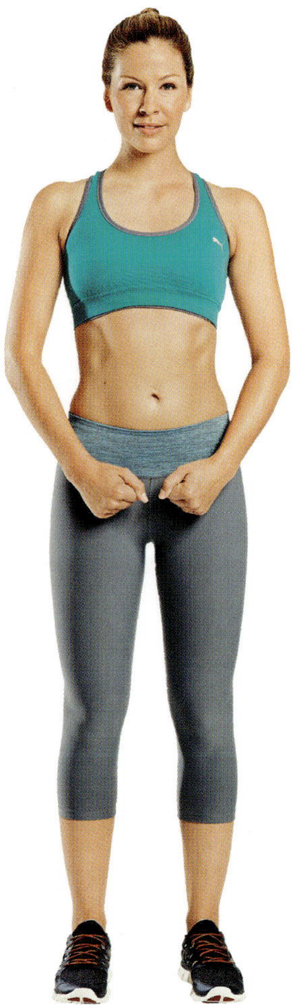

B

- Den Bauch anspannen und in eine Grätsche springen. Gleichzeitig die Arme über die Seite nach oben reißen, sodass sich die Hände über dem Kopf befinden. Sofort wieder zurückspringen. Den Ablauf so schnell wie möglich wiederholen. Der Oberkörper bleibt die ganze Zeit über aufrecht und gerade.

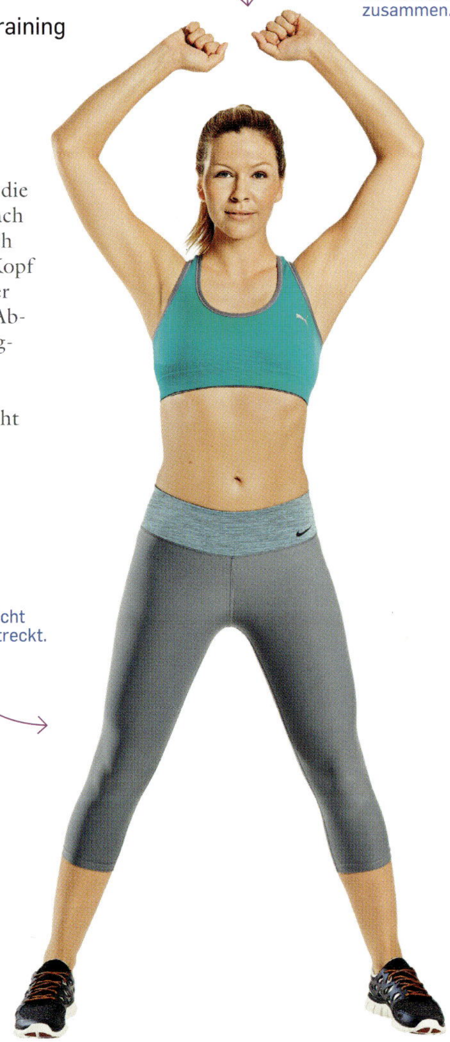
Drücken Sie die Hände fest zusammen.
Die Knie sind nicht ganz durchgestreckt.

Zum Kennenlernen: Stützen Sie die Hände in die Hüften.

Zur Steigerung: Führen Sie die Arme gegengleich nach vorn und hinten, während Sie mit den Beinen weiter zur Seite springen – und umgekehrt. So fordern Sie Ihr Koordinationsvermögen noch mehr heraus.

Kleine Hilfsmittel für größere Effekte: Suchen Sie sich zwei Markierungen auf dem Boden (zum Beispiel zwei Dielen), die Sie mit den geöffneten Füßen treffen müssen. Je größer der Abstand, desto intensiver die Übung!

Funkenmarie

MOBILISIERT: den gesamten Körper **BONUSEFFEKT:** Koordinationstraining

A

- Hüftbreiter Stand. Das Gewicht auf den rechten Fuß verlagern. Das linke Knie nach vorn anheben und das angewinkelte Bein mit gestreckten Zehen in der Luft halten. Gleichzeitig die Hände vor der Brust zur Faust ballen und aneinanderpressen. Die Schultern bleiben tief, der Oberkörper ist aufrecht.

Drücken Sie die Fäuste fest zusammen.

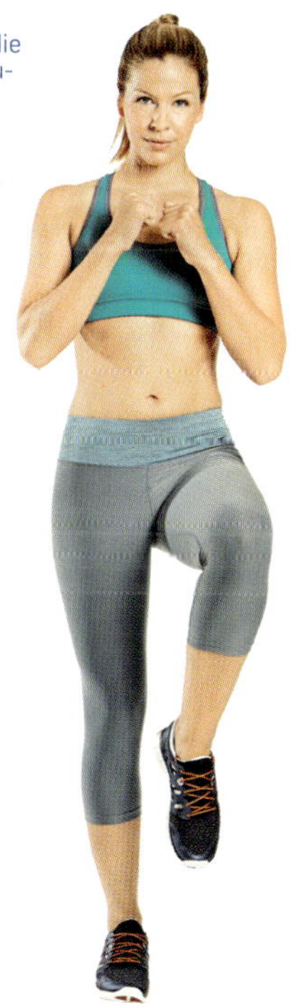

B

- Das linke Knie noch weiter nach oben heben und den Fuß vor das rechte Knie führen. Dabei die Arme mit geschlossenen Händen über den Kopf heben.

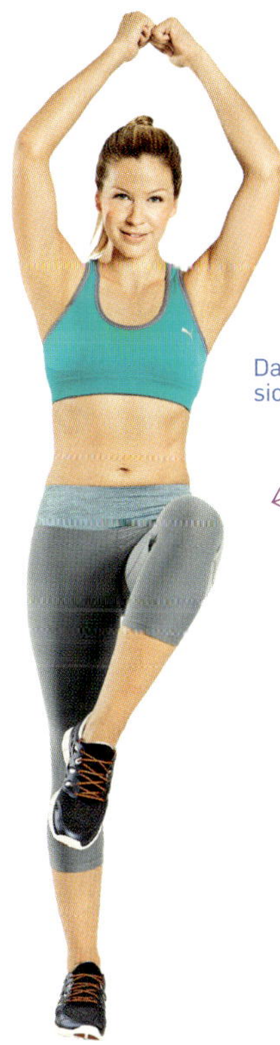

Das Knie befindet sich auf Hüfthöhe.

C

- Die Zehen des linken Fußes kurz außen neben dem rechten Fuß absetzen. Gleichzeitig die Hände auf Brusthöhe absenken. Das linke Knie sofort wieder anheben und die Zehen dann auf der anderen Seite kurz absetzen. Die Arme dabei erneut nach oben führen. So zügig wie möglich fortfahren. Nach den vorgegebenen Wiederholungen das Bein wechseln.

Die Ferse bleibt stets in der Luft.

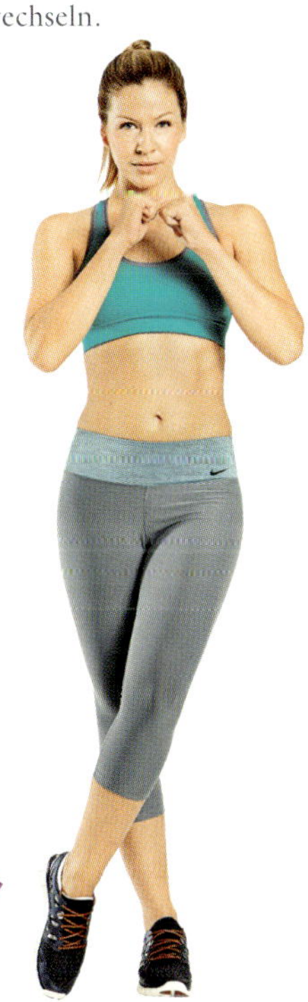

Zum Kennenlernen: Ziehen Sie das Knie nur nach oben und setzen Sie die Zehen gerade vor dem Körper auf.

Zur Steigerung: Führen Sie die Übung springend aus.

Kleine Hilfsmittel für größere Effekte: Halten Sie halb gefüllte Wasserflaschen in den Händen, um den Effekt auf Arme und Schultern zu vergrößern.

Warm-up

Kniehebelauf

MOBILISIERT: den Unterkörper

BONUSEFFEKT: Fördert das Rhythmusgefühl der Beine

A

- Hüftbreiter Stand. Die Arme neben dem Körper anwinkeln, die Finger strecken. Das rechte Knie so hoch wie möglich anheben und den rechten Ellbogen nach hinten ziehen. Den linken Arm dabei nach vorn führen.

B

- Das rechte Bein sofort absetzen und das linke Knie hochziehen. Die Arme gegengleich mitführen: Der rechte Arm geht nach vorn, der linke nach hinten. Die Übung so schnell wie möglich wiederholen.

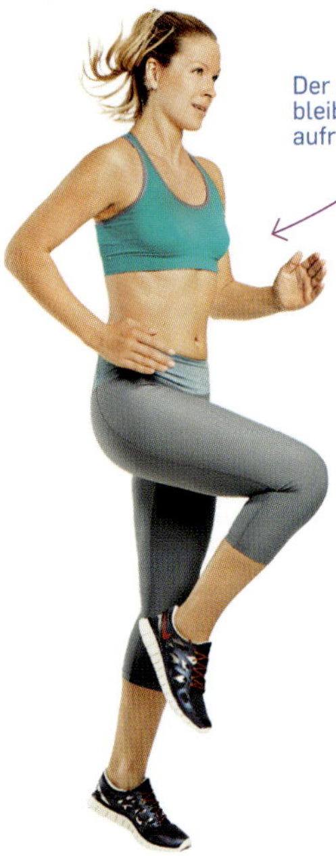
Der Oberkörper bleibt gerade und aufrecht.

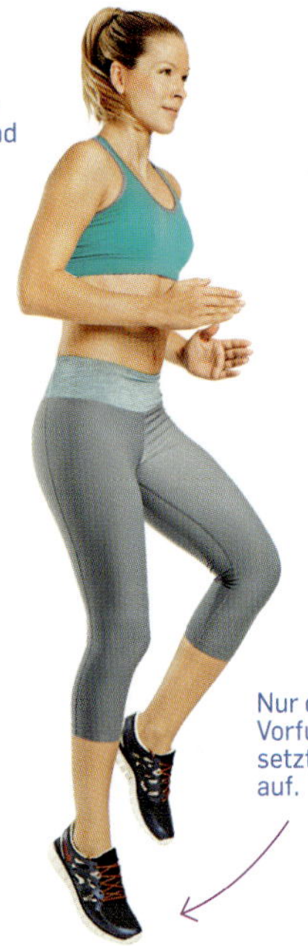
Nur der Vorfuß setzt auf.

Zum Kennenlernen: Heben Sie die Knie nur leicht an.

Zur Steigerung: Führen Sie die Knie bis auf Brusthöhe und bewegen Sie sich auf diese Weise durch den Raum.

Kleine Hilfsmittel für größere Effekte: Im Sand ausgeführt, trainiert diese Übung die Waden noch intensiver. Zudem werden die Fußmuskeln mehr involviert.

Anfersen

MOBILISIERT: den Unterkörper

BONUSEFFEKT: Erhöht die Beweglichkeit der Beine

Ausführung

- Auf der Stelle laufen und die Fersen bei jedem Schritt zum Po führen. Die Arme sind angewinkelt und schwingen locker seitlich mit. Auf eine aufrechte und gerade Haltung achten, der Bauch ist angespannt.

ECHTE HEISSMACHER
Wer richtig powern möchte, sollte die entsprechenden Muskelpartien mindestens fünf bis zehn Minuten aufwärmen. Eine Studie der Deakin University in Australien zeigt, dass sich die Muskelfasern im erwärmten Zustand schneller zusammenziehen. Das bedeutet im Klartext: Die Muskeln sind leistungsfähiger.

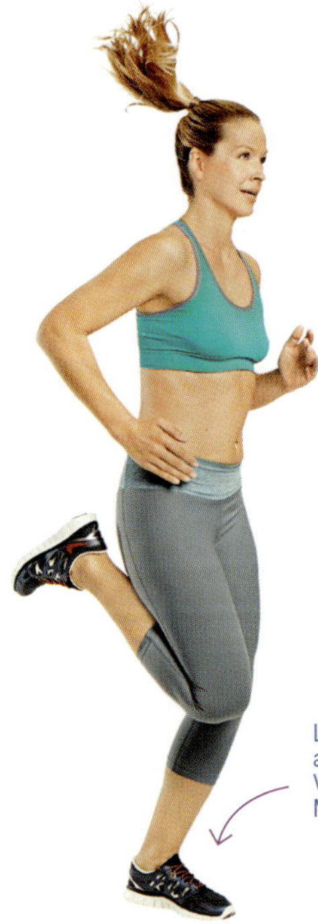
Landen Sie auf dem Vor- und Mittelfuß.

Zum Kennenlernen: Halten Sie die Handrücken vor den Po und treten Sie sanft in die Innenflächen Ihrer Hände.

Zur Steigerung: Führen Sie die Übung rückwärts laufend aus.

Dribbling

MOBILISIERT: den Unterkörper

BONUSEFFEKT: Fußgelenkstraining

A

- Breiter Stand. Mit der rechten Hand die linke Faust umschließen und die Hände auf Brusthöhe halten. Die Schultern bleiben tief. Den Oberkörper leicht vorlehnen, den Po etwas nach hinten schieben, den Bauch anspannen. Kleine schnelle Schritte ausführen, die Fersen bleiben dabei in der Luft.

B

- Nach zehn weiten Schritten pro Seite zu zehn engen Schritten übergehen. Die Fersen bleiben weiterhin in der Luft. Dann wieder mit weiten Schritten fortfahren und so weiter.

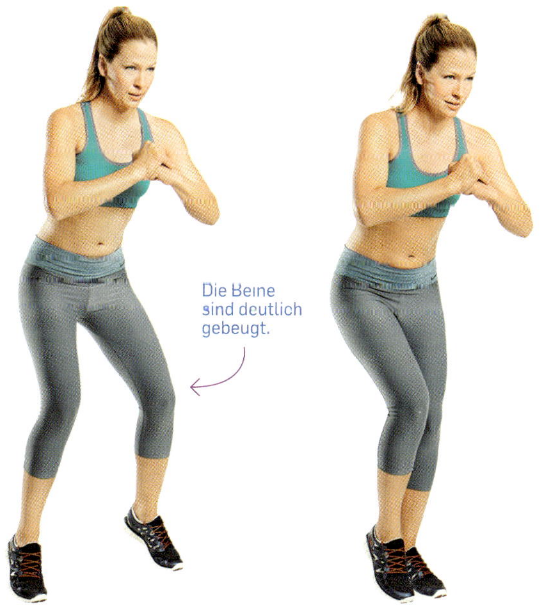
Die Beine sind deutlich gebeugt.

Zum Kennenlernen: Starten und bleiben Sie im hüftbreiten Stand.

Zur Steigerung: Wechseln Sie nach jeweils zwei Schritten pro Fuß vom weiten in den engen Stand und zurück.

Rückwärtslaufen

MOBILISIERT: den Unterkörper

BONUSEFFEKT: Koordinationstraining

Ausführung

- Rückwärts laufen. Dazu mit einem Fuß fest vom Boden abdrücken und einen kraftvollen Schritt nach hinten setzen. Sofort mit dem anderen Fuß wiederholen, das Tempo so stark wie möglich steigern. Zur besseren Orientierung dabei über die Schulter nach hinten schauen.

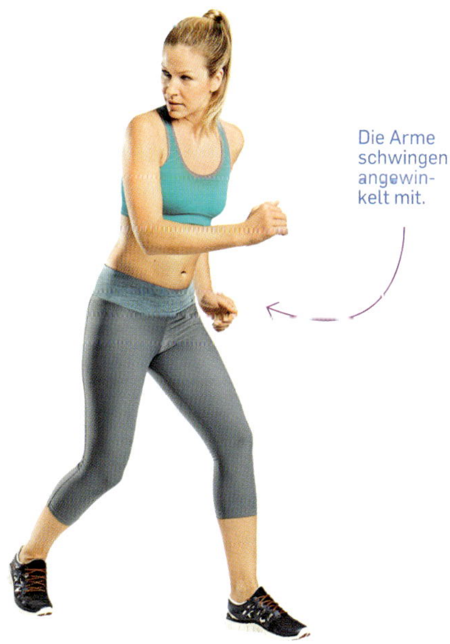
Die Arme schwingen angewinkelt mit.

Zum Kennenlernen: Gehen Sie zu Beginn, ehe Sie dann schneller werden.

Zur Steigerung: Heben Sie die Knie beim Rückwärtslaufen so hoch wie möglich an.

Warm-up

Seitlauf-Kombis

MOBILISIEREN: den gesamten Körper **BONUSEFFEKT:** Koordinationstraining

A

- Hüftbreiter Stand. Tief in die Hocke gehen, den Po dabei nach hinten schieben und den Oberkörper vorbeugen. Dazu den Bauch fest anspannen und den Rücken gerade halten. Die Arme hängen lassen, die Finger sind gestreckt und berühren leicht den Boden (falls möglich). Der Blick geht nach vorn.

B

- Aufrichten und zu einem Sprung auf die linke Seite ansetzen. Zum Schwungholen die Arme auf die rechte Seite führen.

C

- Mit dem linken Fuß einen Schritt nach links machen und die Arme schwungvoll auf die linke Seite führen.

D

- Den rechten Fuß nachziehen und wieder wie in Position A in die Hocke gehen. Nun die Übung nach rechts ausführen und wechselseitig wiederholen.

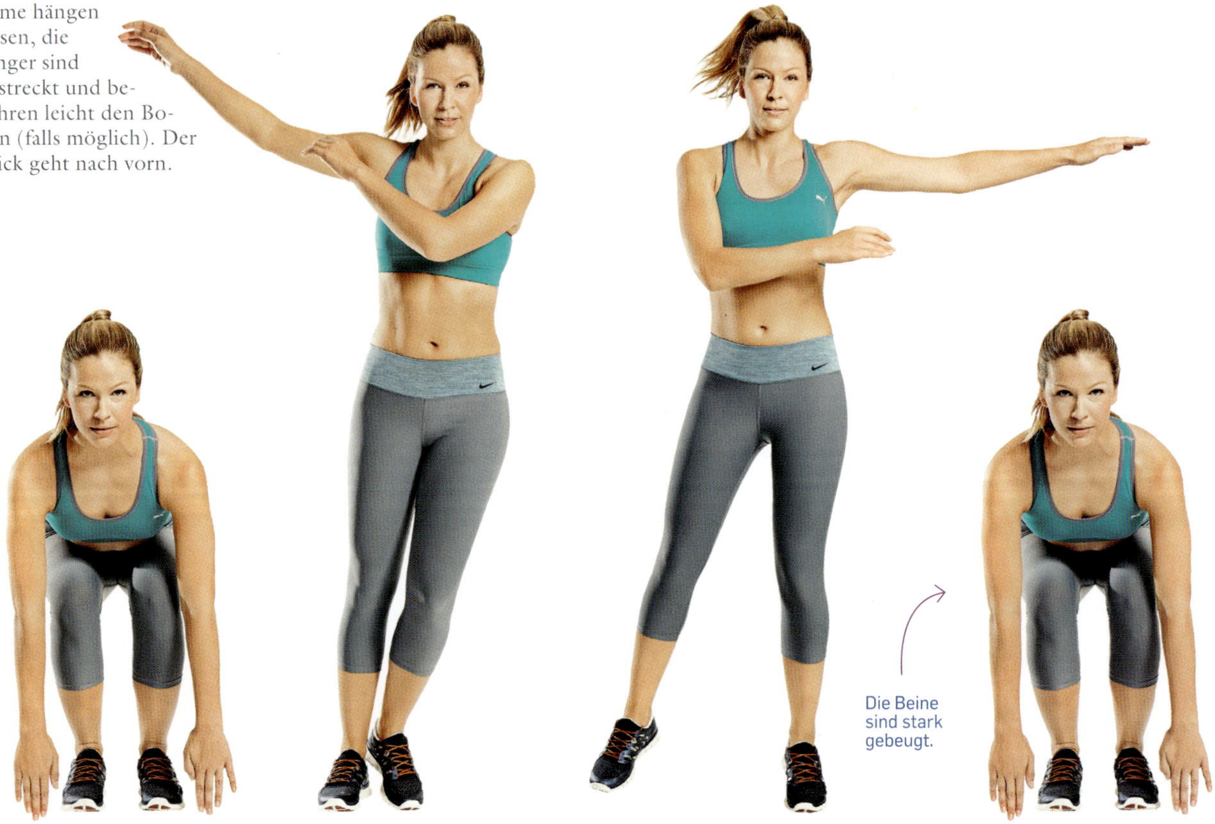

Zum Kennenlernen: Halten Sie die Arme seitlich neben dem Körper, die Unterarme sind angewinkelt.

Zur Steigerung: Springen Sie dynamisch zur Seite.

Hohe Tritte

MOBILISIEREN: den gesamten Körper **BONUSEFFEKT:** Beweglichkeit in der Hüfte

A

- Enger Stand. Die rechte Hand ist bequem in die Hüfte gestützt. Die rechte Ferse vom Boden lösen, das Knie anwinkeln. Der linke Arm ist bis zu den Fingern gestreckt und zeigt schräg nach vorn unten.

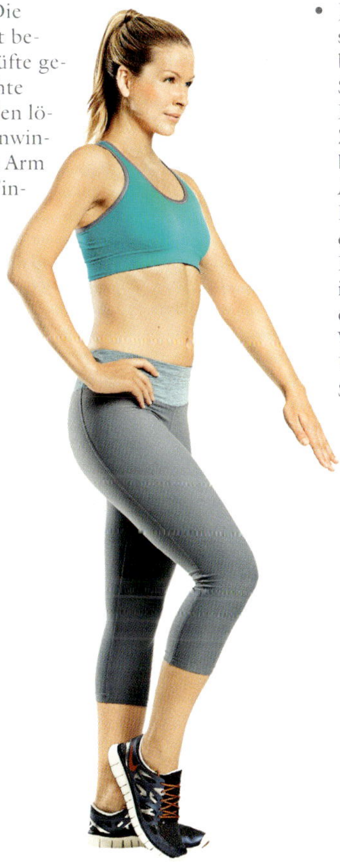

B

- Jetzt das rechte Bein gestreckt auf Hüfthöhe anheben und die Zehen zum Schienbein ziehen. Mit den Fingern der linken Hand die Zehen des rechten Beins zu berühren versuchen. Der Arm ist dabei parallel zum Boden. Das Bein wieder absetzen, die Ferse bleibt jedoch in der Luft. Nach den vorgegebenen Wiederholungen die Übung auf der anderen Seite ausführen.

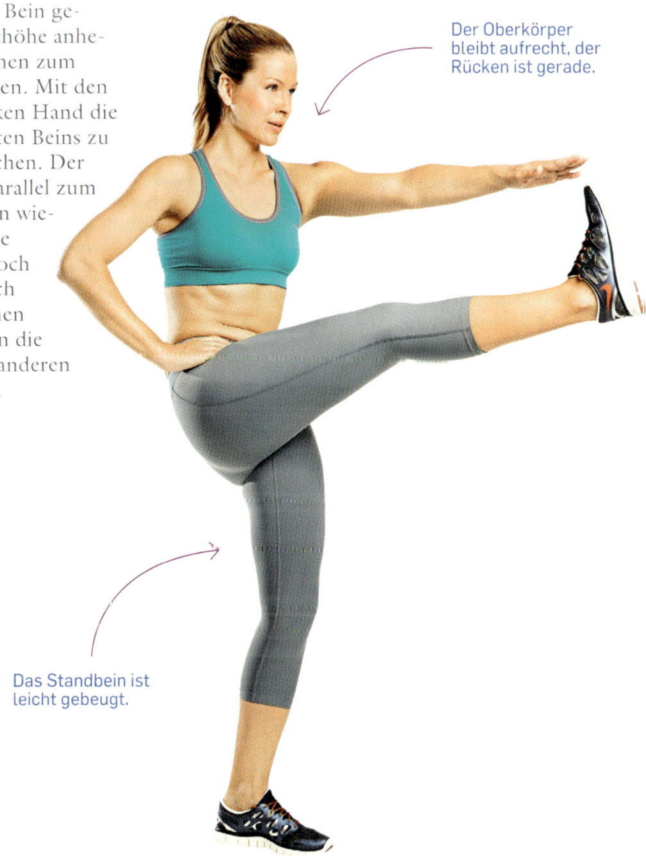
Der Oberkörper bleibt aufrecht, der Rücken ist gerade.
Das Standbein ist leicht gebeugt.

Zum Kennenlernen: Es ist kein Problem, wenn Sie das Bein nicht ganz so weit anheben können. Wichtig ist, dass der Oberkörper aufrecht bleibt.

Zur Steigerung: Wechseln Sie direkt zur anderen Seite und erhöhen Sie das Tempo so weit, dass Sie automatisch Sprungbewegungen ausführen.

Kleine Hilfsmittel für größere Effekte: Peilen Sie mit dem angehobenen Fuß einen festen Gegenstand wie eine Türklinke an. So erreichen Sie stets die gleiche Höhe.

Warm-up

Boxerin

MOBILISIERT: den gesamten Körper

BONUSEFFEKT: Koordinationstraining

A

- Breiter Stand. Die Arme angewinkelt vor dem Körper halten. Die Hände zur Faust ballen. Die Schultern bleiben tief. Den Oberkörper ganz leicht vorlehnen, den Po etwas nach hinten schieben und den Bauch anspannen. Die Beine sind gebeugt. Heben Sie den linken Fuß vom Boden und boxen Sie mit der rechten Hand dynamisch nach vorn.

B

- Den Fuß sofort absetzen und die Faust zurückziehen. Direkt den rechten Fuß anheben und mit der linken Hand nach vorn boxen. Diese Kombination wechselseitig in höchstmöglichem Tempo wiederholen.

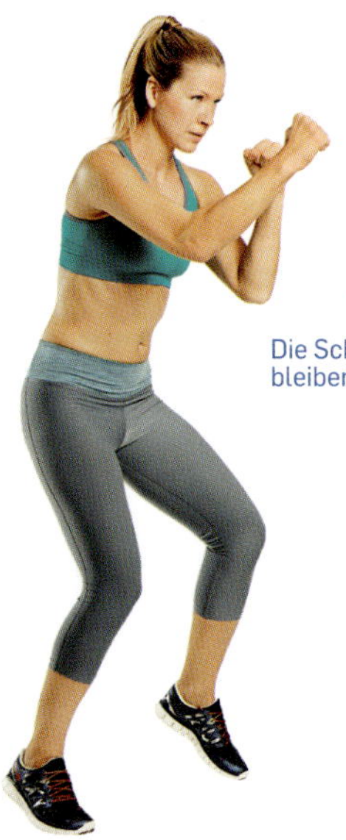

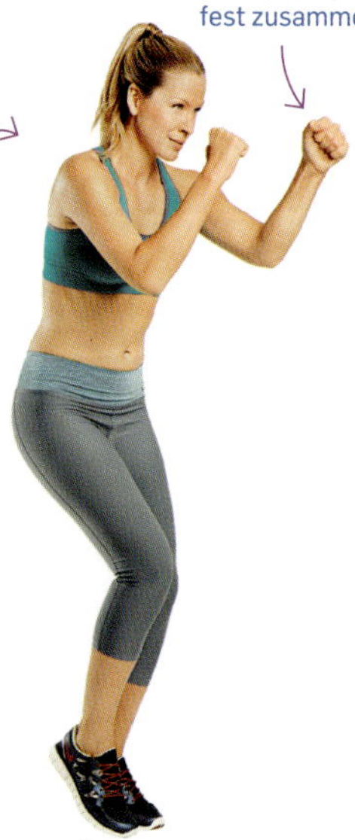

Zum Kennenlernen: Führen Sie die Übung in gemäßigtem Tempo aus.

Zur Steigerung: Ziehen Sie die Knie auf Hüfthöhe.

Aufsprung

MOBILISIERT: den gesamten Körper

BONUSEFFEKT: Sprungkrafttraining

Ausführung

- Hüftbreit vor einen hohen Gegenstand (wie zum Beispiel den oberen Balken eines Türrahmens) stellen. Mit beiden Füßen fest vom Boden abdrücken und die Unterschenkel zu den hinteren Oberschenkeln ziehen. Gleichzeitig die Arme nach oben strecken und mit beiden Händen gegen den Gegenstand schlagen. Mit beiden Füßen landen und sofort schwungvoll zum nächsten Sprung ansetzen.

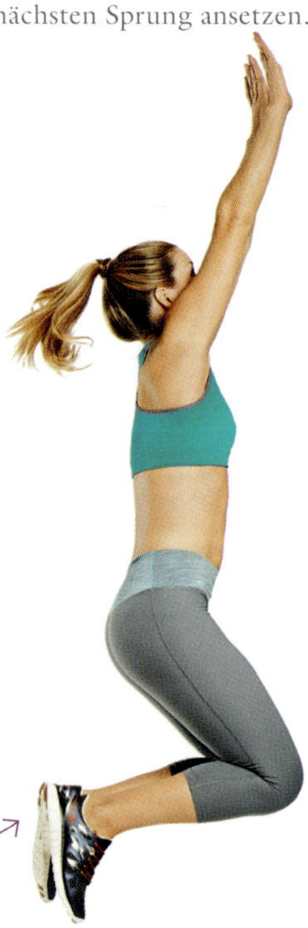

Zum Kennenlernen: Führen Sie die Arme locker seitlich mit.

Zur Steigerung: Berühren Sie mit den Händen den Boden, damit Sie so tief wie möglich aus der Hocke zum Sprung ansetzen können.

Kreuzschritt-High-Jump-Kombis

MOBILISIEREN: den gesamten Körper **BONUSEFFEKT:** Koordinationstraining

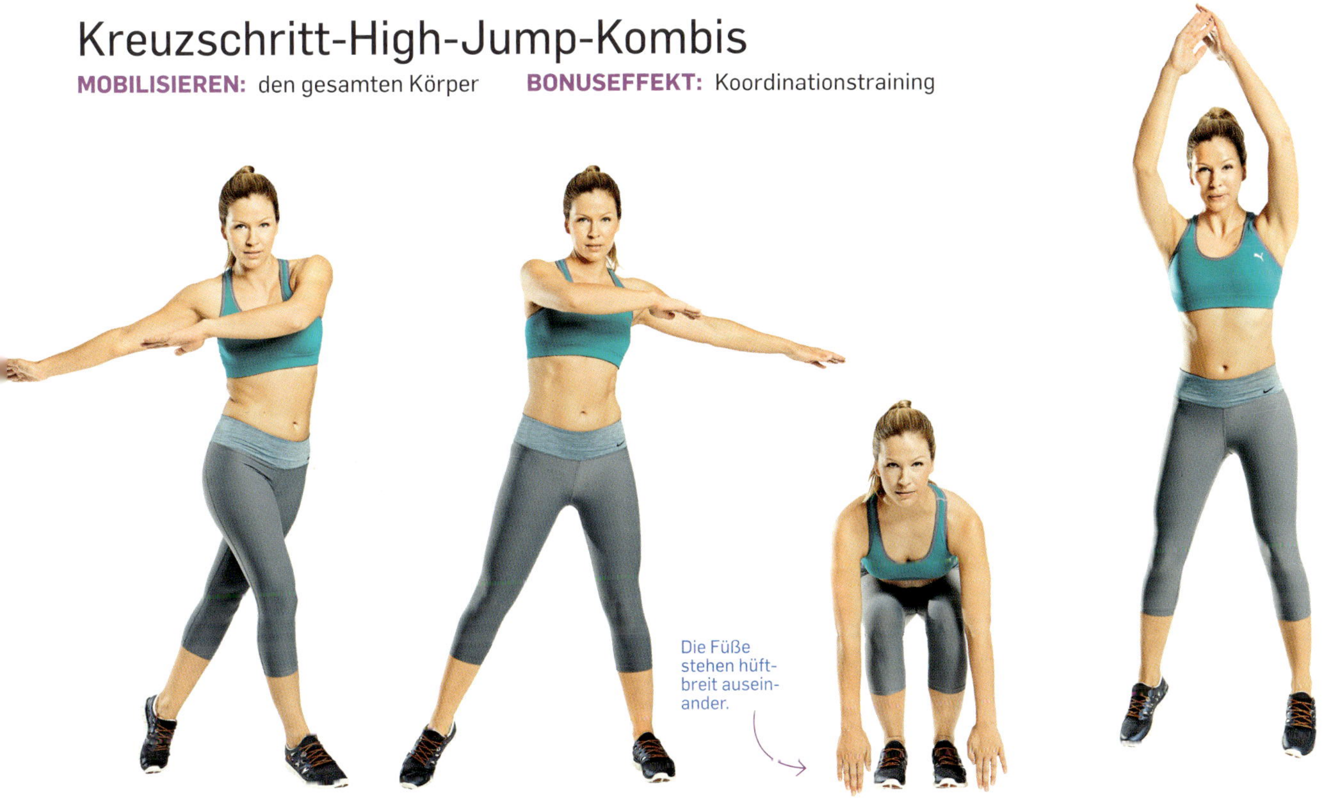

A

- Hüftbreiter Stand. Mit dem rechten Fuß vor dem linken Bein nach links übersetzen. Gleichzeitig die Arme gestreckt auf Brusthöhe zur rechten Seite führen.

D

- Den linken Fuß nachziehen und in weitem Abstand zum rechten Fuß auf der linken Seite absetzen. Dabei die Arme auf Schulterhöhe nach links führen.

C

- Tief in die Hocke gehen, bis der Oberkörper ganz nah an den Oberschenkeln ist. Den Po dabei weit nach hinten schieben, den Bauch anspannen und den Rücken gerade halten. Die Arme sind gestreckt, die Finger berühren den Boden.

D

- Mit beiden Füßen fest vom Boden abdrücken und so hoch wie möglich senkrecht in die Luft springen. Die Arme zur Unterstützung hochreißen. Auf beiden Füßen landen und den Kreuzschritt zur rechten Seite ausführen. Erneut für den Strecksprung in die Hocke gehen und so weiter. Wiederholen Sie die Übung in einem hohen Tempo.

Zum Kennenlernen: Absolvieren Sie die Übung im Schritttempo.

Zur Steigerung: Führen Sie die Seitschritte gesprungen aus und ziehen Sie beim Strecksprung zusätzlich beide Knie auf Hüfthöhe an.

Tiefe Schrittstellung mit Kniestoß

MOBILISIERT: den gesamten Körper **BONUSEFFEKT:** Dehnung in den Hüftbeugern

A

- Schrittstellung. Der linke Fuß ist vorn. Den rechten Fuß so weit wie möglich nach hinten schieben und den Oberkörper so weit nach vorn beugen, dass die rechte Hand den Boden berührt. Das linke Bein ist gebeugt, der linke Unterarm auf dem Oberschenkel aufgestützt. Der Rücken bleibt gerade, der Blick geht zum Boden.

B

- Das Gewicht auf den linken Fuß verlagern und das rechte Knie bis auf Bauchnabelhöhe hochziehen. Dabei den gesamten Körper aufrichten und das linke Bein durchstrecken. Den linken Ellbogen zum rechten Knie führen, dazu den Oberkörper leicht nach rechts drehen und vorbeugen. Der rechte Arm schwingt dynamisch nach hinten. Zurück zu Position A gehen. Nach den vorgegebenen Wiederholungen die Übung auf der anderen Seite noch einmal ausführen.

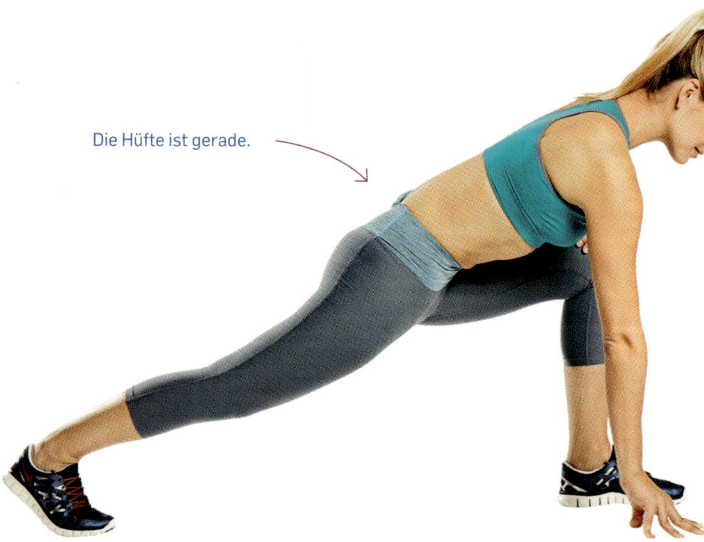
Die Hüfte ist gerade.

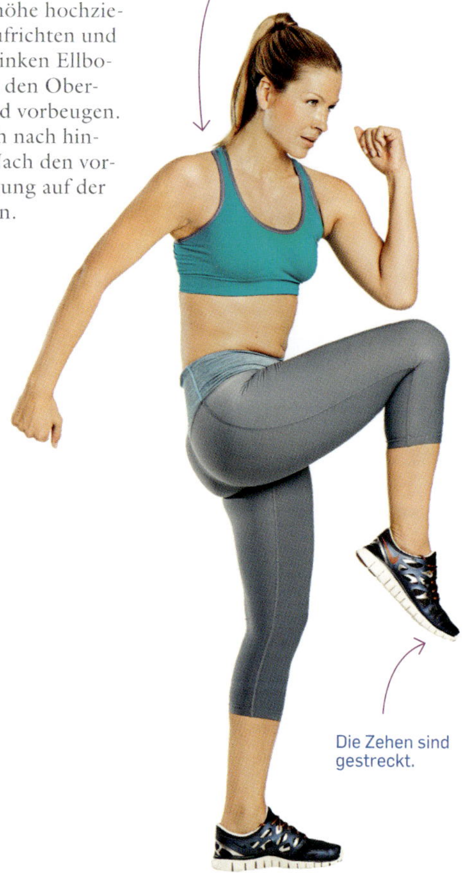
Der Oberkörper ist aufrecht.
Die Zehen sind gestreckt.

Zum Kennenlernen: Starten Sie in der Schrittstellung, ohne das hintere Bein nach hinten zu schieben und den Oberkörper abzusenken.

Zur Steigerung: Absolvieren Sie die Übung gesprungen.

Seilspringen

MOBILISIERT: den gesamten Körper **BONUSEFFEKT:** Sprungkrafttraining

Ausführung

- Enger Stand. Die Unterarme neben dem Körper seitlich anwinkeln, als ob Sie ein Springseil in den Händen hielten. Die Hände zur Faust ballen. Kleine, schnelle Sprungbewegungen auf der Stelle ausführen. Die Unterarme dabei dynamisch nach vorn drehen.

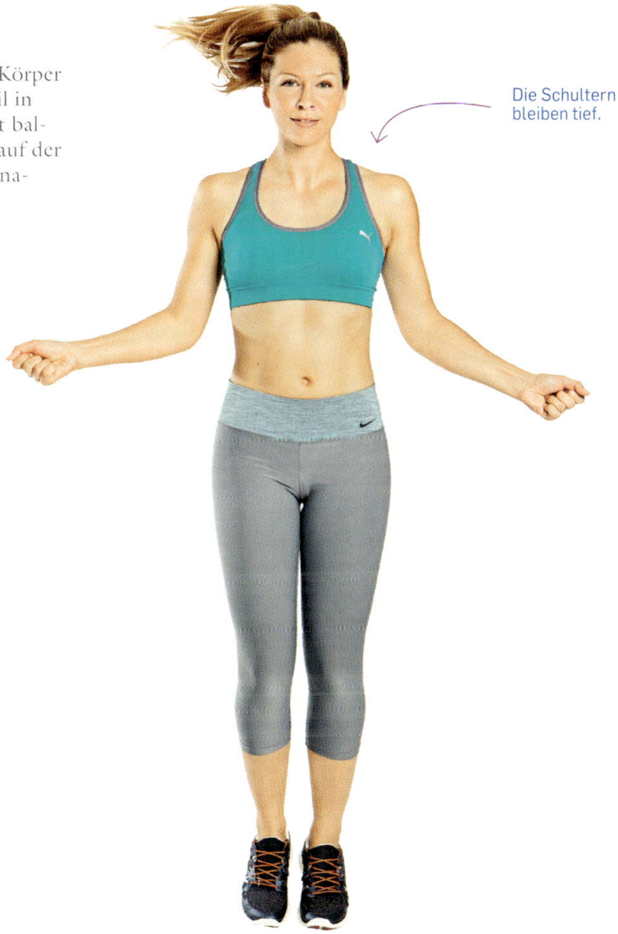

Zum Kennenlernen: Heben Sie die Füße nacheinander leicht an, als ob Sie über ein Seil gehen wollten. Beginnen Sie mit dem rechten Fuß, im nächsten Durchgang startet der linke Fuß.

Zur Steigerung: Ziehen Sie die Knie bei jedem Sprung in Richtung des unteren Bauchs.

Kleine Hilfsmittel für größere Effekte: Verwenden Sie ein Stück Wäscheleine oder ein anderes schweres Band. Die Länge bestimmen Sie so: Stellen Sie sich mit beiden Füßen auf das Band und greifen Sie die Enden – diese sollten Ihnen bis zu den Achseln reichen.

Warm-up

Skater-Sprünge

MOBILISIEREN: den gesamten Körper **BONUSEFFEKT:** Sprungkrafttraining

A

- In eine tiefe Hocke gehen. Dazu den Po nach hinten schieben und den Oberkörper nach vorn beugen. Das linke Bein zur Seite setzen, das Knie ist jetzt noch leicht gebeugt. Den linken Arm angewinkelt vor dem Körper halten, den rechten Arm nach hinten ausstrecken.

B

- Mit dem rechten Fuß fest vom Boden abdrücken, die Beine strecken und auf die linke Seite springen. Sofort wieder in die Hocke gehen. Jetzt ist das rechte Bein seitlich ausgestreckt und der rechte Arm ist angewinkelt vor dem Körper. Nun zur rechten Seite springen.

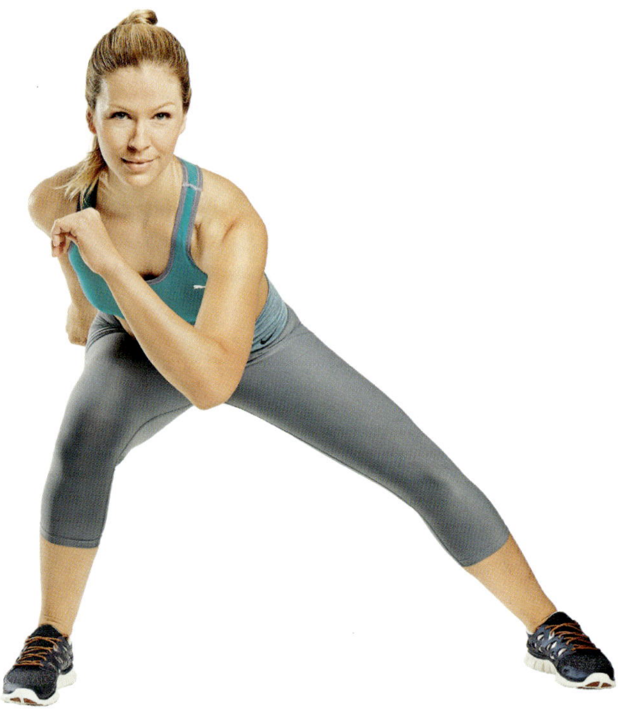

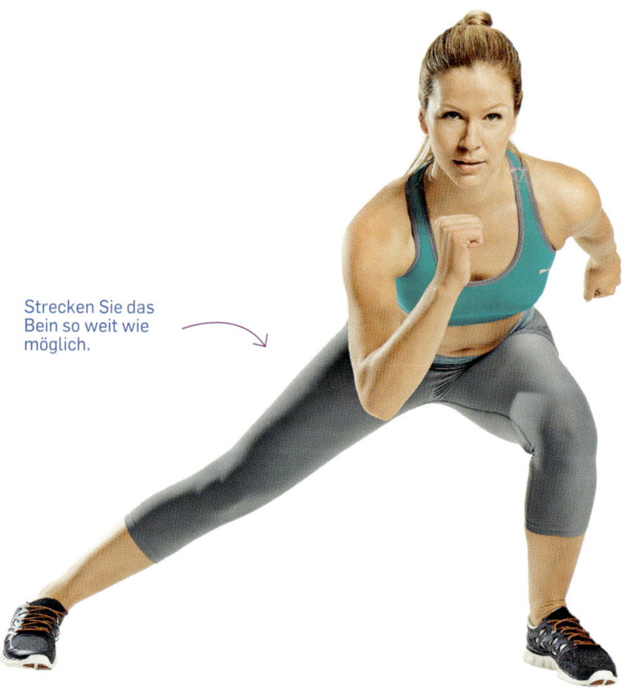

Zum Kennenlernen: Gehen Sie nicht in die Hockposition, sondern führen Sie die Seitsprünge nur mit leicht gebeugten Beinen aus.

Zur Steigerung: Tippen Sie kurz mit den Fingern der vorderen Hand auf die Zehen des angewinkelten Beins.

Pendlerin

MOBILISIERT: den gesamten Körper **BONUSEFFEKT:** Koordinationstraining

A

- Hüftbreiter Stand. Leicht in die Hocke gehen, den Oberkörper nach vorn lehnen und die Arme gestreckt neben dem Körper halten. Jetzt nach rechts springen und nur auf dem rechten Fuß landen. Den linken Unterschenkel nach hinten anwinkeln. Dabei versuchen, mit den Fingern der rechten Hand auf den Boden zu kommen.

B

- Aus dieser Position heraus nach links springen und nur auf dem linken Fuß landen. Auch hier versuchen, mit den Fingern zum Boden zu kommen. Wechselseitig wiederholen.

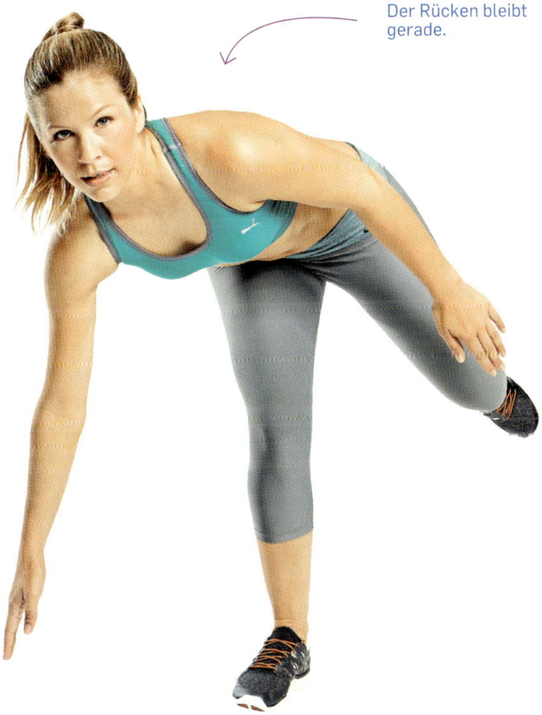

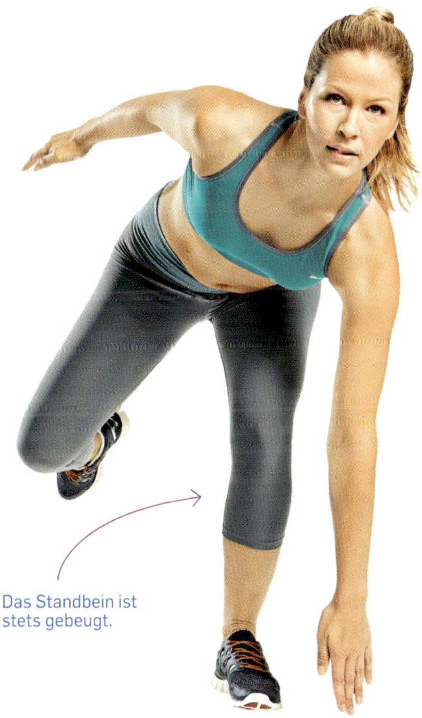

Zum Kennenlernen: Gehen Sie nur leicht in die Hocke.

Zur Steigerung: Springen Sie noch weiter zur Seite.

Cool-down

Schrittstellung mit Abdruck

DEHNT: Waden, Achillessehnen **BONUSEFFEKT:** krampflösend

A

- Mit dem linken Fuß vorn vor eine Wand stellen. Die Hände auf Brusthöhe gegen die Wand stützen, der Oberkörper ist leicht nach vorn geneigt. Den rechten Fuß so weit zurücksetzen, dass eine deutliche Dehnung in der Wade spürbar ist. Die Position halten.

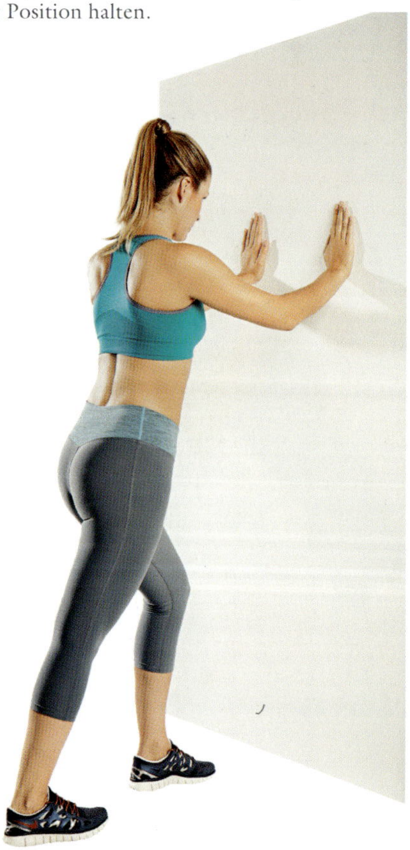

B

- Nun das hintere Bein beugen, die Ferse bleibt auf dem Boden. Auch der übrige Körper bewegt sich nicht. Nach Ablauf der vorgegebenen Haltezeit die Beinstellung wechseln und die Übung erneut ausführen.

DIE DREI WICHTIGSTEN REGELN FÜRS RICHTIGE DEHNEN

1. Langsam und vorsichtig vorgehen.
2. Ein Spannungsgefühl zeigt: bis hierher und nicht weiter!
3. Das Atmen nicht vergessen! Und zwar ruhig und gleichmäßig.

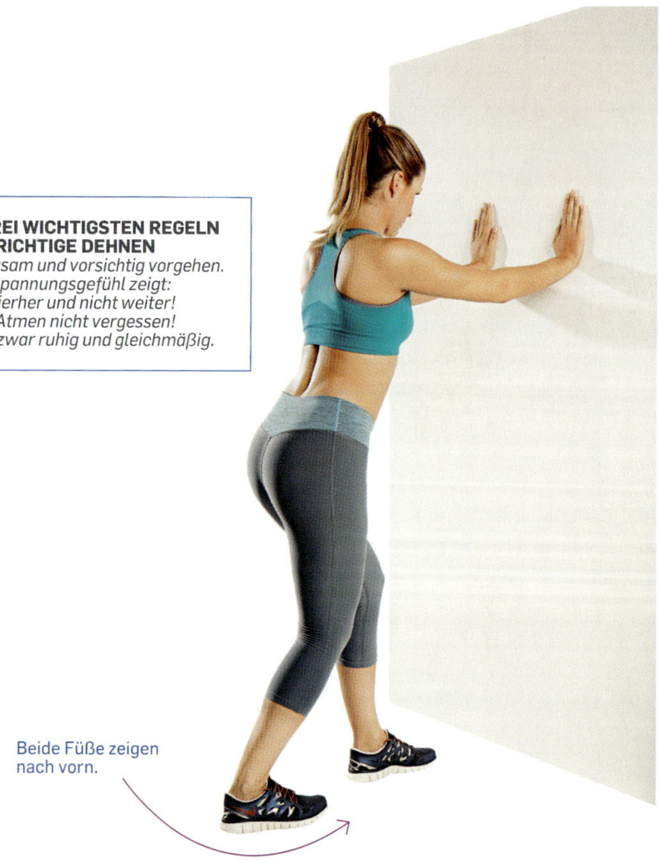

Zum Kennenlernen: Stellen Sie den hinteren Fuß direkt hinter der vorderen Ferse auf.

Zur Steigerung: Je größer die Schrittstellung ist und je tiefer Sie Ihren Körper absenken, desto intensiver wird auch die Dehnung.

Storchenstand

DEHNT: den Po

BONUSEFFEKT: Balancetraining

Ausführung

- Hüftbreiter Stand. Das Gewicht auf den rechten Fuß verlagern und den linken Fußknöchel auf den rechten Oberschenkel legen. Mit beiden Händen unten an das linke Schienbein beziehungsweise an das Fußgelenk greifen und das Standbein beugen. Den Oberkörper dazu nach vorn lehnen und den Po nach hinten schieben. Der Bauch ist angespannt, der Rücken gerade. Nach Ablauf der vorgegebenen Haltezeit die Beinstellung wechseln und die Übung erneut ausführen.

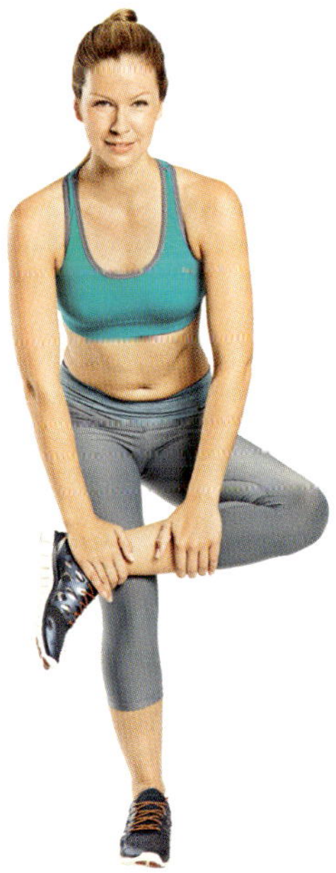

Das Knie des übergeschlagenen Beins zeigt nach außen.

Zum Kennenlernen: Halten Sie sich mit der Hand fest, die gegengleich zum angehobenen Bein ist.

Zur Steigerung: Je stärker Sie das Standbein beugen, desto intensiver wird die Dehnung.

Seitbeuge mit überkreuzten Beinen

DEHNT: Oberschenkel-Außenseiten, kleinen und mittleren Pomuskel, oberen Rücken, seitliche Rumpfmuskeln

Ausführung

- Hüftbreiter Stand. Das linke Bein vor dem rechten kreuzen, den linken Fuß direkt neben den rechten stellen. Beide Arme hochstrecken. Über dem Kopf mit der rechten Hand das linke Handgelenk greifen. Den Oberkörper nach rechts beugen und die Dehnung verstärken. Dazu sanft mit der rechten Hand am linken Handgelenk ziehen. Nach Ablauf der vorgegebenen Haltezeit Beinstellung und Seite wechseln.

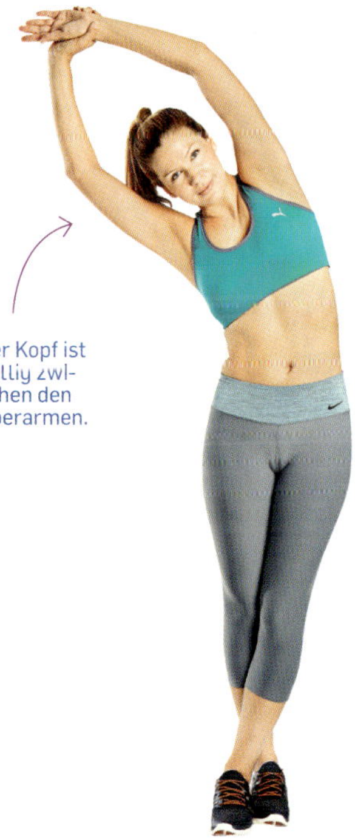

Der Kopf ist mittig zwischen den Oberarmen.

Zum Kennenlernen: Führen Sie die Seitbeuge und das Überkreuzen der Beine hintereinander aus.

Zur Steigerung: Für mehr Dehnung in Beinen und Po vergrößern Sie den Abstand zwischen den Füßen.

Diagonale Dreieckshaltung

DEHNT: Oberschenkel-Innenseiten, Brustmuskeln, Bizeps

Ausführung

- Sehr breiter Stand. Den Oberkörper mit gestreckten Beinen so weit nach vorn beugen, dass die Hände den Boden berühren. Nur die rechte Hand aufsetzen – die Finger zeigen nach rechts – und den linken Arm nach oben aufdrehen. Der Blick folgt der linken Hand. Nach Ablauf der vorgegebenen Haltezeit wieder aufrichten und die Übung zur anderen Seite ausführen.

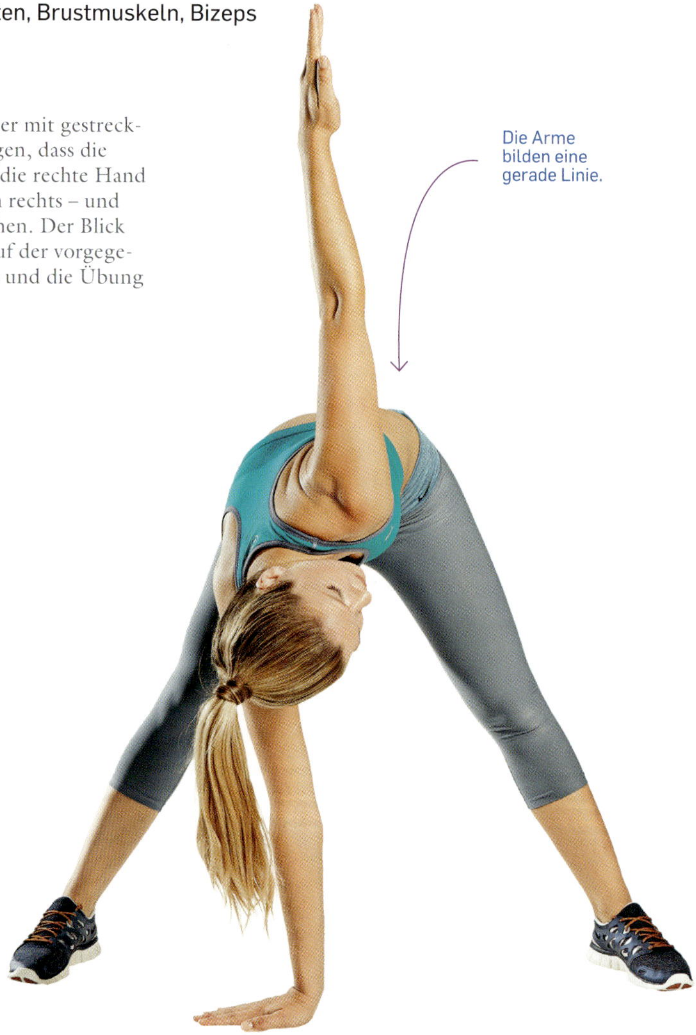

Zum Kennenlernen: Verkleinern Sie den Abstand zwischen den Füßen.

Zur Steigerung: Wechseln Sie die Seite, ohne sich zwischendurch aufzurichten.

Kleine Hilfsmittel für größere Effekte: Kommen Sie mit der Hand nicht ganz bis auf den Boden, stützen Sie sich stattdessen auf einem Stapel Bücher oder einer kleinen Kiste ab.

Tiefes Vorbeugen

DEHNT: hintere Oberschenkel, Waden

Ausführung

- Enger Stand. Die linke Ferse einen Schritt vor dem rechten Fuß aufstellen, das linke Bein ist gestreckt. Das rechte Bein beugen und mit dem Oberkörper so weit nach vorn lehnen, dass Sie mit den Händen die Zehen des linken Fußes greifen können. Die Zehen in Richtung des Schienbeins ziehen. Nach Ablauf der vorgegebenen Haltezeit die Beinstellung wechseln und die Übung erneut ausführen.

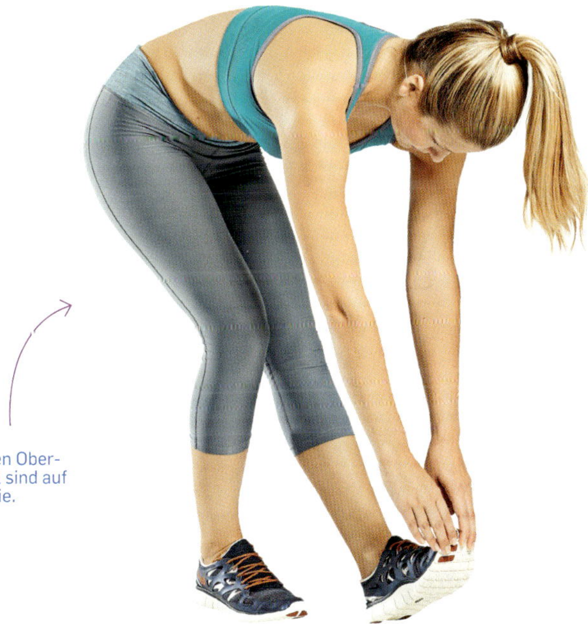

Die beiden Oberschenkel sind auf einer Linie.

Zum Kennenlernen: Legen Sie die Hände auf dem Oberschenkel des gebeugten Beins ab und ziehen Sie die Zehen aus der Kraft der Fußmuskeln in Richtung Schienbein.

Zur Steigerung: Legen Sie das gestreckte Bein auf einer leichten Erhöhung wie einem Stapel Bücher ab.

Cool-down

Hüftöffner

DEHNT: vordere Oberschenkel, Hüfte, Brust, Schultern

Ausführung

- Auf den Boden setzen und die Hände hinter dem Po aufstützen. Die Finger zeigen zum Po. Den linken Fuß aufstellen und das rechte Bein so anwinkeln, dass der rechte Fuß unter dem linken Oberschenkel ist. Jetzt den Po anheben, bis der linke Oberschenkel und der Oberkörper möglichst eine Linie bilden. Die Arme sind gestreckt, der Blick geht schräg nach oben. Nach Ablauf der vorgegebenen Haltezeit die Beinstellung wechseln und die Übung erneut ausführen.

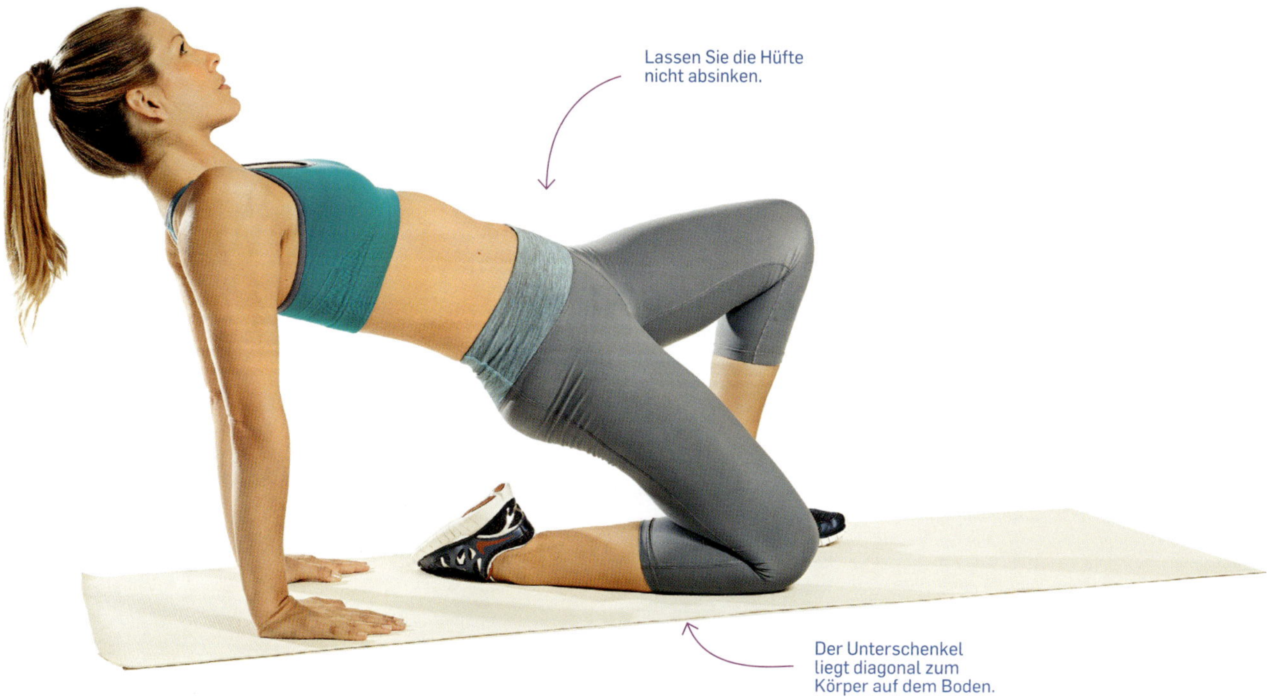
Lassen Sie die Hüfte nicht absinken.
Der Unterschenkel liegt diagonal zum Körper auf dem Boden.

Gedehnte Rücklage

DEHNT: Hüftbeuger, vordere Oberschenkel, Po

A

- Mit ausgestreckten Beinen auf den Boden setzen. Die Hände hinter dem Po aufstützen. Den Oberkörper leicht nach hinten lehnen. Jetzt den rechten Unterschenkel seitlich anwinkeln, die Zehen sind gestreckt.

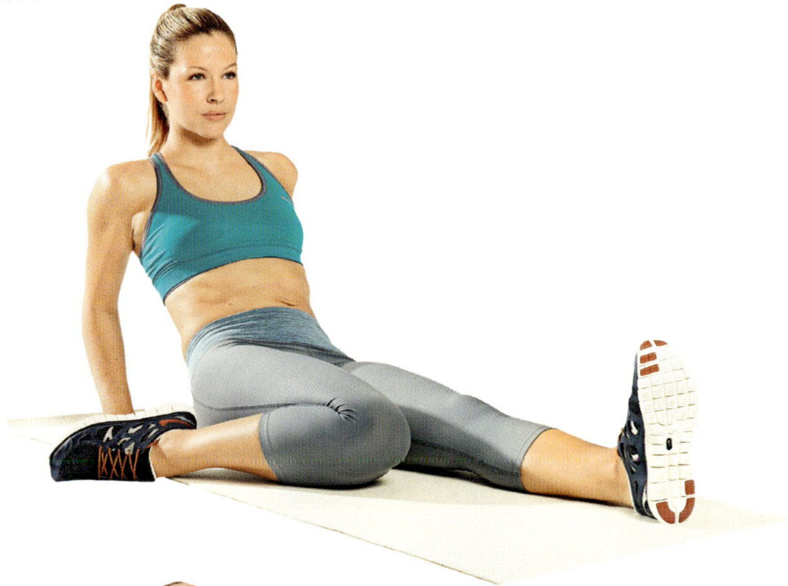

B

- Die Unterarme ganz auf dem Boden ablegen. Dazu den Oberkörper noch weiter nach hinten lehnen. Gleichzeitig den linken Fuß vor das rechte Knie legen, das linke Knie zeigt nach außen. Nach Ablauf der vorgegebenen Haltezeit die Beinstellung wechseln und die Übung erneut ausführen.

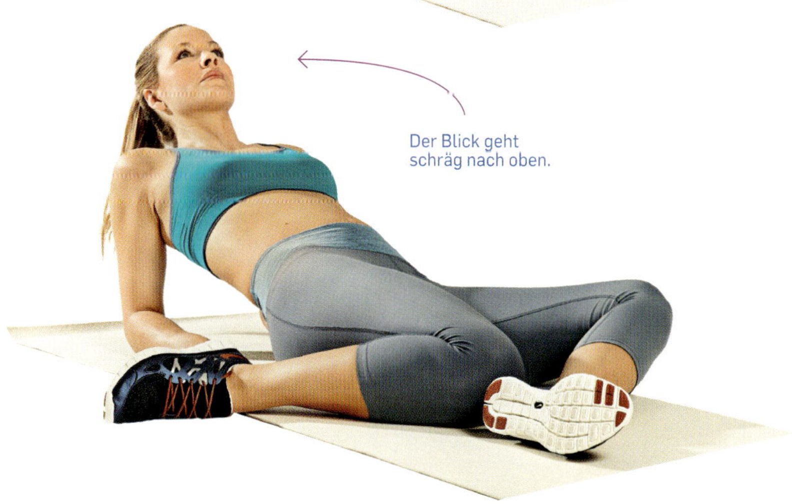

Zum Kennenlernen: Ziehen Sie den Unterschenkel nur leicht auf die Seite.

Zur Steigerung: Legen Sie sich mit dem Rücken ganz auf den Boden.

Cool-down

Dehnung im tiefen Ausfallschritt

DEHNT: vordere Oberschenkel, Hüfte

Ausführung

- Eine lange Schrittstellung einnehmen – der linke Fuß ist vorn – und die Beine so tief absenken, dass das hintere Knie den Boden berührt. Den Oberkörper neben dem linken Bein weit nach vorn beugen. Die rechte Hand ist parallel zum linken Fuß auf dem Boden aufgestützt, die Finger zeigen nach vorn. Mit der linken Hand das rechte Handgelenk greifen und den linken Ellbogen an das linke Sprunggelenk legen. Nach Ablauf der vorgegebenen Haltezeit die Beinstellung wechseln und die Übung erneut ausführen.

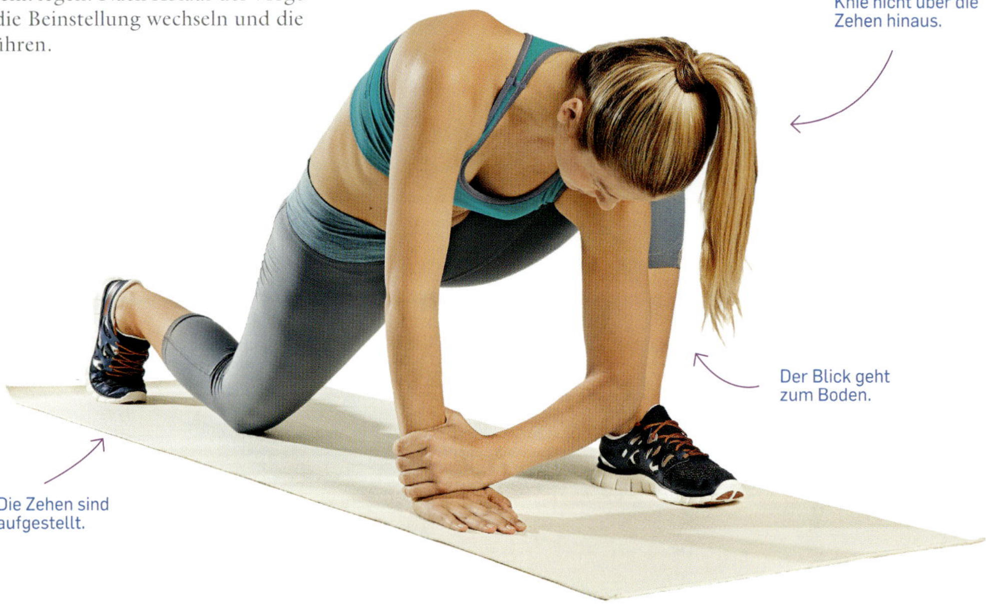
Schieben Sie das Knie nicht über die Zehen hinaus.
Der Blick geht zum Boden.
Die Zehen sind aufgestellt.

Zum Kennenlernen: Halten Sie den Oberkörper aufrecht und konzentrieren Sie sich auf die Dehnung des vorderen Oberschenkels.

Zur Steigerung: Heben Sie das hintere Knie an.

Kleine Hilfsmittel für größere Effekte: Legen Sie ein Kissen oder Handtuch unter das Knie, wenn Ihnen diese Position unangenehm ist.

Tiefe Vorlage

DEHNT: Hüfte, vordere Oberschenkel, Oberschenkel-Innenseiten

Ausführung

- Auf die Unterarme stützen und das linke Bein unterhalb des Bauchs anwinkeln. Die Fußsohle zeigt zur rechten Seite. Das rechte Bein ist einschließlich der Zehen lang ausgestreckt. Nach Ablauf der vorgegebenen Haltezeit die Beinstellung wechseln und die Übung erneut ausführen.

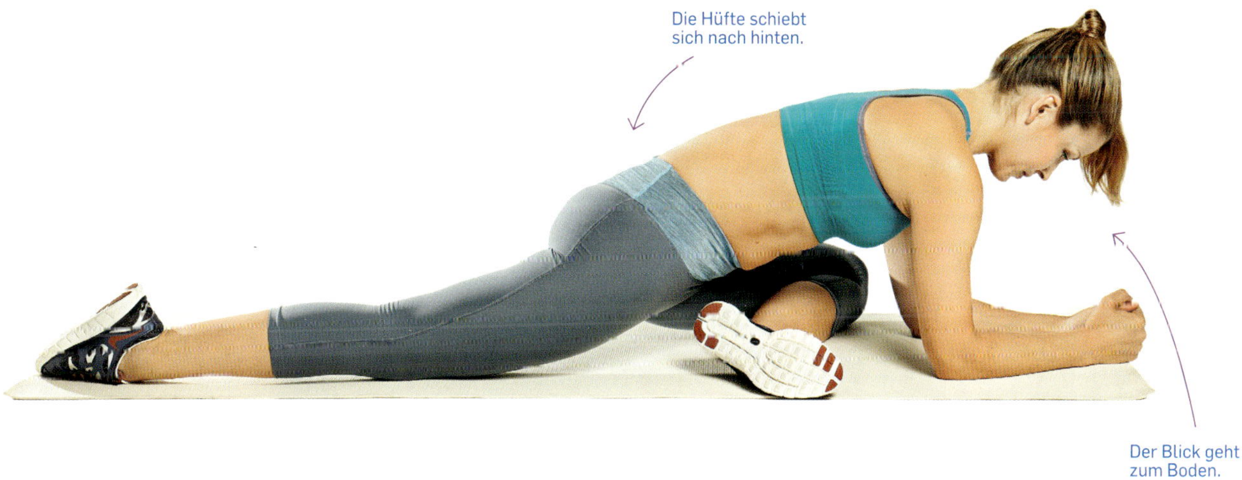
Die Hüfte schiebt sich nach hinten.
Der Blick geht zum Boden.

Zum Kennenlernen: Stützen Sie sich mit den Händen auf, die Arme sind gestreckt.

Zur Steigerung: Wandern Sie mit den Unterarmen in Richtung des angewinkelten Knies, um die Dehnung zu verstärken.

Durchgriff

DEHNT: Po, Innenschenkel

Ausführung

- Auf den Rücken legen. Beide Füße bequem aufstellen. Nun den linken Unterschenkel auf den rechten Oberschenkel legen, das linke Knie zeigt nach außen. Mit beiden Händen an den hinteren rechten Oberschenkel greifen und das Bein sanft zum Körper ziehen. Das rechte Knie steht nun über der Hüfte, der Unterschenkel ist parallel zum Boden. Nach Ablauf der vorgegebenen Haltezeit die Beinstellung wechseln und die Übung erneut ausführen.

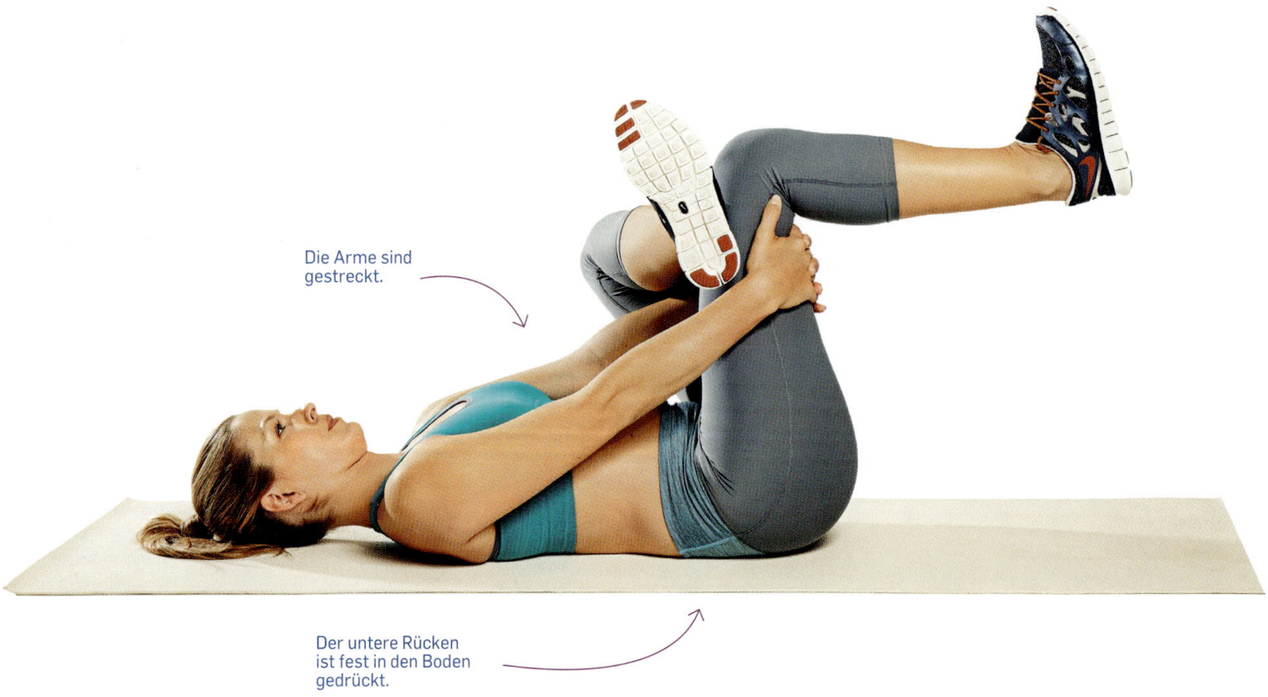
Die Arme sind gestreckt.
Der untere Rücken ist fest in den Boden gedrückt.

Zur Steigerung: Heben Sie den Po an und verstärken Sie den Zug der Hände auf das Bein.

Seitliche Überlagerung

DEHNT: Po, hintere Oberschenkel **BONUSEFFEKT:** Linderung von Verspannungen im unteren Rücken

A

- Auf den Rücken legen, der rechte Arm ist lang neben dem Körper. Das linke Bein angewinkelt anheben, sodass das Knie über der Hüfte steht.

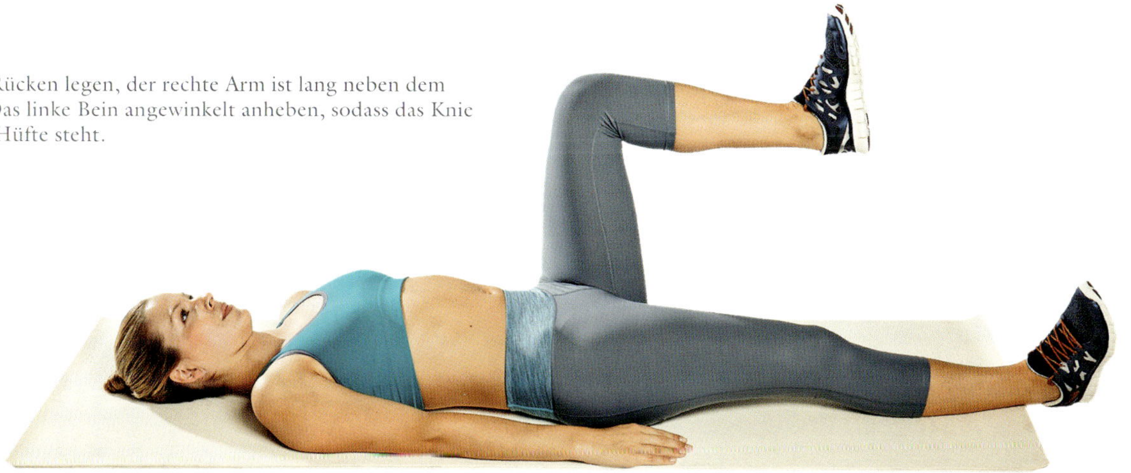

B

- Den linken Arm auf Schulterhöhe zur Seite ausstrecken. Das linke Knie auf die rechte Seite führen und mit der rechten Hand umfassen. Der linke Fußspann liegt auf der rechten Kniekehle. Schieben Sie die Hüfte nach links, um einen sanften Gegendruck zu erzeugen. Nach Ablauf der vorgegebenen Haltezeit die Beinstellung wechseln und die Übung erneut ausführen.

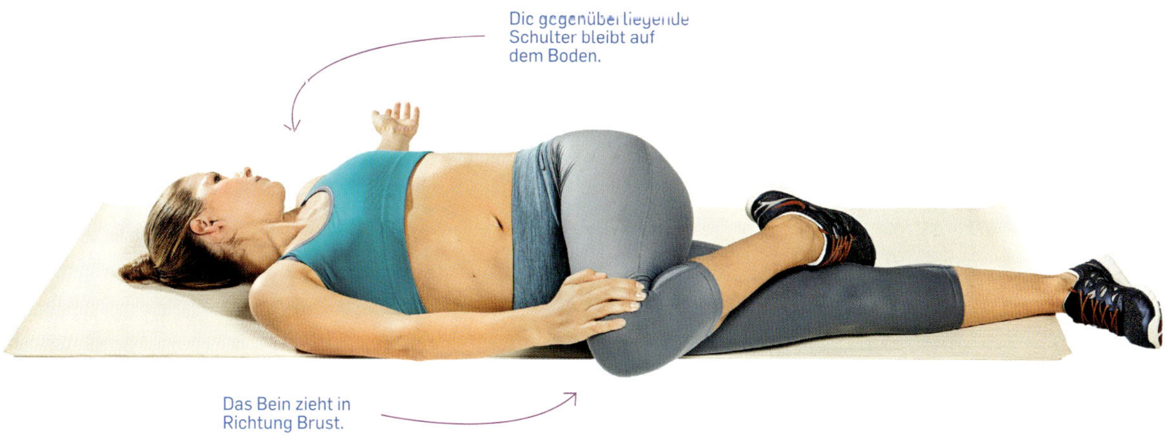
Die gegenüberliegende Schulter bleibt auf dem Boden.
Das Bein zieht in Richtung Brust.

Zum Kennenlernen: Stellen Sie beide Füße auf und lassen Sie beide Beine zu einer Seite fallen.

Zur Steigerung: Stellen Sie den Fuß des angewinkelten Beins auf die Außenseite des anderen Knies.

Cool-down

Fersensitz

DEHNT: Schienbeinmuskeln

BONUSEFFEKT: Linderung beim Schienbeinkanten-Syndrom (ein häufiges Problem von Joggerinnen)

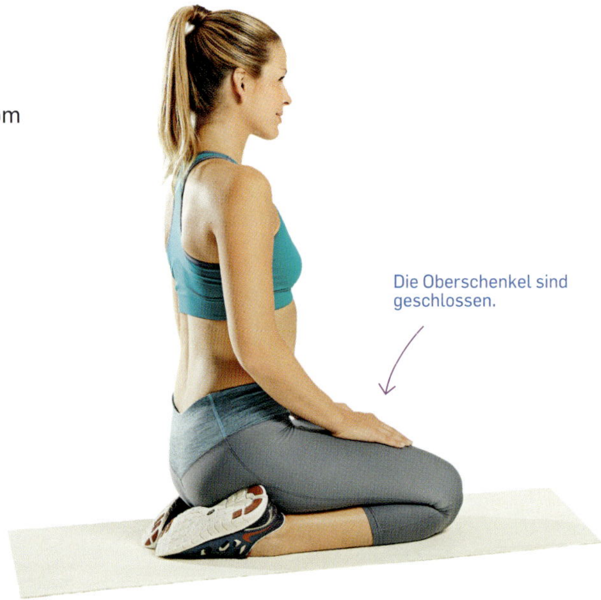

Ausführung

- Auf die Knie gehen. Die Fersen nach außen fallen lassen und mit dem Po zwischen die Fußinnenkanten setzen. Der Oberkörper ist aufrecht, die Hände liegen locker auf den Oberschenkeln.

Zum Kennenlernen: Setzen Sie sich auf die aufgestellten Fersen.

Zur Steigerung: Stützen Sie die Hände neben den Oberschenkeln auf und heben Sie die Beine bis auf die Zehen an.

Kobra

DEHNT: Bauch, unteren Rücken, Hüfte

BONUSEFFEKT: idealer Ausgleich für stundenlanges Sitzen

Ausführung

- Mit ausgestreckten Beinen auf den Bauch legen. Die Hände in einer Linie zu den Hüften aufstützen und durch den so aufgebauten Druck den Oberkörper nach oben schieben. Der Blick geht zur Decke.

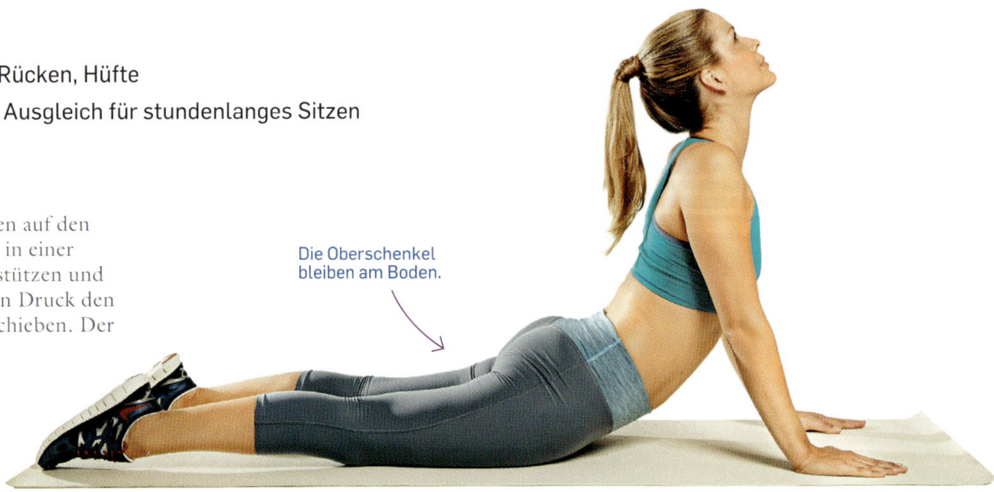

Zum Kennenlernen: Stützen Sie die Unterarme auf und drücken Sie den Oberkörper aus dieser Haltung nach oben.

Zur Steigerung: Drehen Sie den Oberkörper zu einer Seite und beugen Sie den gegengleichen Arm. Die Schulter dreht sich zum Boden. Wechseln Sie nach Ablauf der vorgegebenen Haltezeit die Seite und führen Sie die Übung erneut aus.

Tiefe Verbeugung

DEHNT: oberen Rücken, Schultern

Ausführung

- Enger Stand. Nach vorn beugen und mit den Händen die jeweils gegengleiche Kniekehle greifen. Das Kinn geht in Richtung Brust. Jetzt den Rücken so weit nach oben ziehen, bis eine Dehnung im oberen Rücken und in den Schultern spürbar wird.

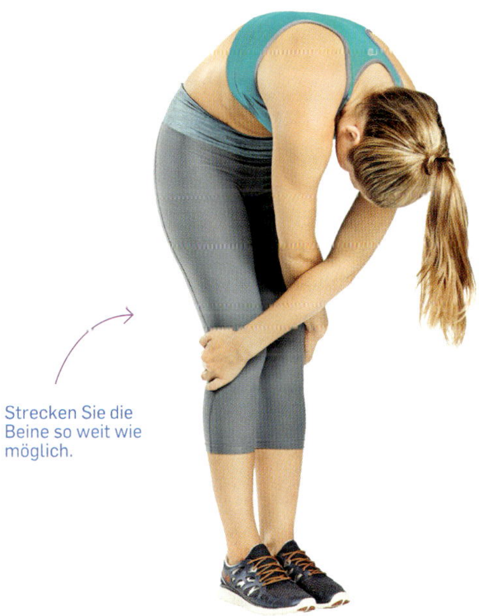
Strecken Sie die Beine so weit wie möglich.

Zum Kennenlernen: Schauen Sie zum Boden – so ist der Nacken nicht mehr beteiligt.

Umarmung

DEHNT: Schultern, Rücken

Ausführung

- Hüftbreiter Stand. Die Hände auf die jeweils gegengleiche Schulter legen. Die Schultern mit den Händen nach vorn ziehen und den Rücken runden.

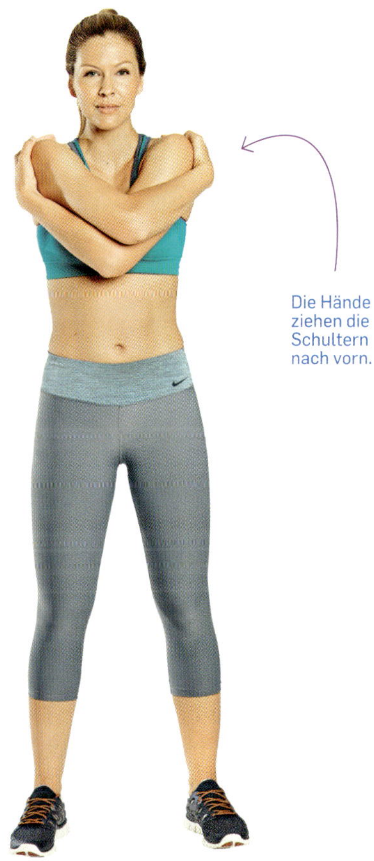
Die Hände ziehen die Schultern nach vorn.

Zum Kennenlernen: Üben Sie mit den Händen nur wenig Zug auf die Schultern aus.

Zur Steigerung: Führen Sie auch das Kinn zur Brust.

Cool-down

Abtauchen

DEHNT: oberen Rücken, Unterarme, Handbeugemuskeln

BONUSEFFEKT: Linderung bei Sehnenscheidenentzündungen sowie bei Tennis- und Golferarm

A

- Etwas weiter als hüftbreit hinstellen, die Beine sind leicht gebeugt. Die Finger ineinander verschränken und die Arme auf Brusthöhe nach vorn ausstrecken. Den Rücken runden und die Finger bewusst vom Körper wegschieben.

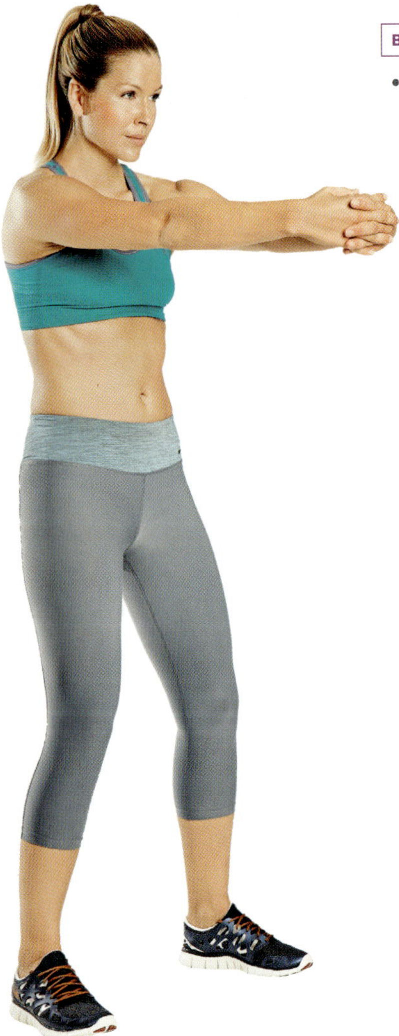

B

- Jetzt die Handinnenflächen nach außen drehen. Die Finger vom Körper wegschieben. Dazu den oberen Rücken weiter runden und das Kinn zur Brust führen.

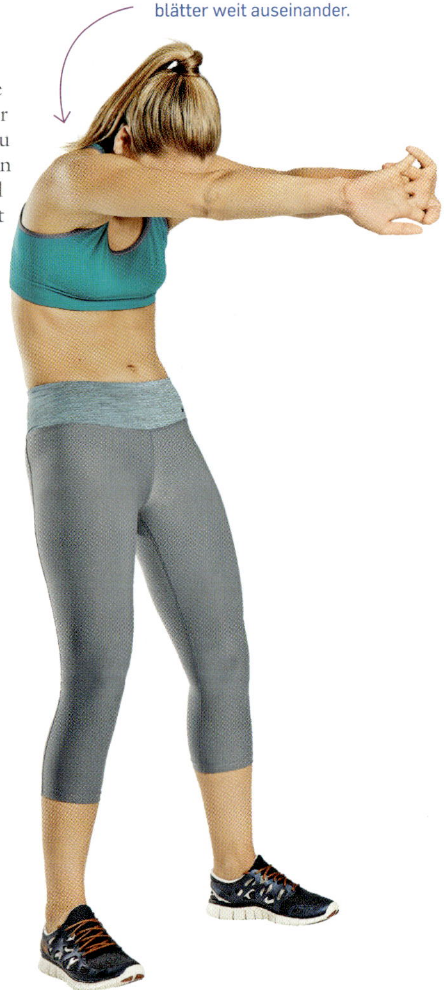

Ziehen Sie die Schulterblätter weit auseinander.

Zum Kennenlernen: Führen Sie die Übung im Sitzen durch.

Zur Steigerung: Strecken Sie in Position B die Arme senkrecht nach oben und schauen Sie den Händen nach.

Einhänger

DEHNT: Bizeps, Brust, Schultern

Ausführung

- Vor eine etwa hüfthohe Stange (oder die ebenso hohe Kante eines schweren Tisches) stellen und mit beiden Händen von unten an die Stange (oder Kante) greifen. Mit gestrecktem Körper nach vorn lehnen, weg von der Stange.

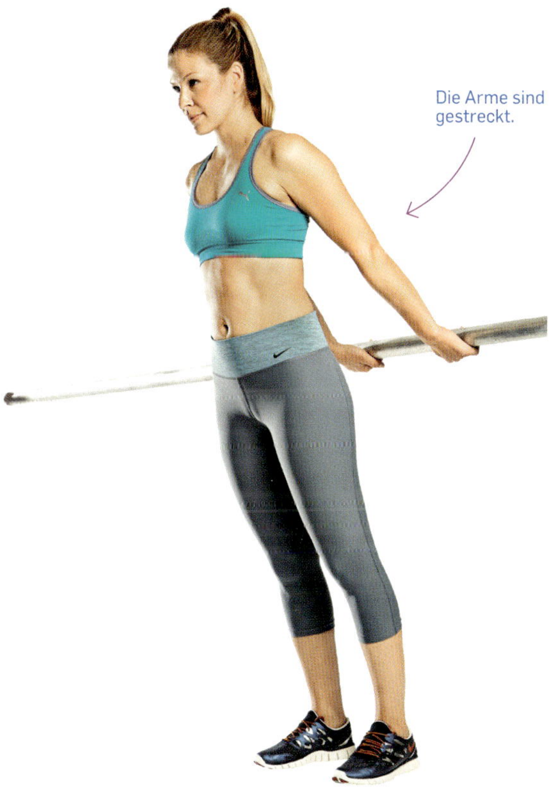

Zum Kennenlernen: Dehnen Sie einen Arm nach dem anderen.

Zur Steigerung: Je stärker die Schräglage, desto intensiver ist die Dehnung.

Rückgriff

DEHNT: den Trizeps

Ausführung

- Weiter Stand. Die rechte Hand in den Nacken legen, die Finger zeigen zum Boden, der Ellbogen zur Decke. Mit der linken Hand den rechten Ellbogen greifen und in Richtung Boden ziehen. Nach Ablauf der vorgegebenen Haltezeit den Arm wechseln und die Übung erneut ausführen.

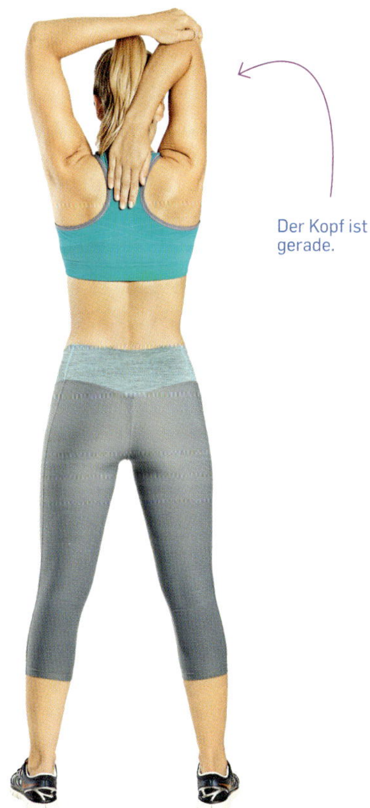

Zum Kennenlernen: Halten Sie in der angewinkelten Hand ein Handtuch und greifen Sie mit der anderen Hand auf Höhe des unteren Rückens dessen anderes Ende.

Cool-down

Wechselzug

DEHNT: die Schultern

BONUSEFFEKT: Linderung bei Schulterverspannungen

Ausführung

- Auf der linken Körperseite eine bequeme und stabile Lage einnehmen. Dazu die Beine anwinkeln. Den Kopf und den linken Oberarm ablegen. Mit der rechten Hand das linke Handgelenk fassen und den Arm sanft nach oben ziehen. Nach Ablauf der vorgegebenen Haltezeit die Seite wechseln.

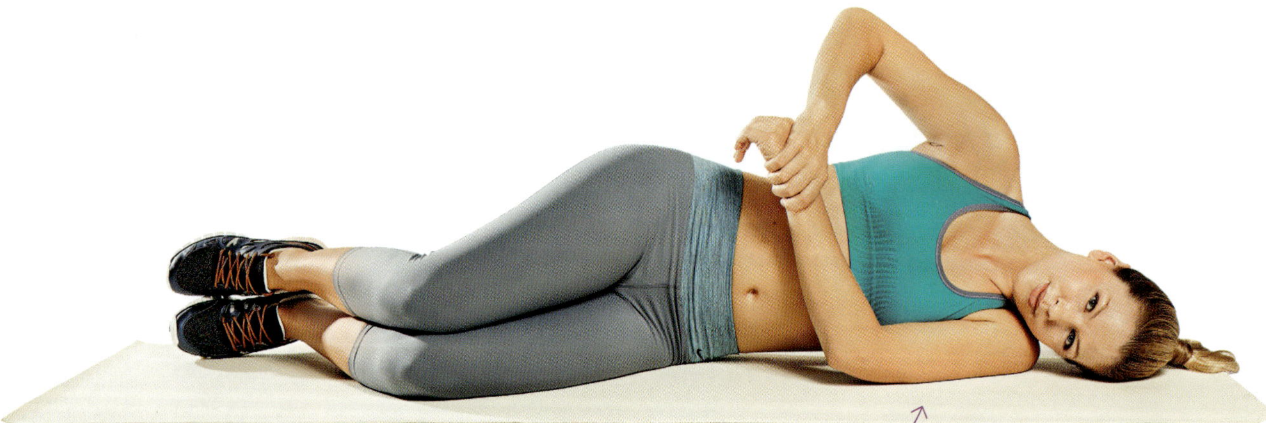

Der Oberarm bleibt auf dem Boden.

Untertauchen

DEHNT: oberen Rücken, Nacken

BONUSEFFEKT: Linderung bei Verspannungen der Halsmuskeln

A

- Hüftbreiter Stand. Die Hände in den Nacken legen. Die Ellbogen zeigen nach außen, der Blick geht nach vorn.

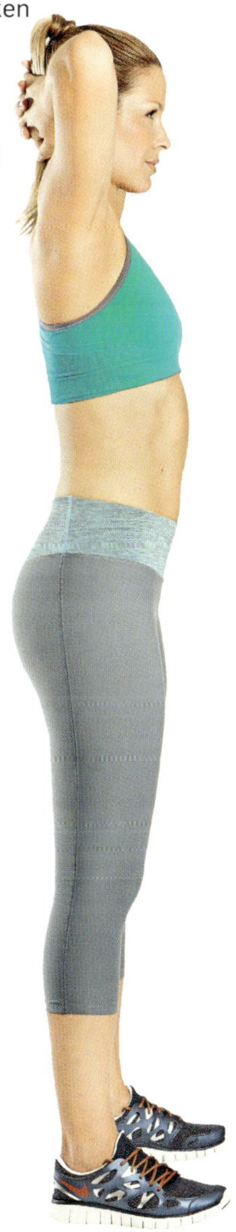

Die Finger sind ineinander verschränkt.

B

- Das Kinn in Richtung Brust ziehen und die Ellbogen so weit wie möglich zusammenführen. Mit den Händen leichten Druck auf den Hinterkopf ausüben.

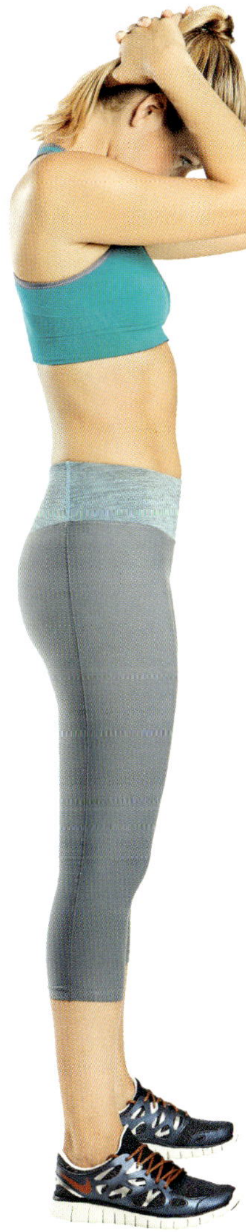

Zum Kennenlernen: Führen Sie die Übung ohne Hände aus.

Zur Steigerung: Erhöhen Sie den Druck der Hände – aber nur vorsichtig und dosiert!

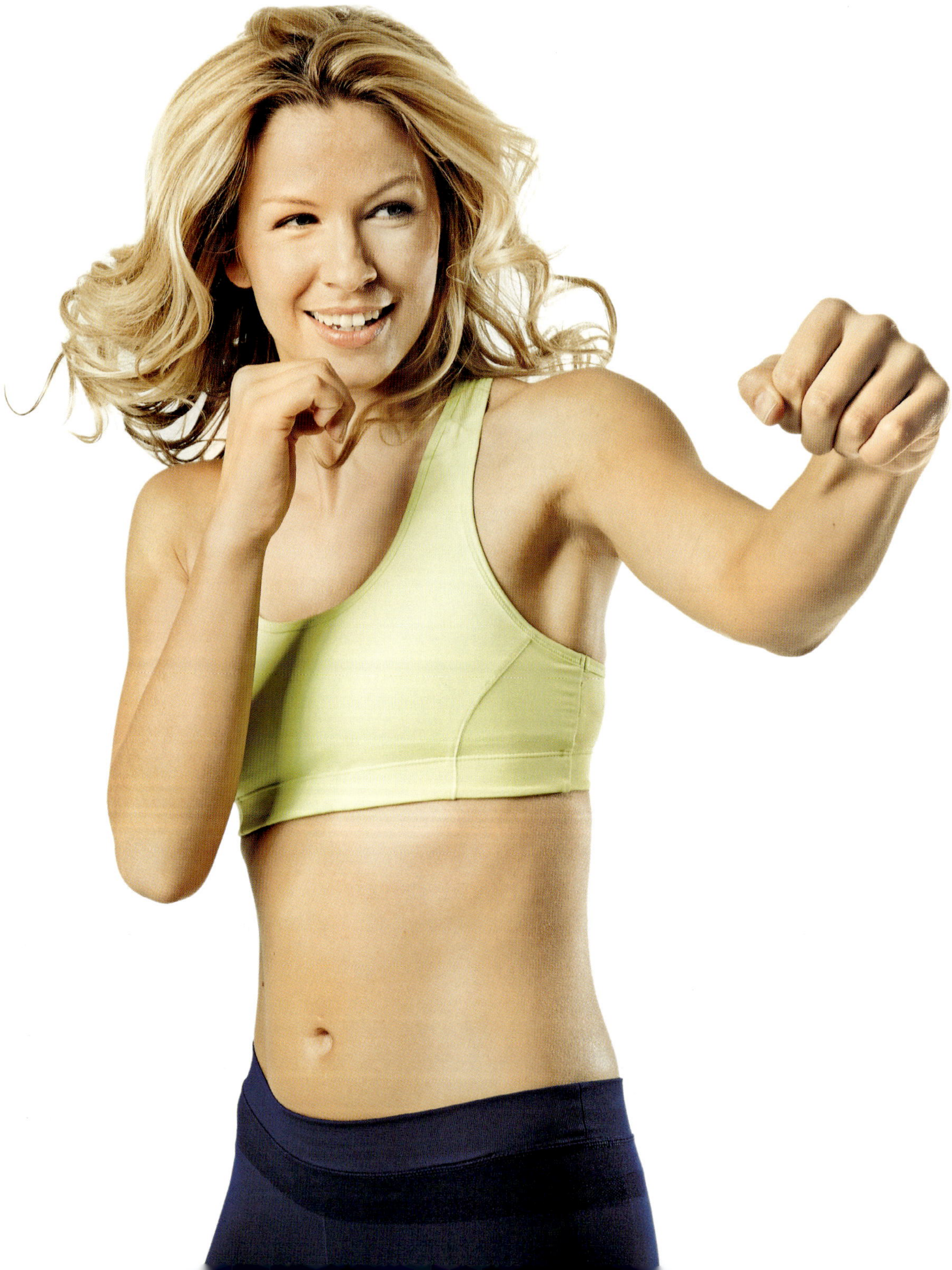

Kapitel 10:

Workouts

Los geht's: Jetzt kennen Sie die besten Übungen für jede Körperregion. Höchste Zeit, die Bewegungen clever zu kombinieren und ganz nach Ihrem persönlichen Ziel auszuführen. Auf den nächsten Seiten finden Sie dazu über 40 passende Workouts. Viel Spaß beim Ausprobieren! Und natürlich beim Fitter-, Schlanker- und Glücklicherwerden. Worauf warten Sie? Schlagen Sie zu!

Das Workout Ihrer Wahl

Damit Sie einen Überblick bekommen, welche Möglichkeiten Ihnen ein Workout ohne Geräte bietet, sind die vorgegebenen Übungskombinationen in die drei Kategorien **Traumkörper-**, **Erste-Hilfe-** und **(Höchst-)Leistungstraining** aufgeteilt. Der erste Teil richtet sich gezielt an die 15 möglichen Stellen, die Ihnen beim Blick in den Spiegel negativ auffallen könnten. Bei den Top 5 der weiblichen Problemzonen finden Sie zusätzlich eine **Turbo-Version**, die auch bei wenig Zeit für straffe Ergebnisse sorgt. Danach folgen Lösungen für 15 häufige Probleme, die Ihr Wohlbefinden beeinträchtigen. Obendrein verbessert der letzte Abschnitt Ihre Performance in zehn verschiedene Richtungen, was Ihnen auch bei der Ausübung von diversen Sportarten zugutekommt.

Wie genau das Workout-Prinzip funktioniert? Spielend einfach! Im Klartext: wie ein Puzzle. Wenn Sie eine Übung innerhalb einer Einheit nicht mögen oder Ihnen diese im Lauf der Zeit auch in der verschärften Variante („Zur Steigerung") zu langweilig geworden ist, können Sie diese gegen eine andere Übung aus dem entsprechenden Kapitel tauschen. Achten Sie nur darauf, dass die gleichen Muskeln angesprochen werden. Um neue Reize zu schaffen, lässt sich auch die gesamte Einheit durch andere Übungen aus dem gleichen Bereich ersetzen. Dies sollten Sie spätestens nach drei Monaten tun, um stetig neue Erfolge feiern zu können. Sie werden sehen: Nach und nach werden Sie immer mutiger werden – und sich in eine echte Trainingsexpertin verwandeln! Bevor Sie loslegen, werfen Sie einen Blick auf die folgenden Tipps zur Ausführung. Generell gilt: Wenn Sie stark übergewichtig sind, sehr lange keinen Sport gemacht oder gesundheitliche Probleme haben, sollten Sie vorab unbedingt einen Arzt um grünes Licht für Ihre Workout-Aktivitäten bitten. Und noch etwas: Die Pausen zwischen den Übungen und Durchgängen sind als variable Zeitspannen angegeben. Entscheiden Sie innerhalb dieses Rahmens je nach Trainingslevel und Tagesform, wie lang die Unterbrechung dauern wird. Versuchen Sie, im zeitlichen Rahmen zu bleiben, damit Sie Ihren Puls im idealen Trainingsbereich halten.

Zehn Tipps zur Trainingsausführung

1. Legen Sie eine Stoppuhr bereit: Bei einigen Übungen ist nicht die Anzahl der Wiederholungen, sondern die Wiederholungszeit ausschlaggebend. Behalten Sie die Zeit also im Auge, auch eine Eieruhr kann dabei helfen.

2. Berücksichtigen Sie Ihre Tagesform: Scheuen Sie sich nicht, auch mal die „Zum Kennenlernen"-Variante einer Übung auszuführen. Selbst wenn Sie schon länger Sport treiben, kann zu wenig Schlaf, viel Stress oder das letzte Glas Prosecco am Vorabend dazu führen, dass Sie das Workout weniger intensiv angehen lassen sollten. Genauso gut dürfen Sie als Einsteigerin selbstverständlich die Steigerungsstufe ausprobieren, wenn Sie einen energiegeladenen Tag haben.

3. Planen Sie Ruhephasen ein: Je nach Ihrem Trainingszustand sollte zwischen der letzten und der nächsten Einheit ein Zeitfenster von 24 bis 72 Stunden liegen. Rücken Sie auf keinen Fall an zwei aufeinanderfolgenden Tagen dieselbe Muskelpartie in den Mittelpunkt. Diese kann sich sonst nicht ausreichend erholen, was das Ergebnis schmälert.

4. Essen Sie etwas: Am besten haben Sie rund 1,5 bis 2 Stunden vor dem Workout einen leichten Energiespender wie eine Banane oder einen Müsliriegel gegessen. Auch ein paar Nüsse geben Kraft. Liegt Ihnen das letzte (zu) üppige Essen noch schwer im Magen, verlegen Sie Ihr Training besser einige Zeit nach hinten. Sonst können Bauchschmerzen die Folge sein. Zudem konzentriert sich das meiste Blut auf die Magengegend, was Ihnen in den Muskeln dann fehlt. Kurz: Sie sind weniger leistungsfähig.

5. Trinken Sie beim Training: Um die Übungsabfolge nicht unnötig zu unterbrechen, sollten Sie ein Getränk griffbereit halten. Am besten ist stilles Wasser. Wer das nicht mag, mixt sich eine Apfelsaftschorle im Verhältnis 1:3 (Saft:Wasser).

6. Holen Sie Luft: Klingt banal, aber vergessen Sie das Atmen nicht! Gerade wenn eine Bewegung etwas anstrengender wird oder neu für sie ist, neigen viele Sportler dazu, den Atem anzuhalten. Dadurch kommt kein Sauerstoff mehr im Gehirn an, im schlimmsten Fall werden Sie ohnmächtig.

7. Seien Sie verbindlich: Zu kurze Pausen sind ebenso kontraproduktiv wie zu lange. Trainieren Sie möglichst zwei- bis dreimal pro Woche. Fortgeschrittene dürfen auch bis zu fünfmal aktiv werden. Am besten planen Sie langfristig: Nehmen Sie Ihren Kalender zu Hilfe und schauen Sie, wann ein Workout realistisch ist. Tragen Sie die Einheit dann direkt ein und nehmen Sie diesen Termin genauso ernst wie alle anderen auch. Idealerweise steht der Eintrag sowohl im beruflichen wie im privaten Timer.

8. Überprüfen Sie sich: Vielleicht beginnen Sie Ihr Training vor einem Spiegel, um immer wieder kontrollieren zu können, ob Ihre Haltung den genannten Anweisungen entspricht. Auch in sich hineinzufühlen hilft, die Bewegung so korrekt wie möglich auszuführen.

9. Wärmen Sie sich auf: Sofern nicht anders angegeben, führen Sie dazu eine Übung aus dem Kapitel „Warm-up“ eine Minute lang aus. Idealerweise wechseln Sie die Bewegungen von Workout zu Workout – so haben Trainingsroutine und Langeweile keine Chance!

10. Kommen Sie langsam runter: Gerade wenn Sie stark erhitzt sind, sollten Sie nach dem Training noch einige Zeit auf der Stelle gehen und tief ein- und ausatmen. Erst wenn sich der Puls beruhigt hat, dürfen Sie ab unter die Dusche. Nicht, dass Ihnen dort schwindelig wird und Sie ausrutschen. Zudem schwitzen viele Menschen häufig noch einige Minuten nach, was völlig normal ist. Generell gilt: Wenn während des Workouts ein Benommenheitsgefühl auftritt, der Blick in den Spiegel ein weißes Dreieck um Mund und Nase anzeigt oder Sie Kopfschmerzen bekommen, unterbrechen Sie die Anstrengung bitte sofort!

Workouts

Training für den Traumkörper

BBP pur – auf den nächsten Seiten finden Sie ausschließlich die Workouts, die Problemzonen ganz gezielt verschwinden lassen. Dabei werden auch ganz besonders knifflige Partien (wie zum Beispiel die Röllchen, die unter dem BH hervorschauen), in Angriff genommen. An die fünf Stellen, mit denen die meisten Frauen unglücklich sind, schließt sich eine entsprechende Turbo-Version an. Sie werden sehen: Für jedes Problem gibt es eine Lösung. Und zwar eine hübsche!

HER MIT DEM FLACHEN BAUCH!

Worum es geht: Ganz klar – eine feste Mitte, das Wahrzeichen einer guten Figur!
Wie es abläuft: Führen Sie erst alle Sätze und Durchgänge einer Übung aus, bevor Sie zur nächsten Übung übergehen.
Wie viele Sätze pro Übung anstehen: 3
Wie lang die Pause zwischen den Sätzen ist: 10 – 20 Sekunden
Wie lang die Pause zwischen den Übungen ist: 1 – 2 Minuten

Übung	Siehe Seite	Wiederholungen
Langgezogene Sit-ups	*132*	*12*
Tiefes Rumpfdrehen im Sitzen mit angehobenen Beinen	*125*	*10 je Seite*
Brett mit diagonalem Beinzug	*93*	*10 je Bein*
Beinzüge	*139*	*10*
Zwei-Punkt-Unterarmstütz	*97*	*12 je Seite*
Diagonales I-Heben	*172*	*12 je Arm*
Brücke mit Übergriff	*208*	*10 je Seite*
Seitbeugen auf den Knien	*117*	*10 je Seite*

Wenig Zeit? Hier ist die **Turbo-Version für den Bauch**.
Wie es abläuft: Wechseln Sie nach einem Satz einer Übung zur nächsten Übung. Sind alle 4 Übungen geschafft, haben Sie einen Durchgang absolviert.
Wie viele Durchgänge anstehen: 3
Wie lang die Pause zwischen den Übungen ist: 10 Sekunden
Wie lang die Pause zwischen den Durchgängen ist: 30 Sekunden

Übung	Siehe Seite	Wiederholungen
Gestützte Wechselsprünge	*107*	*so viele Sie in 30 Sekunden schaffen*
Doppeltes Beinheben an der Wand	*122*	*so viele Sie in 30 Sekunden schaffen*
Super(wo)man	*171*	*so viele Sie in 30 Sekunden schaffen*
Crunches mit angezogenem Bein	*135*	*so viele Sie in 30 Sekunden schaffen*

WEG MIT DEM BH-SPECK!

Worum es geht: Diese kleinen Röllchen, die sich am Rücken und unter den Achseln am BH-Rand abzeichnen müssen weg – für immer!
Wie es abläuft: Führen Sie je einen Satz jeder Übung hintereinander aus, danach haben Sie einen Durchgang absolviert.
Wie viele Durchgänge anstehen: 3
Wie lang die Pause zwischen den Übungen ist: 10 – 15 Sekunden
Wie lang die Pause zwischen den Durchgängen ist: 2 – 4 Minuten

Übung	Siehe Seite	Wiederholungen
Gekippte W-Haltung	*181*	*12 – 15*
Seitliche Crunches im Stehen	*117*	*12 je Seite*
Ballerina-Beugen	*123*	*12 – 15 je Seite*
Seitlicher Gegendruck	*196*	*12 je Seite*
Eingedrehter Seitstütz	*106*	*10 je Seite*
Seitliche Crunches am Stuhl	*150*	*15 je Seite*

DAS STARKER-RÜCKEN-PROGRAMM

Worum es geht: Ein starker Rücken kennt keinen Schmerz – diesen Slogan sollten Sie nicht nur kennen, sondern auch spüren.
Wie es abläuft: Führen Sie erst alle Sätze einer Übung aus, bevor Sie zur nächsten übergehen.
Wie viele Sätze pro Übung anstehen: 3
Wie lang die Pause zwischen den Sätzen ist: 10 – 20 Sekunden
Wie lange die Pause zwischen den Übungen ist: 1 – 2 Minuten

Übung	Siehe Seite	Wiederholungen
Vor- und Rückbeugen	*161*	*10*
Standwaage mit W-Heben	*166*	*10 je Standbein*
Umgekehrtes Rudern im Untergriff	*159*	*8*
Beinheben in der Kobra-Haltung	*176*	*12 je Bein*
Kickbacks mit angehobenen Knien	*75*	*10 je Bein*
Raupe	*98*	*10*
Gedrehter Seestern	*228*	*12 – 15*
Tiefe Verbeugung	*257*	*1 (20 Sekunden halten)*

Wenig Zeit? Hier ist die **Turbo-Version für eine definierte Rückseite**.
Wie es abläuft: Wechseln Sie nach einem Satz einer Übung direkt zur nächsten Übung. Sind alle 3 geschafft, haben Sie einen Durchgang absolviert.
Wie viele Durchgänge anstehen: 4
Wie lang die Pause zwischen den Übungen ist: 10 Sekunden
Wie lang die Pause zwischen den Durchgängen ist: 30 Sekunden

Übung	Siehe Seite	Wiederholungen
Rückzug im Ausfallschritt	*163*	*so viele Sie in 30 Sekunden je Beinstellung schaffen*
Gekreuztes Zwei-Punkt-Brett	*100*	*so viele Sie in 30 Sekunden je Seite schaffen*
Aufgedrehtes Heben des Oberkörpers	*173*	*so viele Sie in 30 Sekunden je Seite schaffen*

DAS TOP-TAILLEN-TRAINING

Worum es geht: Weibliche Form annehmen – eine Kurve zwischen Brust und Hüfte verschönert jedes Oberteil. Natürlich sieht die auch dann gut aus, wenn Sie keins tragen ...
Wie es abläuft: Führen Sie alle Sätze einer Übung aus, bevor Sie zur nächsten übergehen.
Wie viele Sätze pro Übung anstehen: 3
Wie lang die Pause zwischen den Sätzen ist: 10 – 20 Sekunden
Wie lange die Pause zwischen den Übungen ist: 1 – 2 Minuten

Übung	Siehe Seite	Wiederholungen
Kniebeugen mit Fingerzeig	*61*	*12 je Seite*
Seitliche Rotationen	*118*	*12 je Seite*
Rumpfdrehen im Ausfallschritt	*91*	*12 je Seite*
Umkehrkreisel	*137*	*10 je Seite*
Rumpfdrehen mit ausgestreckten Armen	*113*	*12 je Seite*
Aufgedrehte Liegestütze	*200*	*10 – 12 je Seite*
Flaches Aufrichten	*151*	*12 je Seite*
Schräge Crunches am Stuhl	*149*	*12 je Seite*

Workouts

DAS BYE-BYE-WINKEARM!-WORKOUT		
Worum es geht: Einmal in Schwung gebracht, bleibt der Unterarm beim Abschiednehmen in unliebsamer Erinnerung. Schluss damit, jetzt kommt ein straffer Trizeps zum Zug (und winkt auch am Bahnhof nicht mehr nach). Wie es abläuft: Führen Sie erst alle Sätze einer Übung aus, bevor Sie zur nächsten übergehen. Wie viele Sätze pro Übung anstehen: 3 Wie lang die Pause zwischen den Sätzen ist: 10 – 20 Sekunden Wie lang die Pause zwischen den Übungen ist: 1 – 2 Minuten		
Übung	**Siehe Seite**	**Wiederholungen**
Einweiserin	*183*	*12 je Seite*
Dips am Stuhl	*191*	*10 je Seite*
Dips mit diagonalem Druck	*227*	*8 – 10 je Seite*
Enge Liegestütze	*197*	*12*
Unteram-Pushes	*204*	*6 – 8*
Wenig Zeit? Hier ist das **Turbo-Trizeps-Training.** Wie es abläuft: Wechseln Sie nach einem Satz einer Übung direkt zur nächsten Übung. Sind alle 3 geschafft, haben Sie einen Durchgang absolviert. Wie viele Durchgänge anstehen: 4 Wie lang die Pause zwischen den Übungen ist: 10 Sekunden Wie lang die Pause zwischen den Durchgängen ist: 30 Sekunden		
Übung	**Siehe Seite**	**Wiederholungen**
Rückbeuge auf dem Boden	*194*	*so viele Sie in 30 Sekunden schaffen*
Durchtauchen	*207*	*so viele Sie in 30 Sekunden schaffen*
Trizeps-Press	*209*	*so viele Sie in 30 Sekunden je Seite schaffen*

BIZEPS IN BESTFORM		
Worum es geht: Wer braucht schon breite Träger – mit einem starken Bizeps können Sie alles allein anheben. Und breite T-Shirt-Träger würden ja Ihre schönen Muskeln nur unnötig verdecken. Wie es abläuft: Führen Sie immer 2 Übungen direkt hintereinander aus, bevor Sie zur nächsten Kombi übergehen. Haben Sie alle Kombis ausgeführt, haben Sie einen Durchgang geschafft. Wie viele Durchgänge anstehen: 3 – 4 Wie lang die Pause zwischen den Kombis ist: 10 – 20 Sekunden Wie lang die Pause zwischen den Durchgängen ist: 1 – 2 Minuten		
Übung	**Siehe Seite**	**Wiederholungen**
Kombi 1: Jubelpose & S-Haltung	*180 & 182*	*so viele Sie in 45 Sekunden schaffen (je Übung)*
Kombi 2: Unterdruck & Zugsitz	*182 & 189*	*so viele Sie in 45 Sekunden schaffen (je Übung)*
Kombi 3: umgekehrtes einarmiges Rudern & Einhänger	*187 & 259*	*so viele Sie in 45 Sekunden schaffen (je Übung)*

DIE EINHEIT FÜR EIN ENTZÜCKENDES DEKOLLETÉ		
Worum es geht: Sie möchten etwas (Blicke-)Anziehendes mit Ausschnitt tragen? Dann ist dieses Workout für straffe Brustmuskeln genau das Richtige für Sie! Wie es abläuft: Führen Sie erst alle Sätze einer Übung aus, bevor Sie zur nächsten Übung übergehen. Wie viele Sätze pro Übung anstehen: 3 Wie lang die Pause zwischen den Sätzen ist: 10 – 20 Sekunden Wie lang die Pause zwischen den Übungen ist: 1 – 2 Minuten		
Übung	**Siehe Seite**	**Wiederholungen**
Stoßdämpfer	*185*	*12 – 15*
Einarmige Liegestütze	*203*	*6 – 8 je Arm*
Armsteigen	*96*	*10 je Seite*
Fußgelenksapplaus	*177*	*12 je Seite*
Umgekehrtes Schulterdrücken auf dem Boden	*193*	*8 – 10*
Rumpfdrehen mit Beinschere	*113*	*12 je Seite*
Military-Seitstütz	*206*	*10 je Seite*
Diagonale Dreieckshaltung	*248*	*1 je Seite (20 Sekunden halten)*

HÜBSCHE HINGUCKER – IHRE SCHULTERN!

Worum es geht: Zeigen Sie kleinen Fettpolstern am höchsten Punkt des Oberarms die kalte Schulter!
Wie es abläuft: Führen Sie immer 2 Übungen direkt hintereinander aus, bevor Sie zur nächsten Kombi übergehen. Haben Sie alle Kombis ausgeführt, haben Sie einen Durchgang geschafft.
Wie viele Durchgänge anstehen: 3–4
Wie lang die Pause zwischen den Kombis ist: 10–20 Sekunden
Wie lang die Pause zwischen den Durchgängen ist: 1–2 Minuten

Übung	Siehe Seite	Wiederholungen
Kombi 1: Liegestütze mit Übergriff & einbeinige Brücke im Übergriff	*199 & 208*	*so viele Sie in 20 Sekunden schaffen (je Übung)*
Kombi 2: Propeller & Schulterdrücken am Stuhl	*164 & 192*	*so viele Sie in 20 Sekunden schaffen (je Übung)*
Kombi 3: Boxerstütz & umgekehrtes Schulterdrücken auf dem Boden	*205 & 193*	*so viele Sie in 20 Sekunden schaffen (je Übung)*
Kombi 4: Wechselzug & Umarmung	*260 & 257*	*1 je Übung (20 Sekunden halten)*

DAS AUS FÜR LOVE-HANDLES

Worum es geht: einen straffen Hosenbund – ohne Speckrolle!
Wie es abläuft: Wechseln Sie nach einem Satz einer Übung direkt zur nächsten Übung. Alle zusammen ergeben einen Durchgang.
Wie viele Durchgänge anstehen: 3
Wie lang die Pause zwischen den Übungen ist: 10–15 Sekunden
Wie lang die Pause zwischen den Durchgängen ist: 2–4 Minuten

Übung	Siehe Seite	Wiederholungen
Pendlerin	*245*	*so viele Sie in 30 Sekunden schaffen*
Angewinkeltes Beinheben im Vierfüßlerstand	*73*	*12 je Seite*
Beinpendel	*153*	*10 je Seite*
Spidergirl	*102*	*12 je Seite*
Tiefe Schrittstellung mit Kniestoß	*242*	*so viele Sie in 30 Sekunden je Seite schaffen*
Beinkreuzen in Bauchlage	*84*	*10 je Seite*
Rückwärtiges Beinheben	*175*	*15*
Tiefe Vorlage	*253*	*1 je Seite (20 Sekunden halten)*

DAS KNACK-PO-PROGRAMM

Worum es geht: Rund und fest – hier werden aus Birnen Äpfel gemacht.
Wie es abläuft: Führen Sie erst alle Sätze einer Übung aus, bevor Sie zur nächsten übergehen.
Wie viele Sätze pro Übung anstehen: 2
Wie lang die Pause zwischen den Sätzen ist: 10–20 Sekunden
Wie lang die Pause zwischen den Übungen ist: 1–2 Minuten

Übung	Siehe Seite	Wiederholungen
Rückwärtslaufen	*237*	*so viele Sie in 1 Minute schaffen*
Ballerina-Baum	*69*	*12 je Seite*
Kickbacks über Kreuz	*76*	*12 je Seite*
Kniebeugen	*60*	*15*
Fußpendel nach hinten	*68*	*12 je Seite*
Gleitende Beincurls	*78*	*12–15*
Eseltritte am Stuhl	*72*	*12 je Seite*
Sprinterschritte	*71*	*12 je Seite*
Angewinkeltes Beinheben	*85*	*20*
Storchenstand	*247*	*1 je Seite (20 Sekunden halten)*

Wenig Zeit? Hier ist die **Turbo-Version einer straffen Kehrseite.**
Wie es abläuft: Wechseln Sie nach einem Satz einer Übung direkt zur nächsten Übung. Sind alle geschafft, haben Sie einen Durchgang absolviert.
Wie viele Durchgänge anstehen: 3
Wie lang die Pause zwischen den Übungen ist: 10–15 Sekunden
Wie lang die Pause zwischen den Durchgängen ist: 2–4 Minuten

Übung	Siehe Seite	Wiederholungen
Repeater	*66*	*12 je Seite*
Einbeiniges Beckenheben	*80*	*12 je Seite*
Gestrecktes Beinheben im Vierfüßlerstand	*73*	*12 je Seite*

Workouts

DAS ANTI-REITERHOSEN-TRAINING

Worum es geht: die äußeren Oberschenkel zu begradigen.
Wie es abläuft: Führen Sie erst alle Sätze einer Übung aus, bevor Sie zur nächsten übergehen.
Wie viele Sätze pro Übung anstehen: 3
Wie lang die Pause zwischen den Sätzen ist: 10–20 Sekunden
Wie lang die Pause zwischen den Übungen ist: 1–2 Minuten

Übung	Siehe Seite	Wiederholungen
Seitlicher Fußkreisel	*67*	*so viele Sie in 30 Sekunden je Seite schaffen*
Skater-Schritte im Stand	*70*	*so viele Sie in 30 Sekunden je Seite schaffen*
Tiefer Seitenschub	*33*	*so viele Sie in 30 Sekunden je Seite schaffen*
Pendeln	*43*	*so viele Sie in 30 Sekunden je Seite schaffen*
Seitliches Beinheben auf den Unterarmen	*83*	*so viele Sie in 30 Sekunden je Seite schaffen*
Seitstütz mit angehobenem Bein	*52*	*so viele Sie in 30 Sekunden je Seite schaffen*
Gedehnte Rücklage	*251*	*1 je Seite (20 Sekunden halten)*

SEXY IN STILETTOS

Worum es geht: Viel Sport kann zu kräftigen Waden führen – muss aber nicht, wenn Sie die richtigen Übungen kennen.
Wie es abläuft: Führen Sie erst alle Sätze einer Übung aus, bevor Sie zur nächsten übergehen.
Wie viele Sätze pro Übung anstehen: 2
Wie lang die Pause zwischen den Sätzen ist: 10–20 Sekunden
Wie lang die Pause zwischen den Übungen ist: 1–2 Minuten

Übung	Siehe Seite	Wiederholungen
Aufgerichtete Ausfallschritte	*31*	*10–12 je Seite*
Fersenheben	*40*	*10 je Richtung*
Kniebeugen mit Rücklage	*41*	*10–12*
Uhrzeiger	*56*	*12 je Seite*
Schrittstellung mit Abdruck	*246*	*1 je Seite (20 Sekunden halten)*
Fersensitz	*256*	*1 (20 Sekunden halten)*

FIT FÜR JEDE JEANS

Worum es geht: Perfekte Beinarbeit von den Waden bis zu den Oberschenkeln – so passen Sie in jede Hose, egal wie schmal die Schnitte gerade angesagt sind.
Wie es abläuft: Wechseln Sie direkt zur nächsten Übung. Sind alle geschafft, haben Sie einen Durchgang absolviert.
Wie viele Durchgänge anstehen: 3
Wie lang die Pause zwischen den Übungen ist: 10–15 Sekunden
Wie lang die Pause zwischen den Durchgängen ist: 2–4 Minuten

Übung	Siehe Seite	Wiederholungen
Kniehebelauf	*236*	*so viele Sie in 30 Sekunden schaffen*
Weite Kniebeugen auf Zehenspitzen	*42*	*12*
Zangen	*49*	*10*
Tiefe Wechselsprünge	*46*	*so viele Sie in 30 Sekunden schaffen*
Beinheben im Sitzen	*51*	*10 je Seite*
Hüftheben mit Handtuch	*79*	*12*
Beinkreisel in Seitenlage	*55*	*so viele Sie in 30 Sekunden je Seite schaffen*
Hüftöffner	*250*	*so viele Sie in 20 Sekunden je Seite schaffen*
Durchgriff	*254*	*so viele Sie in 20 Sekunden je Seite schaffen*

Wenig Zeit? Hier ist die **Turbo-Version, die (tolle) Beine macht**.
Wie es abläuft: Wechseln Sie nach einem Satz einer Übung direkt zur nächsten Übung. Sind alle geschafft, haben Sie einen Durchgang absolviert.
Wie viele Durchgänge anstehen: 3
Wie lang die Pause zwischen den Übungen ist: 10 Sekunden
Wie lang die Pause zwischen den Durchgängen ist: 30 Sekunden

Übung	Siehe Seite	Wiederholungen
Kombinierte Hampelmann-Ausfallschritte	*27*	*12 je Richtung*
Plié am Stuhl	*38*	*10–12*
Hebe-Tritt-Kombis	*29*	*12 je Seite*

BIKINIFIGUR VON JANUAR BIS DEZEMBER

Wie das Ziel aussieht: an 365 Tagen bereit für einen spontanen Besuch in der Karibik zu sein – man weiß ja nie …
Wie es abläuft: Wechseln Sie nach einem Satz einer Übung direkt zur nächsten Übung. Sind alle geschafft, haben Sie einen Durchgang absolviert.
Wie viele Durchgänge anstehen: 3
Wie lang die Pause zwischen den Übungen ist: 10–15 Sekunden
Wie lange die Pause zwischen den Durchgängen ist: 2–4 Minuten

Übung	Siehe Seite	Wiederholungen
Hampelmann	*234*	*so viele Sie in 1 Minute schaffen*
Umgekehrtes Schulterdrücken	*193*	*so viele Sie in 30 Sekunden schaffen*
Stoßdämpfer	*185*	*so viele Sie in 30 Sekunden schaffen*
Seilspringen	*243*	*so viele Sie in 1 Minute schaffen*
Bergsteigerin	*94*	*so viele Sie in 30 Sekunden schaffen*
180-Grad-Ausfallschritte	*32*	*so viele Sie in 30 Sekunden schaffen*
Gestreckte Butterflys	*169*	*so viele Sie in 30 Sekunden schaffen*
Angehobener halber Seestern	*128*	*so viele Sie in 30 Sekunden je Seite schaffen*

DAS ALL-IN-WORKOUT – VOR DEM ERSTEN DATE ODER EINER REDE

Wie das Ziel aussieht: Jeden Muskel trainieren, damit Sie sich im richtigen Moment rundum wohl in Ihrer Haut fühlen.
Wie es abläuft: Nach dem Warm-up führen Sie immer 2 Übungen im Wechsel aus, dann gehen Sie zur nächsten Kombi über. Liegen alle Kombis hinter Ihnen, haben Sie einen Durchgang absolviert.
Wie viele Durchgänge anstehen: 4
Wie lang die Pause zwischen den Übungskombis ist: 10–20 Sekunden
Wie lang die Pause zwischen Durchgängen ist: 1–2 Minuten

Übung	Siehe Seite	Wiederholungen
Warm-up: Skater-Sprünge	*244*	*so viele Sie in 1 Minute schaffen*
Kombi 1: Hundvariante & Liegestütze in Rückenlage	*223 & 195*	*so viele Sie jeweils in 20 Sekunden je Übung schaffen*
Kombi 2: Bärengang & Dips mit Kick	*201 & 226*	*so viele Sie jeweils in 20 Sekunden je Übung schaffen*
Kombi 3: Wandstand & gesprungene Kniebeugen	*35 & 24*	*so viele Sie jeweils in 20 Sekunden je Übung schaffen*
Kombi 4: Rudern an der Wand & aufgedrehtes Brett	*160 & 101*	*so viele Sie jeweils in 20 Sekunden je Übung schaffen*

Workouts

Erste-Hilfe-Training

Bewegung ist die beste Medizin. Und die lässt sich sogar ganz gezielt auf 15 Beschwerden abstimmen. Am besten lassen Sie es aber erst gar nicht zu den Zipperlein kommen. Jedes Workout wirkt präventiv und sollte – gerade wenn Sie unliebsame Vorerfahrungen gemacht haben – mindestens einmal in der Woche auf Ihrem Trainingsplan stehen.

DIE EINHEIT FÜR EINEN ENTSPANNTEN NACKEN

Worum es geht: Verspannungen und Kopfschmerzen zu lindern – und vorzubeugen.
Wie es abläuft: Führen Sie erst alle Sätze einer Übung aus, bevor Sie zur nächsten übergehen.
Wie viele Sätze pro Übung anstehen: 2
Wie lang die Pause zwischen den Sätzen ist: 10–20 Sekunden
Wie lang die Pause zwischen den Übungen ist: 1–2 Minuten

Übung	Siehe Seite	Wiederholungen
Gedrehtes W	*162*	*12 je Seite*
Einseitiges Rudern mit Wasserflaschen	*167*	*15 je Seite*
Schwimmerin	*174*	*12*
Untertauchen	*261*	*1 (20 Sekunden halten)*
Abtauchen	*258*	*1 (20 Sekunden halten)*

LENDENLEIDEN LOSWERDEN

Worum es geht: Gerade wer viel sitzt, hat häufig sein Kreuz mit dem unteren Rücken zu tragen. Diese Übungen nehmen es Ihnen ab.
Wie es abläuft: Führen Sie erst alle Sätze einer Übung aus, bevor Sie zur nächsten übergehen.
Wie viele Sätze pro Übung anstehen: 3
Wie lang die Pause zwischen den Sätzen ist: 10–20 Sekunden
Wie lang die Pause zwischen den Übungen ist: 1–2 Minuten

Übung	Siehe Seite	Wiederholungen
Hohe Tritte	*239*	*12 je Seite*
Trainingsturbos	*225*	*8 je Seite*
Druckmoment	*146*	*10 je Seite*
Rückwärtiges Beinheben	*175*	*12*
Rücklage	*120*	*12*
Rückenbrücke	*177*	*10–12*
Kobra	*256*	*1 (20 Sekunden halten)*

TRAINING FÜR DIE TOP-HALTUNG

Worum es geht: Gut dazustehen – egal ob gerade keine oder unzählige Blicke auf Sie gerichtet sind.
Wie es abläuft: Führen Sie erst alle Sätze einer Übung aus, bevor Sie zur nächsten übergehen.
Wie viele Sätze pro Übung anstehen: 3
Wie lang die Pause zwischen den Sätzen ist: 10–20 Sekunden
Wie lang die Pause zwischen den Übungen ist: 1–2 Minuten

Übung	Siehe Seite	Wiederholungen
Schrittsprünge am Stuhl	*39*	*8 je Seite*
Einbeiniges tiefes Vorbeugen	*30*	*10–12 je Seite*
Weite Kniebeugen	*64*	*10 je Ablauf*
Kippfigur	*166*	*12 je Seite*
Käfer-Crunches	*155*	*so viele Sie 30 Sekunden schaffen*
Tiefes Rumpfdrehen im Sitzen	*124*	*12 je Seite*
Beinfall	*129*	*10–12*
Super(wo)man in der Diagonalen	*171*	*12 je Seite*
Hüftöffner	*250*	*20 Sekunden je Seite halten*

REGELSCHMERZEN MÜSSEN NICHT DIE REGEL SEIN

Worum es geht: Kräftigung und Entspannung Ihrer (inneren) Mitte. Auch wenn Ihnen nicht danach ist – Bewegung lindert Krämpfe und sorgt dafür, dass Sie sich wieder wohler in Ihrer Haut fühlen.
Wie es abläuft: Führen Sie je einen Satz jeder Übung hintereinander aus.
Wie viele Durchgänge anstehen: 1
Wie lang die Pause zwischen den Übungen ist: Nehmen Sie sich die Zeit, die Sie brauchen.

Übung	Siehe Seite	Wiederholungen
Dribbling	*237*	*so viele Sie in 30 Sekunden schaffen*
Gedrehte Seilzüge	*160*	*12 je Seite*
Kickbacks	*74*	*12 je Seite*
Halbe Seitenrollen	*230*	*8 je Seite*
Crunches mit ausgestellten Beinen	*154*	*12*
Tuchschieben	*97*	*1 (die zweite Position 20 Sekunden halten)*
Seitliche Überlagerung	*255*	*1 je Seite (20 Sekunden halten)*

SÜNDEN-AUSGLEICHSTRAINING

Worum es geht: Puh, gestern haben Sie es kalorienmäßig ganz schön krachen lassen? Keine Sorge, mit diesem intensiven Workout verbrennen Sie die überschüssige Energie im Nu.
Wie es abläuft: Nach dem Warm-up gehen Sie nach jeder Übung zur nächsten über. Sind alle geschafft, haben Sie einen Durchgang absolviert.
Wie viele Durchgänge anstehen: 8
Wie lang die Pause zwischen den Übungen ist: 10–20 Sekunden
Wie lang die Pause zwischen den Durchgängen ist: 1–2 Minuten

Übung	Siehe Seite	Wiederholungen
Warm-up: Seitlauf-Kombi	*238*	*so viele Sie in 1 Minute schaffen*
Burpees	*214*	*so viele Sie in 20 Sekunden schaffen*
Erlaubte Seit(en)sprünge	*25*	*so viele Sie in 20 Sekunden schaffen*
Military-Seitstütz	*206*	*so viele Sie in 20 Sekunden schaffen*
Seitstütz mit Doppelzug	*110*	*so viele Sie in 20 Sekunden schaffen*

DAS ANTI-KATER-WORKOUT

Worum es geht: die böse Miezekatze aus dem Kopf zu bekommen und sich wieder besser zu fühlen.
Wie es abläuft: Führen Sie je einen Satz jeder Übung hintereinander aus – ganz ohne Eile.
Wie viele Durchgänge anstehen: 1
Wie lang die Pause zwischen den Übungen ist: 10–15 Sekunden

Übung	Siehe Seite	Wiederholungen
Dynamischer Wandstand	*36*	*12 je Seite*
Rückwärtige Ausfallschritte mit einarmigem Drücken	*215*	*10 je Seite*
Einbeinige Kniebeugen	*62*	*10 je Seite*
Lange Crunches	*142*	*12*
Lange Brücke	*111*	*1 (20 Sekunden halten)*
Seitstütz	*105*	*1 je Seite (20 Sekunden halten)*

DER 500-KALORIEN-KILLER

Worum es geht: Lust auf Pizza oder Sahnetorte? Wenn Sie vorher oder bis zu 4 Stunden danach das folgende Workout ausführen, dürfen Sie getrost zugreifen.
Wie es abläuft: Führen Sie nach dem Warm-up alle Übungen hintereinander aus, ohne eine Pause zu machen. Dann haben Sie einen Durchgang geschafft.
Wie viele Durchgänge anstehen: 4
Wie lang die Pause zwischen den Übungen ist: halb so lang wie ein Durchgang

Übung	Siehe Seite	Wiederholungen
Warm-up: Kreuzschritt-High-Jump-Kombis	*241*	*so viele Sie in 1 Minute schaffen*
Beckenheben mit fliegendem Wechsel	*82*	*20 je Bein*
Hochsprung	*26*	*20 je Bein*
Diagonales Y-Heben auf dem Boden	*175*	*20 je Seite*
V-Ups	*125*	*20*

Workouts

BEWEGUNG FÜR BESSEREN SCHLAF

Worum es geht: Runterkommen, abschalten und Verspannungen abschütteln – wer nur schwer einschläft, sollte statt Schafen besser die Wiederholungen der folgenden Übungen zählen.
Wie es abläuft: Führen Sie jede Übung nacheinander aus.
Wie viele Durchgänge anstehen: 1
Wie lang die Pause zwischen den Übungen ist: so kurz wie möglich

Übung	Siehe Seite	Wiederholungen
Langer Federweg	*186*	*10 je Richtung*
Fußpendel in der Standwaage	*68*	*12 je Seite*
Kniebeugen mit Rumpfdrehung	*90*	*10 je Seite*
Igel-Crunches	*145*	*12*
Roll-ups	*126*	*12*
Schmetterling	*57*	*12*
Heben des Oberkörpers mit gestreckten Armen	*173*	*12*
Tiefe Verbeugung	*257*	*1 (20 Sekunden halten)*

FIT IM BÜRO

Worum es geht: Holen Sie sich den Energiekick für zwischendurch – garantiert ohne zu schwitzen.
Wie es abläuft: Führen Sie die Übungen hintereinander aus.
Wie viele Durchgänge anstehen: 1
Wie lang die Pause zwischen den Übungen ist: 10 – 15 Sekunden

Übung	Siehe Seite	Wiederholungen
Kniebeugen mit Armstrecken	*220*	*8 – 10*
Drehkreuzbewegungen	*222*	*12 je Seite*
Pistolen	*34*	*10 je Seite*
Ausfallschritte über Kreuz	*63*	*10 je Seite*
Ruder-Crunches	*121*	*12*
Hochsitz	*119*	*1 (10 Sekunden halten)*
Ellbogenstand	*221*	*8*

WENIGER STRESS

Worum es geht: Frust raus, Glücksgefühle rein – dieses Workout sorgt zügig für mehr Zufriedenheit.
Wie es abläuft: Wechseln Sie nach einem Satz einer Übung direkt zur nächsten Übung. Sind alle geschafft, haben Sie einen Durchgang absolviert.
Wie viele Durchgänge anstehen: 1 – 3 (je nach Frustgröße)
Wie lang die Pause zwischen den Übungen ist: 10 – 15 Sekunden
Wie lang die Pause zwischen den Durchgängen ist: 2 – 4 Minuten

Übung	Siehe Seite	Wiederholungen
Kombinierte Hampelmann-Ausfallschritte	*27*	*12 je Seite*
Aufsprung	*240*	*12*
Kniebeugen mit Kick	*65*	*10 je Seite*
Liegestützsprünge zur Seite	*213*	*8 je Seite*
Schulterheben mit Sprung	*218*	*12*
Kletter-Crunches	*143*	*so viele Sie in 30 Sekunden schaffen*
Froschsprünge	*48*	*10 je Richtung*

KEINE ANGST VOR PRÜFUNGEN

Worum es geht: Herzrasen von der Überholspur in die 30er-Zone zu holen.
Wie es abläuft: Führen Sie erst alle Sätze einer Übung aus, bevor Sie zur nächsten übergehen.
Wie viele Sätze pro Übung anstehen: 3
Wie lang die Pause zwischen den Sätzen ist: 10 – 20 Sekunden
Wie lang die Pause zwischen den Übungen ist: 1 – 2 Minuten

Übung	Siehe Seite	Wiederholungen
Crunches im Stehen	*116*	*10 je Seite*
Rumpfdrehen im Ausfallschritt mit Kick	*92*	*12 je Seite*
Türkisches Aufstehen	*219*	*8 je Seite*
Rumpf-Swings	*50*	*12*
Rumpfdrehen im Sitzen	*124*	*10 – 12 je Seite*
Einarmiges Rudern im Untergriff	*188*	*8 – 10 je Seite*
Flaches Aufrichten	*151*	*12 je Seite*
Heben des Oberkörpers mit verschränkten Armen	*172*	*12*

SCHLUSS MIT DER SCHNAPPATMUNG – INDOOR	
Wie das Training abläuft	**Wie groß ist die Anstrengung?**
Hüpfen Sie mit beiden Füßen viermal 1 Minute lang auf der Stelle. Achten Sie auf eine federnde Bewegung und eine leise Landung. Dazwischen legen Sie jeweils 30 Sekunden Pause ein. Danach gönnen Sie sich 2 Minuten Pause und wiederholen den Ablauf insgesamt viermal.	*Einsteiger: Intensitätsstufe 12 (fühlt sich wie zügiges Treppensteigen an)* *Fortgeschrittene: Intensitätsstufe 14 (fühlt sich an, als ob Sie unter Zeitdruck Treppen steigen)* *Profis: Intensitätsstufe 16 (fühlt sich an, als ob es beim Treppensteigen um einen Notfall geht)*

SCHLUSS MIT DER SCHNAPPATMUNG – OUTDOOR	
Wie das Training abläuft	**Wo Sie trainieren**
Einsteiger: Laufen Sie sich 5 Minuten locker ein. Dann sprinten Sie 4 Sekunden lang so schnell Sie können, anschließend gehen Sie 40 Sekunden lang. Wiederholen Sie den Ablauf viermal. Danach legen Sie eine Pause von 4 Minuten ein und wiederholen das Gesamtpaket viermal.	*in der Ebene*
Fortgeschrittene: Laufen Sie sich 5 Minuten locker ein. Dann sprinten Sie 4 Sekunden lang so schnell Sie können, danach gehen Sie 40 Sekunden lang rückwärts. Wiederholen Sie den Ablauf viermal. Am Ende legen Sie eine Pause von 2 Minuten ein und wiederholen das Gesamtpaket viermal.	*auf einem Weg mit leichter Steigung*
Profis: Laufen Sie sich 5 Minuten locker ein. Dann sprinten Sie 4 Sekunden lang so schnell Sie können, im Anschluss gehen Sie 40 Sekunden lang rückwärts. Wiederholen Sie die Übung viermal. Danach legen Sie eine Pause von 2 Minuten ein und wiederholen das Gesamtpaket viermal.	*an einem Anstieg*

DER GUTE-LAUNE-GARANT

Worum es geht: Hängende Mundwinkel ganz weit nach oben zu ziehen.
Wie es abläuft: Führen Sie je einen Satz jeder Übung hintereinander aus.
Wie viele Durchgänge anstehen: 1 – 2 (je nach Bedarf)
Wie lang die Pause zwischen den Übungen ist: 10 – 15 Sekunden
Wie lang die Pause zwischen den Durchgängen ist: 2 – 4 Minuten

Übung	Siehe Seite	Wiederholungen
Variierte Yoga-Katze	*170*	*12 – 15*
Ausfallwechselschritte	*28*	*10 je Bein*
Laufendes Beckenheben	*81*	*15 je Bein*
Seitbeuge mit überkreuzten Beinen	*247*	*20 Sekunden je Seite*
Radfahren	*144*	*10 je Seite*
Seilzüge	*184*	*15 je Arm*
Ganze Seitenrollen	*231*	*10 je Seite*
Funkenmarie	*235*	*10 je Seite*
Seestern	*112*	*12*
Kobra	*256*	*20 Sekunden*

DAS SOFORT-(WIEDER)-WACH-WORKOUT

Worum es geht: Den Kreislauf auf Touren zu bringen, um Sie startklar für das nächste Projekt zu machen.
Wie es abläuft: Wechseln Sie nach einem Satz einer Übung direkt zur nächsten Übung. Sind alle geschafft, haben Sie einen Durchgang absolviert.
Wie viele Durchgänge anstehen: 2 – 3
Wie lang die Pause zwischen den Übungen ist: 10 – 15 Sekunden
Wie lang die Pause zwischen den Durchgängen ist: 2 – 4 Minuten

Übung	Siehe Seite	Wiederholungen
Anfersen	*236*	*30 Sekunden*
Einarmiges Reißen	*217*	*12 je Seite*
Lange Froschsprünge	*95*	*12*
Umgekehrtes Rudern	*158*	*10 – 12*
Sit-ups mit angehobenen Beinen	*134*	*12*
Beinheben an der Wand	*122*	*10 je Seite*
Nachzug	*54*	*12 je Seite*

Workouts

(Höchst-)Leistungstraining

Ein Workout ohne Geräte lässt Sie auch in anderen Sportarten deutlich besser werden. Unter den folgenden zehn Einheiten ist daher ganz bestimmt ein Training dabei, das Sie bei Ihren sportlichen Hobbys unterstützt. Zudem helfen Ihnen die Bewegungen, die Herausforderungen des Alltags lockerer zu meistern. Aber passen Sie auf, dass Sie in Zukunft nicht zu oft zum Möbelrücken oder Einkaufstütentragen eingeladen werden – nutzen Sie die neue Power lieber für sich!

STARKE SPRUNGKRAFT

Worum es geht: Vor allem Ihre Waden und Oberschenkel sollten in Form sein, wenn Sie ständig auf dem Sprung sind. Dieses Workout lässt Sie übrigens auch beim **Walken** und **Joggen** lockerer vorankommen.
Wie es abläuft: Wechseln Sie nach einem Satz einer Übung direkt zur nächsten Übung. Sind alle geschafft, haben Sie einen Durchgang absolviert.
Wie viele Durchgänge anstehen: 3
Wie lang die Pause zwischen den Übungen ist: 10 – 15 Sekunden
Wie lang die Pause zwischen den Durchgängen ist: 2 – 4 Minuten

Übung	Siehe Seite	Wiederholungen
Seilspringen	*243*	*so viele Sie in 1 Minute schaffen*
Seitlauf-Kombis	*238*	*10 je Richtung*
Kreuzschritt-High-Jump-Kombis	*241*	*15*
Skater-Sprünge	*244*	*10 je Richtung*
Dynamische Froschsprünge	*212*	*10*
Geneigte Uhrzeiger	*56*	*12 je Seite*

RICHTIG GUTE RUMPFSTABILITÄT

Worum es geht: Legen Sie eine innere Korsage an, so stehen Sie in jeder Situation besser da (beispielsweise beim Tragen von unzähligen Shopping-Tüten) und sehen dabei blendend aus. Ein weiterer Pluspunkt: Mit einem starken Rumpf gleiten Sie beim **Schwimmen** mit deutlich mehr Stil durchs Wasser.
Wie es abläuft: Sie führen immer 2 Übungen im Wechsel aus, dann gehen Sie zur nächsten Kombi über. Liegen alle Kombis hinter Ihnen, haben Sie einen Durchgang erledigt.
Wie viele Durchgänge anstehen: 3
Wie lang die Pause zwischen den Übungen ist: 10 – 20 Sekunden
Wie lang die Pause zwischen den Durchgängen ist: 1 – 2 Minuten

Übung	Siehe Seite	Wiederholungen
Kombi 1: Eingedrehtes Rudern & Scherenschwünge	*168 & 152*	*10 je Seite und Übung*
Kombi 2: Zwei-Punkt-Stütz & angehobene Crunches	*224 & 147*	*10 je Seite und Übung*
Kombi 3: Skifahrerin & gedrehte Crunches	*103 & 138*	*10 je Seite und Übung*
Kombi 4: Seitstütz mit Kniean-ziehen & Dynamische Brücke	*107 & 104*	*so viele Sie in 20 Sekunden je Seite und Übung schaffen*

BENEIDENSWERTE BALANCE

Worum es geht: Sie bringt nichts aus dem Gleichgewicht. Keine Slackline, kein Stolperer im Treppenhaus und erst recht kein Wintersportgerät. **Skifahrer** und **Snowboarder** kommen also an dieser Einheit nicht vorbei!
Wie es abläuft: Führen Sie erst alle Sätze einer Übung aus, bevor Sie zur nächsten übergehen.
Wie viele Sätze pro Übung anstehen: 3
Wie lang die Pause zwischen den Sätzen ist: 10–15 Sekunden
Wie lang die Pause zwischen den Übungen ist: 2–4 Minuten

Übung	Siehe Seite	Wiederholungen
Einbeiniger Zugsitz	*190*	*12 je Seite*
Einbeiniges Fersenheben	*40*	*10 je Richtung und Seite*
Standwaage mit W-Heben	*166*	*12 je Seite*
Seitlicher Fußkreisel	*67*	*12 je Seite*
Seitstütz mit Doppelzug	*110*	*10–12 je Seite*

VOLLE FLEXIBILITÄT

Worum es geht: Je beweglicher der Körper, desto flexibler ist auch der Kopf. Zudem können Muskelverkürzungen zu Beschwerden führen und Sie im Alltag oder beim Sport einschränken. Besonders beim **Ballett** oder **Turnen** profitieren Sie enorm.
Wie es abläuft: Wechseln Sie nach einem Satz einer Übung direkt zur nächsten Übung. Sind alle geschafft, haben Sie einen Durchgang absolviert.
Wie viele Durchgänge anstehen: 2–3
Wie lang die Pause zwischen den Übungen ist: 10–15 Sekunden
Wie lang die Pause zwischen den Durchgängen ist: 2–4 Minuten

Übung	Siehe Seite	Wiederholungen
Schritt-Seit-ran-Kombis	*47*	*Jede Position 10 Sekunden halten*
Hochgezogene Crunches	*148*	*Position B 20 Sekunden halten*
Dehnung im tiefen Ausfallschritt	*252*	*Jede Seite 20 Sekunden halten*
Kobra	*256*	*30 Sekunden halten*
Tiefe Verbeugung	*257*	*30 Sekunden halten*
Rückgriff	*259*	*20 Sekunden je Seite halten*
Einhänger	*259*	*30 Sekunden halten*

HÖHERE KÖRPERSPANNUNG

Worum es geht: Brust raus, Bauch rein – wer nicht dasteht wie ein Schluck Wasser in der Kurve, wird auf den ersten Blick so wahrgenommen, wie er es verdient hat. Obendrein ist eine gute Ganzkörperspannung beim **Tanzen** enorm hilfreich.
Wie es abläuft: Führen Sie erst den kompletten Durchgang einer Übung aus, bevor Sie zur nächsten übergehen.
Wie viele Sätze pro Übung anstehen: 3
Wie lang die Pause zwischen den Sätzen ist: 10–20 Sekunden
Wie lang die Pause zwischen den Übungen ist: 1–2 Minuten

Übung	Siehe Seite	Wiederholungen
Tiefgang	*37*	*12 je Seite*
Trizeps-Liegestütze mit angehobenem Bein	*202*	*8–10 je Seite*
Diagonal-Crunches	*144*	*12 je Seite*
Crunches mit wechselseitigem Beinheben	*155*	*10–12 je Seite*
Einbeinige Brücke	*111*	*12 je Seite*
Gekreuztes Brett	*99*	*10 je Seite*
Angewinkeltes Beinheben mit Fersendruck	*86*	*15*
Hüftöffner	*250*	*1 je Seite (20 Sekunden halten)*

Workouts

VERINNERLICHTES KOORDINATIONSVERMÖGEN

Worum es geht: 2 Bewegungen gleichzeitig erledigen (zum Beispiel Radfahren und dem netten Nachbarn winken) und sich räumlich direkt zurechtfinden – eine klasse Koordination erhöht die Lebensqualität um ein Vielfaches. **Tennis**spieler können im wahrsten Sinne des Wortes ein Loblied davon singen ...
Wie es abläuft: Sie führen immer 2 Übungen im Wechsel aus, dann gehen Sie zur nächsten Kombi über. Liegen alle Kombis hinter Ihnen, haben Sie einen Durchgang erledigt. Dann beginnen Sie mit Kombi 3 und enden mit Kombi 1.
Wie viele Durchgänge anstehen: 4
Wie lang die Pause zwischen den Übungen ist: 10 – 20 Sekunden
Wie lang die Pause zwischen Durchgängen ist: 1 – 2 Minuten

Übung	Siehe Seite	Wiederholungen
Kombi 1: Ausfallschritte über Kreuz & S-Haltung	*63 & 182*	*10 je Seite und Übung*
Kombi 2: Boxerin & Rückwärtslaufen	*240 & 237*	*so viele Sie in 30 Sekunden je Übung schaffen*
Kombi 3: Seitliches Aufdrehen & gestützte Wechselsprünge	*109 & 107*	*12 je Seite und Übung*

DAS ANTI-VERLETZUNGSTRAINING

Worum es geht: Flexibel und stark zugleich sein – mit diesen Übungen kräftigen Sie Ihre Muskeln, Sehnen sowie die Gelenke und halten diese beweglich. So sind Sie **im Alltag** und **bei jeder Sportart** besser vor Verletzungen geschützt.
Wie es abläuft: Führen Sie erst alle Sätze einer Übung aus, bevor Sie zur nächsten übergehen.
Wie viele Sätze pro Übung anstehen: 2 – 3
Wie lang die Pause zwischen den Sätzen ist: 10 – 15 Sekunden
Wie lang die Pause zwischen den Übungen ist: 2 – 4 Minuten

Übung	Siehe Seite	Wiederholungen
Kniehebelauf	*236*	*1 Minute*
Halbe Standwaage	*165*	*12*
Umgekehrtes Brett	*108*	*10 je Seite*
Unterarm-Pushes	*204*	*8 – 10*
Halber Seestern	*127*	*10 je Seite*
Ableger	*53*	*15 je Seite*
Diamant	*77*	*15*
Seitliches Beinheben in Bauchlage	*87*	*10 je Seite*

RASANTE REAKTIONSFÄHIGKEIT

Worum es geht: Reagieren wie ein Porsche – und nicht wie ein Ente. Wer die Leitung zwischen Muskel und Gehirn in Form hält, liegt auf der Rennbahn des Alltags weit vorn. Und gewinnt bei **Federball** und **Tischtennis** souverän.
Wie es abläuft: Führen Sie erst alle Sätze einer Übung aus, bevor Sie zur nächsten übergehen.
Wie viele Sätze pro Übung anstehen: 3
Wie lang die Pause zwischen den Sätzen ist: 10 – 20 Sekunden
Wie lang die Pause zwischen den Übungen ist: 1 – 2 Minuten

Übung	Siehe Seite	Wiederholungen
Dribbling	*237*	*so viele Sie in 1 Minute schaffen*
Bärengang	*201*	*so viele Sie in 30 Sekunden schaffen*
Gerade Stützsprünge	*45*	*12*
Angewinkelter Unterarmstütz	*229*	*10 je Seite*
Kerze	*131*	*12*
Aufgedrehte Liegestütze	*200*	*10 – 12 je Seite*
Durchtauchen	*207*	*10*

MEHR KRAFTAUSDAUER		
Worum es geht: Länger durchhalten, wenn ein starker Einsatz (zum Beispiel beim Umzug, aber auch beim **Radfahren** oder **Klettern**) gefragt ist. Wie es abläuft: Wechseln Sie nach einem Satz einer Übung direkt zur nächsten Übung. Sind alle geschafft, haben Sie einen Durchgang absolviert. Wie viele Durchgänge anstehen: 3 Wie lang die Pause zwischen den Übungen ist: 10–15 Sekunden Wie lang die Pause zwischen den Durchgängen ist: 2–4 Minuten		
Übung	**Siehe Seite**	**Wiederholungen**
Hampelmann	*234*	*1 Minute*
Kniebeugen mit Kick	*65*	*15 je Seite*
Schrittmacher-Wandstand	*35*	*1 Minute*
Rückzug im Ausfallschritt	*163*	*15 je Seite*
Angehobenes gekreuztes Brett	*100*	*12 je Seite*
Umgekehrtes Schulter-drücken	*193*	*10–12*
Hüftheben	*130*	*20*
Gerade Crunches	*136*	*20*

DER ADRENALINABBAU-BESCHLEUNIGER		
Worum es geht: Runter mit der Rage – wer nicht alles schluckt, sondern ausschwitzt, tut viel für seine (Herz-)Gesundheit. Und ist dann bereit für eine ruhige Kugel, was Sportlern wie **Bowling**-Spielern (aber auch **Golf**ern) entgegenkommt. Wie es abläuft: Führen Sie erst alle Sätze einer Übung aus, bevor Sie zur nächsten übergehen. Wie viele Sätze pro Übung anstehen: 3 Wie lang die Pause zwischen den Sätzen ist: 10–20 Sekunden Wie lang die Pause zwischen den Übungen ist: 1–2 Minuten		
Übung	**Siehe Seite**	**Wiederholungen**
Kniebeugen mit Fingerzeig	*61*	*10 je Seite*
Umgekehrte Crunches	*153*	*12*
Seitliche Ausfallschritte mit beidseitigem Drücken	*216*	*10 je Seite*
Boxerin	*240*	*20 je Seite*
Erhöhte Liegestütze	*198*	*5 je angehobenem Bein*
Halbe Standwaage	*165*	*10*
Dynamische Brücke	*104*	*6–8 je Seite*
T-Heben auf dem Boden	*174*	*12*

Kapitel 11:

Ernährung

Das Thema Hungern ist ab sofort gegessen, denn Diäten machen dick. Genießen Sie lieber, aber bitte richtig.

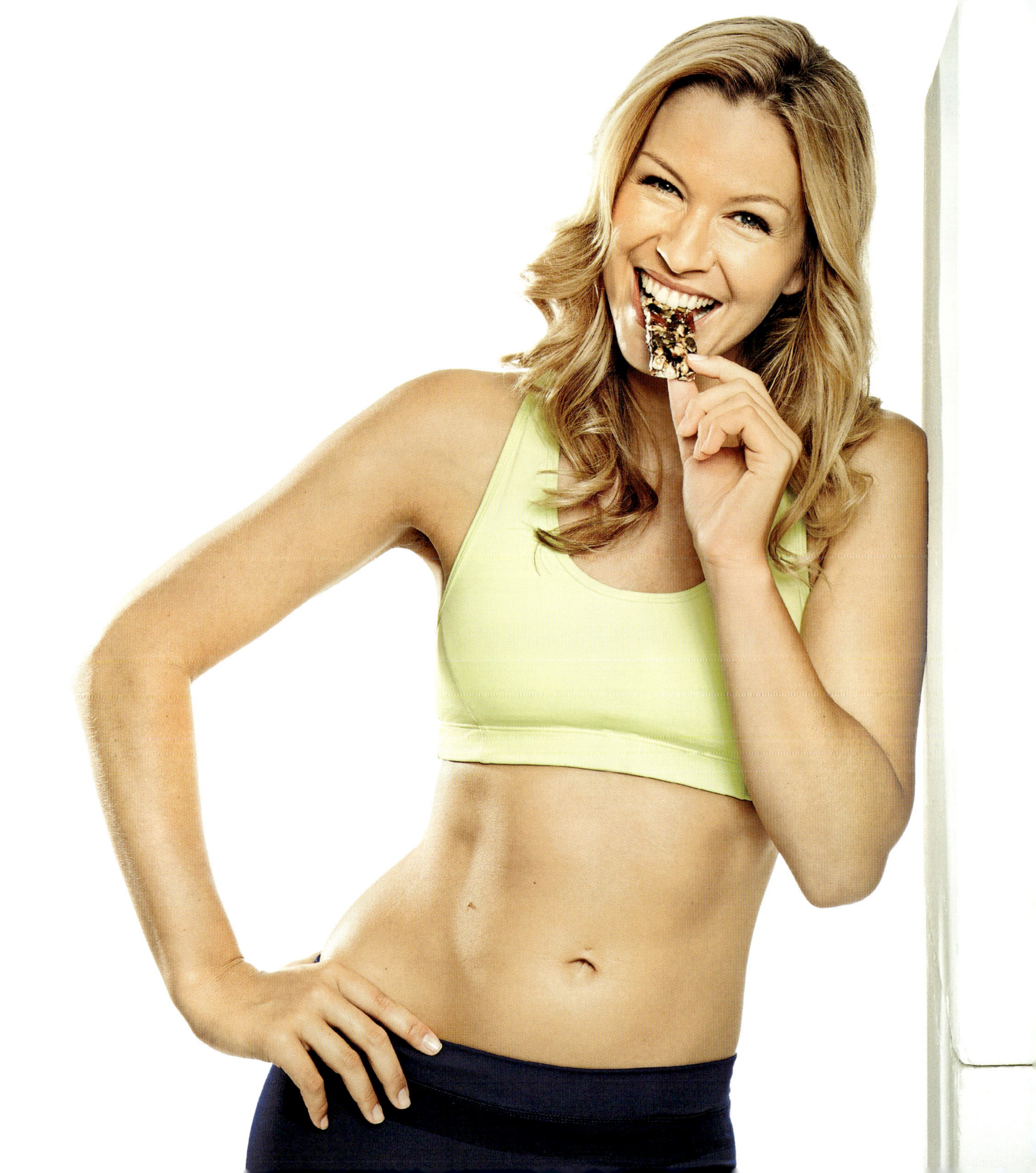

Ernährung

Kalorien sind die kleinen Tierchen, die nachts die Kleidung enger nähen. So niedlich dieser Satz klingt, ist er im Kern negativ behaftet. Schluss mit den bösen Gedanken zum Thema Kalorien! Auch die Einstellung hilft, ein gutes Verhältnis zur Ernährung aufzubauen. Sehen Sie die Sache doch mal so: Kalorien sind wichtige Energielieferanten, die es Ihnen ermöglichen, Sport zu treiben. Zu denken. Zu lachen. Kurz: zu leben.

Darum sollten Sie nicht unnötig mit diesen Lieferanten geizen. Hören Sie am besten sofort auf, kcal-Angaben als feindliche Botschaften zu betrachten! „Weniger ist mehr" ist definitiv die falsche Herangehensweise! Denn wer seinem Körper nur eine gedrosselte Kalorienzufuhr gönnt, bringt ihm bei, mit weniger auszukommen. Das ist doch schade, Sie verpassen ja die Möglichkeit, mehr zu genießen. Zudem ist Hungern nicht gut für Ihr Gehirn, denn obwohl dieses nur zwei Prozent des Körpergewichts ausmacht, verbraucht es 20 Prozent der Energie. Magere Mahlzeiten sind in den meisten Fällen der Garant für ein dickes Ende. Sobald nämlich Extra-Energie im ausgehungerten Körper landet, bunkert er diese gnadenlos für schlechte Zeiten (Sie wissen schon: Mammuts kamen früher nicht täglich vorbei). Darüber hinaus bleiben bei einer reduzierten Ernährung oft wichtige Nährstoffe, die Sie benötigen, um gesund und leistungsfähig zu sein, auf der Strecke. Verzichten Sie also auf den Verzicht!

Auf den nächsten Seiten finden Sie wertvolle Tipps, wie Sie unbeschwert durchs Leben gehen, ohne schwerer zu werden. Dabei helfen Ihnen zunächst die goldenen Regeln der guten Ernährung. Diese zehn einfachen Tricks lassen sich spielend leicht in den Alltag integrieren – und haben nichts mit Verboten zu tun. Dem amerikanischen *Journal of Clinicial Nutrition* zufolge bringt es nämlich gar nichts, ein bestimmtes Lebensmittel vom Speiseplan zu streichen. In der Gesamtbilanz kommen Sie ohnehin wieder auf die gleiche Kalorienanzahl. Um einen Bogen um wirklich ungesunde Dinge wie Chips oder Limonade zu machen, sagen Sie sich (und anderen) einfach, dass Sie diese nicht mehr zu sich nehmen *möchten* – und nicht, dass Sie nicht mehr *dürfen*. Sie werden sehen, dieses kleine Wort macht einen Riesenunterschied! Damit der mentale Schutzschild keine Löcher bekommt, helfen Ihnen die 17 Geheimwaffen für eine gute Figur ganz gezielt, Ernährungsfallen zu umgehen und „gefährliche" Situationen zu entschärfen.

Und damit Sie wissen, welche Dinge überhaupt für Sie und Ihr Wohlbefinden nötig sind, lernen Sie im Anschluss das Fit-Food-ABC der gesündesten Lebensmittel kennen. Wer hier täglich bei mindestens drei Buchstaben zugreift, tut ganz automatisch eine Menge Gutes für sich. Teilweise kommt es auch einfach auf die clevere Kombination von Lebensmitteln an, die einen positiven Effekt auslösen beziehungsweise Schaden begrenzen können. Und falls Sie nicht gern selbst kochen und häufig auswärts essend unterwegs sind, zeigt Ihnen die Übersicht „Iss dies – nicht das" auf einen Blick, welche schnelle Wahl zu jeder Tageszeit die bessere ist.

Denn oft verbergen sich Kalorien dort, wo man sie am wenigsten vermutet hätte. Unterm Salatblatt zum Beispiel. Bereits an dieser Stelle ein Tipp: Egal wo Sie sind, scheuen Sie sich nicht, nachzufragen und Extras einzufordern.

Die zehn goldenen Regeln der gesunden Ernährung

Für ein effektives Workout brauchen Sie keine Geräte. Und um gesund zu essen, sind auch keine Hilfsmittel (wie etwa Punktetabellen oder Ernährungstagebücher) nötig. Versuchen Sie stattdessen, möglichst viele der nachfolgenden häppchenweise servierten Hinweise zur Gewohnheit werden zu lassen – und das funktioniert quasi im Vorbeigehen:

Regel 1: Werden Sie zum frühen Vogel

Wie früh für Sie früh ist, bestimmen Sie selbst. Allerdings sollte Bewegung das Erste sein, was Sie am Tag tun. Denn: Wer sich bereits in der Früh bewegt, hat im Tagesverlauf eine erhöhte Gesamtaktivität und weniger Hunger. Das zeigte eine in dem amerikanischen Magazin *Medicine & Science in Sports & Exercise* veröffentlichte Untersuchung.

Regel 2: Wählen Sie das süße Frühstück

Wer gern Marmelade oder Honig zum Frühstück isst, darf das gern weiterhin tun. Auch – oder gerade – dann, wenn die Pfunde dauerhaft schmelzen sollen. Eine Studie hat gezeigt, dass der Abnehmeffekt nach zehn Wochen der gleiche ist, egal ob die Probanden ein kohlenhydratreiches oder -armes Frühstück zu sich nahmen. Allerdings nahm die Gruppe mit den Kohlenhydraten in den folgenden fünf Monaten weiter ab. Die Teilnehmer, die weiterhin verzichten mussten, nahmen jedoch wieder deutlich zu! Langfristige Erfolge haben eben nichts mit Verzichten zu tun. Die Forschungsleiter gehen zudem davon aus, das man Süßes tagsüber weniger vermisst, wenn es bereits morgens gegessen wurde. Obendrein hat der Körper ja auch noch den ganzen Tag Zeit, die Energie zu verbrennen. Hingegen ist das Zeitfenster zum Verheizen der abendlichen TV-Schokolade sehr klein. Um nicht zu sagen: Es existiert nicht.

Regel 3: Seien Sie nicht so *light*gläubig

Schauen Sie unbedingt genauer hin, wenn Sie ein Produkt mit dem Aufdruck „light" in der Hand halten. Oft wird gerade bei fettarmen Produkten mit ordentlich Zucker nachgeholfen, um den fehlenden Geschmacksträger auszugleichen – und umgekehrt. Es grenzt zum Beispiel schlichtweg an Augenwischerei, mit dem Wort „fettarm" für Fruchtgummi zu werben. Das Gleiche gilt nämlich auch für eine Packung puren Zucker. Wenn Sie diesen Ansatz weiterspinnen, sind Öl oder Speck absolute Low-Carb-Produkte – aber deswegen noch lange nicht zum übermäßigen Verzehr freigegeben. Sich auf natürliche Varianten zu verlassen ist wesentlich gesünder, wie ein Studienergebnis der Purdue University in West Lafayette im US-Bundesstaat Indiana zeigt. Die Forscher stellten nämlich fest: Ein Low-Fat-Dressing kann dazu führen, dass die Nährstoffe aus einem Salat nicht aufgenommen werden. Diese Ersparnis können Sie sich also getrost sparen!

Regel 4: Teilen Sie häufiger

Sie werden einfach viel zu spät satt und leiden später unter einem unangenehmen Völlegefühl? Legen Sie sich ein Messer zu! Laut einer Studie der amerikanischen Arizona State University tritt das Sättigungsgefühl deutlich schneller ein, wenn Sie das Objekt der Begierde zerteilen. Im konkreten Fall nahmen die Probanden, die einen Bagel in Vierteln anstatt im Ganzen aßen, rund 30 Prozent weniger Kalorien zu sich. Also: Legen Sie selbst Hand an – oder lassen Sie sich Ihr belegtes Brötchen gleich beim Bäcker in mehrere Teile schneiden. Und laden Sie am besten Ihre Freundin zum Mitessen ein, dann bleibt nichts liegen und Sie werden beide mit einem guten Bauchgefühl belohnt.

Regel 5: Lagern Sie mit System

Klappe auf, Schokopudding raus – nicht weil Sie den unbedingt essen wollen, sondern weil er in der Mitte des Kühlschranks steht. Eine in dem amerikanischen Fachmagazin *Applied Cognitive Psychology* veröffentlichte Untersuchung zeigt: Lebensmittel, die mittig im Kühlschrank liegen, werden am häufigsten gewählt. Ab sofort sollten Sie dort also das Gemüse lagern. Übrigens funktioniert das Prinzip auch an einer großen Tafel: Man isst schneller das, was vor der eigenen Nase steht – weil es leichter greifbar ist. Entweder Sie platzieren sich gleich dort, wo es die gesunden Dinge gibt, oder Sie bitten, dass man Ihnen Gemüse und andere gute Dinge reicht – das schult ganz nebenbei das Selbstbewusstsein und lässt Sie vielleicht auch besser ins Gespräch mit den Nebenmännern kommen.

Regel 6: Achten Sie auf die erste Wahl

Dem amerikanischen Magazin *JAMA Internal Medicine* zufolge isst man automatisch 47 Prozent mehr von der Speise, mit der ein Essen begonnen wird. Also lieber mit einem Salat als mit dem Aioli-Weißbrot starten. Letzteres hat einfach zu viele leere Kalorien. Auch eine leichte Suppe wie eine Minestrone dämpft den Appetit auf fettarme Weise. Vielleicht reicht aber auch ein großes Glas Wasser, um die Zeit bis zum Hauptgang zu überbrücken.

Regel 7: Riskieren Sie einen zweiten Blick

Lesen hält schlank – das glauben Sie nicht? Stimmt aber! Menschen, die Inhaltstabellen auf der Rückseite von Verpackungen lesen, bringen weniger Gewicht auf die Waage. Besonders genau hinschauende Frauen hatten laut Berichterstattung des Magazins *Agricultural Economics* einen um 1,76 Punkte niedrigeren Body-Mass-Index als die, die ihre Augen vor den Nährwertangaben verschlossen.

Regel 8: Beißen Sie sich durch

Schlanke Menschen kauen einen Bissen im Durchschnitt 21-mal, bevor sie ihn runterschlucken, Übergewichtige nur 17-mal. Nehmen Sie sich die Zeit, Ihre Zähne ordentlich arbeiten zu lassen. Wer zu hastig isst, nimmt häufig viel mehr Essen zu sich, weil das Sättigungssignal in Form von Hormonen aus dem Magen erst verzögert im Gehirn ankommt. Zudem macht gründliches Kauen glücklich. Schließlich wird der enthaltene Zucker schon im Mund aufgespalten und geht schneller ins Blut. Worauf das Gehirn (nach einigen Zwischenschritten) mit einem Serotonin-Regen reagiert. Und so eine Glückshormon-Dusche schadet nie. Falls Ihnen das hohe Kauaufkommen schwerfällt, überlegen Sie: Wie schmeckt das Essen wirklich? Welche Konsistenz hat es? Verändert es seinen Geschmack? Weitere Studien haben gezeigt, dass nach dem Mittagessen weniger genascht wird, wenn Sie dabei gut kauen.

Regel 9: Verschieben Sie kein Lunch-Date

Auch dann nicht, wenn Sie nur mit sich selbst verabredet sind. Eine Studie der Universidad de Murcia im Südosten Spaniens kam zu dem Ergebnis, dass Personen, die vor 15 Uhr zu Mittag essen, mehr und schneller abnehmen als diejenigen, die ihre Hauptmahlzeit erst später zu sich nehmen.

Regel 10: Lassen Sie genug Zeit vergehen

Wer schnell an Gewicht verlieren möchte, lässt zwischen dem Moment des letzten Mundzumachens nach dem Essen und dem Moment des Augenzumachens möglichst drei Stunden vergehen. So kann die Fettverbrennung über Nacht ordentlich arbeiten. Verzichten Sie zusätzlich abends auf Kohlenhydrate. Um die zu verwerten, produziert der Körper Insulin, und das hemmt die Fettverbrennung. Statt eines belegten Brots können Sie zum Beispiel einfach eine Paprika halbieren und diese mit Hüttenkäse füllen. Eine Scheibe mageren Schinken darauf – fertig ist die Low-Carb-Brotzeit.

Die Geheimwaffen einer guten Figur

Den ganzen Tag über sind Sie gemeinen (weil gut getarnten) Fallen ausgesetzt, die Ihren guten Ernährungsvorsätzen immer wieder einen Strich durch die Rechnung machen können. Welche Hinterhalte das sind und mit welchen Waffen Sie sie ganz leicht überwinden können, erfahren Sie hier.

Kurze Anspannung

Diese Situation kennt wahrscheinlich jeder: Sie stehen beim Bäcker schon ewig in der Schlange und wollen eigentlich nur ein Vollkornbrot kaufen. Allerdings haben Sie viel zu viel Zeit, die süßen Teilchen und den Kuchen in der Auslage zu bewundern. Um standhaft zu bleiben, ballen Sie eine Faust oder spannen Sie den Bizeps an. Die Kontraktion des Muskels verleiht Ihnen laut dem amerikanischen *Journal of Consumer Research* die nötige Motivation, damit Sie widerstehen können.

Schlanke Pflege

Eincremen ist gut für die Haut, aber wählen Sie dazu am besten eine Bodylotion, die nicht nach Schokolade duftet! Eine britische Studie offenbarte, dass Frauen häufiger zu Schokokeksen griffen, wenn sie sich mit einer aromatisierten Lotion statt einer geruchsneutralen pflegten. Alternativ können Sie aber durchaus blumige oder fruchtige Nuancen benutzen.

Eigenständiges Essen

Gehen Frauen mit einer neuen Bekannten essen, nehmen sie in der Regel genauso viel wie ihr Gegenüber zu sich. In keinem Fall kann diese Geschichte gut ausgehen: Entweder verlassen Sie das Lokal hungrig oder total übergessen. Psychologen zufolge ist dieses Verhalten dennoch verständlich, denn damit wollen wir der anderen gefallen. Aber mal ehrlich: Wir würden unsere neue Bekannte doch auch nicht weniger oder mehr mögen, nur weil sie alle Häppchen aufgegessen beziehungsweise noch drei liegen gelassen hat – oder?

Gleichbleibende Vorsätze

Abnehmen wollen viele, schaffen tun es die wenigsten. Vielleicht hatten Sie einfach den falschen Plan! Zielen Sie lieber darauf ab, so zu bleiben, wie Sie sind. Eine in der US-Fachzeit-

Gesicherte Grundlage

Ehe Sie gleich ins Schwitzen geraten, beißen Sie doch noch einmal in etwas Salziges! Die amerikanische Iowa State University empfiehlt nämlich, sich vorm Workout einen salzigen Snack zu gönnen. Denn das Salz bindet die Flüssigkeit im Körper, sodass Sie während der Anstrengung nicht so schnell dehydrieren. Bitte nicht falsch verstehen: Die Trinkflasche sollte dennoch immer griffbereit stehen, doch kann gerade bei hohen Temperaturen der salzige Biss zu Ihrem Wohlbefinden beitragen.

schrift *Journal of the Amercian Medical Association* veröffentlichte Studie zeigte, dass das Ziel, sein Gewicht lediglich halten zu wollen, tatsächlich schneller zu einem Gewichtsverlust führt. In der Untersuchung nahmen die Teilnehmerinnen automatisch rund 200 Kalorien weniger zu sich und bewegten sich mehr als die abnehmwillige Vergleichsgruppe. Was zur Folge hatte, dass 62 Prozent der ersten Gruppe in drei Monaten ein halbes Kilo verloren.

Gutes Geschirr

Auch wenn es in Sachen Mode vielleicht hübscher ist, die Farbtöne aufeinander abzustimmen – beim Essen sollte alles bunt durcheinandergehen. Und das auch in Bezug auf den Untergrund. Studien zeigten: Ein hoher Farbkontrast erleichtert es, die Portionsgröße einzuschätzen. Zu viel Harmonie auf dem Teller verleitet zu größeren Mengen. Haben Sie die Wahl, greifen Sie in jedem Fall zum kleineren Teller. Mit größerem Geschirr landen nämlich laut einer weiteren Studie aus den USA rund 30 Prozent mehr im Magen. Auch ein großer Löffel führt beim Dessertauffüllen zu einem Plus von rund 14 Prozent.

Fernsehloses Esszimmer

Am besten essen Sie auf rosa Wolken – oder zumindest in einem angenehmen Umfeld. Dazu schalten Sie den Fernseher aber ab. Nicht nur, weil Sie sich dann besser auf Ihre Mahlzeit konzentrieren können, sondern auch, weil das Risiko, schlechte Nachrichten mitzubekommen, zu groß ist. Denn das wiederum führt evolutionsbedingt dazu, bei kalorienreichen Lebensmitteln noch ordentlicher zuzugreifen. Schließlich gilt es, das Überleben zu sichern. Heute retten Sie allerdings höchstens Hüftröllchen ...

Frisches Umfeld

Überdenken Sie Ihre Pflanzenauswahl im Büro und auch zu Hause noch einmal. Eine Pfefferminze sollte nämlich immer dabei sein. Laut einer Untersuchung des amerikanischen Neurologen Dr. Alan Hirsch steigert das frische Aroma die Empfindlichkeit der Geruchs- und Geschmackszellen. Und wer mehr schmeckt, ist mit kleineren Mengen zufrieden. Das kann pro Woche rund 2800 Kalorien einsparen, wie ein Test von Dr. Hirsch zeigte.

Geschriebene Listen

Planung zahlt sich aus: Gehen Sie nur noch mit Einkaufsliste in den Supermarkt. Auf diese Weise nahmen Teilnehmer einer Studie der australischen Monash University in einem halben Jahr stolze vier Kilo ab.

Ausgestrichener Appetit

Gerade erst gegessen und schon wieder Lust auf einen Snack? Streichen Sie das Hungergefühl mithilfe von Akupressur einfach von der Hand. Beziehungsweise aus dem Gesicht: Wenn Sie Ihren Zeigefinger 20 Sekunden in die Vertiefung zwischen Nase und Oberlippe drücken, verschwindet der Appetit.

Ordentlicher Schreibtisch

Räumen Sie mit schlechten Gewohnheiten auf! Denn: Die Entscheidung, ob Sie zwischendurch einen Apfel oder Schokolade essen, hängt nämlich nicht zuletzt auch davon ab, wie ordentlich Ihr Schreibtisch ist. Eine Studie der University of Minnesota in den USA kam zu diesem Ergebnis: 67 Prozent der beobachteten Büroleute griffen in einer aufgeräumten Umgebung zur Frucht. Regierte jedoch das Chaos, wählten 80 Prozent die Süßigkeit.

Betörte Nase

Wer kann schon einen Schokoriegel nur zur Hälfte vernaschen und den Rest liegen lassen? Sie! Zumindest wenn Sie vorab an einer Orange gerochen haben. Eine Untersuchung der britischen University of Leeds zeigte, dass Probanden mit dem fruchtigen Geruch in der Nase 60 Prozent weniger von der Süßigkeit aßen.

Erinnerte Momente

Nudeln mit Pesto, dazu ein Rucola-Salat und zum Schluss ein Tiramisu – überlegen Sie direkt vorm Abendessen, wie Ihr Mittagsgericht aussah. Denn: Die Portionen beim Essen fallen kleiner aus, wenn man an die letzte Mahlzeit denkt und dabei auch nichts vergisst – so eine Untersuchung der University of Liverpool.

Gedämpftes Licht

Dreht ein Restaurant die Lichter runter, führt dies zu einer geringeren Kalorienaufnahme. Untersuchungen zeigten, dass Gäste im selben Lokal 175 Kalorien weniger aßen, wenn die Beleuchtung gedämpft war. Kein Wunder, dass in Fast-Food-Ketten eine grelle Atmosphäre angesagt ist. Wählen Sie Ihr Lokal also nicht nur nach den angebotenen Speisen, sondern auch nach der Lichtstimmung. Haben Sie zu Hause gekocht, dürfen Teelichter und Kerzen die Deckenleuchten ersetzen.

Verteidigter Teller

Hindern Sie den Kellner daran, Ihren benutzten Teller direkt gegen einen sauberen auszutauschen. Einer Untersuchung der Cornell University in New York zufolge animieren frische Teller Sie dazu, mehr von ihnen zu essen als von Tellern, die noch die Spuren Ihrer letzten Speise tragen.

Flüssige Verbrennung

Betrinken Sie sich vorm Schlafengehen! Natürlich nicht mit Alkohol, sondern mit einem halben Liter Wasser. Das amerikanische *Journal of Clinical Endocrinology & Metabolism* fand heraus, dass diese Menge – rund 40 Minuten vor dem Schlafengehen getrunken – die Fettverbrennung um 30 Prozent stärker anregt, als wenn Sie nichts getrunken hätten.

Spätes Speisen

Gönnen Sie sich ein Betthupferl! Zumindest wenn Sie abends beim Sport waren. Denn die Aufnahme von 20 Gramm Protein direkt vorm Schlafengehen fördert nachweislich den Muskelaufbau, sagt die Zeitschrift des American College of Sports Medicine – und dass Muskeln mehr Kalorien verbrennen als Fett, wissen Sie bestimmt, richtig? Die genannte Eiweißportion steckt übrigens in 150 Gramm Magerquark oder 100 Gramm Fisch.

Gekühltes Klima

Natürlich ist es angenehmer, in einem gut beheizten Raum zu sein. Allerdings auch für Ihre Fettpolster. Eine Untersuchung des University College London zeigte, dass Menschen, die sich ständig in wohlig-warmen Räumen aufhalten, verlernen, selbst Energie zu verbrennen – was die Wissenschaftler für einen entscheidenden Grund für die Verbreitung von Adipositas halten. Natürlich sollen Sie jetzt nicht ständig frieren, doch halten regelmäßig erlebte Kältemomente den körpereigenen Ofen am Brennen. Gehen Sie also auch im Winter an die frische Luft! Und überheizen Sie Ihre Räume nicht, im Büro genügen 20 bis 22 Grad (Sie frösteln? Machen Sie ein paar Hampelmann-Bewegungen!), im Schlafzimmer 16 bis 18 Grad.

Der Schein trügt

Das Obst obendrauf macht Kuchen noch lange nicht gesund. Häufig wird der Kaloriengehalt solcher Zuckerbomben unterschätzt. Zu diesem Ergebnis kam eine Untersuchung, die in dem amerikanischen *Journal of Consumer Psychology* veröffentlicht wurde. Die Teilnehmer schätzten den energiehaltigeren von zwei Eisbechern um 125 Kalorien leichter ein, nur weil dieser mit Erdbeeren verziert war.

Das Fit-Food-ABC

Gesundes Wissen: Es ist höchste Zeit, die Lebensmittel zu kennen, die Ihnen und Ihrer Figur guttun. Oft ist die Zubereitung, die Kombination der Zutaten oder die Uhrzeit ein entscheidender Faktor für den größtmöglichen Effekt. Auch kann Abstandhalten eine Entscheidung mit schlanken Folgen sein. Versuchen Sie täglich mindestens drei der folgenden Buchstaben zu berücksichtigen. Je mehr, desto besser!

A Das eine Glas Wein wird schon nicht schaden – doch! In erster Linie Ihrer Fettverbrennung. Denn diese wird umso stärker ausgebremst, je mehr Gramm Alkohol Sie zu sich nehmen. Der Körper arbeitet nämlich sehr fokussiert: Er gibt erst einmal alles, um das Gift abzubauen (und das sind Prosecco & Co. ja nun mal für ihn), und lässt den Rest links liegen.

Sie haben wenig Zeit? Hier ein gesunder Tipp für mehr Effizienz: Essen Sie Ihren **Apfel** mit Schale! Die dort enthaltene Urolsäure hilft – so eine Studie der University of Iowa in den USA – bei der Bildung von Muskeln und verbrennt auf diese Weise auch Fett.

Beste Verbindung: Die gesunden Fette in der **Avocado** sorgen laut einer Studie der amerikanischen Ohio State University dafür, dass – zusammen verspeist – 15 Prozent mehr von den zellreparierenden Inhaltsstoffen der Tomaten aufgenommen werden können.

B Oft sehr teuer und nicht nur flüssig, sondern auch überflüssig: isotonische Getränke. Eine Untersuchung der Appalachian State University in Boone (North Carolina, USA) zeigte, dass **Bananen** den Energieverlust beim Schwitzen genauso gut ausgleichen wie künstliche Mineraldrinks. Zudem ist die gelbe Frucht viel gesünder und magenfreundlicher.

Machen Sie öfter mal blau! Besonders dann, wenn Sie Ihren Nachtisch oder Snack planen. **Blaubeeren** sollten auf jeden Fall dabei sein, denn die darin enthaltenen Polyphenole können die Entstehung von neuen Fettzellen hemmen – und gleichzeitig den Abbau vorhandener Zellen fördern. Zu diesem Ergebnis kam eine Studie der Texas Woman's University, USA.

C Darf's noch ein bisschen mehr sein? Geht es um das Gewürz **Chili**, sollten Sie dieses Angebot auf jeden Fall annehmen. Das Capsaicin im Chili erhöht den Kalorienverbrauch um bis zu 25 Prozent und steigert die Fettverbrennung. Das war aber noch nicht alles: Capsaicin (das übrigens auch in Peperoni und **Cayennepfeffer** steckt) verringert obendrein den Appetit. Wer also mehr draufhaut, haut weniger rein.

D Jetzt etwas Süßes … gerne, wenn Sie zu **Dörrobst** greifen! Die getrockneten Früchte haben im Gegensatz zum Schokoriegel kein Fett und stecken voller Kalium. Dieser Mineralstoff ist wichtig für die Verwertung von Kohlenhydraten. Außerdem können die enthaltenen Phenole das Herz vor Krankheiten schützen und die hohe Ballaststoffdichte (besonders in Aprikosen und Pflaumen) macht lange satt. Und Probleme mit der Verdauung werden wohl nicht (mehr) auftreten, um Ihnen das Leben schwer zu machen.

E Wer schlank bleiben will, isst keine Pasta, und damit basta? Unsinn! Fügen Sie dem Nudeltopf beim Kochen einfach zwei Esslöffel **Essig** hinzu. Laut einer Studie der amerikanischen Arizona State University reduziert das flüssige Würzmittel in stärkehaltigem Essen (wie Nudeln oder Kartoffeln) den Anstieg des Blutzuckers um 20 Prozent. Im Klartext: Sie bleiben länger satt und die Fettverbrennung in Ihrem Körper wird weniger stark blockiert.

In Prüfungsphasen kann es nicht schaden, ein Frühstücksei mehr zu essen. Denn: Zwei **Eier** am Tag machen diversen Studien zufolge einfach cleverer. Schuld ist das Cholin, ein Nährstoff, der auch in Hühnerfleisch und Sojabohnen vorkommt.

F Bringen Sie ein- bis zweimal pro Woche fetten **Fisch** (wie Sardinen) auf den Tisch. Denn darin stecken viele Omega-3-Fettsäuren, die laut der Harvard Medical School und der Harvard School of Public Health in Boston das Risiko für eine Zahnfleischerkrankung um 30 Prozent senken. Als Begründung wird die entzündungshemmende Eigenschaft der Fettsäure genannt.

Auch wenn die Geschmäcker beim **Fenchel** auseinandergehen, sind sich Ernährungsexperten in einer Sache einig: Sein hoher Vitamin-K-Anteil unterstützt den Aufbau von Knochen- und Muskelmasse. Daher sollten Sportlerinnen täglich rund 50 Gramm von dem Gemüse zu sich nehmen. Alternativ können Sie die gleiche Menge Brunnenkresse über Ihr Brot oder Ihren Salat verteilen. Übrigens ist Vitamin K auch für die Blutgerinnung zuständig, Wunden bluten also nicht so lange. Und schließlich kann eine Vitamin-K-reiche Ernährung Kalkablagerungen in den Gefäßen minimieren.

G Ein echtes Allround-Talent in Sachen Energieversorgung ist der Saft aus **Gerstengras**. Einfach dreimal am Tag ein oder zwei Teelöffel grünen Gerstenextrakt in einem Glas Wasser oder Fruchtsaft auflösen und Sie sind mit allen Mineralien und Vitaminen versorgt, die ein Sportler braucht. Ganz nebenbei wird durch den Saft auch der Stoffwechsel angeregt, die Fettverbrennung kommt in Schwung und der Muskelaufbau wird beschleunigt.

H Das hält den Cholesterinspiegel niedrig und Ihre Gesundheit hoch: eine Tagesdosis von 50 Gramm **Haferflocken**. Die darin enthaltenen Ballaststoffe, sogenannte Beta-Glucane, bändigen den Cholesterinspiegel. Obendrein verbessert der hohe Zink-, Kupfer- und Mangangehalt das Hautbild – Schönheit kommt eben doch von innen. Zu guter Letzt unterstützen die ungesättigten Fettsäuren und das enthaltene Magnesium die Fettverbrennung. Und dabei kosten 500 Gramm kaum einen Euro.

Sie sind in letzter Zeit häufig gereizt und es fällt Ihnen schwer, sich zu konzentrieren? Essen Sie ein- bis zweimal pro Woche 200 Gramm **Hering**! Der Fisch weist einen hohen Vitamin-E-Gehalt auf, der Ihrer Stimmung zugutekommt.

Logisch: Je länger man sich satt fühlt, desto weniger schnell wird wieder gefuttert. Diesen Zusammenhang hat die Ernährungswissenschaftlerin Megan McCrory von der Purdue University in Lafayette, USA, untersucht und dabei den Zusammenhang zwischen Schlankheit und **Hülsenfrüchten** entdeckt. Diese enthalten einen Mix aus vielen Ballaststoffen, komplexen Kohlenhydraten und Eiweiß, der optimal sättigt. Erbsen, Linsen und Bohnen können aber noch mehr: Sie enthalten wenig Fett, dafür aber viel Eisen, das den Sauerstofftransport im Blut begünstigt. Obendrein verbergen sich in den Gemüsesorten B-Vitamine, die für starke Nerven sorgen, und Zink. Das Spurenelement ist wichtig für die Schilddrüse und die Leber.

I Entfachen Sie Ihr inneres Feuer: Beim Genuss von **Ingwer** steigt die Körpertemperatur an, was ordentlich Kalorien verbrennt. Am besten geben Sie gleich am Morgen ein paar Scheiben der asiatischen Knolle in kochendes Wasser und trinken diesen Tee über den Tag verteilt.

J Eigentlich sind Sie kein ängstlicher Typ, aber in letzter Zeit fürchten Sie sich vor der kleinsten Kleinigkeit? Vielleicht ist Ihre Darmflora aus der Balance geraten. Wissenschaftler der University of California im amerikanischen Berkeley haben herausgefunden, dass probiotischer Joghurt nicht nur den Darm auf Vordermann bringt, sondern auch die Gehirnfunktion positiv beeinflusst. In ihrer Studie gingen Frauen zwischen 18 und 55 Jahren nach vier Wochen mit zwei täglichen Portionen **Joghurt**, der mit probiotischen Bakterien angereichert war, besser mit einer emotionalen Testsituation um als eine Vergleichsgruppe. Diese hatte im gleichen Zeitraum keinen Joghurt zu sich genommen. Dieses Ergebnis belegt den Forschern zufolge, dass es einen direkten Zusammenhang zwischen der Ernährung und der Reaktion des Gehirns auf die Umwelt gibt.

K Wesentlich effektiver als Schäfchenzählen ist der Verzehr von sonnengereiften **Kiwis** oder **Kirschen**. In beiden Früchten steckt nämlich besonders viel Melatonin. Dieses Hormon regelt beim Menschen den Tag-Nacht-Rhythmus, Mangelerscheinungen können Probleme mit dem Einschlafen begünstigen. Und zu wenig Schlaf beeinflusst nicht nur Ihre Konzentrationsfähigkeit am nächsten Tag, er verschiebt auch die Balance zwischen den Hormonen, die für Sättigung und Hunger zuständig sind – zugunsten des Hungers, sprich: Unausgeschlafen essen Sie mehr als in ausgeruhtem Zustand und obendrein brennt die Fettverwertung nur auf kleiner Flamme.

Trinken Sie vorm Training ruhig einen Espresso: Das **Koffein** regt die Leistungsfähigkeit an und steigert so den Kalorienverbrauch um bis zu zehn Prozent oder sogar mehr. Generell ist Kaffee zum Frühstück eine gute Idee, vor allem in Bezug auf eine gute Figur. Denn Koffein fördert die Wärmeproduktion im Körper enorm. Das wiederum beschleunigt den Stoffwechsel und verbraucht Energie aus den Polstern an Hüfte und Schenkeln. Eine dänische Studie des Bispebjerg Hospitals in Kopenhagen zeigte: Sogar ein Stück Zucker pro Tasse bremst den Schlankheitseffekt nicht. Wenn Sie das noch nicht glücklich genug hat werden lassen: Trinken Sie noch eine Tasse Kaffee. Der Genuss lässt den Dopaminspiegel ansteigen, macht also happy!

Ergänzen Sie Ihr Gewürzregal – um **Kurkuma**! Eine Studie der University of Michigan, USA, zeigte, dass die in vielen Currymischungen enthaltene Pflanze die Zellen widerstandsfähiger gegenüber Keimen und Bakterien macht. Sie werden also seltener krank. Und dieser Effekt tritt auch dann schon ein, wenn Sie lediglich geringe Mengen des gelblichen Gewürzes zu sich nehmen.

L Haben Sie keine Angst vor dem hohen Fettgehalt von **Lachs**. Denn erstens handelt es sich um lebenswichtige Omega-3-Fettsäuren und zweitens punktet der Fisch mit einem hohen Jodgehalt. Der hält den Kohlenhydrat-, Fett- und Eiweißstoffwechsel auf Trab. Wer den Fisch zweimal pro Woche zu sich nimmt, hat in puncto Figur einen guten Fang gemacht.

M Sobald die Weihnachtszeit vor oder hinter Ihnen liegt, sollten Sie möglichst oft **Mandarinen** naschen. Das enthaltende Flavonoid Nobiletin hemmt die Ansammlung von Fett in der Leber und kurbelt die Fettverbrennung an. Die gute Nachricht für Faule: Der Schlankmacher steckt besonders in der weißen Haut unter der Schale, die müssen Sie ab sofort also nicht mehr mühsam abzupfen.

Auch beim Verzehr von **Mangos** haben Sie ab sofort weniger Arbeit: Essen Sie die Schale einfach mit! Denn dort stecken laut der australischen University of Queensland hohe Mengen bioaktiver Stoffe, welche die Produktion von Fettzellen verhindern.

Meldet sich der kleine Hunger, greifen Sie am besten zu einer Handvoll **Mandeln**. Eine Untersuchung der Purdue University im amerikanischen Lafayette zeigte, dass dieses Steinobst länger satt macht. Zudem kann das enthaltene Fett vom Körper nur schlecht verwertet werden – trotz hohem Kaloriengehalt sind Mandeln also alles andere als ein Dickmacher und dank ihres hohen Gehalts an Vitamin E, Betacarotin und B-Vitaminen sehr gesund.

Milch macht nicht nur munter, sondern auch schlank: Das Vitamin Nicotinamid-Ribosid in der Milch verhindert, dass Fett eingelagert wird. Auch der Insulinhaushalt stabilisiert sich dank des (übrigens auch in Bier enthaltenen) Vitamins. Obendrein sollten Sie Ihre Zahnspülung durch einen Schluck Milch austauschen. Zumindest nachdem Sie in etwas Süßes gebissen haben. Eine Studie im *Journal of the American Dental Assocation* zeigt, dass Milch den pH-Wert im Mund neutralisiert. Ist dieser zu niedrig (was durch zuckerhaltige Nahrung begünstigt wird), erhöht sich die Kariesanfälligkeit Ihrer Zähne.

O Benutzen Sie ab heute nur noch **Olivenöl**! Osteoporose wird dann für Sie kein Thema mehr sein. Eine im *Journal of Clinical Endocrinology & Metabolism* veröffentlichte Studie berichtet, dass Probanden, die über zwei Jahre lang täglich Olivenöl zu sich nahmen, einen höheren Osteocalcin-Wert aufwiesen. Und dieses Peptidhormon ist für die Knochenfestigkeit verantwortlich.

P Patienten mit hohem Blutdruck sollten häufiger hobeln – mit der **Parmesan**-Reibe. Ein Forscherteam des Hospitals Guglielmo da Saliceto im italienischen Piacenza stellte fest: 30 Gramm des Hartkäses – täglich gegessen – senken nach acht Wochen den Blutdruck genauso deutlich wie gängige Medikamente. Achten Sie bei der Auswahl auf eine Reifezeit zwischen neun und zwölf Monaten, denn dann liegt eine besonders hohe Konzentration von Tripeptiden vor. Dieses Protein wirkt sich günstig auf den Blutdruck aus.

Q All you can eat: Bei magerem **Quark** dürfen Sie so richtig über die Stränge schlagen. 100 Gramm enthalten 90 Milligramm Kalzium. Warum das gut ist? Neue Studien zeigen, dass 1000 Milligramm Kalzium genügen, um Hormone zu stimulieren, die verhindern, dass Fett im Körper eingelagert wird. Ein Tipp: Rühren Sie den Quark mit etwas kohlensäurehaltigem Wasser schön cremig.

R Sie sehen in Bezug auf Ihre Ausdauerleistung rot? Gut so! Denn **Rote Beete** kann Ihre Performance verbessern. Forscher der britischen University of Exeter fanden heraus, dass nach dem Genuss von Rote-Beete-Saft die Leistung bei maximalen Ausdauerbelastungen um bis zu 20 Prozent anstieg. Die Experten erklären das Phänomen mit dem hohen Nitratgehalt des Rübengemüses. Das Salz ist nach mehreren Umwandlungen für einen reduzierten Sauerstoffverbrauch verantwortlich, wodurch weniger Energie benötigt wird.

Wenn Sie in puncto Abnehmen schwarzsehen, sollten Sie mal zu dunklem **Roggenbrot** greifen. Diese Brotsorte enthält nämlich besonders viel Vitamin B_2, das der Körper bei der Energieumwandlung sowie bei der Fettverbrennung benötigt. Einen Mangel merken Sie unter anderem auch daran, dass Sie beim Sport schnell aus der Puste geraten.

S Sie müssen ja nicht jeden Tag eine Hauptmahlzeit daraus machen, aber zumindest ein Beilagenteller **Salat** darf es schon sein. Denn: Eine Studie der University of Leicester in England hat gezeigt, dass Menschen, die jeden Tag mindestens 150 Gramm grünblättriges Gemüse essen, ihr Diabetesrisiko um rund 15 Prozent senken. Dafür verantwortlich sind die Antioxidantien und der hohe Magnesiumgehalt in grünem Salat, Spinat, Kresse, Endivien- und Feldsalat, in Grün- und Rosenkohl.

Wer beim Einfahren in den Tunnel für einen kurzen Moment schlechter sieht, könnte an einem Vitamin-A-Mangel leiden. Dieses Vitamin ist nämlich unter anderem wichtig für die Augen und hilft beim schnellen Umschalten von hell auf dunkel. Ein Top-Lieferant ist die **Süßkartoffel** – in 100 Gramm stecken rund 1,4 Milligramm. Die empfohlene Tagesdosis für Frauen liegt bei 0,8 Milligramm. Sie sind also mit der entfernten Verwandten der heimischen Kartoffel bestens versorgt. Idealerweise gehört zu jedem Süßkartoffel-Gericht etwas Fett, denn das verbessert die Aufnahme des Vitamins.

T Neigen Sie zu Wassereinlagerungen? Essen Sie mehr **Tomaten**! Die sind randvoll mit Ballaststoffen und Kalium. Dadurch wird überschüssiges Wasser im Körper ausgeschieden. Zudem bescheinigen zahlreiche Studien, dass das enthaltene Lycopin die Wahrscheinlichkeit reduziert, Herzkrankheiten zu bekommen. Leider ist Liebeskummer davon ausgenommen …

Tofu ist eine tolle Alternative zu Fleischgerichten – und ein guter Schutz vor Krebs! Eine Studie der Loma Linda University in Kalifornien zeigte, dass die sekundären Pflanzenstoffe der Sojabohne das Brustkrebsrisiko um 50 Prozent senken können. Voraussetzung ist jedoch, dass über 20 Jahre täglich 25 Gramm Sojaprotein gegessen wird, was rund 180 Gramm Tofu entspricht. Schaden kann der Genuss auf keinen Fall, da die pflanzlichen Wirkstoffe zusätzlich die Mineraldichte der Knochen erhöhen.

V Der beste Tausch Ihres Lebens – ersetzen Sie Weizenmehl- gegen **Vollkornprodukte**. Eine Studie der amerikanischen Pennsylvania State University hat nachgewiesen, dass Abnehmen mit gesunder Ernährung noch besser funktioniert, wenn Lebensmittel aus vollem Korn gegessen werden. In der Untersuchung nahmen zwei Gruppen von Probanden gleich stark ab.

Jedoch konnte sich die Gruppe, die täglich drei Portionen Vollkorn (eine Portion entspricht einer Scheibe Brot oder einer halben Tasse Haferflocken) zu sich nahm, über ein deutlich reduziertes Bauchfett freuen. Schauen Sie aber auch hier genau hin: Viele Brote sind zum Beispiel mit Zuckerrübensirup eingefärbt, damit sie wie ein Vollkornbrot aussehen. Erst wenn auf der Zutatenliste Vollkornmehl als erste Zutat aufgelistet wird und sein Anteil rund 90 Prozent ausmacht, landen Sie mit dem Kauf auch für Ihre Taille einen Volltreffer.

W Achten Sie darauf, immer genug zu trinken! Bereits der Verlust von einem Prozent Körperflüssigkeit (in Relation zum eigenen Körpergewicht) führt zu schlechter Laune und Konzentrationsschwierigkeiten. Das Problem dabei: Ein starkes Durstgefühl macht sich erst ab sechs Prozent Wasserverlust bemerkbar.
Sie brauchen noch mehr Anreiz, um öfter mal einen über den Durst zu trinken? Wer täglich 2,5 Liter **Wasser** zu sich nimmt, verbraucht 50 Kalorien am Tag mehr – was aufs Jahr gerechnet 18 250 Kalorien und damit 2,5 Kilo Körperfett entspricht. Also Prost!

Eine harte Nuss – die sich zu knacken lohnt! Wer täglich eine Handvoll **Walnüsse** knabbert, senkt das Risiko, an Brustkrebs zu erkranken. Zu diesem Ergebnis kam die Marshall University in Huntington, USA. In der Supernuss stecken gleich vier Bestandteile, die vor einer möglichen Entstehung von Tumoren schützen. Erstens: gesunde Omega-3-Fettsäuren, die Omega-6-Fettsäuren (zum Beispiel in Sonnenblumen- oder Distelöl) im Körper neutralisieren, wenn hier zu beherzt zugriffen wurde. Denn ein Zuviel der 6er-Variante fördert entzündliche Erkrankungen, die ihrerseits eine Krebserkrankung begünstigen. Zweitens und drittens: Antioxidantien und Phytosterole, die beide Entzündungsreaktionen abwehren. Falls Sie jetzt schon wieder vergessen haben, um welche Nuss es sich hier dreht, haben Sie noch einen Grund mehr zuzugreifen: Das in Walnüssen enthaltene Acetylcholin ist gut fürs Gedächtnis und die Konzentration.

X Kekse backen leichter gemacht – mit dem natürlichen Zuckeraustauschstoff **Xylit** sparen Sie im Vergleich zu richtigem Zucker rund 40 Prozent Kalorien ein. Der Vorteil gegenüber künstlichem Süßstoff wie Saccharin oder Aspartam: Das weiße Pulver hält den Blutzuckerspiegel konstant, Heißhungerattacken bleiben aus. Allerdings sollten Sie Ihren Körper langsam an Xylit gewöhnen, um Blähungen und Durchfall zu vermeiden.

Z Sauer macht lustig – und hält gesund! Eine Studie der University of East Anglia im Osten Englands kam zu diesem Ergebnis: Wer täglich zwei oder mehr **Zitrusfrüchte** isst, senkt sein Schlaganfallrisiko um zehn Prozent. Zitronen & Co. sind nämlich reich an entzündungshemmenden Flavonoiden. Und die Vitamin-C-Bomben können noch mehr: Nur wer genug von dem Vitamin aufnimmt, kann überhaupt Fett verbrennen. Bleiben Sie daher besser nicht unter 100 Milligramm pro Tag (das entspricht zwei Zitronen).

Erste Hilfe gegen Heißhunger: **Zimt**! Eine Untersuchung der Thames Valley University in London wies nach, dass ein Pflanzenstoff aus der Zimtrinde im Körper ähnlich wie Insulin wirkt. Sprich: Es stabilisiert den Blutzuckerspiegel und verhindert Heißhungerattacken. Ein halber Teelöffel reicht schon aus.

Iss dies – nicht das

Zwei von drei Frauen ändern im Lokal ihre Bestellung, wenn sie sehen, wie viele Kalorien das bestellte Essen hat. Diesen Stress können Sie sich – und der Bedienung – ersparen, wenn Sie folgende Vergleiche bei Ihrer Bestellung berücksichtigen. Ein Tipp: Kopieren Sie die Tabellen einfach und stecken Sie sich die Kopien in die Handtasche. So können Sie unterwegs immer direkt nachschauen.

FRÜHSTÜCK		
☺	1 Laugenbrezel:	200 Kalorien und 3 Gramm Fett
☹	1 Laugen-Croissant:	265 Kalorien und 15 Gramm Fett
☺	200 Gramm fettarmer Joghurt mit ½ Apfel und ½ Birne:	180 Kalorien und 3 Gramm Fett
☹	200 Gramm Birchermüesli:	270 Kalorien und 5 Gramm Fett
☺	1 Scheibe Vollkornbrot mit Marmelade und Frischkäse (8 % Fett):	180 Kalorien und 4 Gramm Fett
☹	1 weißes Brötchen mit Marmelade und Butter:	470 Kalorien und 16 Gramm Fett

SNACK		
☺	1 Bismarck-Baguette:	280 Kalorien und 5 Gramm Fett
☹	1 Backfisch-Baguette:	445 Kalorien und 19 Gramm Fett
☺	1 Banane (= 125 Gramm):	115 Kalorien und 0 Gramm Fett
☹	1 Portion Bananenchips (= 25 Gramm):	131 Kalorien und 8 Gramm Fett
☺	200 Milliliter reine Buttermilch:	76 Kalorien und 8 Gramm Kohlenhydrate
☹	200 Milliliter Vanillemilch:	136 Kalorien und 19 Gramm Kohlenhydrate

MITTAGSESSEN		
☺	6 Maki-Sushi mit Lachs:	170 Kalorien und 18 Gramm Kohlenhydrate
☹	6 Scandinavia Rolls:	245 Kalorien und 45 Gramm Kohlenhydrate
☺	1 Geflügelbockwurst (= 90 Gramm) mit 1 Scheibe Toast und 10 ml Senf:	270 Kalorien und 17 Gramm Fett
☹	1 Bratwurst (= 100 Gramm) vom Schwein mit 1 Scheibe Toast und 10 ml Ketchup:	375 Kalorien und 28 Gramm Fett
☺	1 Stück Pizza Hawaii:	215 Kalorien und 8 Gramm Fett
☹	1 Stück Pizza Salami:	280 Kalorien und 13 Gramm Fett
☺	1 Dönerkebap:	735 Kalorien und 31 Gramm Fett
☹	1 Pide vegetarisch:	830 Kalorien und 39 Gramm Fett
☺	1 Grilled Chicken Caesar Salat (McDonald's) ohne Dressing:	190 Kalorien und 7 Gramm Fett
☹	1 Crispy Chicken Caesar Salat (McDonald's) ohne Dressing:	300 Kalorien und 16 Gramm Fett
☺	1 Balsamico-Dressing fettreduziert (McDonald's):	25 Kalorien und 1 Gramm Fett
☹	1 Hausdressing (McDonald's):	75 Kalorien und 6 Gramm Fett

KAFFEEPAUSE		
☺	1 Stück Erdbeerkuchen:	270 Kalorien und 6 Gramm Fett
☹	1 Schweineohr:	454 Kalorien und 36 Gramm Fett
☺	1 Kugel Zitronen-Eis (= 75 Gramm):	100 Kalorien und 0,1 Gramm Fett
☹	1 Kugel Amarena-Eis (= 75 Gramm):	155 Kalorien und 9 Gramm Fett
☺	1 Becher Cappuccino (= 200 Milliliter):	84 Kalorien und 2 Gramm Fett
☹	½ Becher Caramel-Café frappé (= 250 Milliliter):	290 Kalorien und 8 Gramm Fett

TV-SNACK		
☺	35 Gramm Sticks aus rohen Kohlrabi:	8 Kalorien und 1 Gramm Kohlenhydrate
☹	5 Grissini (= 35 Gramm):	140 Kalorien und 25 Gramm Kohlenhydrate
☺	1 Portion Salzstangen (= 25 Gramm):	90 Kalorien und 0,1 Gramm Fett
☹	1 Portion Chips (= 25 Gramm):	135 Kalorien und 8,5 Gramm Fett

ABENDESSEN		
☺	300 Milliliter Tomatensuppe:	75 Kalorien und 1 Gramm Fett
☹	300 Milliliter Tomatenrahm-suppe:	165 Kalorien und 6 Gramm Fett
☺	450 Gramm Gemüsepfanne italienisch (tiefgekühlt):	234 Kalorien und 15 Gramm Fett
☹	400 Gramm Gemüselasagne (tiefgekühlt):	636 Kalorien und 34 Gramm Fett
☺	100 Gramm Erdbeersorbet:	90 Kalorien und 0,1 Gramm Fett
☹	100 Gramm Tiramisu:	315 Kalorien und 18 Gramm Fett

GETRÄNKE		
☺	200 Milliliter Wasser:	0 Kalorien und 0 Gramm Kohlenhydrate
☹	200 Milliliter Fruchtnektar:	110 Kalorien und 26 Gramm Kohlenhydrate
☺	200 Milliliter Kokosnusswasser:	35 Kalorien und 10 Gramm Kohlenhydrate
☹	200 Milliliter Kakao aus Vollmilch:	170 Kalorien und 21 Gramm Kohlenhydrate
☺	200 Milliliter Apfelsaftschorle:	60 Kalorien und 14 Gramm Kohlenhydrate
☹	200 Milliliter Zitronenlimonade:	90 Kalorien und 22 Gramm Kohlenhydrate
☺	200 Milliliter Weißweinschorle:	70 Kalorien und 2,5 Gramm Kohlenhydrate
☹	100 Milliliter Martini bianco:	125 Kalorien und 10 Gramm Kohlenhydrate

Verzeichnis der Übungen

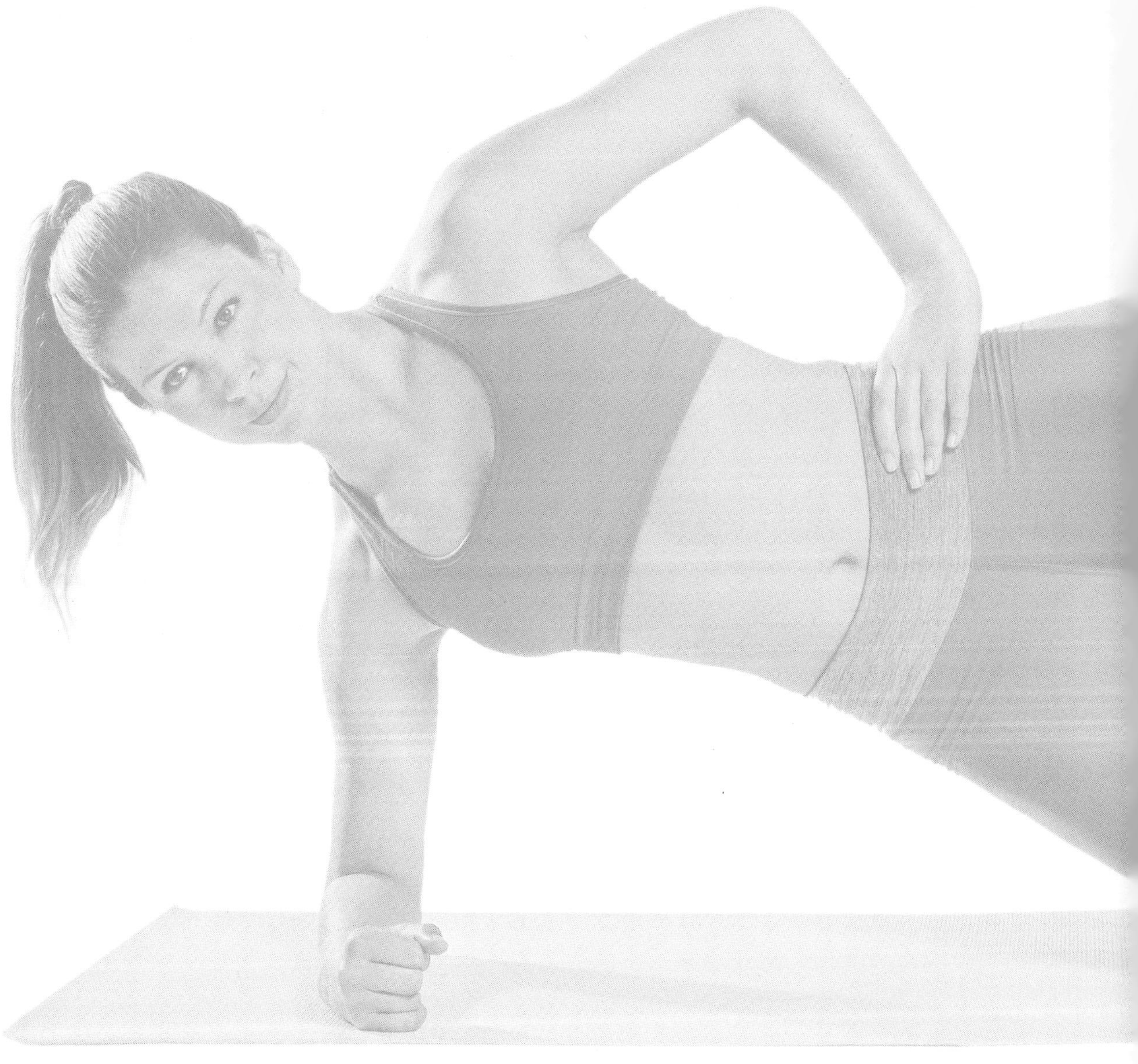